Katja Werner

Erfolgsfaktoren der Übernahme einer Hausarztpraxis – eine empirische Analyse

TUD*press*

Katja Werner

Erfolgsfaktoren der Übernahme einer Hausarztpraxis – eine empirische Analyse

TUD*press*
2014

Die vorliegende Arbeit wurde am 12.12.2012 an der Fakultät Wirtschaftswissenschaften der Technischen Universität Dresden als Dissertation eingereicht und am 24.01.2014 erfolgreich verteidigt.

Gutachter:
Prof. Dr. Michael Schefczyk
Prof. Dr. Thomas Günther

Bibliografische Information der Deutschen Nationalbibliothek
Die Deutsche Nationalbibliothek verzeichnet diese Publikation in der Deutschen Nationalbibliografie; detaillierte bibliografische Daten sind im Internet über http://dnb.d-nb.de abrufbar.

Bibliographic information published by the Deutsche Nationalbibliothek
The Deutsche Nationalbibliothek lists this publication in the Deutsche Nationalbibliografie; detailed bibliographic data are available in the Internet at http://dnb.d-nb.de.

ISBN 978-3-944331-57-7

Verlag der Wissenschaften GmbH
Bergstr. 70 | D-01069 Dresden
Tel.: 0351/47 96 97 20 | Fax: 0351/47 96 08 19
http://www.tudpress.de

Gesetzt vom Autor.
Printed in Germany.

Für meinen Vater Dr. Klaus Reinhold

Geleitwort

Die Dissertation von *Katja Werner* beschäftigt sich mit der Unternehmensnachfolge bei Hausarztpraxen, also einer speziellen Nachfolgesituation in einem hochgradig regulierten Tätigkeitsfeld. Ausgangspunkt der Arbeit ist daher das ja schon begrifflich auffällige Spannungsverhältnis zwischen einem freien Beruf und einer hochgradigen Regulierung. Als Ziele der Arbeit werden dabei die Aufdeckung von Einflussgrößen und Erfolgsfaktoren im Zusammenhang mit der Nachfolge definiert. Dazu soll auch geklärt werden, wie der Erfolg der Übernahme einer Hausarztpraxis überhaupt definiert und gemessen werden kann. Anschließend stellt sich die Frage, inwieweit die Erkenntnisse der Gründungs- und Nachfolgeforschung gewerblicher Unternehmen auf regulierte freie Berufe übertragbar sind und ob sich ein entsprechend allgemeines Modell der Unternehmensnachfolge entwickeln lässt.

Im Zentrum der Arbeit steht eine sehr sorgfältig vorbereitete und durchgeführte empirische Analyse, die mit Unterstützung der ärztlichen Standesorganisationen in mehreren Bundesländern durchgeführt wurde. Dabei konnten umfassende Daten zu 293 Nachfolgefällen hausärztlicher Einzelpraxen gewonnen werden. Die empirische Analyse wird sachgerecht fundiert und flankiert durch begriffliche, literaturanalytische und Hypothesen bildende Abschnitte. Hierzu werden mehr als 500 Quellen ausgewertet. Im Rahmen der empirischen Analyse testet *Katja Werner* 61 Hypothesen. Ein wesentlicher Teil der Analysen erfolgt unter Einsatz fortgeschrittener Strukturgleichungsmodelle, was sich angesichts des großen Datensatzes als gut durchführbar erweist. Es stellt sich heraus, dass ein merklicher Teil des ökonomischen Erfolgs einer übernommenen Hausarztpraxis mit wenigen Variablen, vor allem der wirtschaftlichen Ausgangssituation, dem Patientenzuwachs und der unternehmerischen Orientierung, erklärbar ist. Noch stärker erklärbar ist die Zufriedenheit mit dem Prozess der Unternehmensübergabe, die im Wesentlichen beim ursprünglichen Inhaber der Praxis verortet ist, und zwar insbesondere bei dessen Motivation, dessen Unterstützung in der Übergabesituation und bei der Akzeptanz von Nachfolgesituation und -person durch die Mitarbeiter. Diese Faktoren sind folglich mit überschaubaren Mitteln positiv beeinflussbar. Festzuhalten ist allerdings auch, dass – ganz im Sinne des Berufsbildes, des Ausbildungsfokus und der handelnden Personen – ein Großteil des Erfolges im Sinne einer Wiederholungsabsicht doch nicht von ökonomischen Erfolgen und der Prozesszufriedenheit abhängt, sondern von subjektiven und schwer erklärbaren Faktoren wie der Zufriedenheit mit der wirtschaftlichen Entwicklung. Diese Orientierung im Medizinbetrieb muss man als Wirtschaftswissenschaftler akzeptieren.

Insgesamt leistet die Studie einen beachtlichen Beitrag zur Klärung der erfolgsversprechenden Gestaltung der Nachfolge bei Hausarztpraxen. *Katja Werner* hat dabei insbesondere den bislang zu wenig beachteten Weg beschritten, eine größere Zahl von Nachfolgern intensiv und mit Hilfe der Standesorganisationen anonymisiert zu befragen. Ich wünsche dieser Arbeit deshalb die verdiente Beachtung in Wissenschaft und Praxis!

Dresden, im März 2014

Prof. Dr. Michael Schefczyk

Vorwort

„Es soll nicht genügen, dass man Schritte tue, die einst zum Ziele führen, sondern jeder Schritt soll Ziel sein und als Ziel gelten."
Johann Wolfgang von Goethe

Die vorliegende Arbeit wurde im Dezember 2012 als Dissertation an der Wirtschaftswissenschaftlichen Fakultät der TU Dresden eingereicht. Sie entstand während meiner Tätigkeit als wissenschaftliche Mitarbeiterin bei der Gründungsinitiative der TU Dresden – dresden|exists. An dieser Stelle möchte ich allen danken, die mich auf diesem Weg unterstützt haben.

Ein besonderer Dank gilt meinem Doktorvater Prof. Dr. Michael Schefczyk, der mich über den gesamten Prozess meiner Dissertation begleitete. Er stand jederzeit für Gespräche zur Verfügung und bereicherte meine Arbeit mit Hinweisen und Anregungen.

Für das große Interesse an meiner Arbeit und die stets sehr gute Zusammenarbeit mit den Kassenärztlichen Vereinigungen in Sachsen, Sachsen-Anhalt, Brandenburg und Thüringen und insbesondere meinen Ansprechpartnern Dr. Gunnar Dittrich, Carmen Baumgart, Andreas Fritschi, Dr. Wolfgang Beyreuther und Dr. Jan Kaminsky möchte ich mich herzlich bedanken. Ohne ihre Unterstützung wäre die Durchführung der Studie nicht möglich gewesen.

Bedanken möchte ich mich auch bei meinen Kollegen am Lehrstuhl für Entrepreneurship und Innovation und von dresden|exists – insbesondere bei Gerlinde Brinkel und Dr. Frank Pankotsch – für die gute Arbeitsatmosphäre, die moralische Unterstützung und die motivierenden Gespräche. Darüber hinaus danke ich meinen „Lektoren" Rainer und Mandy Windisch.

Mein herzlichster Dank gilt meiner Familie – meiner Mutter Sigrid Reinhold, meiner Schwester Kirsten Reinhold und meinem Mann Henri Werner. Sie alle haben mir die Promotion ermöglicht, indem sie mich jederzeit mit Geduld, Zuspruch und Motivation unterstützten. Widmen möchte ich meine Arbeit in liebevollem Gedenken meinem Vater Dr. Klaus Reinhold.

Inhaltsverzeichnis

Abbildungsverzeichnis

Tabellenverzeichnis

Abkürzungsverzeichnis

Abs.	Absatz
ÄAppo	Approbationsordnung für Ärzte
Ärzte-ZV	Zulassungsverordnung für Vertragsärzte
Art.	Artikel
BO	Berufsordnung
EStG	Einkommenssteuergesetz
f2	Effektstärke
F-PEC	Family Influence – Power, Experience and Culture Scale
GG	Grundgesetz
GKV	Gesetzliche Krankenversicherung
GMG	Gesetz zur Modernisierung der gesetzlichen Krankenversicherung (GKV-Modernisierungsgesetz)
GOÄ	Gebührenordnung für Ärzte
IGe-Leistung	Individuelle Gesundheitsleistungen
KMO	Kaiser-Meyer-Olkin-Kriter
KMU	Kleine und mittlere Unternehmen
KV	Kassenärztliche Vereinigung
KVen	Kassenärztlichen Vereinigungen
KVS	Kassenärztliche Vereinigung Sachsen
LISREL	Linear Structural Relations
MBO-Ä	Musterberufsordnung für deutsche Ärztinnen und Ärzte
MSA	Measure of Sampling Adequacy
n	Stichprobe
PartGG	Gesetz über Partnerschaftsgesellschaften Angehöriger Freier Berufe
PLS	Partial Least Squares
Q2	Stone-Geisser-Kriterium
q2	pfadbezogenes Bestimmtheitsmaß
R2	Bestimmtheitsmaß
S.	Seite
SGB	Sozialgesetzbuch

1 Einführung

„Dem deutschen Gesundheitswesen gehen die Ärzte aus!" – Das ist der Titel einer Studie zur Entwicklung der Ärztezahlen in Deutschland aus dem Jahr 2010.[1] Vor allem in den neuen Bundesländern fehlen demnach die Hausärzte. Viele Praxen wurden im Zuge der Wiedervereinigung Anfang der 1990er Jahre gegründet. Heute erreichen diese Mediziner das Rentenalter und müssen sich der Herausforderung stellen, ihr Lebenswerk in die Hände eines geeigneten Nachfolgers zu übergeben. Die kassenärztlichen Vereinigungen unterstützen sie auf diesem Weg. Den jungen Ärzten soll mit geeigneten Maßnahmen der Schritt in die Selbstständigkeit erleichtert werden. Die Angebote orientieren sich an Untersuchungsergebnissen, die die Vorstellungen und Wünsche angehender Mediziner aufzeigen.[2] Befragungen von Studenten und/oder angehenden Fachärzten lassen dabei besonders auf den Erfolg finanzieller Anreize schließen. Als Beispiel sind Zuschüsse für die Übernahme von Hausarztpraxen auf dem Land oder auch zinsverbilligte Förderdarlehen zur Finanzierung des Praxiskaufpreises zu nennen.

Ein wesentlicher Aspekt wird dabei vernachlässigt: die Erfahrungen niedergelassener Hausärzte. Besonders Mediziner, deren eigene Praxisübernahme erst wenige Jahre zurück liegt, kennen die Herausforderungen an eine Praxisnachfolge. Ihre Erfahrungen können den jungen Kollegen helfen, die eigene Praxisübernahme erfolgreich zu gestalten. Ziel der vorliegenden Arbeit ist es, dieses Wissen der Hausärzte zu analysieren und mit bisherigen theoretischen und empirischen Kenntnissen abzugleichen. Dafür ist es erforderlich, die wissenschaftliche und praktische Relevanz dieser Thematik herauszuarbeiten (vgl. Kapitel 1.1). Die Vorgehensweise für die vorliegende Untersuchung, die im Abschnitt 1.3. erläutert wird, orientiert sich an den in Kapitel 1.2 formulierten Forschungsfragen.

1.1 Ausgangssituation

Die Übertragung eines Unternehmens von Generation zu Generation stellt eine der wichtigsten strategischen Herausforderungen im Unternehmerleben dar.[3] Um die Firma weiterzuführen, muss der Übergeber den passenden Nachfolger auswählen, ihn qualifizieren,

---

1 Kopetsch 2010.

2 Vgl. u. a. die Studienergebnisse von Günther et al. 2009, Günther et al. 2010; Gurtner, Werner 2012.

3 Vgl. u. a. Bieler 2005, S. 301ff.; Sharma et al. 2003a, S. 667; Venter et al. 2006, S. 283f.; Cadieux 2007, S. 95f.; Cucculelli, Micucci 2008, S. 17; Weber 2009, S. 5ff.

ihn einarbeiten, seine Organisation auf die Übergabe vorbereiten und schließlich sein Privatleben nach der Selbstständigkeit neu strukturieren. Mit einer Vielzahl von Aufgaben wird auch der Nachfolger nach seiner Entscheidung, ein Unternehmen zu übernehmen, konfrontiert. Bei Kleinstunternehmen, die nach einer Definition der Europäischen Union weniger als zehn Mitarbeiter beschäftigen, spielen weitere Aspekte eine wichtige Rolle.[4] Der Unternehmer ist alleinige Führungskraft im Unternehmen, kommuniziert hauptsächlich mit Kunden und Lieferanten, organisiert die Arbeitsabläufe und ist zudem als Fachkraft maßgeblich in den Wertschöpfungsprozess eingebunden. Wechselt diese Schlüsselperson so kann eine mangelnde Planung oder ein falsches Priorisieren der erforderlichen Aufgaben den Fortbestand des Unternehmens gefährden.

Wissenschaftliche Relevanz

Vor diesem Hintergrund entstanden in den vergangenen Jahren verstärkt Studien zu den Erfolgsfaktoren einer Unternehmensnachfolge. Die Forschung bezieht sich vor allem auf kleine und mittelständische Unternehmen. Kleinstunternehmen blieben trotz der besonderen Anforderungen an die übergebende und nachfolgende Person bisher nahezu unberücksichtigt. Gleiches ist in den Bereichen der Freien Berufe zu beobachten.[5] Die Gründe hierfür sind ähnlich: die volkswirtschaftliche Bedeutung der Kleinstunternehmen und somit auch der meisten Freiberufler ist für eine groß angelegte Studie zu gering. Anders verhält es sich bei Medizinern, die mit einem Anteil von knapp 12 Prozent nach den Kulturschaffenden die zweitgrößte Gruppe unter den freien Berufen darstellen.[6] Ihnen kommt aufgrund ihres Tätigkeitsfeldes eine hohe volkswirtschaftliche Bedeutung zu. Durch den ihnen obliegenden Versorgungsauftrag tragen sie zum Erhalt des Gemeingutes „Gesundheit" bei. Eine erfolgreiche Praxisübertragung sichert somit neben Arbeitsplätzen auch die Versorgung der Bevölkerung mit medizinischen Leistungen. Die genaue Kenntnis der Einflussgrößen auf diesen Übertragungserfolg stellt eine wichtige Grundlage zum Verständnis der komplexen Herausforderung Praxisnachfolge dar und bildet gleichzeitig die Basis für konkrete Maßnahmen zum Erhalt des ärztlichen Angebotes. Im Rahmen dieses Dissertationsvorhabens soll die beschriebene Forschungslücke geschlossen und ein Modell der Erfolgsfaktoren einer Praxisübertragung erstellt und geprüft werden.

---

4 Vgl. Europäische Union 28.02.2004, S. 27.

5 Vgl. Schüpbach, Majumdar 2003, S. 381.

6 Vgl. Fortunato, Eggert 2009, S. 3.

Wichtige Gründe, die für die wissenschaftliche Relevanz des Forschungsthemas sprechen, wurden bereits benannt. Nachfolgende Ausführungen ergänzen dies und ermöglichen eine erste Einordnung des Themas in den theoretischen Rahmen.

Die Ausübenden der Freien Berufe sind sowohl in der Gründungs- als auch Nachfolgeforschung kaum untersucht.[7] Die Zahlen in Deutschland tätiger Freiberufler werden – soweit möglich – auf Basis von Informationen der Finanzbehörden geschätzt.[8] Erhebungen zur Zahl der anstehenden Unternehmensnachfolgen für diese Zielgruppe sind damit kaum möglich. Eine Ausnahme bilden Ärzte. Über das Arztregister können detaillierte Angaben zu aktuellen Arztzahlen abgerufen werden. Auch die zukünftige Entwicklung der Versorgungssituation ist prognostizierbar. Zudem gelten Mediziner als „exemplarisch für freie Berufe".[9] Trotz der hohen Relevanz existieren bisher nur wenige fundierte Forschungsergebnisse für ärztliche Gründungen.[10] Die freiberuflichen Niederlassungen sind mit in der Regel weniger als zehn Mitarbeitern als inhaberzentrierte Kleinstunternehmen organisiert. Für diese Unternehmensform fehlen – wie bereits beschrieben – ebenfalls wissenschaftliche Untersuchungen.

Die Tätigkeit als niedergelassener Arzt ist, wie auch die Übernahme einer Praxis, staatlichen Regulierungen unterworfen.[11] Interessant ist, ob die staatlichen Marktregulierungen auf Erfolgsfaktoren einer Unternehmensnachfolge bzw. einer freiberuflichen Niederlassung Einfluss nehmen. Entsprechende Veröffentlichungen haben bisher Ratgebercharakter, nähern sich dem Thema explorativ oder beschränken sich auf wissenschaftliche Betrachtungen von steuerlichen, finanziellen und rechtlichen Themenstellungen.[12] Die Gründungsmotive von Ärzten und die Rahmenbedingungen wurden bisher nicht berücksichtigt. Ebenso fehlt eine theoriebasierte Auseinandersetzung mit dieser Thematik. Die aufgezeigten Forschungslücken werden durch die vorliegende Untersuchung geschlossen.

---

7 Vgl. Schüpbach, Majumdar 2003, S. 381; Merz, Paic 2006b.

8 Vgl. Institut für Mittelstandsforschung (Bonn) 2012; Kranzusch et al. 2012, S. V.

9 Hohner 1999, S. 285.

10 Erste Ergebnisse liefern bspw. die Arbeiten von Ackermann et al. 2004; Ackermann 2006; Merz, Paic 2006b, Merz, Paic 2006a.

11 Vgl. u. a. Fozouni, v. d. Osten 2007a, Fozouni, v. d. Osten 2007b bzw. die Ausführungen in Kapitel 4.1.

12 Eher Ratgebercharakter haben die Veröffentlichungen von Klapp 2006; Nußbaum et al. 2006 und Steinbrück 2006. Ackermann 2006 nähert sich der Thematik explorativ. Zur steuerlichen Berücksichtigung siehe u. a. Ehlers, Hesral 2009, für finanzielle Fragestellungen Frey, Wick 2001; Bicanski 2006 und rechtliche Ausführungen Zankel 1997; Cramer, Maier 2002a; Cramer, Maier 2002b.

Praktische Relevanz

Der Berufsgruppe der Ärzte kommt aufgrund des Gemeingutes „Gesundheit" eine hohe volkswirtschaftliche Bedeutung zu.[13] Jeder zehnte Euro in Deutschland wird durch eine medizinische Dienstleistung bewegt, die somit einen wichtigen Teil der volkswirtschaftlichen Wertschöpfung darstellt.[14] Dies entspricht jährlichen Ausgaben für ärztliche Leistungen in Höhe von rund 62 Milliarden Euro.[15] Auch für den Arbeitsmarkt hat das Gesundheitswesen eine hohe Bedeutung: Jeder neunte Arbeitnehmer ist in diesem Bereich beschäftigt.[16]

Aufgrund der Altersstruktur der niedergelassenen Mediziner und des demographischen Wandels der Bevölkerung droht in Deutschland ein Ärztemangel vor allem in der hausärztlichen Versorgung ländlicher Gebiete.[17] Altersbedingte Praxisübergaben werden durch sinkende Absolventenzahlen der Fachrichtung Humanmedizin – die zwischen 1993 und 2007 um 24,5% zurückgingen – und einem steigenden Interesse der ausgebildeten Mediziner an Karrieremöglichkeiten in Wirtschaft und Industrie erschwert.[18] Mit besonderen Schwierigkeiten kämpfen derzeit Hausärzte, die einen geeigneten Nachfolger für ihre Praxis suchen.

Neben den rückläufigen Studentenzahlen lässt sich ein weiterer Trend im Gesundheitswesen beobachten: Niedergelassene Ärzte sind heute mehr denn je gezwungen, unternehmerisch zu denken und zu handeln.[19] Ein dynamisches Umfeld mit laufenden Reformen im deutschen Gesundheitssystem führt zu einer unsicheren Planungssituation. Mit diesen Herausforderungen sehen sich künftige niedergelassene Mediziner konfrontiert. Das Medizinstudium bildet dafür keine ausreichende Vorbereitung. Externer Unterstützung kommt vor diesem Hintergrund eine wachsende Bedeutung zu. Um geeignete Angebote zu offerieren, ist das Verständnis für den Übernahmeprozess einer Praxis Grundvoraussetzung und bildet somit eine wichtige Anforderung an die vorliegende Studie.

---

[13] Vgl. Artikel 2(2) GG vom 23.07.2010.

[14] Vgl. Hohner 2003, S. 15.

[15] Vgl. Robert Koch-Institut Juli 2006, S. 13f.

[16] Ebenda.

[17] Vgl. die Studien von Kopetsch 2002, Kopetsch 2010.

[18] Vgl. Lenz 2007, S. 142ff. bzw. Bundesärztekammer und Kassenärztliche Bundesvereinigung 2011.

[19] Vgl. dazu die Ausführungen in Kapitel 4.1.

Spezifikation der Zielgruppe

Als Untersuchungsobjekt für die Studie wurden Hausärzte in Einzelpraxen ausgewählt. Sie sind als Vertragsärzte Pflichtmitglieder in der Kassenärztlichen Vereinigung.[20] Diese hat dafür Sorge zu tragen, dass die gesetzlich Krankenversicherten an der hausärztlichen Versorgung teilhaben können.[21] In dem benannten Versorgungsmodell kommt dem Hausarzt eine herausragende Stellung zu. Er übernimmt eine „Lotsenfunktion" innerhalb des Gesundheitssystems. Hausärzte sollen künftig die ersten Ansprechpartner bei gesundheitlichen Fragen sein. Dies bedeutet, dass sie zu medizinischen „Begleitern" der Patienten werden und nur in Spezialfragen Experten hinzuziehen.[22] Die Teilnahme an der hausarztzentrierten Versorgung ist zwar nicht verpflichtend für die Mediziner, jedoch setzt sich auch international diese Versorgungsform durch, was auf eine steigende Relevanz schließen lässt.[23]

Aufgrund der Bedeutung der hausärztlichen Mediziner ist von staatlicher Seite angestrebt, eine prozentuale Verteilung zwischen niedergelassenen Haus- und Fachärzten mit dem Schlüssel 60:40 zu realisieren.[24] Dies ist derzeit ist nicht gegeben. Die Zahlen aus dem Jahr 2010 zeigen, dass lediglich 47 Prozent der niedergelassenen Mediziner als Hausärzte arbeiten.[25] Hinzu kommt, dass das Durchschnittsalter der Vertragsärzte bei 52,25 Jahren liegt.[26] Für die neuen Bundesländer wurde ermittelt, dass mehr als ein Viertel der niedergelassenen Hausärzte das 60. Lebensjahr bereits überschritten hat.[27] Ein Versorgungsengpass ist daher künftig vor allem bei Hausärzten im Osten Deutschlands zu befürchten.[28] Die Zahlen und die Rolle des Hausarztes betrachtend, scheint der reibungslose Ab-

20 § 73 Abs. 1 S. 1 SGB V – Als Vertragsarzt werden Mediziner bezeichnet, die zur Behandlung von gesetzlich versicherten Patienten zugelassen sind.

21 § 73b Abs. 1 SGB V – Details dazu wurden im Gesetz zur Modernisierung der gesetzlichen Krankenversicherungen (GMG) niedergeschrieben, welches zum 01.01. 2004 in Kraft trat.

22 Vgl. zur Rolle des Hausarztes allgemein Kopetsch 2002, S. 544ff. Die Lotsenfunktion des Hausarztes greifen u. a. Majumdar 2004, S. 12 und Chambers, Colin-Thomé 2009, S. 28f. heraus.

23 Vgl. Zentner et al. 2010, welche eine Metaanalyse zur hausarztzentrierten Versorgung – engl. Gatekeeping – durchführten und Studien aus den USA, Großbritannien, der Schweiz, Dänemark und den Niederlanden einbezogen.

24 Kopetsch 2002, S. 544.

25 Vgl. die Ärztestatistik der Bundesärztekammer und Kassenärztliche Bundesvereinigung 2011.

26 Ebenda.

27 Vgl. Klose et al. 2003, S. 21ff.

28 Vgl. u. a. Klose et al. 2003, S. 19ff. und Majumdar 2004, S. 12.

lauf des Generationswechsels für diese Zielgruppe eine herausragende Bedeutung zu haben. Die Unterstützung des Nachfolgeprozesses und die Kenntnis der erfolgsbeeinflussenden Faktoren für den Übernahmeerfolg bilden die Grundlage dafür. Das unterstreicht die praktische Relevanz der vorliegenden Untersuchung.

Die beschriebene wissenschaftliche und praktische Bedeutung des Forschungsthemas mündet in die Formulierung geeigneter Forschungsfragen. Im nachfolgenden Abschnitt wird dazu ein Überblick gegeben.

1.2 Ziel der Arbeit

Die Praxisnachfolge stellt eine komplexe unternehmerische Herausforderung dar. Die finanziellen, steuerlichen und rechtlichen Aspekte wurden bereits wissenschaftlich erörtert. Eine Auseinandersetzung mit den Emotionen von Übergeber und Nachfolger fand bisher nicht statt. Gleiches gilt für die Motive einer Praxisübernahme, die Bedeutung des Praxispersonals sowie den Einfluss des Umfeldes. Die Vielschichtigkeit des Nachfolgeprozesses bedingt eine grundlegende Analyse aller Facetten. Erst das Verständnis für den gesamten Vorgang kann dazu führen, dass unterstützende Maßnahmen passgenau auf die jeweilige Unternehmensnachfolge abgestimmt werden können und so zu einem reibungslosen Übergang beitragen. Daher zielt das Dissertationsvorhaben darauf ab, die Erfolgsfaktoren einer Praxisübertragung von Ärzten, insbesondere für Hausärzte in Einzelpraxis in den neuen Bundesländern, zu untersuchen. Dies stellt gleichfalls die übergeordnete Forschungsfrage dar:

Was sind die Erfolgsfaktoren für die Übernahme einer Hausarztpraxis?

Für deren Beantwortung ist die Auseinandersetzung mit weiteren Fragen erforderlich:

- Welche Dimensionen beeinflussen eine Unternehmensnachfolge?
- Wie sieht ein allgemeines Modell einer Unternehmensnachfolge aus, das alle relevanten Aspekte einbezieht?
- Lassen sich die Ergebnisse der Gründungs- und Nachfolgeforschung gewerblicher Unternehmen auf die Gruppe der Freien Berufe übertragen?
- Wie kann der Erfolg der Übernahme einer Hausarztpraxis definiert und gemessen werden?

- Welchen Einfluss haben die staatlichen Regulierungen ärztlicher Niederlassungen und die besondere Bedeutung von Hausärzten für das Gemeinwohl der Bevölkerung auf ein Erfolgsmodell einer Praxisübernahme?
- Lassen sich die auf Basis der Theorie und bisheriger Studien herausgearbeiteten Erfolgsfaktoren empirisch bestätigen?

Die weiteren Schritte bis zur Beantwortung dieser Fragen werden in nachfolgendem Punkt dargestellt.

1.3 Vorgehensweise

Die für die Beantwortung der herausgearbeiteten Forschungsfragen erforderlichen Schritte spiegeln sich im Aufbau der Arbeit wider. Die gewählte Struktur gliedert sich in zwei Bereiche – die Erarbeitung der theoretischen Grundlagen und deren empirische Prüfung.

Die theoretischen Grundlagen werden in Kapitel 2 bis 4 dargestellt. Basis bildet ein Überblick über das Gebiet der Erfolgsfaktorenforschung in Kapitel 2. Die grundlegenden Begrifflichkeiten werden definiert und in den Kontext der Forschungsmethodik eingeordnet (vgl. Kapitel 2.1 und 2.2.2). Die Untersuchung und Ableitung von Einflussgrößen auf den Erfolg einer Unternehmung verfügt über eine lange Forschungstradition (vgl. Kapitel 2.2.1). Für die Umsetzung wissenschaftlicher Arbeiten in diesem Feld entwickelten sich grundlegende Anforderungen (vgl. Kapitel 2.2.3 und 2.2.4), die in der vorliegenden Studie Berücksichtigung finden (vgl. Kapitel 2.2.5).

Eine der postulierten Voraussetzungen für wissenschaftliche Arbeiten ist die Darstellung der theoretischen und empirischen Grundlagen. Das gewählte Thema tangiert zwei Bereiche der Entrepreneurship-Forschung: die Gründungs- und Familienunternehmensforschung. Ein Überblick über das Studienumfeld wird in Kapitel 3.1 gegeben. Die Theorie und Empirie relevanter Aspekte der Gründungsforschung werden mit den Studienergebnissen der Familienunternehmensforschung abgeglichen (vgl. Kapitel 3.2 und 3.3). Erstmals werden die Erkenntnisse beider Bereiche genutzt, um ein branchenübergreifendes Erfolgsmodell einer Unternehmensnachfolge herauszuarbeiten. Dies entspricht den Forderungen nach einer soliden theoretischen Basis unter Berücksichtigung bisheriger empirischer Ergebnisse beider Forschungsfelder und integriert gleichfalls alle Dimensionen einer Existenzgründung (vgl. Kapitel 3.4).

In Kapitel 4 wird das erarbeitete allgemeine Erfolgsmodell an die zielgruppenspezifischen Besonderheiten angepasst. Ausgangspunkt bildet die Betrachtung der Rahmenbedingungen hausärztlicher Niederlassungen (vgl. Kapitel 4.1). Der Erfolg einer Praxisübernahme wird definiert (vgl. Kapitel 4.2.1) und die Erfolgsfaktoren werden entsprechend den Spezifika von Hausärzten angepasst (vgl. Kapitel 4.2.2 bis 4.2.5). Die Ergebnisse ermöglichen die Ableitung von Kausalzusammenhängen und die Formulierung von Hypothesen. Eine Zusammenfassung wird in den Kapiteln 4.3.1 und 4.3.2 gegeben. Diese mündet in der Ableitung des Gesamterfolgsmodells für die Übernahme einer Hausarztpraxis (vgl. Kapitel 4.3.3 und 4.3.4).

Das Modell wird in Kapitel 5 und 6 einer empirischen Prüfung unterzogen. Dafür wird ein zweitstufiges Vorgehen gewählt (vgl. Kapitel 5.1). Die Durchführung einer qualitativen Vorstudie ermöglicht eine erste empirische Validierung. Herangehensweise, Durchführung und Ergebnisse sind in Kapitel 5.1.2 dargestellt. Die Resultate fließen in die Vorbereitung der quantitativ-konfirmatorischen Hauptuntersuchung ein (vgl. Kapitel 5.1.3). Um eine Interpretation der Studienergebnisse zu ermöglichen, werden die erhobenen Daten zunächst deskriptiv ausgewertet (vgl. Kapitel 5.2).

Die Analyse der Kausalzusammenhänge zwischen den Erfolgsfaktoren und -indikatoren ist in Kapitel 6 dargestellt. In einem ersten Schritt ist die gewählte Forschungsmethodik erläutert (vgl. Kapitel 6.1). Darauf aufbauend werden die Messmodelle einer Güteprüfung unterzogen (vgl. Kapitel 6.2) und anschließend in eine Strukturgleichungsmodellierung integriert (vgl. Kapitel 6.3). Abschließend werden die erhobenen Daten auf mögliche Gruppenunterschiede getestet (vgl. Kapitel 6.4).

Die Schlussbetrachtung ist in Kapitel 7 dargestellt. Ausgangspunkt bildet eine Ergebniszusammenfassung (vgl. Kapitel 7.1). Die darauf aufbauende Auseinandersetzung mit den Grenzen der Studie und die kritische Würdigung der gewählten Vorgehensweise erfolgen in Punkt 7.2. Abschließend werden wissenschaftliche und praktische Implikationen diskutiert (vgl. Kapitel 7.3 und 7.4).

Die Gesamtstruktur der Arbeit ist zusammenfassend in Abbildung 1 dargestellt.

Abbildung 1: Struktur der Forschungsarbeit

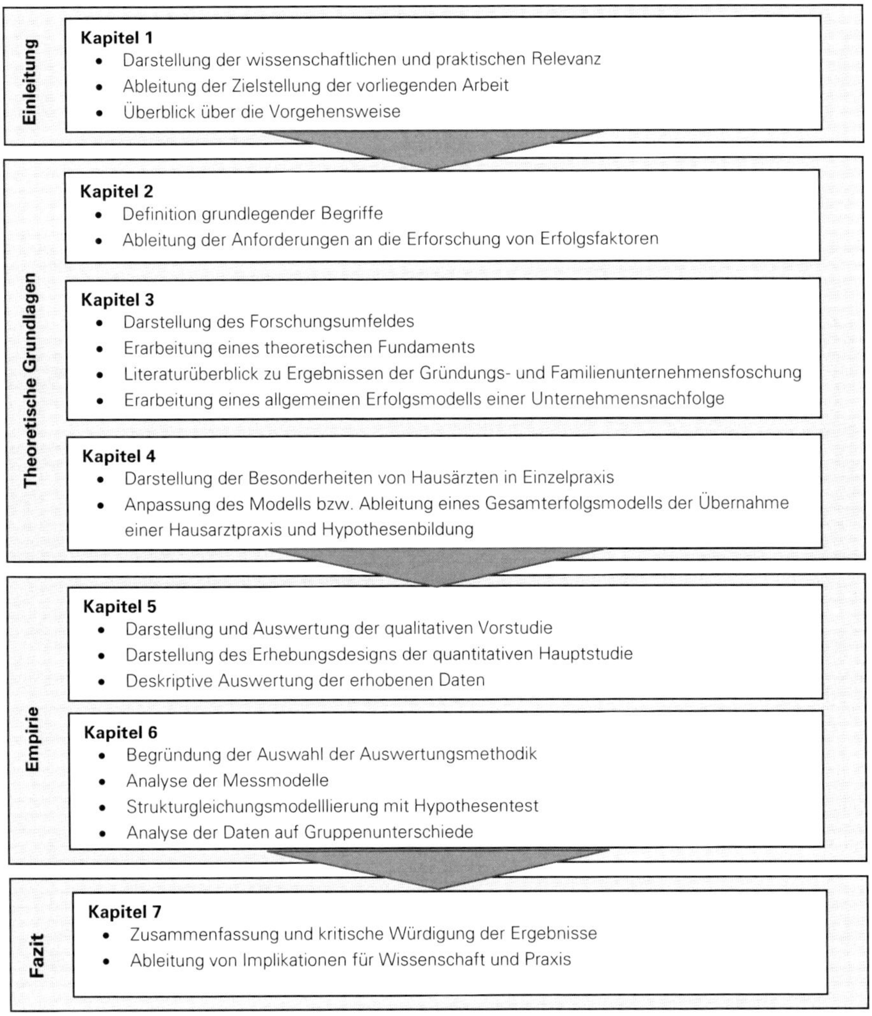

2 Begriffliche Eingrenzung des Forschungsfeldes und der Forschungsmethodik

Ziel des Kapitels ist die Definition grundlegender Begriffe in Punkt 2.1. Diese bilden die Grundlage für die Darstellung der Besonderheiten der Erforschung von Erfolgsfaktoren (vgl. Punkt 2.2). Die Ausführungen dienen darüber hinaus der Eingrenzung des Forschungsfeldes. Es werden die Voraussetzungen für wissenschaftliches Arbeiten in diesem Bereich dargestellt und grundlegende Anforderungen an die eigene Forschungsarbeit abgeleitet (vgl. Punkt 2.2.3 bis 2.2.5).

2.1 Begriffe des Forschungsfeldes

Die Erforschung der Einflussgrößen auf die erfolgreiche Übernahme einer Hausarztpraxis setzt ein einheitliches Begriffsverständnis voraus. Dazu gehört die Unterscheidung der Unternehmensnachfolge von einer Neugründung ebenso, wie die Auseinandersetzung mit dem Begriff des Hausarztes. In Kapitel 2.1.1 und 2.1.2 wird die Grundlage für die weiteren Ausführungen geschaffen.

2.1.1 Unternehmensnachfolge als Form der Existenzgründung

Der Weg in die Selbstständigkeit hat zum Ziel, eine eigene Existenz aufzubauen. Szyperski und Nathusius unterscheiden dabei vier Formen der Existenzgründung, die nach dem Grad der Selbstständigkeit bzw. der Strukturexistenz zu differenzieren sind (vgl. Abbildung 2).[29]

Abbildung 2: Formen der Existenzgründung

	selbstständig	**unselbstständig**
originär	Unternehmens-neugründung	Betriebsgründung
derivativ	**Übernahme-gründung**	Fusion/ Umgründung

Quelle: Szyperski/Nathusius 1999, S.27

[29] Vgl. Szyperski, Nathusius 1999, S. 27; vgl. ebenfalls Pinkwart et al. 2006, S. 5.

Eine Unternehmensnachfolge basiert auf der Übernahme einer bestehenden Geschäftseinheit und wird als derivative Gründungsform bezeichnet.[30] Hinsichtlich des Selbstständigkeitsgrades ist sie der Neugründung gleichzusetzen. Der Nachfolger trägt das unternehmerische Risiko und handelt für eigene Rechnung.

Der Begriff der Unternehmensnachfolge vereint die Übertragung der operativen Führung eines Unternehmens und des Betriebseigentums vom Alteigentümer auf den Gründer.[31] Die Nachfolge kann sowohl eine natürliche als auch eine juristische Person antreten. Für die vorliegende Analyse spielt die Übertragung an juristische Personen keine Rolle und wird daher in den nachfolgenden Ausführungen nicht weiter betrachtet.

Steht die natürliche Person als Unternehmensnachfolger im verwandtschaftlichen Verhältnis zum Übergeber, so wird dies als familieninterne Übernahme bezeichnet. Existieren keine familiären Beziehungen zum Alteigentümer, so findet eine familienexterne Übernahme statt. Die Art der Unternehmensnachfolge kann u. U. auf den Übernahmeprozess wirken. Nähere Ausführungen dazu finden sich in Kapitel 3.2.5.

Die Unternehmensübertragungen an Nicht-Familienmitglieder lassen sich weiter untergliedern. Arbeitete der Nachfolger bereits als Mitarbeiter im Unternehmen, so handelt es sich um ein „Management-Buy-Out". Stammt er dagegen nicht aus dem Unternehmen, so wird diese Übertragungsform als „Management-Buy-In" bezeichnet.[32]

Die eigene Forschungsarbeit untersucht die Übertragung von Einzelhausarztpraxen. Dabei werden sowohl familienin- als auch -externe Nachfolgen berücksichtigt. Eine Differenzierung nach „Management buy in" bzw. „Management buy out" ist auf Grund der Betriebsgröße einer Einzelpraxis nicht erforderlich und wird daher unterbleiben.[33]

---

30 Die Begriffe Unternehmensübertragung, Firmenübertragung, Generationswechsel und Unternehmensnachfolge werden in der Arbeit synonym gebraucht. Rechtlich gesehen bezieht sich der Begriff Firmenübertragung jedoch allein auf den Verkauf der Firma, also des Namens des Unternehmens.

31 Vgl. Spelsberg 2011, S. 14.

32 Für die Unterscheidung beider Begrifflichkeiten siehe u. a. Lüders 2008, S. 16ff.

33 Die Unterscheidung ist ausschließlich für große Unternehmen wichtig (vgl. Lüders 2008, S. 16ff.) Hausarzteinzelpraxen stellen jedoch Kleinstunternehmen dar (vgl. Kapitel 4.2.3). Eine weitere Differenzierung kann daher unterbleiben.

2.1.2 Hausarzt als niedergelassener Mediziner

In der Forschungsarbeit steht der niedergelassene Hausarzt in Einzelpraxis[34] im Fokus. Für diese Berufsgruppe findet sich im § 73 Abs. 1a S. 1 Sozialgesetzbuch V (SGB V) eine Legaldefinition: „An der hausärztlichen Versorgung nehmen 1. Allgemeinärzte, 2. Kinderärzte, 3. Internisten ohne Schwerpunktbezeichnung, die die Teilnahme an der hausärztlichen Versorgung gewählt haben, 4. Ärzte, die nach § 95a Abs. 4 und 5 S. 1 in das Arztregister eingetragen sind und 5. Ärzte, die am 31. Dezember 2000 an der hausärztlichen Versorgung teilgenommen haben, teil (Hausärzte)."[35]

Darüber hinaus werden nur Hausärzte in die Betrachtung einbezogen, die in einer Niederlassung freiberuflich tätig sind. Diese Eingrenzung ist nötig, um eine möglichst homogene und somit gut vergleichbare Untersuchungseinheit zu erhalten.[36] Niedergelassene Hausärzte können zwischen drei verschiedenen Praxisformen wählen. Als Einzelpraxis führt der Mediziner eine rechtlich selbstständige Geschäftseinheit. Des Weiteren besteht die Möglichkeit, eine Praxisgemeinschaft mit einem oder mehreren Ärzten zu gründen. Die Räumlichkeiten und i. d. R. das Personal werden gemeinsam genutzt. Es handelt sich um eine Kostengemeinschaft. Gegenüber Dritten tritt jeder Mediziner als selbstständige Person auf und rechnet demnach separat die gesetzlichen Leistungen mit der Kassenärztlichen Vereinigung ab. Ärzte können sich ebenso in Form einer Gemeinschaftspraxis niederlassen. Diese Unternehmensform entspricht einer BGB-Gesellschaft oder Partnerschaftsgesellschaft. Die Mediziner treten nach außen als Gemeinschaft auf, haben gemeinsame Räumlichkeiten und gemeinsames Personal.[37] Nach Schätzungen nutzen circa 80 Prozent der niedergelassenen Ärzte die Einzelpraxis als Rechtsform. Dies lässt auf deren hohe Bedeutung schließen.[38] Dies spricht, analog der Forderung der Eingrenzung auf eine homogene Zielgruppe im Rahmen der Erfolgsfaktorenforschung, für einen Fokus auf die Niederlassung in Einzelpraxis im Rahmen der vorliegenden Forschungsarbeit.

34 Die Bezeichnung „Einzelpraxis" ist im medizinischen Umfeld üblich und umfasst Praxen, welche durch einen einzelnen Arzt betrieben werden (vgl. u. a. Hohner 1999, S. 285).

35 § 95a Abs. 4 und 5 S. 1 bezieht sich auf die Bezeichnung „Praktischer Arzt" und auf die Anerkennung adäquater Ausbildungen im Ausland.

36 Vgl. dazu die Ausführungen in Punkt 2.2.3 ff.

37 Die Praxisgemeinschaft ist eine Sonderform der Berufsausübungsgemeinschaft. Weitere Informationen zu den Niederlassungsformen finden sich bei Blumenbach-Ostermann 2004, S. 1ff.; Fozouni, v. d. Osten 2007a, S. 16f.; Fozouni, v. d. Osten 2007b, S. 26ff.

38 Vgl. Blumenbach-Ostermann 2004, S. 1ff.

2.2 Begriffe und Methodik der Erfolgsfaktorenforschung

Die Erfolgsfaktorenforschung ist ein wichtiger Bestandteil der empirischen Wirtschaftsforschung. Zahlreiche Studien sind diesem Forschungsbereich zuzuordnen. Neben der hohen praktischen Relevanz, auf die im Folgenden eingegangen wird, spielt das wissenschaftliche Verständnis des Unternehmenserfolgs und dessen Beeinflussbarkeit eine entscheidende Rolle. Die Forschungsdisziplin wurde ständig methodisch weiterentwickelt, mit dem Ziel, die zentralen Erfolgskomponenten in einem Unternehmen zu identifizieren.[39] Die Zielstellung der Erfolgsfaktorenforscher fasst Daschmann 1994 zusammen:

„In dem Konzept der kritischen Erfolgsfaktoren wird neben der Funktion der Explikation (Erklärung des Unternehmenserfolges durch unabhängige Größen) und der Funktion der Selektion (Auswahl und Beschränkung auf die wesentlichen Größen) die Funktion der Disposition (Erfolgsfaktoren als Ansatzpunkte der Beeinflussung für die Unternehmensführung) deutlich."[40]

Aus seiner Definition lassen sich die drei Kernbereiche der Erfolgsfaktorenforschung ableiten:

- Die Beschreibung realer Wirkzusammenhänge
- Die Erklärung dieser Beziehungen
- Die Prognose künftiger Entwicklungen

Die Struktur des Forschungsansatzes hat sich in mehr als 50 Jahren Erfolgsfaktorenforschung herausgebildet. Basierend auf einem kurzen Abriss über die historische Entwicklung werden nachfolgend die zentralen Begriffe Erfolg, Erfolgsfaktor und Erfolgsmaß definiert. Die unterschiedliche methodische Herangehensweise wird diskutiert und nach einer kritischen Würdigung Schlussfolgerung für das eigene Forschungsdesign gezogen.

2.2.1 Historische Entwicklung

Ronald Daniel beginnt im Jahr 1961 mit der systematischen Erfassung von Informationen, die den Erfolg von Unternehmen beeinflussen.[41] Unternehmenskrisen entstehen und ver-

---

39 Vgl. Schefczyk 1994, S. 21.

40 Daschmann 1994, S. 12.

41 Vgl. Daniel 1961.

schärfen sich nach seiner Auffassung dadurch, dass die Entscheidung der Manager auf falschen oder fehlenden Informationen basiert. Durch konsequentes Erheben erfolgsrelevanter Informationen, die den Entscheidern zur Verfügung gestellt werden, sollte dies umgangen werden. In Abhängigkeit von der Branche konstatiert Daniel, dass einige wenige Erfolgsfaktoren für das Bestehen oder Versagen am Markt verantwortlich sind:

"In most industries there are usually three or six factors that determine success."[42]

Seine Überlegungen zu Faktoren, die für Erfolg oder Misserfolg eines Unternehmens ausschlaggebend sind, können als Beginn der Erfolgsfaktorenforschung gesehen werden.[43] Noch heute ist das Erforschen von Schlüsselfaktoren und deren Einfluss auf den Firmenerfolg ein zentraler Bestandteil der Managementlehre.[44]

In den 1970er Jahren nehmen Forscher die Überlegungen von Daniel zum Anlass, den Unternehmenserfolg als Ausgangspunkt wissenschaftlicher Studien zu begreifen.[45] Was unterscheidet erfolgreiche von erfolglosen Unternehmen? Auf welche Bereiche sollten sich Führungskräfte konzentrieren, um erfolgreich am Markt bestehen zu können? Das Identifizieren einzelner Stellgrößen, die einen signifikanten Einfluss auf den Unternehmenserfolg nehmen, rückt ins Forschungsinteresse. Der Begriff Erfolgsfaktor wird in diesem Zusammenhang weiterentwickelt.[46] Steiner spricht 1969 von strategischen Erfolgsfaktoren und vermutet einen nachhaltigen Einfluss bestimmter Variablen auf den Unternehmenserfolg. Nach seiner Annahme können diese Faktoren interner und externer Natur sein.[47] Auch Hofer und Schendel beschäftigen sich mit Erfolgsfaktoren, die für sie als beobachtbare Kenngrößen von Managern leicht beeinflussbar sind.[48] 1979 veröffentlicht Rockart ein frühes Konzept kritischer Erfolgsfaktoren. Basierend auf dem von Daniel gewählten Ansatz, entscheidet er sich für eine qualitative Erhebung mittels Interviews und filtert Faktoren heraus, die einen Großteil des Unternehmenserfolgs erklären können.[49]

---

42 Daniel 1961, S. 116.

43 Vgl. u. a. Nikolai, Kieser 2002, S. 580f.; Woywode 2004, S. 15f.

44 Vgl. Gmür, Schwerdt 2005, S.222.

45 Vgl. u. a. Steiner 1969; Hofer, Schendel 1982; Rockart 1979.

46 Vgl. Leidecker, Bruno 1984, S. 23ff.

47 Vgl. Steiner 1969, S. 2.

48 Vgl. Hofer, Schendel 1982, S. 77ff.

49 Vgl. Rockart 1979, S. 82ff.

Seine Ergebnisse zeigen, dass die Schlüsselkriterien branchenspezifische Unterschiede aufweisen. So ermittelt er beispielsweise für Ölkonzerne eine dezentrale Organisation, stabile Liquiditätslage, stabile Geschäftskontakte, ein gutes soziales Image und die Entwicklung neuer Unternehmen als zentrale Erfolgskomponenten.[50] Seine Ausführungen tragen zur weiteren Etablierung der Erfolgsfaktorenforschung bei.[51] Bis heute gehen Forscher davon aus, dass interne und externe Variablen extrahiert werden können, die signifikant die Performance von Unternehmen beeinflussen.

In den 1980er Jahren wird die Forschungsdisziplin methodisch weiterentwickelt und auf einzelne Bereiche der Betriebswirtschaftslehre angewandt. Die Studien basieren überwiegend auf quantitativ-explorativen Erhebungen. Erste multivariate Methoden kommen zum Einsatz.[52] Inhaltlich wird das Konzept vor allem in der Strategischen Managementforschung aufgegriffen.[53] In diesem Bereich kommt dem Forschungsprogramm „Profit Impact of Market Strategies" (PIMS) eine besondere Bedeutung zu. Der Ansatz wurde 1960 in der amerikanischen Firma General Electric entwickelt. Die finanzielle Entwicklung und die strategischen Charakteristika unterschiedlicher Geschäftseinheiten sollten einheitlich erfasst und analysiert werden, mit dem Ziel, einen Vergleich zwischen diesen zu ermöglichen. 1970 wurde diese Vorgehensweise vom Marketing Science Institute der Harvard Business School aufgegriffen und seit 1975 im Strategic Planning Institute weitergeführt.[54] Zeitweise lieferten ca. 500 amerikanische und internationale Firmen ihre Daten an das PIMS-Projekt.[55] Die Marktcharakteristika und strategischen Dimensionen wurden im Hinblick auf den Unternehmenserfolg analysiert und daraus Handlungsempfehlungen abgeleitet. Das Projekt wurde zunächst an die Beratungsfirma PIMS Associates Limited London zur Weiterführung übergeben, die dann von Malik London PIMS Associates Limited erworben wurde.[56] Die Ergebnisse werden jedoch bezüglich ihrer praktischen Relevanz diskutiert. Besonders methodische Aspekte, wie beispielsweise die Operationalisierung des Erfolgsbegriffes und die damit verbundene Messqualität oder die angewandten

50 Vgl. Rockart 1979, S. 90f.

51 Vgl. Herr 2007, S. 45f.

52 Vgl. Wolff et al. 2004, S. 264.

53 Vgl. u. a. Wolff et al. 2004, S. 264; Gmür, Schwerdt 2005, S. 222.

54 Details zum PIMS-Programm finden sich u. a. bei Buzzell, Gale 1987. Eine rückblickende Würdigung nimmt u. a. Buzzell 2004, S. 479 vor.

55 Vgl. Schefczyk 1994, S. 23f.; Buzzell 2004, S. 479ff.

56 Vgl. Baum et al. 2013, S. 24.

Auswertungsmethoden, unterliegen kritischen Betrachtungen.[57] Dennoch belegten die Ergebnisse des PIMS-Programms die Existenz beobachtbarer Erfolgsfaktoren, deren Variationen den Unternehmenserfolg beeinflussen. PIMS trägt so zur weiteren Etablierung der Erfolgsfaktorenforschung bei.[58]

Aufbauend auf den zahlreichen mikroökonomischen Studien der 1980er Jahre entstanden in den 1990er Jahren erste Metaanalysen.[59] Capon, Farley und Hoenig werteten 310 empirische Studien zu Unternehmenserfolg aus und kamen unter anderem zu dem Ergebnis, dass bisher die Wirkung interner Erfolgsfaktoren, wie beispielsweise Organisationskultur, Mitarbeiterqualifikation und Organisationsstruktur, nahezu unbeachtet blieb. Darüber hinaus bemängelten sie den starken Fokus auf Schlüsselfaktoren mit positiver Erfolgswirkung. Variablen mit negativer Wirkrichtung wurden kaum beachtet. Die Ergebnisse dieser Überblicksstudien lieferten wertvolle Impulse für die Erfolgsfaktorenforschung und legitimierten diese Forschungsdisziplin. Bestimmten in den 1980ern quantitativ-explorative Erhebungen das Forschungsdesign, so wählten Forscher in den 1990ern weiterführende Analysemethoden. Den strukturentdeckenden Verfahren stehen nun vor allem strukturtestende Analysen gegenüber.

Heute ist das Erforschen und Analysieren von Unternehmenserfolg und -misserfolg ein fester Bestandteil der empirischen Wirtschaftsforschung. Mit steigender Anzahl von Erfolgsfaktorenstudien und dem Aufzeigen immer komplexerer Zusammenhänge, wächst auch die kritische Auseinandersetzung mit dieser Forschungsdisziplin.[60] Methodische Mängel in bisherigen Studien werden aufgedeckt und ermöglichen die Weiterentwicklung von Erhebungs- und Auswertungsmethoden. Die Ergebnisse der bisherigen Forschung mit kritischer Reflexion zu verbinden, ist eine zentrale Anforderung an heutige Untersuchungen.

Aufbauend auf dem kurzen Abriss über 50 Jahre Erfolgsfaktorenforschung werden im nächsten Abschnitt die begrifflichen Grundlagen dieser Forschungsdisziplin definiert.

---

[57] Vgl. u. a. Jacobson, Aaker 1985, S. 31ff.; Jacobson 1988, S. 71ff.; Jacobson 1990, S. 75ff.; Steinle 1996, S. 26; Hildebrandt 2003, S. 215ff.; Wolff et al. 2004, S. 264.

[58] Vgl. Wolff et al. 2004, S. 263f. und Albers, Hildebrandt 2006, S. 4.

[59] Vgl. u. a. Fritz 1989; Capon et al. 1990, S. 1143ff.; Kube 1991; Schröder 1994, S. 91.

[60] Vgl. u. a. March, Sutton 1997; Haenecke 2002; Nikolai, Kieser 2002; Nikolai 2004; Wolff et al. 2004, S. 265ff.; Ahlert et al. 2005.

2.2.2 *Begriffliche Grundlagen*

Die Beeinflussbarkeit des Unternehmenserfolges durch wenige Faktoren stellte eine Grundprämisse der Erfolgsfaktorenforschung dar.[61] Ziel der Forschung ist, die Beziehung zwischen bestimmten Erfolgsfaktoren und dem Unternehmenserfolg zu erklären, um aus diesem Zusammenhang konkrete gestalterische Maßnahmen für das Management abzuleiten.[62]

Die so aus der Operationalisierung der Erfolgsfaktoren entstanden Steuerungsinstrumente sind analog den festgelegten Erfolgsindikatoren für die Praxis gut anwendbar. Der Wirkzusammenhang zwischen beiden Kenngrößen ist durch ein wissenschaftliches Konstrukt erklärt. In der Abbildung 3 ist dieser Einfluss schematisch dargestellt. Erfolgsfaktoren wirken über Erfolgspotenziale auf den Erfolg. Die begrifflichen Grundlagen dieser Beziehung werden nachfolgend dargestellt.[63]

Abbildung 3: Theoretisches Erfolgskonstrukt

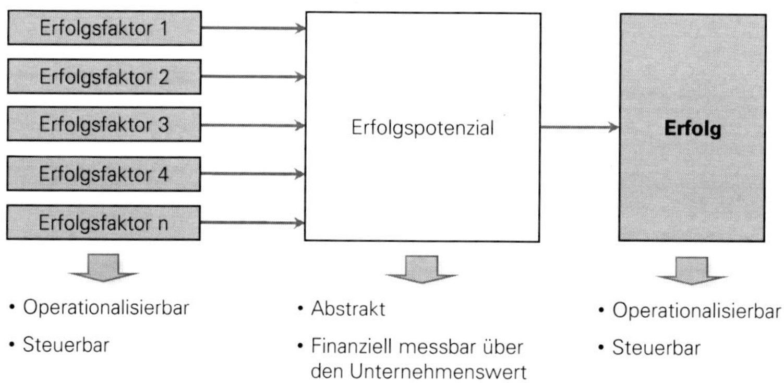

[61] Vgl. u. a. Leidecker, Bruno 1984, S. 23; Trommsdorf 1993, S. 140; Daschmann 1994, S. 5ff.; Lang 1997, S. 53; Herr 2007, S. 40f.

[62] Vgl. Albers, Hildebrandt 2006, S. 11f.

[63] Vgl. Gälweiler, Schwaninger 2005, S. 26ff.; Herr 2007, S. 40f.

2.2.2.1 Erfolg

Erfolg ist ein abstrakter Begriff, der erst durch eine geeignete Operationalisierung anwendbar wird. In der Literatur finden sich dazu verschiedenste Definitionen. Nachfolgend sind drei Erklärungsansätze aus wissenschaftlichen Arbeiten aufgeführt, die einen ersten Überblick über die Begriffsvielfalt geben (vgl. Tabelle 1):

Tabelle 1: Begriffsbestimmungen von Erfolg

Autor	Definition
Klandt (1984)	„Erfolg lässt sich im abstrakten Sinn als Grad der Zielerreichung definieren."[64]
Hieke (1999)	„In der Betriebswirtschaftslehre im Allgemeinen und im Rechnungswesen im Besonderen ist der Terminus Erfolg – als Oberbegriff für Gewinn und Verlust – eine spezielle monetäre Überschussgröße der bewerteten Outputs über die Inputs eines unternehmerischen Transformationsprozesses."[65]
Ackermann, Merz, Stolze (2004)	„Allgemein versteht man unter Erfolg das positive Ergebnis einer Bemühung, das Eintreten einer erstrebten Wirkung."[66]

Für das inhaltliche Verständnis von Unternehmenserfolg ist die Berücksichtigung der Betrachtungsebene des Forschers maßgeblich. Dabei kann je nach Aggregationsniveau zwischen gesellschaftlicher, volkswirtschaftlicher, regionalwirtschaftlicher, einzelwirtschaftlicher und individueller Dimension unterschieden werden.[67] Die beiden letztbenannten Ebenen beurteilen den Unternehmenserfolg unter Berücksichtigung der Ziele des Unternehmers. Die einzelwirtschaftliche Sicht fokussiert den konkreten Unternehmenserfolg, während sich die individuelle Dimension an den Zielen der Unternehmerperson orientiert.[68]

Neben der Betrachtungsebene haben sich weitere Systematisierungsansätze manifestiert.[69] Üblich ist beispielsweise die Unterteilung nach der Vergleichbarkeit der Ergebnisse in objektiven und subjektiven Erfolg. Objektiver Erfolg wird mittels betriebswirtschaftli-

---

64 Klandt 1984, S. 89.

65 Hieke 1999, S. 1.

66 Ackermann et al. 2004, S. 5.

67 Weitere Ausführungen zur den verschiedenen Betrachtungsebenen finden sich u. a. bei Klandt 1984, S. 89f. und Herr 2007, S. 42f.

68 Vgl. Herr 2007, S. 42.

69 Die Klassifizierung bzw. die vorgestellten Dimensionen orientieren sich an der Darstellung von Stuart, Abetti 1987, S. 217ff. bzw. den Ausführungen von Schefczyk 1994, S. 27ff. und Herr 2007, S. 41f.

cher Kenngrößen dargestellt, was einen von der bewertenden Person unabhängigen Vergleich der Wirtschaftssubjekte ermöglicht. Die subjektive Beurteilung der Unternehmensentwicklung wird dagegen stark durch individuellen Präferenzen und Wertvorstellungen geprägt. Die Bewertung von Erfolg oder Misserfolg ist von der bewertenden Person stark beeinflusst.[70]

Um das Ziel der eigenen Forschungsarbeit zu erreichen, basieren die Untersuchungen auf einzelwirtschaftlicher bzw. individueller Betrachtungsebene.[71] Da es sich bei dem Untersuchungsobjekt um ein inhaberzentriertes Kleinstunternehmen handelt, gehen beide Aggregationsebenen ineinander über. Im Erfolg einer Arztpraxis als Einzelunternehmen sind persönliche Erwartungen des Unternehmers und wirtschaftlicher Erfolg des Unternehmens untrennbar verbunden. Dieser Argumentation folgend werden in der Erhebung objektive und subjektive Erfolgsbeurteilungen einbezogen, was gleichzeitig mit einer Berücksichtigung von objektiven und subjektiven Komponenten einhergeht. Erfolg wird somit als das Erreichen der individuellen und einzelwirtschaftlichen Zielstellungen des Unternehmers verstanden.

2.2.2.2 Erfolgsfaktor

Basierend auf dem Ziel der Erfolgsfaktorenforschung lassen sich Einflussgrößen identifizieren, die nachhaltig auf den Erfolg einer Geschäftseinheit wirken. Bei einer Begriffsbestimmung kristallisieren sich grundlegende Merkmale heraus. Die strategische Ausrichtung ist ein wesentliches Kriterium. Erfolgsfaktoren sollen demnach einen langfristigen und nachhaltigen Erfolgsbeitrag leisten.[72] Das zweite Merkmal bezieht sich auf die Wirkstärke. Von kritischen Einflussgrößen kann erst gesprochen werden, wenn die Erfolgswirkung Signifikanz aufweist.[73] Unter kritischen Erfolgsfaktoren werden somit strategische und signifikante Einflussgrößen auf den Erfolg verstanden.

---

70 Vgl. u. a. Klandt 1984, S. 93; Schulte 2004, S. 213 f.; Herr 2007, S. 41 – Hier finden sich weitere Systematisierungsmöglichkeiten.

71 Vgl. Kapitel 1.2.

72 Vgl. dazu u. a. Rehkugler 1989, S. 627; Schefczyk 1994, S. 26; Strauß 2006, S. 27f.

73 Ebenda - In der Literatur findet sich eine synonyme Verwendung von „strategischen Erfolgsfaktoren", „strategischen Faktoren", „kritischen Faktoren", „Erfolgsdeterminanten", „Erfolgskomponenten" oder auch „critical success factors".

Aufbauend auf dieser Begriffsbestimmung lassen sich aus der Literatur drei grundlegende Klassifizierungskriterien ableiten. Das erste Differenzierungskriterium bildet die Untersuchungsebene. Diese Betrachtung basiert auf der Zuordnung von Erfolgsfaktoren nach ihrem Geltungsbereich in branchenspezifisch oder branchenübergreifend. Dabei zeigt sich, dass einige Determinanten ausschließlich bestimmten strategischen Gruppen innerhalb einer Branche zuordenbar sind, andere beziehen sich lediglich auf ein Unternehmen oder einzelne Geschäftsfelder.[74]

Als weitere Ebene kann das Abstraktionsniveau verstanden werden. Unter diesem Klassifikationsmerkmal versteht man die Generalisierbarkeit des Erfolgsfaktors. Ein hohes Abstraktionsniveau erreichen Determinanten mit einem hohen Grad an Allgemeingültigkeit. Andere weisen eine geringe Generalisierbarkeit auf, zeichnen sich jedoch durch eine wesentlich höhere praktische Relevanz aus, als Einflussgrößen, die nahezu branchenunabhängig Gültigkeit besitzen.[75]

Als drittes Klassifizierungsmerkmal wird nach dem Ursprung und der Beeinflussbarkeit differenziert. Es erfolgt eine Unterscheidung nach internen und externen Erfolgsfaktoren.[76] Externe Faktoren finden ihren Ursprung in der Variation des Umfeldes oder in situationsspezifischen Aspekten. Sie sind vom Management weder beeinfluss- noch kontrollierbar. Interne Faktoren dagegen können als steuerbare und kontrollierbare Größen angesehen werden. Sie sind unternehmensinternen Ursprungs.

Die Identifikation der beeinflussenden Größen kann auf zwei unterschiedliche Arten erfolgen (vgl. Abbildung 4).[77]

[74] Vgl. Leidecker, Bruno 1984, S. 24.

[75] Vgl. Strauß 2006, S. 30.

[76] Vgl. Steiner 1969, S. 2 bzw. Schefczyk 1994, S. 28.

[77] Vgl. Fallgatter 2005, S. 68ff.

Abbildung 4: Ermittlung von Erfolgsfaktoren, eigene Darstellung

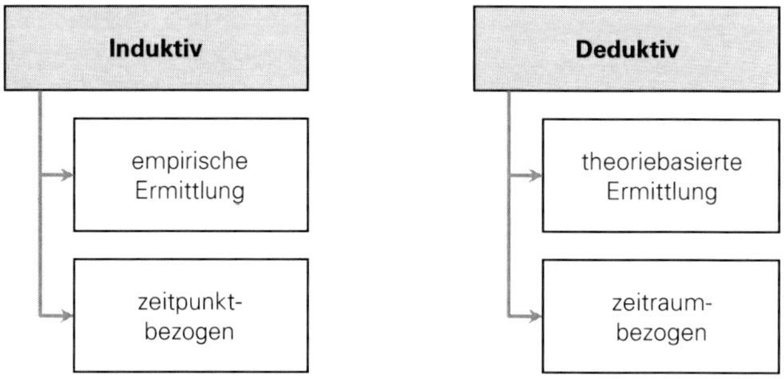

Die induktive Identifikation von Erfolgsfaktoren basiert auf einer empirischen Datenanalyse.[78] Die erhobenen Faktoren werden in Bezug auf ihre Korrelation mit dem Unternehmenserfolg extrahiert. Dabei gehen die Forscher davon aus, dass Determinanten mit Erfolgseinfluss und gemeinsamen Auftreten bei unterschiedlichen Beobachtungseinheiten als Erfolgsfaktoren definiert werden. Die Theoriebildung stellt den zweiten Schritt dieses Vorgehens dar und basiert auf den Ergebnissen der empirischen Analyse. Situationsspezifische Besonderheiten oder Einflüsse des Umfelds gehen in die Erhebung als feste Größe ein. Daher wird von einer zeitpunktbezogenen Betrachtung gesprochen.

Eine zweite Erhebungsform kann in der deduktiven Herangehensweise gesehen werden. Fallgatter bezeichnet vor diesem Hintergrund die Erfolgsfaktoren als „Impulse für künftigen Erfolg".[79] Die Ermittlung entscheidender Erfolgsdeterminanten basiert auf der Auswahl einer geeigneten Theorie. In Abhängigkeit vom theoretischen Rahmen werden die Erfolgsfaktoren herausgefiltert. Situationsspezifische Aspekte und Umfeldeinflüsse sind über die theoretische Grundlage automatisch Bestandteil der Betrachtung. Somit ergibt sich für diese Vorgehensweise eine zeitraumbezogene Sichtweise, die die Variation der Einflussgrößen auf den Erfolg unter veränderlichen Rahmenbedingungen sieht.

In der eigenen Forschungsarbeit werden branchenübergreifende Forschungsergebnisse branchenspezifisch angepasst und untersucht. Vor diesem Hintergrund ist zu testen, ob Untersuchungsergebnisse zu Erfolgsfaktoren von Unternehmensnachfolgen in kleinen und mittleren Unternehmen auf die Praxisnachfolge von Hausärzten übertragbar sind.

78 Eine Darstellung der induktiven Erfolgsfaktorenermittlung findet sich u. a. bei Fallgatter 2005, S. 68ff.

79 Vgl. Fallgatter 2005, S. 70ff.

Eine Unterteilung in allgemeingültige und branchenspezifische Faktoren ist Bestandteil der Studie. Gleichzeitig fokussiert die Erhebung auf interne, beeinflussbare Einflussgrößen. Um die beschriebenen Ergebnisse zu realisieren, wird eine deduktive Vorgehensweise gewählt.

Erfolgsfaktoren stellen wie beschrieben ein beobachtbares Konstrukt dar, mit dessen Hilfe das Management die Zielerreichung des Unternehmens steuern kann. Das theoretische Wirkkonstrukt dahinter basiert auf Erfolgspotenzialen. Eine begriffliche Abgrenzung erfolgt im nächsten Punkt.

2.2.2.3 Erfolgspotenzial

Der Begriff Erfolgspotenzial wurde im deutschsprachigen Raum von Gälweiler geprägt.[80] Seine Arbeit basiert auf der Grundannahme, dass produkt- und marktspezifische Besonderheiten nachhaltig auf das Unternehmensergebnis wirken. Jede Geschäftseinheit verfügt über eine bestimmte Ressourcenausstattung und Fähigkeiten, mit deren Hilfe sie sich von der Konkurrenz abgrenzen. Die Kombination dieser individuellen Merkmale bildet das spezifische Erfolgspotenzial einer Geschäftseinheit. Langfristiger Erfolg ist nur möglich, wenn über das Erfolgspotenzial des Unternehmens eine strategisch günstige Positionierung am Markt und eine Differenzierung gegenüber den Mitbewerbern erfolgt.

Ähnlich wie Erfolgsfaktoren, werden auch Erfolgspotenziale nach ihrem Ursprung differenziert. Dabei unterscheidet man in externe und interne Potenziale.[81] Wird der Absatz des Unternehmens durch ein bestimmtes Marktpotenzial von außen vorgegeben, so bezeichnet man dies als externes Erfolgspotenzial. Daraus entstehen Chancen, die je nach Geschäftseinheit unterschiedlich genutzt werden. Dagegen verfügt jedes Unternehmen über ein bestimmtes Kosten- und Leistungspotenzial, das von den individuellen Fähigkeiten und Ressourcen einer Firma abhängt – das interne Potenzial. Durch Abstimmung der internen und externen Erfolgspotenziale entstehen strategische Erfolgspotenziale, die wiederum den nachhaltigen Erfolg des Unternehmens beeinflussen.

Wie bereits beschrieben, stellen Erfolgspotenziale abstrakte Konstrukte dar (vgl. Abbildung 3). Fehlt eine geeignete Operationalisierung, fehlt auch die Anwendungsmöglichkeit

80 Vgl. Gälweiler 1974, S. 132ff.

81 Für eine Begriffsbestimmung des Erfolgspotentials siehe u. a. die Ausführungen von Herr 2007, S. 46f.

in der Praxis. Diesem Dilemma entkommt der Forscher, indem er Kriterien findet, die das Manko der Erfolgspotenziale ausgleichen. Er ordnet ihnen Faktoren zu. Sie dienen als vorgelagerte, operationalisierbare und damit beobachtbare Größen, mittels derer das Erfolgspotenzial für das Management erfassbar und steuerbar wird. Die „bestmögliche Ausprägung aller Erfolgsfaktoren" bestimmt das unternehmensspezifische Erfolgspotenzial.[82] Über die Variation der Erfolgsfaktoren besteht für Führungskräfte die Möglichkeit, die langfristigen Erfolgsaussichten ihres Unternehmens zu sichern und zu erhöhen.[83]

Um den Wirkzusammenhang zwischen Erfolgsfaktor und Erfolgsmaß zu beurteilen, muss letztendlich die Variation des Unternehmenserfolges als zentrale Zielgröße betrachtet werden. Voraussetzung bildet die Definition eines geeigneten Erfolgsmaßes, die im folgenden Abschnitt erarbeitet wird.

2.2.2.4 Erfolgsmaß

Analog der Erfolgsfaktoren kann auch der Unternehmenserfolg über eine geeignete Operationalisierung als beobachtbare und messbare Zielgröße identifiziert werden. Erfolgsindikatoren bilden die Voraussetzung dafür. Zwei grundsätzliche Kategorien lassen sich unterscheiden – die qualitativen und die quantitativen Erfolgsmaße.[84]

Quantitative Erfolgsmaße ermöglichen eine objektive Leistungsbeurteilung. Dazu haben sich in der Betriebswirtschaftlehre Kennzahlen durchgesetzt, die branchenübergreifend zur Beurteilung der Erfolgslage von Unternehmen herangezogen werden.[85] Ausgangspunkt für die Ermittlung bildet die Rechnungslegung des Unternehmens.[86] Die einbezogenen Größen lassen sich nach ihrer Dimension in Mengen- und Wertgrößen und nach der zeitlichen Differenzierung in Bestands- und Stromgrößen klassifizieren (vgl. Tabelle 2).[87]

82 Vgl. Daschmann 1994, S. 5.

83 Vgl. u. a. Rehkugler 1989, S. 627; Gälweiler, Schwaninger 2005, S. 140.

84 Eine entsprechende Klassifikation findet sich bei Herr 2007, S. 50f.

85 Eine Aufzählung möglicher Kennzahlen wird u. a. von Schefczyk 1994, S. 32f. gegeben.

86 Vgl. dazu Steinle 1996, S. 14; Hieke 1999.

87 Vgl. Schulte 2004, S. 206ff.

Tabelle 2: Klassifikation quantitativer Erfolgsmaße

	Mengengrößen	Wertgrößen
Bestandsgrößen	Anzahl zu einem Stichtag, bspw. Anzahl der Mitarbeiter	Wert an einem Stichtag, bspw. Bilanzsumme in Euro
Stromgrößen	Anteil in einem Zeitraum, bspw. Marktanteil	Wert in einem Zeitraum, bspw. Umsatz in Euro

Quelle: Darstellung in Anlehnung an Schulte 2004, S. 206

Aus diesen Größen lassen sich weitere Kennzahlen ableiten. Dazu zählen u. a. die Umsatzrendite oder der Return on Invest. Beide Werte gestatten eine Vergleichbarkeit zwischen Unternehmen und Branchen.[88]

Die Aussagekraft dieser quantitativen Erfolgsmaße ist begrenzt. Zum einen beziehen sie sich auf vergangenheitsbezogene Daten des Unternehmens, zum anderen konnte sich nicht für alle Größen eine einheitliche Berechnung durchsetzen. Diese Nachteile erschweren das Erreichen des Zieles, vergleichbare Größen zu ermitteln.[89]

Subjektive Leistungseinschätzungen ermöglichen qualitative Erfolgsmaße. Sie bilden eine wichtige Ergänzung. Individuelle Einschätzungen des Unternehmers zu seiner wirtschaftlichen Situation und Ertragskraft werden ermittelt und zur Leistungsbeurteilung herangezogen.[90] Die Hauptkritik an diesen Erfolgsgrößen basiert auf deren Erhebungsmethodik. Individuelle Sichtweisen erschweren den Vergleich zwischen Unternehmen. Eine Lösungsmöglichkeit besteht darin, Validität und Reliabilität der Aussagen zu prüfen.[91]

Die Auswahl des für ein Untersuchungsziel angemessenen Erfolgsmaßes kann je nach gewähltem Untersuchungsansatz variieren. Erfolgsfaktorenstudien basieren auf unterschiedlichen Erfolgskennzahlen, was die Vergleichbarkeit und die Generalisierbarkeit der Forschungsergebnisse deutlich erschwert. Für die eigene Untersuchung erscheint es daher sinnvoll, sowohl quantitative als auch qualitative Maße in die Betrachtung einzubeziehen.

---

88 Weitere Informationen zu Kennzahlensystemen und deren Anwendung siehe u. a. Ittner et al. 2003, S. 715ff.; Reichmann, Richter 2006, S. 162ff.; Burkert 2008, S. 63ff.; Gladen 2008, S. 11ff.; Horváth 2009, S. 545.

89 Vgl. u. a. Devine 1980, S. 40ff.; Benston 1985, S. 218ff.; Likierman 2009, S. 98; Bromberg 2009, S. 214ff.

90 Vgl. Likierman 2009, S. 98ff.; Valanciene, Gimzauskiene 2009, S. 41.

91 Vgl. dazu March, Sutton 1997, S. 699f.; Schulte 2004, S. 221; Highhouse et al. 2009, S. 782ff.

Im nächsten Abschnitt soll eine Auseinandersetzung mit den grundlegenden Methoden der Erfolgsfaktorenforschung erfolgen, um die Vorgehensweise für die eigene Studie abzuleiten.

2.2.3 Methodik der Erfolgsfaktorenforschung

Um die Erfolgsfaktoren von Unternehmen zu untersuchen, sind drei grundsätzliche Ansätze denkbar.[92] Eine Vorgehensweise ist, in die Studie nur erfolgreiche Unternehmen zu inkludieren, die vorab nach definierten Merkmalen ausgewählt werden. Darauf aufbauend ermöglichen weiterführende Analysen das Herausfiltern von Gemeinsamkeiten zwischen diesen erfolgreichen Geschäftseinheiten.[93] Kritikpunkt dieser Erhebungsmethodik ist u. a. das Fehlen einer Kontrollgruppe.[94] Ein Abgleich mit weniger erfolgreichen Unternehmen in Bezug auf die ermittelten Erfolgsfaktoren erfolgt nicht. Diese Limitation suchen Studien auszugleichen, indem sie sowohl erfolgreiche als auch erfolglose Firmen in die Untersuchung einbeziehen.[95] Eine dritte Variante stellt die Analyse aller Unternehmen, die dem Untersuchungscluster zuzuordnen sind, dar. Eine Unterscheidung nach Performance oder anderen Erfolgskenngrößen zur Auswahl der Stichprobe wird nicht vorgenommen. Die Studienteilnehmer werden über bestimmte Erfolgsmaße beurteilt und darauf aufbauend die Einflussgrößen untersucht.[96] Die Ergebnisse scheinen am besten die Performance der Untersuchungsgruppe widerzuspiegeln und somit konsistente Ergebnisse zu liefern. Kontrollgruppen sind nicht erforderlich, da die gesamte Bandbreite von „High-Performern" bis hin zu unterdurchschnittlicher Firmenentwicklung in die Analyse einbezogen wird.

Die beschriebene Entscheidung für eine bestimmte Datenbasis bzw. für die Auswahl bestimmter Studienteilnehmer zieht ebenso eine Entscheidung für ein entsprechendes Design zur Erforschung von Erfolgsfaktoren nach sich. In Abbildung 5 sind die unterschiedlichen Herangehensweisen aufgeführt.

---

92 Vgl. dazu u. a. Fallgatter 2005, S. 61ff.

93 Diese Herangehensweise wendeten u. a. Peters, Waterman 1982 in ihrer Studie „In Search of Excellence" an.

94 Ein weiterer Kritikpunkt ist das Vorliegen eines „Survival Bias", welches in nachfolgendem Gliederungspunkt diskutiert wird (vgl. S. 29ff.).

95 Vgl. u. a. die Studie von Klandt 1984, S. 353ff.

96 Dieses Vorgehen wurde beispielsweise im Rahmen der PIMS- Studie umgesetzt (vgl. Buzzell, Gale 1987; Buzzell 2004).

Abbildung 5: Methodik Erfolgsfaktorenforschung

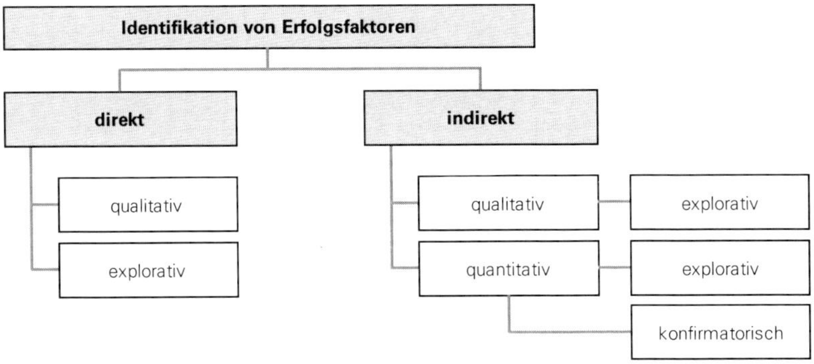

Quelle: Darstellung in Anlehnung an Haenecke (2002), S. 168 bzw. Herr (2007), S. 63

Die direkte Ermittlung der Erfolgsfaktoren ist ein wichtiges Medium, um sich in einem Forschungsfeld zu orientieren, neue Themenfelder zu erschließen oder spätere indirekte Ermittlungsformen vorzubereiten.[97] Experten werden unmittelbar nach den Ursachen für Unternehmenserfolg befragt. Dies kann zum einen gestützt durch heuristische Verfahren oder mittels Kreativitätstechniken erfolgen. Darüber hinaus kann der Forscher themenbezogen vorab Bezugsrahmen oder Checklisten erstellen, die eine methodisch und sachlich gestützte Ermittlung durchführen lassen.[98] Die beschriebene Methodik setzt darauf, Strukturen in realen Sachverhalten zu entdecken und ist somit den explorativen Ansätzen zuordenbar.

Bestehen bereits theoretische Ansätze oder Studien zu einem Forschungsgebiet, so bietet sich die indirekte Ermittlung der Erfolgsfaktoren an. Erfolg wird in diesem Zusammenhang als abhängige Variable verstanden, deren Einflussgrößen es im Laufe des Forschungsprozesses zu ermitteln gilt.[99] Die Anwendung komplexer statistischer Verfahren setzt eine gedankliche Strukturierung und Analyse des Themenfeldes voraus. Die Datenerhebung kann sowohl qualitativ, als auch quantitativ erfolgen.

Im Rahmen der qualitativen Datenerhebung werden komplexe Sachverhalte mittels verbaler Aussagen erfasst. Im Zuge der Auswertung erfolgt die für das Verständnis notwendige Reduktion der vielschichtigen realen Phänomene. Aus einer Vielzahl von Einflussfak-

[97] Vgl. dazu u. a. Haenecke 2002, 167f.; Bogner, Menz 2009, S. 67ff.; Gläser, Laudel 2009, S. 28.

[98] Vgl. Haenecke 2002, S. 167.

[99] Vgl. Haenecke 2002, S. 168.

toren werden die Größen herausgefiltert, die tatsächlich erfolgsbestimmend sind. Diese strukturentdeckende Vorgehensweise wird auch als explorative Erhebung bezeichnet. Die geringe Standardisierung dieses Forschungsdesigns ermöglicht die Annäherung an ein Themengebiet und stellt eine unabdingbare Vorarbeit für spätere quantitative Erhebungen dar.[100]

Quantitative Erhebungsmethoden basieren auf einer Realitätsanalyse mittels Zahlen. Die soziale Komplexität wird standardisiert erfasst und ausgewertet. Mittels statistischer Verfahren werden Wirkzusammenhänge in den erhobenen Daten aufgedeckt und interpretiert. Diese Verfahren können erst zur Anwendung kommen, wenn bereits konkrete Vorstellungen über die Realität vorhanden sind. Die Erhebungen zielen darauf ab, in den Daten explorativ Kausalzusammenhänge herauszufiltern. Die standardisiert erhobenen Einflussgrößen testet der Forscher u. a. auf Wirkstärke und Wirkrichtung bezüglich des Erfolges und kann so diejenigen identifizieren, die einen bedeutenden Einfluss auf die Unternehmensperformance nehmen.[101]

Existieren bereits eine gute theoretische Basis und empirische Studien zu Wirkzusammenhängen, kann eine Fokussierung auf die entscheidenden Erfolgsfaktoren vorgenommen werden. Das Forschungsdesign ist darauf ausgerichtet, konkrete Vorstellungen über einen Kausalzusammenhang empirisch zu prüfen. Die quantitativ-konfirmatorische Identifizierung beinhaltet die Prüfung von Hypothesen über reale Zusammenhänge und wird dementsprechend als strukturtestend bezeichnet.[102]

Die in der eigenen Studie vorgesehene Datenerhebung orientiert sich an den methodischen Zielstellungen der Identifikation von Erfolgsfaktoren. Kern der Arbeit bildet eine quantitativ-konfirmatorische Identifizierung der Einflussgrößen auf den Unternehmenserfolg. Der indirekt-quantitativen Erhebung wird eine, basierend auf bisherigen Forschungsergebnissen, direkt-explorative Vorstudie vorangestellt. Betrachtet werden alle Unternehmen, ohne vorherige Unterteilung in erfolgreich bzw. erfolglos. Diese werden mittels vorab definierter Erfolgsmaße beurteilt. Einzelheiten zur gewählten Vorgehensweise sind in Punkt 2.2.5 erörtert.

---

[100] Vgl. dazu u. a. Haenecke 2002, S. 168; Gläser, Laudel 2009, S. 27.

[101] Vgl. Haenecke 2002, S. 168.

[102] Vgl. Haenecke 2002, S. 169.

Seit den 1990er Jahren ist eine verstärkte wissenschaftliche Auseinandersetzung mit den Methoden der Erfolgsfaktorenforschung zu konstatieren, die zur Formulierung grundsätzlicher Anforderungen an das methodische Vorgehen führte (vgl. Punkt 2.2.1). Auf diesen Aspekt wird im nachfolgenden Punkt näher eingegangen.

2.2.4 Kritische Würdigung

Seit Herausbildung der Erfolgsfaktorenforschung als eigenständige Forschungsdisziplin entstanden zahlreiche Studien. Hauptanliegen der Forscher scheint eine starke Ausrichtung an der praktischen Umsetzbarkeit der Studienergebnisse zu sein. Der Fokus auf die Lösung realer Problemstellungen im wirtschaftlichen Alltag führt unter Wissenschaftlern zu einer kontroversen Debatte über die Vereinbarkeit der praktischen Relevanz mit den methodischen Anforderungen.[103] Eine konstruktive Auseinandersetzung mit der Kritik ist an dieser Stelle unumgänglich, da auch in der eigenen Forschungsarbeit eine praktische Fragestellung wissenschaftlich aufbereitet und untersucht werden soll. Durch den Diskurs entstand eine Reihe von Anforderungen, denen eine Studie zur Erforschung von Erfolgsfaktoren genügen sollte. Nur so werden beide Aspekte – praktische Relevanz und methodisch saubere Aufbereitung – vereint.[104] Die zentralen Kritikpunkte manifestieren sich zum einen in der Zielstellung des Forschungsbereiches und zum anderen an der methodischen Umsetzung (vgl. Abbildung 6).[105]

Erfolgsfaktoren mangelt es beispielsweise an zeitlicher Stabilität. Sich ändernde Umfeldbedingungen können zu einer Variation der Wirkstärke einzelner Erfolgsfaktoren führen und u. U. bewirken, dass die ermittelten Determinanten zukünftig ihre Erfolgswirkung verlieren. Diese Tatsache liegt in der Natur der Erfolgsfaktorenforschung begründet und

---

103 Kritik zur Methodik formulieren u. a.: Barwise 1995, S. G29ff.; March, Sutton 1997, S. 698ff.; Haenecke 2002, S. 169ff.; Fritz 2004, S. 623ff.; Wolff et al. 2004, S. 265ff.; Woywode 2004, S. 21ff.; Woywode, Struck 2004, S. 21ff.; Ahlert et al. 2005, S. 362ff.; Fallgatter 2005, S. 66ff.; Hurrle, Kieser 2005, S. 584ff.; Albers, Hildebrandt 2006, S. 4ff.; Herr 2007, S. 37ff.; Klarmann 2008. Im deutschsprachigem Raum existiert ein wissenschaftlicher Diskurs, der die generelle Realisierbarkeit der Zielsetzung der Erfolgsfaktorenforschung aufgrund der methodischen Schwächen anzweifelt siehe u. a.: Nikolai, Kieser 2002, S. 579ff.; Bauer, Sauer 2004, S. 621ff.; Nikolai 2004; 100ff.; Kieser 2006, S. 241f. und deren Entgegnungen: Fritz 2004, S. 623ff.; Homburg, Krohmer 2004; Wolff et al. 2004, S. 267f.; Woywode 2004, S. 22ff.

104 Vgl. Ahlert et al. 2005.

105 Die nachfolgende Darstellung soll nicht dem Anspruch der Vollständigkeit genügen, sondern dient dem Ziel, die für die eigene Empirie relevanten Aspekte herauszuarbeiten und kritisch zu diskutieren.

Abbildung 6: Systematisierung der Kritik an der Erfolgsfaktorenforschung

Kritik an der Zielstellung	Kritik an der Methodik
• Zeitliche Instabilität der Ergebnisse • Imitierbarkeit der Faktoren • Endogenität der Einflussgrößen • Simultanität von Ursache und Maßnahmen	• Fehlende theoretische Basis • Repräsentativität der Ergebnisse • Reliabilität der Ergebnisse • Heterogenität der Untersuchungsobjekte • Survival Bias • Key Informant Bias • Nonresponse Bias • Operationalisierung der Faktoren und Erfolgsmaße • Unzureichende Berichterstattung

findet sich generell in empirischen Erhebungen wieder. Das beschriebene Phänomen wird als zeitliche Instabilität der Faktoren bezeichnet.[106]

Wissenschaftler bemängeln außerdem, dass die Erforschung und Publikation von Erfolgsfaktoren dazu führt, dass diese von Wettbewerbern übernommen werden und damit ihre Wirksamkeit verlieren.[107] Analog der zeitlichen Instabilität ergibt sich diese Kritik aus der Konzeption der Erfolgsfaktorenforschung und muss akzeptiert werden.

Die erhobenen unabhängigen Variablen können von Drittvariablen beeinflusst werden, die im Rahmen der Erhebung nicht Gegenstand der Betrachtung sind. Einflussgrößen könnten somit endogen sein. Ist dies der Fall, so werden die Ergebnisse durch Störgrößen verzerrt und die Ergebnisinterpretation verfälscht. Ein vollkommenes Ausschließen der Störeffekte ist nicht realisierbar, lässt sich jedoch durch optimierte Modelle begrenzen. Je spezifischer die Untersuchungsobjekte sind, umso besser können Störgrößen in das Modell eingearbeitet und kontrolliert werden. Diese Eingrenzung des Untersuchungsgegenstandes führt u. U. zu einem Verlust der Allgemeingültigkeit und ist daher unter Berücksichtigung des Untersuchungszieles genau abzuwägen.[108]

Wirtschaftet ein Unternehmen nicht erfolgreich, so werden in der Regel Maßnahmen zur Performanceverbesserungen eingeleitet. Diese führen zu einer Steigerung des wirtschaft-

106 Vgl. bspw. March, Sutton 1997, S. 699f.; Haenecke 2002, S. 173; Wolff et al. 2004, S. 266.

107 Vgl. March, Sutton 1997, S. 699f.; Nikolai, Kieser 2002, S. 585.

108 Vgl. dazu Wilde 1989, S. 59ff.; Haenecke 2002, S. 166; Wolff et al. 2004, S. 265; Ahlert et al. 2005, S. 363.

lichen Outputs. Kritisiert wird, dass Erfolgsfaktorenforscher diese Performancesteigerung als Erfolg werten. Die Problematik wird auch als „Regression-to-the-mean-Problem" oder Simultanität von Ursache und Maßnahmen bezeichnet. Ebenfalls kritisiert wird die reine Querschnittsbetrachtung einer Periode.[109] Durch Panelanalysen oder die Betrachtung der aktuellen Unternehmenssituation unter Berücksichtigung vergangener Perioden kann dem entgegengewirkt werden.

Die beschriebenen Punkte liegen ursächlich in der Zielstellung der Erfolgsfaktorenforschung begründet (vgl. Ausführung in Punkt 2.2.1). Die Formulierung des Untersuchungszieles billigt diese Aspekte und damit auch bewusst deren Schwächen. Ein offensiver Umgang mit diesen Themen ist eine wichtige Voraussetzung, die Anmerkungen, vor allem bei der Ergebnisinterpretation, zu berücksichtigen.

Die methodischen Angriffspunkte lassen sich in konkrete Anforderungen für das Vorgehen in Erfolgsfaktorenstudien überführen:

Die Interpretation der Ergebnisse bzw. das Ableiten von Hypothesen muss bei quantitativ-konfirmatorischen Studien auf eine breite theoretische Basis aufbauen. Einige Autoren kritisieren, dass dies nicht in allen Studien entsprechend realisiert und die Zusammenhänge zwischen abhängigen und unabhängigen Variablen somit willkürlich interpretiert werden.[110] Dieser Kritik kann durch eine umfassende Literaturrecherche und die Berücksichtigung aktueller Studienergebnisse entgegnet werden.

Weisen Studien mangelnde Repräsentativität auf so kann dies in der Stichprobengröße bzw. -auswahl begründet sein. Die erhobenen Daten können Verzerrungen aufweisen oder es sind bestimmte Gruppen in der Stichprobe stärker vertreten, als in der zu untersuchenden Grundgesamtheit.[111] Rücklaufquoten müssen daher benannt und die erlangten Stichproben mit der Struktur der Grundgesamtheit verglichen werden. Ggf. muss eine Gewichtung der erhobenen Daten erfolgen.[112]

---

[109] Vgl. u. a. March, Sutton 1997, S. 698ff.; Nikolai, Kieser 2002, S. 585; Ahlert et al. 2005, S. 363.

[110] Vgl. u. a. Barwise 1995, S. G31; Haenecke 2002, S. 171; Nikolai, Kieser 2002, S. 587; Wolff et al. 2004, S. 266; Woywode 2004, S. 39; Ahlert et al. 2005, S. 362f.

[111] Vgl. Nikolai, Kieser 2002, S. 579ff.; Haenecke 2002, S. 175ff.; Woywode 2004, S. 21ff.; Ahlert et al. 2005, S. 362ff.

[112] Vgl. u. a. Stolze 2004, S. 4ff.; Ackermann 2006, S. 91; Merz, Paic 2005.

Die Reliabilität der Ergebnisse stellt eine Grundanforderung an wissenschaftliche Studien dar. Kritiker unterstellen, dass vereinzelte Studien Zufallsfehler enthalten bzw. aufgrund der gewählten Erhebungs- und Auswertungsform zu Artefakten führen. Sie unterstellen, dass bei wiederholter Erhebung die Ergebnisse stark abweichen.[113] Die Grundanforderung an wissenschaftliches Arbeiten wird in seriösen Studien durch entsprechende statistische Testverfahren geprüft.[114]

Zwischen den untersuchten Unternehmen bestehen in der Regel starke Unterschiede, beispielsweise aufgrund der Firmengröße oder der Branche. Eine Generalisierbarkeit der Ergebnisse scheint aufgrund der Heterogenität nicht möglich.[115] Ein Lösungsansatz besteht in der Auswahl möglichst homogener Untersuchungsobjekte.

Die untersuchten Unternehmen einer Erfolgsfaktorenstudie unterliegen vorab einer unberücksichtigten Selbstselektion. Firmen, die nicht erfolgreich agierten, sind zum Untersuchungszeitpunkt bereits aus dem Markt ausgeschieden. Dies wird als „Survival Bias" bezeichnet. Dem ist zu entgegnen, dass Forscher Unternehmen mit einer hohen Performance mit „erfolglosen" Geschäftseinheiten vergleichen. Bei dieser Betrachtung wird unterstellt, dass auch weniger erfolgreiche Unternehmen am Markt existieren.[116]

Viele empirische Erfolgsfaktorenstudien basieren auf der Befragung des Unternehmers oder einer zentralen Person im Unternehmen. Durch die Datenerhebung von einem Informanten fließen automatisch subjektive Sichtweisen des Befragten in die Auswertung ein und verhindern somit eine objektive Bewertung des Unternehmens. Dies wird als „Key Informant Bias" bezeichnet.[117] Eine Lösung besteht in der Befragung mehrerer Personen eines Unternehmens oder außenstehender Experten zu den Einflussfaktoren auf den Unternehmenserfolg. So erhält der Forscher ein breiteres, objektiveres Bild vom Unternehmen und beugt Fehlinterpretationen vor.

---

113 Vgl. u. a. March, Sutton 1997, S. 698ff.; Nikolai, Kieser 2002, S. 579ff.; Bauer, Sauer 2004, S. 621ff.

114 Vgl. bspw. Haenecke 2002, S. 174f.; Fritz 2004, S. 624f.; Ahlert et al. 2005, S. 365.

115 Vgl. u. a. Schröder 1994, 81ff.; Nikolai, Kieser 2002, S. 584; Wolff et al. 2004, S. 265.

116 Vgl. dazu Nikolai, Kieser 2002, S. 585; Wolff et al. 2004, S. 366; Woywode 2004, S. 38f.

117 Vgl. u. a. Kumar et al. 1993, S. 1633ff.; March, Sutton 1997, S. 701; Nikolai, Kieser 2002, S. 584; Wolff et al. 2004, S. 366; Woywode 2004, S. 39.

In die Datenerhebung einbezogene Unternehmen antworten zu unterschiedlichen Zeiten. Ebenso nimmt ein Großteil der Unternehmen an der Befragung nicht teil. Die in die Auswertung einbezogenen Antworten können aus diesem Grund Verzerrungen unterliegen, die nicht der Grundgesamtheit entsprechen. Ein „Nonresponse Bias" entsteht.[118] Ähnlich ist die Problematik in der der bereits beschriebenen Stichprobenrepräsentativität. Es besteht jedoch die Möglichkeit, mittels statistischer Testverfahren die zeitigeren Rückläufe mit den „Spätantwortern" auf Unterschiede abzugleichen.

Validität stellt ebenso wie Reliabilität eine Grundvoraussetzung für wissenschaftliches Arbeiten dar. Wie unter Punkt 2.2.2.4 in den Ausführungen zum Erfolgsmaß beschrieben, finden in den Studien zur Erfolgsfaktorenforschung unterschiedlichste Erfolgsoperationalisierungen Anwendung. Die Vergleichbarkeit der Studienergebnisse wird durch subjektive Begriffsdefinitionen behindert oder ist nicht realisierbar, was wiederum die Ableitung konkreter Handlungsintensionen erschwert.[119] Umgehen kann der Forscher diese Problematik, in dem er zum einen getestete Operationalisierungen aus publizierten Studien verwendet und/oder Ergebnisse aus eigenen Vorstudien einfließen lässt. Zudem sollten Erfolgsfaktoren und Erfolgsmaße multidimensional operationalisiert werden und somit quantitative und qualitative Elemente enthalten.[120]

Eine detaillierte, nachvollziehbare und vollständige Berichterstattung über die Ergebnisse der Studie und die verwandten Auswertungsverfahren stellen eine grundlegende Voraussetzung für wissenschaftliches Arbeiten dar und sollte von Wissenschaftlern zwingend eingehalten werden.[121]

Die aus der beschriebenen methodischen und inhaltlichen Kritik abgeleiteten Anforderungen an Erfolgsfaktorenstudien fließen in die Konzeption der eigenen Studie ein und werden im nachfolgenden Gliederungspunkt erörtert.

118 Vgl. Ahlert et al. 2005, S. 366.

119 Vgl. Schröder 1994, S. 99ff.; Haenecke 2002, S. 170; Fritz 2004, S. 623; Wolff et al. 2004, S. 266; Ahlert et al. 2005, S. 365f.

120 Vgl. u. a. Kube 1991, S. 53; Schröder 1994, S. 95.

121 Vgl. Ahlert et al. 2005, S. 365.

2.2.5 *Implikationen für die eigene Forschungsarbeit*

Dem Ziel, im Rahmen der eigenen Forschungsarbeit eine praktische Problemstellung wissenschaftlich zu untersuchen, steht die Erarbeitung eines entsprechenden Anforderungskataloges an die methodische Umsetzung voran. Basis bildet die Auseinandersetzung mit der Erfolgsfaktorenforschung. Kritikpunkte, die in der Zielstellung empirischer Arbeiten im Allgemeinen und in der Erfolgsfaktorenforschung im Besonderen begründet liegen, wie zeitliche Instabilität der Ergebnisse oder Imitierbarkeit der ermittelten Erfolgsfaktoren, müssen aufgrund des ausgewählten Untersuchungsdesigns als gegeben hingenommen werden.

Für die eigene Forschungsarbeit wird die in Abbildung 7 dargestellte Vorgehensweise gewählt.

Abbildung 7: Aufbau der Arbeit

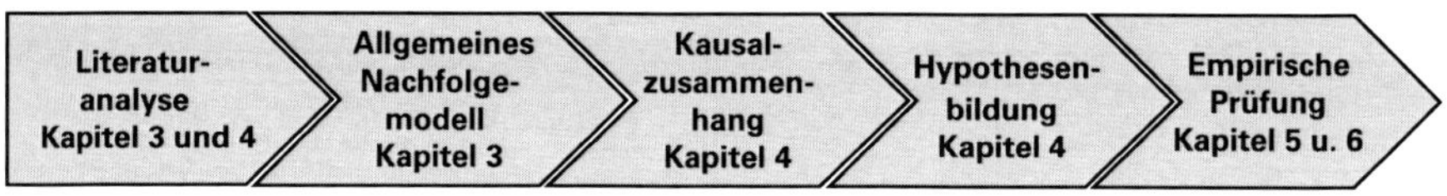
Literatur-analyse Kapitel 3 und 4
Allgemeines Nachfolge-modell Kapitel 3
Kausal-zusammen-hang Kapitel 4
Hypothesen-bildung Kapitel 4
Empirische Prüfung Kapitel 5 u. 6

Die Literaturanalyse in Kapitel 3 und 4 bildet die Grundlage für die weitere Untersuchung. Unternehmensnachfolgen, als derivative Gründungsform, tangieren die Nachfolgeforschung ebenso, wie die Gründungsforschung. Beide Bereiche sind dem Bereich Entrepreneurshipforschung zuzuordnen.

Das theoretische Fundament der Arbeit leitet sich aus dem Stand der Gründungsforschung ab. Theoretische Grundlagen, Erfolgsfaktoren und angewandte Erfolgsmaße werden extrahiert und kritisch gewürdigt. In einem zweiten Schritt werden die nachfolgespezifischen Einflussgrößen auf die Unternehmensperformance ergänzt. Dies ist erforderlich, um die zum Teil bisher losgelöst publizierten Forschungsergebnisse zu Erfolgsfaktoren von Unternehmensnachfolgen in kleinen und mittleren Unternehmen mit den bekannten Forschungsergebnissen im Gründungsbereich abzugleichen und zu verknüpfen. Diese Vorgehensweise ist eine notwendige Voraussetzung für das Entwickeln eines allgemeinen Nachfolgemodells. Dieses bildet die Grundlage für die Übertragung der branchenübergreifenden Forschungsergebnisse auf den spezifischen Bereich der Hausärzte in Einzelpraxis in Kapitel 4.

Um die Übertragbarkeit zu gewährleisten, werden die Besonderheiten von niedergelassenen Hausärzten in Einzelpraxis herausgearbeitet. Aktuelle Forschungsergebnisse zu dieser Berufsgruppe werden in die Analyse integriert. Anschließend können Erfolgsmaße und deren Einflussgrößen unter Berücksichtigung branchenspezifischer Merkmale definiert und in einen kausalen Zusammenhang gesetzt werden. Das allgemeine Nachfolgemodell wird in Kapitel 4 zu einem Erfolgsmodell für Praxisübernahmen von Hausärzten weiterentwickelt. Die dargestellten Kausalzusammenhänge münden in der Formulierung konkreter Hypothesen.

Die Überlegungen zu kausalen Zusammenhängen einer Unternehmensnachfolge von Hausärzten werden durch eine qualitative Vorstudie validiert. Mittels teilstandardisierter Interviews werden die extrahierten Erfolgsmaße und Einflussgrößen von Experten geprüft. So wird sichergestellt, dass das Basismodell alle wesentlichen Aspekte berücksichtigt. Diese direkte Identifikation der Erfolgsfaktoren dient der Vorbereitung der quantitativ-konfirmatorischen Datenerhebung. Details zur Durchführung und zu den Ergebnissen sind in Kapitel 5 dargestellt.

Im letzten Teil der Arbeit – Kapitel 6 – werden die Hypothesen einer empirischen Testung unterzogen. Die quantitative Datenerhebung richtet sich an Hausärzte, die in den vergangenen zehn Jahren eine Einzelpraxis übernommen haben. Die Studie wird in Kooperation mit den kassenärztlichen Vereinigungen als Vollerhebung durchgeführt. Die Daten sind anschließend statistisch auszuwerten und mit den theoretischen Voraannahmen abzugleichen. Als Methodik wurde die varianzbasierte Strukturgleichungsmodellierung ausgewählt. Abschließend erfolgen die kritische Würdigung der Ergebnisse und die Ableitung theoretischer und praktischer Implikationen in Kapitel 7.

Die im Punkt 2.2.4 beschriebenen Anforderungen werden im Rahmen der Forschungsarbeit umgesetzt (vgl. Tabelle 3).

Tabelle 3: Anforderungen an die eigene empirische Erhebung

Kritikpunkt	Lösungsansatz
Endogenität der Einflussgrößen	Um die Störeffekte zu reduzieren, fokussiert die Studie auf ein sehr spezifisches Untersuchungsobjekt – den Hausarzt in Einzelpraxis.
Fehlende theoretische Basis	Zur Erklärung der Zusammenhänge wird die konfirmatorische Vorgehensweise gewählt. Sie basiert auf einer umfassenden Literaturrecherche.
Repräsentativität	Die Studie verfolgt das Ziel einer Vollerhebung. Die Rückläufe werden mit der Grundgesamtheit verglichen, um konkrete Aussagen zur Repräsentativität abzuleiten und bei der Interpretation zu berücksichtigen.
Reliabilität	Die Reliabilität der Ergebnisse wird anhand der etablierten statistischen Testverfahren geprüft.
Simultanität von Ursache und Maßnahmen	Die durchgeführte Studie erfolgt als Querschnittserhebung. Eine entsprechende Simultanität der Ergebnisse lässt sich somit nicht ausschließen und wird in die Ergebnisinterpretation einfließen.
Heterogenität der Unternehmen	Mit der Einschränkung der Untersuchungsobjekte auf Hausärzte in Einzelpraxis wird eine weitestgehend homogene Gruppe ausgewählt.
Survival Bias	Ein wirtschaftlich bedingtes Ausscheiden aus dem Markt spielt bei Hausärzten eine untergeordnete Rolle. Der Vergleich von erfolgreichen und weniger erfolgreichen Unternehmen über geeignete Erfolgsmaße erscheint somit gut umsetzbar.
Key Informant Bias	Die Befragung richtet sich an die Ärzte, die in einzelner Niederlassung tätig sind. Die stark individualisierten und personenorientierten Daten können von den Praxismitarbeitern nicht erfragt werden.
Nonresponse Bias	Mögliche Abweichungen zwischen frühen und späten Rückläufen werden statistisch geprüft.
Operationalisierung	Es erfolgt der Rückgriff auf validierte Skalen. Zusätzlich wird eine Vorstudie zur Prüfung der Operationalisierungen durchgeführt.
Exaktheit und Vollständigkeit der Berichterstattung	Das Vorgehen, die gewählten statistischen Verfahren sowie die Ergebnisse werden im Rahmen der Arbeit ausführlich dargestellt.

3 Modellierung kritischer Einflussgrößen des Erfolges einer Unternehmensnachfolge aus Sicht der Gründungs- und Familienunternehmensforschung

Die theoretische Fundierung einer empirischen Forschungsarbeit ist eine grundlegende Anforderung an wissenschaftliches Arbeiten.[122] Unter dieser Voraussetzung erfolgt im Punkt 3.1 zunächst die Einordnung der zentralen Fragestellung in das übergeordnete Forschungsgebiet der Entrepreneurshipforschung. Darauf aufbauend wird in Punkt 3.2 der Analyserahmen der Arbeit vorgestellt und die aus der Literatur extrahierten Einflussgrößen auf eine Nachfolgesituation diskutiert. Abschluss des Kapitels in Punkt 3.4 bildet die Erstellung eines allgemeinen Erfolgsmodells für Unternehmensübertragungen.

3.1 Forschungsumfeld einer Unternehmensnachfolge

Die Entrepreneurshipforschung beschäftigt sich mit Untersuchungen zum Thema Unternehmertum. Arbeiten zu dem im Kapitel 2.1.1 definierten Begriff der Unternehmensnachfolge sind ebenfalls diesem Forschungsfeld zugehörig.[123] Aufgrund der Breite der Entrepreneurshipforschung ist es zielführend, zunächst einen Überblick über das Forschungsumfeld zu geben. Er bildet die Grundlage für die theoretische Einordnung der Forschungsarbeit und ist gleichzeitig die Basis für die wissenschaftliche Auseinandersetzung mit der Forschungsfrage.

3.1.1 Entrepreneurshipforschung als Bereich der Betriebswirtschaftslehre

Die Entrepreneurshipforschung konnte sich in den vergangenen 30 Jahren nachhaltig als ein Forschungsbereich der Betriebswirtschaftslehre etablieren. Viele Studien und Publikationen untermauern dies.[124] Inhaltlich unterscheiden sich die Forschungsarbeiten jedoch stark nach Ausrichtung und Zielstellung.

---

122 Vgl. Kapitel 2.

123 Bagby 2004 fordert im Rahmen der Unternehmensnachfolgeforschung auch das Feld der Managementforschung, speziell die Forschung zu Führungswechseln, in die Betrachtung einzubeziehen. Die Managementliteratur fokussiert im allgemeinem den CEO-Wechsel im Unternehmen. Die Übertragung des Eigentums und damit des unternehmerischen Risikos spielt dabei keine Rolle. Im Rahmen der vorliegenden Forschungsarbeit stellt die Eigentumsübertragung ein wesentliches Charakteristikum dar. Die Ergebnisse der Managementforschung sind somit nicht übertragbar und finden daher keine Berücksichtigung.

124 Literaturüberblick zur aktuellen Entrepreneurshipforschung siehe u. a.: Klandt 1990; Busenitz et al. 2003; Landström 2005; Dean et al. 2007; Brush et al. 2008; Schmude et al. 2008; Welter, Lasch 2008; Blackburn, Kovalainen 2009; Mole, Mole 2010, S. 230ff.

Die begriffliche Fundierung erfolgte erstmalig durch Richard Cantillon im Jahre 1755.[125] Er orientierte sich in seinem Begriffsverständnis des Entrepreneurs an der Gründerperson. Entrepreneurship versteht er als ein Wissensgebiet, das sich mit der Neuschaffung von Unternehmen auseinandersetzt. Selbstständigkeit bedeutet für ihn die Fähigkeit, in unsicheren Situationen erfolgreich zu handeln. Dabei ist der Gründer, sein Handeln und das von ihm geschaffene Unternehmen der zentrale Erkenntnisgegenstand. Das Handeln unter Unsicherheit greift Jean-Baptiste Say 1803 auf.[126] Er integriert zudem das Umfeld einer Gründung in seine Betrachtungen und erweitert so die Ausführungen von Cantillon.[127] Anfang des 20. Jahrhunderts entwickelt Joseph Alois Schumpeter die Überlegungen von Cantillon und Say weiter. Er definiert den Entrepreneur neu. Nach seinem Verständnis basiert unternehmerisches Handeln auf Innovationen, die dem Unternehmer einen Vorteil gegenüber den Wettbewerbern sichern.[128] Gemeinsam verstehen Cantillon, Say und Schumpeter den Entrepreneur als Gründer. Eine umfassende Forschung im Bereich Entrepreneurship führt Mitte des 20. Jahrhunderts zu einer breiteren Begriffsdefinition. Zentral ist die Frage, was unter einem Entrepreneur verstanden wird. Einige Forscher orientieren sich heute an der wörtlichen Übersetzung des Entrepreneurs aus dem Französischen mit „Unternehmer". Somit erweitern sie den Entrepreneurbegriff von der Neugründung zur Fortführung des Unternehmens. Der Gründungsaspekt bleibt für sie damit lediglich ein Bereich des Entrepreneurship, steht jedoch nicht länger im Vordergrund.[129] Andere Wissenschaftler legen dem Begriffsverständnis die Bedeutung im englischen Sprachgebrauch zu Grunde. Diese begreift den Entrepreneur als Gründer – häufig innovativer – Unternehmen. Sie fokussieren sich analog der Forschungstradition auf den Existenz- bzw. Unternehmensgründer.[130] Im Rahmen der vorliegenden Arbeit wird die Bezeichnung Entrepreneur als Synonym für Gründer genutzt.

125 Vgl. Nachdruck des Originalwerkes Cantillon 1987.

126 Vgl. Nachdruck Say 1999.

127 Zur Darstellung der Entwicklung des Entrepreneurshipbegriffs siehe Ausführungen von Moran 1998, S. 17; Bruyat, Julien 2001, S. 166f.; Pleitner 2001. S. 1149f.; Fallgatter 2004, S. 23 oder auch Mugler, Fink 2008, S. 4f.

128 Zur Bedeutung von Schumpeter und seinen Theorien siehe u. a. Hanusch, Heertje 1991; Kesting 1997 bzw. Nachdruck der Ursprungswerke mit Anmerkungen: Schumpeter, Seifert 2005; Schumpeter, Röpke 2006.

129 Dieses Begriffsverständnis verwenden u. a.: Klandt 1984, 26f. und Ripsas 1997, S. 65.

130 Vgl. u. a.: Faltin 1998; Steegmann 2006 – Als weiteres Abgrenzungskriterium erfolgt die Unterscheidung zum „small business owner". Neuheitsgrad und Innovationsgehalt einer Gründung stellen die zentralen Abgrenzungsmerkmale dar (vgl. u. a. Carland et al. 1984, S. 358; Davidsson 1989, S. 209; Grichnik 2006,

Die Begriffsvielfalt setzt sich in der Definition von Entrepreneurship als übergeordnete Kategorie fort. Da es sich hier um eine abstrakte Bezeichnung handelt, steigt auch die Komplexität des Begriffsverständnisses. Dies zeigt sich u. a. in den vielfältigen Zielstellungen von Studien der Entrepreneurshipforschung. Fragestellungen zu Unternehmensgründungen, -wachstum und -eigenschaften stehen im Fokus des Erkenntnisinteresses. Aus den zahlreichen Publikationen lassen sich u. a. folgende Fragen extrahieren: Wer gründet mit welchen Zielen ein Unternehmen? Gibt es den Prototyp eines erfolgreichen Unternehmers? Wenn ja: Welche Charaktereigenschaften, welche demographischen Merkmale zeichnen diesen aus und über welchen Bildungsgrad verfügt er?[131] Auch hier wird deutlich, dass es sich um ein breit gefächertes Gebiet handelt. Dies belegen Umfragen zu den Forschungsschwerpunkten deutscher Entrepreneurshiplehrstühle. Sie dienen zur Eruierung der inhaltlichen Ausrichtung der Entrepreneurshipforschung. Die Ergebnisse bestätigen das heterogene Begriffsverständnis.[132] Klandt definiert, basierend auf den Studienresultaten und den Inhalten des Forschungsfeldes, Entrepreneurship als Gründung von Unternehmen bzw. als Erkennen und Nutzen von Chancen für die eigene Selbstständigkeit. Dafür stellt Kreativität und Innovation sowie die Bereitschaft zur Übernahme von Risiken durch den Unternehmer eine wesentliche Anforderung dar.[133]

Entrepreneurshipforschung umfasst u. a. nachfolgende Bereiche:[134]

- Gründung und Frühentwicklung von Unternehmen
- Wachstumsorientierung in Unternehmen
- Eigentum und Führung – vor allem in Familienunternehmen
- verschiedene Gründungsarten: wie bspw. orginäre und derviative Gründungen
- Lebenszyklen von Unternehmen

S. 1319). Eine weiterführende Begriffsbetrachtung bezieht die Motivation zur Gründung ein. Dabei wird herausgestellt, dass Entrepreneure eine höhere Gewinnorientierung auszeichnet – siehe dazu u. a.: Begley, Boyd 1987; Sexton, Bowman-Upton 1991. Kritik äußern dazu u. a. Gartner 1989; Ucbasaran et al. 2001, S. 61f. Vor allem die geringe Trennschärfe der Begriffsabgrenzung werden von Brockhaus und Horwitz kritisiert, die eine Abgrenzung zum „small businsess owner" für unnötig bzw. unmöglich halten (vgl. Brockhaus, Horwitz 1986).

131 Zur Zielstellung der Entrepreneurshipforschung vgl. Pleitner 2001, S. 1151; Busenitz et al. 2003, S. 298; Bögenhold et al. 2009, S. 23.

132 Vgl. zu den Umfrageergebnissen u. a. Klandt, Münch 1990; Klandt 2004; Klandt et al. April 2008. Schmude et al. 2008.

133 Vgl. Klandt 2004, S. 298.

134 Übersichten zu Bereichen der Entrepreneurshipforschung finden sich u. a.: Fallgatter 2004, S. 28f.; Klandt 2004, S. 296; Hirsisch et al. 2007, S. 575ff.; Klandt et al. April 2008, S. 35.

- Innovationsforschung
- Intrapreneurship und Corporate Entrepreneurship
- Gründungsfinanzierung – vor allem Finanzieren mit Venture Capital.

Die exemplarisch aufgeführten Gebiete der Entrepreneurshipforschung sind keinesfalls als abschließende Aufzählung zu verstehen, sondern zeigen die Komplexität des Forschungsfeldes auf. Je nach Zielsetzung der Untersuchung und Definition des Untersuchungsobjektes sind Entrepreneurshipstudien den unterschiedlichen Bereichen zuordenbar.

Die vorliegende Studie zielt auf die Erforschung von Unternehmensnachfolgen ab. Aspekte einer derivativen Gründung tangieren die Gründungs- und Familienunternehmensforschung. Die Inhalte und Merkmale beider Forschungsbereiche werden nachfolgend betrachtet.

3.1.2 Gründungsforschung als Bereich der Entrepreneurshipforschung

Die Gründungsforschung hat die Entrepreneurshipforschung nachhaltig geprägt – nicht zuletzt aufgrund der beschriebenen Diskussion um das Begriffsverständnis des Entrepreneurs. Zentral ist die Frage, was zum Erfolg eines Start-ups beiträgt. Aufbauend auf den frühen Studien von Cantillon, Say oder Schumpeter entwickelte sich die Gründungsforschung zu einer interdisziplinären Wissenschaft, die sich durch eine starke Fokussierung auf den Unternehmensgründer auszeichnet.[135]

Die Forscher folgten zunächst dem Traits-Ansatz. Dieser basiert auf der Annahme, dass Gründer und Nicht-Gründer über unterschiedliche Eigenschaften verfügen. Auch erfolgreiche und erfolglose Unternehmer spezifizieren sich durch ihre Eigenschaften. Trotz einer Vielzahl von Studien konnte der Fokus auf die Charakteristika eines Entrepreneurs den Gründungserfolg nicht umfassend erklären.[136] Gartner forderte dementsprechend Mitte der 1980er Jahre die Einbindung des Gründungskontextes und der -situation in die Betrachtung von Start-ups.[137] Heute umfasst die Gründungsforschung die Gründerperson,

---

135 Vgl. Ausführungen zum Entrepreneurbegriff in Punkt 3.1.1.

136 Vgl. u. a. Shane, Venkataraman 2000, S. 217; Pinkwart et al. 2006, S. 7; Bögenhold et al. 2009, S. 26.

137 Vgl. dazu Gartner 1988, Gartner 1989.

das gegründete Unternehmen, den Gründungsprozess und die umfeldspezifischen Besonderheiten.

Aufgrund der Komplexität des Forschungsfeldes konnte sich bis heute keine einheitliche Theorie der Unternehmensgründung herausbilden.[138] Je nach Untersuchungsziel erfolgen die Integration verschiedener Wissensgebiete und der Rückgriff auf bestehende Theorien dieser Bereiche. Das unternehmerische Handeln kann beispielsweise als Sonderform des sozialen Handelns begriffen werden, was die Integration soziologischer Theorien nach sich zieht.[139] Auch die Erkenntnisse der Psychologie, Politikwissenschaften, Kommunikationswissenschaften, Managementforschung, Finanztheorien usw. fließen in die Erklärung des Gründungsphänomens ein. Die für die vorliegende Arbeit relevanten Ansätze werden im Kapitel 3.2 diskutiert.

Die zu beschreibenden Aspekte weisen darauf hin, dass sich bisher keine einheitliche Betrachtungsweise durchsetzen konnte. Dennoch ist für Verständnis der Gründungsforschung als eigenständiges Forschungsgebiet – wie auch für die Erfolgsfaktorenforschung allgemein – eine methodisch saubere und theoretisch fundierte Aufarbeitung erforderlich.[140] Dementsprechend suchten Forscher nach Wegen, das komplexe Wissensgebiet zu strukturieren, um so den methodischen Anforderungen zu genügen. Erste Systematisierungsansätze finden sich bei Low und MacMillan.[141] Sie analysieren das Forschungsfeld und stellen grundlegende Anforderungen an wissenschaftliche Studien zu diesem Themengebiet auf.[142] Die geforderte Strukturierung und methodisch korrekte Aufarbeitung ist so möglich. Die zentralen Aussagen sind:

- Studien im Rahmen der Gründungsforschung sollen neben beschreibenden Aspekten vor allem auf die Erklärung des Sachverhaltes abzielen. In diesem Zusammenhang stellt der Bezug zur Praxis eine Grundvoraussetzung dar. [143]

---

138 Vgl. dazu Shane, Venkataraman 2000, S. 217; Davidsson et al. 2001; Gartner 2001; Busenitz et al. 2003, S. 296ff.; Fallgatter 2004,S. 36f.; Phan 2004, S. 617; Schulte 2006.

139 Vgl. u. a. Bögenhold et al. 2009, S. 27ff.; Mole, Mole 2010, S. 236.

140 Vgl. Kapitel 2.2.

141 Ursprungsaufsatz Low, MacMillian 1988 – Ausführungen zur Anwendung der Erkenntnisse finden sich bei Davidsson et al. 2001.

142 Vgl. Low, MacMillian 1988, S. 140ff.

143 Vgl. Low, MacMillian 1988, S. 141 – Ein Mangel an Praxisbezug in Studien der Gründungsforschung wird u. a. bei Mugler, Fink 2008, S. 6 kritisiert.

- Die Durchführung von Untersuchungen und Interpretationen von Studienergebnissen basiert auf der Einbindung theoretischer Erklärungsansätze. Neue Forschungsergebnisse sollen auf grundlegenden Literaturrecherchen und unter Einbezug früherer Untersuchungen entwickelt werden.[144]
- Gründung soll als komplexes Phänomen verstanden werden. Neben der Betrachtung des Gründers müssen u. a. die Interaktion mit dem Umfeld oder auch die zeitliche Dimension beachtet werden.[145]
- Die Schaffung neuer Unternehmen kann auf verschiedenen Ebenen untersucht werden. Die unterste Aggregationsform entspricht der individuellen Sichtweise, die höchste Aggregationsebene der Sicht der Gesellschaft. Je nach Untersuchungsziel ist die Studie einer Untersuchungsebene zuordenbar.[146]
- Der Betrachtungszeitraum von Gründungen ist bei der Interpretation der Studienergebnisse von Bedeutung. Nach Einschätzung von Low und McMillan kann durch eine Ex-post-Betrachtung der Gründungsprozess am besten bewertet werden.[147] Dabei ist zu beachten, je kürzer der Zeitraum von der Gründung bis zur Befragung, umso schwieriger ist die komplexe Bewertung der Vorgänge.
- Die Auswahl der Untersuchungsmethodik soll sich an der empirischen Sozialforschung orientieren.[148] Grundsätzlich werden die gleichen Ansprüche angenommen, die auch im Rahmen der Erfolgsfaktorenforschung generell Gültigkeit besitzen.[149]

Die vorbenannten Anforderungen zu Studien der Gründungsforschung können als allgemeines Postulat wissenschaftlichen Arbeitens gesehen werden und bilden damit eine Basis der eigenen Forschungsarbeit.

Low und MacMillian gehen in ihren Betrachtungen von der Neugründung eines Unternehmens aus.[150] Diese Fokussierung einer Gründungsart findet sich in der Mehrzahl der Studien wieder. Es ist zu beobachten, dass hauptsächlich originäre Gründungen unter-

---

144 Vgl. Low, MacMillian 1988, S. 142ff.

145 Vgl. Low, MacMillian 1988, S. 142ff.

146 Vgl. dazu Kapitel 2.2.2.2.

147 Ebenda.

148 Vgl. Low, MacMillian 1988, S. 155.

149 Vgl. Kapitel 2.2.

150 Vgl. Low, MacMillian 1988, S. 141.

sucht werden. Nur wenige Studien beziehen beide Gründungsarten ein.[151] Werden sowohl originäre als auch derivative Gründungen gemeinsam betrachtet, zeigt sich die Übereinstimmung wesentlicher Aspekte. Bei der Erforschung der derivativen Gründung als Spezialfall der Existenzgründung ist ein Einbezug der Ergebnisse der Gründungsforschung unumgänglich.[152]

Eine große Zahl empirischer Studien zur derivativen Gründung ist einem zweiten Gebiet der Entrepreneurshipforschung zugeordnet. Es handelt sich dabei um die Familienunternehmensforschung. Die Kernelemente dieses Wissensgebietes werden nachfolgend erläutert.

3.1.3 Familienunternehmensforschung als Bereich der Entrepreneurshipforschung

In den 1960er und 1970er Jahren wurden verstärkt Familienunternehmen als Untersuchungsobjekte der Entrepreneurshipforschung gewählt.[153] Diese sind von zentraler Bedeutung für die ökonomische Entwicklung einer Volkswirtschaft.[154] Per Definition handelt es sich um Unternehmen, die von einer Familie beherrscht werden bzw. sich in deren Eigentum befinden.[155] Diese Kriterien unterscheiden sie von anderen Organisationseinheiten und wirken auf die Zielstellung und Struktur der Unternehmen.[156]

Die Untersuchung der Spezifika dieser Unternehmensform kann somit als junges Forschungsfeld bezeichnet werden.[157] Eine Tatsache, die sich in der methodischen Umsetzung widerspiegelt. In bisherigen Studien werden hauptsächlich qualitative Forschungs-

151 Vgl. bspw. die Forschungsarbeiten von Klandt 1984; Wagner 2008; Cholotta, Drobnic 2009 – Die Arbeiten betrachten originäre und derivative Unternehmensgründungen in einer Studie.

152 Zur Abgrenzung der Gründungsarten bzw. zu den Gemeinsamkeiten siehe u. a.: Ucbasaran et al. 2001, S. 64; Olbrich 2003; Pinkwart et al. 2006, S. 18f.

153 Zur Entwicklung und Bedeutung der Forschungsdisziplin siehe u. a. Ucbasaran et al. 2001; Chrisman et al. 2003a; Sharma 2004; Heck et al. 2008; Halter 2009; Familienunternehmen als Teil der Entrepreneurshipforschung erörtern bspw. Dyer, Handler 1994, S. 71f.; Chrisman et al. 2003b, S. 441f.; Salvato 2003, S. 68f.; Kellermanns, Eddleston 2006, S. 809f.

154 Vgl. u. a. Chrisman et al. 2003a, S. 1; Sharma et al. 2008, S. 1.

155 Vgl. zur Definition von Familienunternehmen u. a. Chua et al. 1999, S. 20; Chua et al. 2003b, S. 331f.; Spelsberg 2011, 6ff.

156 Vgl. Sharma et al. 2008, 2ff.

157 Vgl. Heck et al. 2008, S. 317f.; Halter 2009, S. 7 – Im deutschsprachigem Raum bildete sich das Forschungsfeld erst in den letzten 15 Jahren heraus Klein 2005, S. 188.

methoden angewandt.[158] Die fehlende umfassende theoretische Fundierung wird bis heute kritisiert.[159] Ein Grund dafür ist die Interdisziplinarität des Forschungsfeldes. So liefern beispielsweise soziologische und psychologische Theorien wichtige Erklärungsansätze.[160] Ein Überblick über die bisherige wissenschafftliche Aufarbeitung dieser Thematik ist im Anhang der Arbeit in Tabelle 82 dargestellt.

Die Notwendigkeit der Einbindung verschiedenster Wissenschaften liegt in der Komplexität des Forschungsgebietes begründet. So werden u. a. folgende Aspekte betrachtet: Zusammenhang von Kontrolle und Eigentum, familiäre Strukturen und deren Auswirkungen auf die Unternehmenskultur oder auch die Organisation der Firma. Die Gestaltung der Firmenübergabe in Verbindung mit möglichen Konflikten ist ebenfalls ein Bestandteil.[161]

Der letztgenannte Forschungsbereich bezieht sich auf den Aspekt der Unternehmensnachfolge, der in der vorliegenden Arbeit im Fokus steht. Nach einer näheren Analyse kristallisieren sich drei Hauptforschungsfelder heraus:

- das Zusammenspiel der Stakeholder
- der Lebenszyklus des Unternehmens
- die Interaktion zwischen den beteiligten Personen[162] .

Besonders Emotionen, die im Zusammenhang einer Firmenübergabe zwischen den Handelnden entstehen, sind für Wissenschaftler relevant.[163] Heute ist der Bereich der Nachfolge ein zentraler Bestandteil der Erforschung von Familienunternehmen. Dabei werden verschiedene Ebenen betrachtet, die Handler 1994 systematisierte:[164]

---

158 Vgl. Shanker, Astrachan 1996, S. 109; Heck et al. 2008, S. 319 – Erste umfassende quantitative Erhebungen führen Venter et al. 2003, Venter et al. 2005, Venter et al. 2006; Spelsberg 2011; Weber 2009 durch.

159 Vgl. Chua et al. 2003b, S. 336f.; Lang-Wins et al. 2004, S. 188.

160 Vgl. Chua et al. 2003b, S. 336; Lang-Wins et al. 2004, S. 185ff.; Sharma 2004, S. 24; Zahra, Sharma 2004, S. 335; Heck et al. 2008, S. 319ff.

161 Für eine Übersicht über die Forschungsfelder der Familienunternehmensforschung siehe auch: Handler 1994, S. 46; Goffee 1996, S. 40ff.; Heck et al. 2008, S. 324ff.; Sharma et al. 2008.

162 Vgl. Cadieux 2007, S. 96; Schlippe, Kellermanns 2008, S. 11.

163 Vgl. Schlippe, Kellermanns 2008, S. 15; Halter 2009, S. 11ff.

164 Vgl. u. a. Handler 1994; Goffee 1996; Heck et al. 2008; Sharma et al. 2008.

- Die individuelle Ebene bezieht sich auf die Person des Nachfolgers oder die des Übergebers. Die Motivation zur Übernahme bzw. Übergabe wird ebenso beleuchtet, wie das individuelle Bildungsniveau, Persönlichkeitseigenschaften und/oder demographische Merkmale.[165]
- Die intrapersonelle Ebene betrachtet das Beziehungsgefüge im Rahmen einer Nachfolgeproblematik. Im Mittelpunkt stehen Generationsunterschiede und der Einfluss der Familie auf die Unternehmensübergabe.[166]
- Die organisationale Ebene bezieht sich auf den Nachfolgeprozess und dessen idealtypischen Verlauf sowie die Differenzierung zwischen Unternehmen und Familie.[167]

Weiterführende Ansätze beziehen ergänzend zur Kategorisierung von Handler die Umfeldebene ein.[168]

Der Einbezug aller vier benannten Ebenen ist wesentlich für die Erklärung des Erfolges einer Firmenübernahme. Darauf wird im Folgenden näher eingegangen.

3.1.4 Implikationen für die Forschungsarbeit

Die von Handler im Rahmen der Familienunternehmensforschung – im Folgenden kurz Nachfolgeforschung genannt – erstellte Systematisierung bisheriger Studien zeigt deutliche Parallelen zum Gebiet der Gründungsforschung.[169] Die Dimensionen Person, Unternehmen, Umfeld und Prozess finden sich ebenfalls bei der Erklärung originärer Existenzgründungen. Dennoch bleiben die Ergebnisse und Theorien der Gründungsforschung bisher für das Verständnis einer Unternehmensnachfolge unbeachtet. Trotz der offensichtlichen Gemeinsamkeiten beider Forschungsbereiche sind nicht alle Aspekte einer originären Gründung auf derivative Gründungen übertragbar. Horn zeigt in seinen Ausführungen wichtige Unterscheidungskriterien auf.[170] Das sind bspw. die Übernahme einer bestehenden Unternehmenseinheit und die Auseinandersetzung mit dem Alteigentümer und dessen Familie. Weitere Autoren widmen sich der Abgrenzung beider Gründungsfor-

165 Vgl. Handler 1994, S. 137ff.
166 Vgl. Handler 1994, S. 140ff.
167 Vgl. Handler 1994, S. 134ff.
168 Vgl. u. a. Halter 2009, S. 108.
169 Vgl. Handler 1994, S. 137ff.
170 Vgl. Horn, Schneider 2004, S. 219.

men.[171] Dennoch überwiegen die Gemeinsamkeiten: So treffen beide Gründer die Entscheidung zur Selbstständigkeit, sind bereit zur Übernahme des unternehmerischen Risikos oder verfügen über die Fähigkeiten, Chancen zu erkennen und zu nutzen.[172]

Die Ergebnisse beider Forschungsgebiete zusammenzuführen ist daher sinnvoll für das Verständnis der Vielschichtigkeit einer Unternehmensnachfolge. Die Gründungsforschung verfügt zudem über eine längere Forschungstradition, was sich vor allem in der methodischen Aufbereitung von Studien widerspiegelt. Darüber hinaus existieren empirisch bestätigte Theorien, Bezugssysteme und Gründungsmodelle.[173] Dieser Vorteil kann genutzt werden, um ein konsistentes, konfirmatorisches Nachfolgemodell mit breiter empirischer Testung zu entwickeln. Bisherige Modelle beziehen sich überwiegend auf einzelne Ebenen der Unternehmensübertragung und/oder wurden explorativ ermittelt, was wiederum Forschungsbedarf nach sich zieht.[174] Ziel der Arbeit ist es, die Erkenntnisse der Gründungsforschung mit den Ergebnissen der Nachfolgeforschung zu vergleichen. Entsprechend der Anforderung an konfirmatorisches Arbeiten wird der theoretische Rahmen aus dem aktuellen Stand der Forschung abgeleitet.[175] Aufbauend auf einem theoretischen Bezugsrahmen für Existenzgründungen soll ein allgemeines Nachfolgemodell erarbeitet werden.

[171] Zu einer terminologischen Abgrenzung siehe u. a. Litz 1995; Olbrich 2003; Pinkwart et al. 2006.

[172] Vgl. Schlömer 2009.

[173] Beispielhaft seien folgende Gründungsmodelle benannt: Klandt 1984; Plaschka 1986; Covin, Slevin 1991; Cooper 1993; Naffziger et al. 1994; Lussier 1995; Lussier, Halabi 2010.

[174] Weitere Forschungen zu diesen Fragestellungen fordert u. a. Ucbasaran et al. 2001, S. 63ff. – Erste Modelle zur Nachfolgeforschung existieren bereits. Ein konfirmatorisches Gesamtmodell für den Erfolg familieninterner Unternehmensnachfolgen stellte bspw. Spelsberg 2011 auf und unterzieht dies einer empirischen Testung. Die Untersuchung berücksichtigte u. a. den Nachfolger, den Übergeber und die Ausgangssituation der Unternehmung. Neu ist vor allem die Einbeziehung des Mitarbeiterrespektes gegenüber dem Übernehmer. Als Ausblick für weitere Forschungen wird explizit der Einbezug des Umfeldes und weiter Unternehmenseigenschaften gefordert (vgl. Spelsberg 2011, S. 246f.). Dem Themenfeld der externen Nachfolge widmete sich u. a. Weber und konnte zeigen, dass wesentliche Aspekte der familieninternen Nachfolgeforschung Relevanz für externe Firmenübergaben besitzen (vgl. Weber 2009).

[175] Vgl. Kapitel 2.2.4 und 2.2.5.

3.2 Analyse der Erfolgsfaktoren einer Unternehmensnachfolge aus Sicht der Gründungs- und Familienunternehmensforschung

Die Gliederung der nachfolgenden Punkte wurde entsprechend den von Low und MacMillian im Rahmen der Erfolgsfaktorenforschung postulierten Anforderungen an das Vorgehen für Untersuchungen zu Einflussgrößen auf den Gründungs- bzw. Nachfolgeerfolg angepasst.[176]

Zentral ist die theoretische Fundierung der Arbeit. Dafür sind bisherige Studienergebnisse zu berücksichtigen. Die Erkenntnisse dieser Studien werden in Punkt 3.2.1 systematisiert. Die Komplexität einer Unternehmensnachfolge erfordert die getrennte Betrachtung der einzelnen Aspekte. Dazu werden im Punkt 3.2.2 die bisherigen Ergebnisse der Gründungs- und Familienunternehmensforschung zur Person des Nachfolgers verglichen. Analog dem gewählten Vorgehen in Bezug auf die Person (vgl. Abschnitt 3.2.2) werden die Bereiche Unternehmen (vgl. Abschnitt 3.2.3), Umfeld (vgl. Abschnitt 3.2.4) und Nachfolgeprozess (vgl. Abschnitt 3.2.5) untersucht. Die Ergebnisse der Betrachtung dieser Teilaspekte dienen als Basis für die Erstellung eines allgemeinen Nachfolgemodells in Punkt 3.4.

3.2.1 Erfolgsfaktorenforschung innerhalb der Unternehmensnachfolgeforschung

Der Erfolg einer Unternehmensnachfolge nimmt in der Erforschung von Firmenübergaben eine exponierte Stellung ein. In diesem Zusammenhang interessieren vor allem die Einflussgrößen auf den Erfolg. Methodisch wird zur Realisierung des Untersuchungszieles auf die Erfolgsfaktorenforschung zurückgegriffen. Wie in Kapitel 3.1 beschrieben sind die Publikationen weit von einer einheitlichen Vorgehensweise entfernt. Abhängig von Untersuchungsobjekt und -ebenen werden verschiedene Methoden angewandt. In den nachfolgenden Ausführungen sollen – entsprechend dem Fokus der Arbeit – vor allem Studien einbezogen werden, die sich auf die individuelle Betrachtungsebene beziehen.[177] Hinsichtlich des Untersuchungsobjektes bedarf es einer weiteren Spezifizierung. Für den Erfolg einer derivativen Gründung wurden in der Vergangenheit verschiedene Einflussgrößen herausgefiltert. Um die einzelnen Untersuchungsergebnisse strukturiert vergleichen zu können, ist die Einführung eines Analyserahmens für die eigene Arbeit erforderlich. Gart-

[176] Vgl. Kapitel 3.1.2.

[177] Vgl. Kapitel 2.2.2.

ner beleuchtete bereits 1985 die Dimensionen der Gründungsforschung und erstellte erstmalig ein Framework, um die Aspekte einer Gründung darzustellen.[178] Seine Kategorisierung konnte sich bis heute durchsetzen und dient vielen Studien als theoretische Grundlage.[179] Die Systematisierung von Garnter fokussiert keine spezifische Fragestellung. Vielmehr wird aufgezeigt, welche relevanten Einflussgrößen auf den Gründungserfolg wirken. Darüber hinaus unterstreicht er in seinen Ausführungen, dass nicht die Unterscheidung zwischen Entrepreneuren und Nicht-Entrepreneuren relevant für die Einflussgrößen auf den Erfolg sind, sondern die Art des Unternehmens.[180] Es erfolgt keine reine Adressierung von originären Gründungen. Die Möglichkeit, den Analyserahmen auf die Herausforderungen einer derivativen Gründung anzuwenden, ist somit gegeben.

Die vier Hauptdimensionen Person, Unternehmen, Umfeld und Prozess werden einzeln in den nachfolgenden Kapiteln betrachtet (vgl. Abbildung 8). Basis sind die Studienergebnisse der Gründungsforschung, die durch die Ergebnisse der Nachfolgeforschung ergänzt werden. Aufgrund der Vielzahl existierender Studien in beiden Forschungsdisziplinen können die nachfolgenden Ausführungen nicht dem Anspruch der Vollständigkeit genügen. Vielmehr geht es darum, die für die Beantwortung der Forschungsfrage relevanten Aspekte herauszufiltern und zu einem allgemeinen Modell der Unternehmensnachfolge zusammenzusetzen.

3.2.2 Erfolgsfaktor Person

Entrepreneure sind die handelnden Personen im Rahmen einer Existenzgründung. Sie entscheiden sich für den Schritt in die Selbstständigkeit und übernehmen Verantwortung und unternehmerisches Risiko. Eine Vielzahl von Gründungs- und Nachfolgestudien widmen sich der Erforschung dieser Person. Die Untersuchungsergebnisse sind unterschiedlich. Für den Fortgang der Arbeit stellt somit – besonders auch vor dem Hintergrund uneinheitlicher Studienresultate – die Auseinandersetzung mit der Gründerperson und deren Erfolgsmerkmalen eine Notwendigkeit dar. Dabei werden zunächst bestehende Forschungsansätze erläutert. Es kristallisieren sich Demographie, persönliche Eigenschaften,

[178] Gartner 1985.

[179] Vgl. dazu Fallgatter 2004, S. 30 und Schmude et al. 2008, S. 300 oder auch Cooper 1993, S. 244; Jacobsen 2006, S. 47; Herr 2007, S. 96.

[180] Vgl. Gartner 1985, S. 696.

Abbildung 8: Dimensionen einer Unternehmensgründung

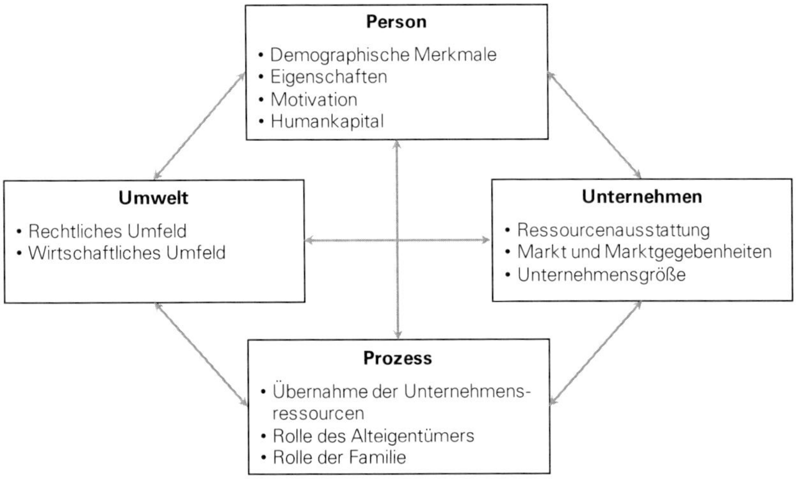

Quelle: Darstellung in Anlehnung an Gartner (1985), S. 702

Motivation und Humankapital als Unterkategorien heraus. Im ersten Schritt wird die theoretische Basis dieser Bereiche vorgestellt. Anschließend erfolgt die Analyse bisheriger empirischer Ergebnisse. Im dritten Schritt ist die Eignung für das zu entwickelnde Modell zu prüfen.

3.2.2.1 Demographische Merkmale

Einen Großteil der Studien zu Erforschung des Gründungsphänomens beziehen die demographischen Merkmale des Gründers als Gruppenvariablen ein.[181] Gründe hierfür sind u. a., dass diese Kriterien frei von subjektiven Einschätzungen leicht zu erheben sind. Nachfolgend soll ein Überblick über die wichtigsten demographischen Daten gegeben werden. Schwerpunkt der Ausführungen bildet der Einfluss demographischer Merkmale auf den Erfolg von originären oder derivativen Gründungen.

Das Alter der Gründerperson:

Das Lebensalter des Gründers wird in der Regel in Studien mit erhoben. Delmar stellte 2000 in seiner Forschungsarbeit fest, dass im Alter zwischen 25 und 34 Jahren die Grün-

181 Die Gruppenvariablen werden eingeführt, um Unterschiede innerhalb der Stichprobe zu verdeutlichen.

dungswahrscheinlichkeit am höchsten ist.[182] Ähnliche Berechnungen wurden im Rahmen der Nachfolgeforschung angestellt. Bspw. ermittelte Davis bereits im Jahr 1968 ein ideales „Nachfolgealter" für familieninterne Übergaben zwischen 27 und 33 Jahren. Er begründet seine Ausführungen mit der Reife des Übernehmers und der Bereitschaft, auf den Übergeber zuzugehen und dessen Werte und Vorstellungen in die eigenen Pläne zu integrieren.[183] Das Alter wird einem bestimmten Erfahrungs- und/oder Bildungsniveau gleichgesetzt, was vor allem mit der unkomplizierten Erhebung dieser Größe begründet werden kann.

Interessant vor diesem Hintergrund ist, ob ein Einfluss des Alters auf den Gründungserfolg besteht. In Studien setzen sich Forscher gezielt mit dieser Frage auseinander. Die Ergebnisse weichen zum Teil stark voneinander ab. Einige Wissenschaftler gehen davon aus, dass ein höheres Alter des Gründers einen negativen Einfluss auf den Erfolg des Start-ups hat und führen dies u. a. auf eine geringere Risikobereitschaft, auf höhere Lebenshaltungskosten und/oder die Angst, das bis dato erwirtschaftete Vermögen zu verlieren, zurück.[184] Andere Studien zeigen, dass Unternehmen älterer Gründer eine höhere Überlebenswahrscheinlichkeit aufweisen und/oder höhere Einkommen erzielt werden.[185] Begründet werden diese Ergebnisse u. a. mit einer höheren Berufs- und Lebenserfahrung, höherem Vermögen und damit höheren verfügbaren Startkapital.[186] Klandt kann dagegen in seiner Erhebung keinen Einfluss des Alters auf den Erfolg einer Gründung ausmachen.[187] Die Ergebnisse der Gründungsforschung zeichnen somit ein uneinheitliches Bild.

Im Rahmen der Nachfolgeforschung wurde der Zusammenhang zwischen dem Alter des Übernehmers und dem Erfolg einer Übergabe nicht fokussiert. Bisherige Ergebnisse basieren auf deskriptiven Auswertungen zur Bestimmung und Abgrenzung der gewählten Stichprobe. Trotz bisher fehlender empirischer Nachweise wird – entsprechend den Forderungen von Cooper und Gartner – das Alter des Nachfolgers als Gruppenvariable in das

182 Vgl. Delmar, Davidsson 2000. Werner, Faulenbach 2008 untersuchen speziell das Gründungsverhalten älterer Gründer und setzen sich so mit der Altersthematik im Besonderen auseinander.

183 Vgl. Davis 1968.

184 Vgl. dazu u. a. Cragg, King 1988, S. 60; Kahneman et al. 1991; van Praag 2003; Sandner et al. 2008, S. 771.

185 Vgl. u. a. Brockhaus 1980b; Jack, Anderson 2002; Preisendörfer 2002; Honjo 2004.

186 Ebenda.

187 Klandt 1984.

Modell integriert.[188] So lässt sich ein tatsächlicher Einfluss prüfen und erste Indikationen für die Praxis ableiten.

Das Geschlecht der Gründerperson

Aktuelle Untersuchungen widmen sich der Frage, ob Gründungserfolg oder Gründungsprozess vom Geschlecht des Gründers beeinflusst wird. Ein erster Ansatzpunkt ist dabei die Tatsache, dass deutlich weniger Frauen den Weg in die Selbstständigkeit einschlagen.[189] Als Ursache vermuten viele Forscher die Doppelfunktion der Frauen in Bezug auf Familie und Karriere, was sich in den Studien bestätigt: Frauen suchen im Rahmen der Selbstständigkeit häufig Vereinbarkeit von Beruf und Familie und gründen seltener aus rein finanziellen Gründen.[190] Das Geschlecht scheint somit vor allem die Gründungsentscheidung zu beeinflussen.

Im Rahmen der Unternehmensnachfolge spielt die Auswahl des Nachfolgers eine wichtige Rolle. So gilt nach wie vor, dass Unternehmenseigentümer eher in ihren Söhnen den Nachfolger für die Firma sehen. Im Rahmen von externen Nachfolgen ist die Sichtweise weniger begrenzt. Dennoch scheinen auch hier männliche Anwärter bevorzugt zu werden.[191]

Einige Forscher gehen darüber hinaus explizit der Frage nach, ob das Geschlecht Einfluss auf den Erfolg nimmt. Im Rahmen der Gründungsforschung konnte in einigen Studien ein Zusammenhang zwischen dem Geschlecht und dem Wachstumserfolg des Unternehmens nachgewiesen werden. So entwickelten sich Start-ups, die von einer Frau gegründet waren, weniger erfolgreich.[192] Allerdings konnten Wissenschaftler nachweisen, dass

---

188 Vgl. Gartner 1985, S. 699; Cooper 1993, S. 247.

189 Vgl. Brockhaus, Horwitz 1986, S. 38; Reynolds, White 1997, S. 48; Delmar, Davidsson 2000; Reynolds et al. 2004 – Der Anteil der Männergründungen liegt bei 70 Prozent. Für Deutschland siehe u. a. Kay, Schlömer 2009, S. 58. Sie ermitteln einen Männeranteil von 60 Prozent bei originären Gründungen und 76 Prozent bei derivativen Gründungen. Für familieninterne Unternehmensnachfolgen ergibt sich bei Spelsberg einen Männeranteil von 86,6 Prozent (vgl. Spelsberg 2011, S. 122) – für familienexterne bei Weber ein Anteil von 93 Prozent (vgl. Weber 2009, S. 169f.).

190 Vgl. u. a. Studien von Shane et al. 1991; Cooper et al. 1994; Gatewood et al. 1995; Buttner, Moore 1997; Carter et al. 2003; Diochon et al. 2005; Cassar 2007; Manolova et al. 2008; Sandner et al. 2008.

191 Vgl. u. a. Dumas 1992; Kuratko et al. 1993.

192 Vgl. u. a. Cuba 1983; Hirsisch, Brush 1984; Denison, Alexander 1986; Hirsisch, Brush 1987; Cooper et al. 1988a, Cooper et al. 1988b; Sexton, Ronbinson 1989; Cooper et al. 1994; Menzies et al. 2006; Sandner et al. 2008.

die Firmen weiblicher Gründer eine längere „Lebensdauer" haben.[193] Das Geschlecht scheint dementsprechend in erster Linie die Motivation zur Gründung zu beeinflussen, eine Erfolgswirkung kann jedoch nicht ausgeschlossen werden.

Für Firmenübertragungen gibt es bisher kein generalisierbares Ergebnis, da Frauen in den Untersuchungen unterrepräsentiert waren.[194] Die Studienresultate für originäre Gründungen lassen jedoch einen Einfluss auf derivative Gründungen möglich erscheinen. Das Geschlecht wird somit als Gruppenvariable in das Modell aufgenommen.

Weitere demographische Merkmale

Die Herkunft bzw. Nationalität der Gründerperson oder die Selbstständigkeit der Eltern sind weitere demographische Kriterien, die in der Gründungsforschung Berücksichtigung fanden. Die Nationalität des Gründers scheint im englischsprachigen Raum Einfluss auf den Erfolg zu nehmen.[195] Vergleichsstudien in Deutschland zeigten dagegen keine Ergebnisse.[196] In der Nachfolgeforschung spielt die ethnische Herkunft bisher ebenfalls keine Rolle. Lediglich für den Nachfolgeprozess und dabei vor allem die Auswahl des Nachfolgekandidaten wurden kulturelle Besonderheiten berücksichtigt.[197] Der Erfolg der Übernahme wurde in diesem Zusammenhang jedoch nicht betrachtet. Somit ergeben sich keine empirisch fundierten Hinweise für den Zusammenhang zwischen der ethnischen Herkunft des Nachfolgers und dem Übernahmeerfolg.

In Studien wurde festgestellt, dass Kinder Selbstständiger eine höhere Neigung zur Gründung besitzen.[198] Diese Tatsache liegt vermutlich im Sozialisationsprozess begründet. Das Leben der Eltern gilt in den meisten Fällen als Vorbild für den eigenen Lebensweg. Ein direkter Einfluss auf den Gründungserfolg konnte jedoch nicht bestätigt werden.[199] In der Nachfolgeforschung ist dieses Merkmal bisher nicht betrachtet worden. Analog der Gründungsforschung ist davon auszugehen, dass die Selbstständigkeit der Eltern keinen

193 Vgl. u. a. Hirsisch; Brush 1987; Cooper 1994.

194 Vgl. stellvertretend die Ergebnisse der Studien von Spelsberg 2011 und Weber 2009.

195 Vgl. u. a. Aldrich, Waldinger 1990; Bhave 1994; Butler, Greene 1997; Reynolds 1997; Reynolds et al. 2004; Singh, Grump 2007; Singh et al. 2008.

196 Vgl. u. a. Sandner et al. 2008.

197 Vgl. Stavrou 1999.

198 Vgl. Cooper, Dunkelberg 1987.

199 Vgl. u. a. Klandt 1990; Cooper et al. 1994; Lussier, Pfeifer 2000.

direkten Einfluss auf den Gründungs- bzw. Nachfolgeerfolg nimmt und findet daher in den nachfolgenden Ausführungen keine Berücksichtigung.

Für die Erforschung von Unternehmensnachfolgen spielten zusätzlich zu den beschriebenen Merkmalen die Geburtenreihenfolge und der Grad der Verwandtschaft zum Übergeber eine Rolle. Die Geburtenreihenfolge wurde betrachtet, da Forscher annahmen, dass es Unterschiede im Sozialisationsprozess zwischen den Erstgeborenen und deren Geschwistern gibt.[200] Konsistente Ergebnisse konnten in den Studien bisher nicht erzielt werden.[201] Dies gilt ebenso für den Verwandtschaftsgrad. Wissenschaftler vermuteten, dass dieser die Beziehung zum Übergeber bzw. die Entscheidung des Nachfolgers für die Übernahme des Unternehmens beeinflusst.[202] Eine Erfolgswirkung ließ sich nicht bestätigen.

Gleiches gilt für den Familienstand des Nachfolgers bzw. die Anzahl seiner Kinder.[203] Die Ergebnisse sind nicht konsistent und ermöglichen daher keine Aussagen über deren Bedeutung. Analog des bereits beschriebenen Zusammenhanges zwischen der Gründungsentscheidung und dem Alter, ist es ist möglich, dass das Vorhandensein eines Ehepartners oder auch die Existenz von Kindern die Entscheidung zur Übernahme beeinflussen. So könnte eine Familie dem Wunsch nach Selbstständigkeit und dem damit verbundenen Risiko entgegenstehen. Frauen könnten dem gegenüber eher geneigt sein zu gründen, um Familie und Beruf besser zu koordinieren. In Studien konnte gezeigt werden, dass ein Großteil der Nachfolger verheiratet ist. Eine Auswirkung von Familienstand und Kinderzahl auf den Erfolg bestätigte sich jedoch nicht.[204] Die Ergebnisse wurden zudem ausschließlich für familieninterne Nachfolgen ausgewertet. Allgemeine Aussagen sind somit

200 Vgl. dazu bspw. Goldberg, Wooldridge 1993; Chrisman et al. 1998; Stavrou 1999 – Sie gingen davon aus, dass Erstgeborene eine höhere Affinität zur Erfüllung familiärer Traditionen besitzen und eher geneigt sind, sich den Wertvorstellungen der Eltern unterzuordnen.

201 Chrisman et al. 1998 – Sie fanden keinen Einfluss auf den Erfolg der Übergabe; Goldberg, Wooldridge konnte bestätigen, dass sich Erstgeborene besser an die Familientradition anpassen (vgl. Goldberg, Wooldridge 1993) und Stavrou fand einen Einfluss auf die Entscheidung, die Nachfolge anzutreten (vgl. Stavrou 1999). Dies könnte wiederum den Anpassungsbestrebungen des Erstgeborenen liegen.

202 Vgl. Chrisman et al. 1998; Stavrou 1999.

203 Vgl. dazu bspw. Studien von Klandt 1984 und Spelsberg 2011.

204 Vgl. u. a. Spelsberg 2011 S. 122: Er führte eine Erhebung des Familienstandes durch, wertete die Ergebnisse deskriptiv aus und nutze diese zur Beschreibung seiner Stichprobe. Die Auswirkung auf den Erfolg untersucht er nicht. Klandt untersuchte sowohl Familienstand als auch Kinderzahl, konnte keine jedoch keine Auswirkungen auf den Erfolg der Unternehmung nachweisen (vgl. Klandt 1984).

nicht ableitbar. Eine Integration von Familienstand und Kinderanzahl zum Gründungs- bzw. Nachfolgezeitpunkt in das Nachfolgemodell scheint somit nicht erforderlich.

3.2.2.2 Charaktereigenschaften

In den frühen Phasen der Gründungsforschung setzte sich zunächst der „Trait-Approach" oder auch der „Character-Based-Approach" durch. Wissenschaftler gingen davon aus, dass sich der Entrepreneur durch spezifische Eigenschaften signifikant von Nichtgründern unterscheidet. Man glaubte an die Existenz eines Prototyps des erfolgreichen Gründers. Carland, Hoy, Boulton and Carland formulierten den Grundgedanken des Ansatzes 1984: „If we can just find out who the entrepreneur is then we´ll know what entrepreneurship is".[205] Die theoretische Grundlage bildet die Annahme, dass menschliche Eigenschaften stabil sind und Lebenserfahrung oder auch der Wissenserwerb die charakterliche Grundausstattung nicht verändern. Somit scheint es den geborenen erfolgreichen Gründer zu geben, wodurch der Erfolg eines Start-ups frühzeitig prognostizierbar wird.

In der Literatur findet sich eine Vielzahl an erfolgsbeeinflussenden Charaktereigenschaften, die mittels breit angelegter Studien untersucht wurden.[206] Die am häufigsten benannten Eigenschaften werden im Folgenden diskutiert.[207] Eine vollständige Darstellung aller im Laufe der Zeit untersuchten Traits kann aufgrund der hohen Anzahl nicht vorgenommen werden. Viel mehr werden die für den Fortgang der Arbeit erforderlichen Charakteristika aufgezeigt. Nach abschließender Beurteilung der einzelnen Eigenschaften, wird deren Erfolgswirkung und Eignung für die eigene Arbeit diskutiert.

Motivationale Eigenschaften

Forscher gehen davon aus, dass bestimmte persönliche Eigenschaften sowohl die Entscheidung zur Gründung, als auch den Erfolg der Unternehmung beeinflussen.[208] Dazu zählen u. a. Leistungsbereitschaft, internale Kontrollüberzeugung oder auch Unabhängig-

---

[205] Carland et al. 1984.

[206] Vgl. Gartner 1988, S. 13ff. – Er gibt einen Überblick über verschiedene Eigenschaften, die in 32 Studien ermittelt wurden.

[207] Die Auswahl orientiert sich an der Arbeit von Jacobsen 2003, S. 54ff. Sie spricht von Persönlichkeitseigenschaften.

[208] Vgl. u. a. Rauch, Frese 2000; Caliendo, Kritikos 2008; Rahman, Rahman 2011.

keitsstreben.[209] McClelland setzt sich als einer der ersten Wissenschaftler mit diesen motivationalen Eigenschaften auseinander.[210] Er sieht vor allem die Leistungsmotivation als trennscharfes Unterscheidungskriterium zwischen Entrepreneuren und Nicht-Entrepreneuren. Seiner Auffassung nach, zeichnen sich Unternehmer durch ein deutlich höheres Leistungsbedürfnis aus. Erste Studien scheinen dies zu bestätigen. So konnte beispielsweise nachgewiesen werden, dass mittels der Leistungsmotivation eine Unterscheidung zwischen Entrepreneuren und angestellten Managern möglich ist.[211] Weitere Ergebnisse zeigten zudem einen Zusammenhang zwischen Leistungsmotivation und Erfolg der Gründung.[212] Wenn jemand über eine internale Kontrollüberzeugung verfügt, so sieht er für die Ergebnisse seiner Handlungen sein Verhalten als bestimmend an. Im Gegensatz dazu sehen Personen mit externaler Kontrollüberzeugung vor allem Situations- oder Kontextfaktoren als ausschlaggebend für deren Handlungsfolgen in ihrem Umfeld. Forscher übertrugen dieses psychologische Konstrukt auf den Gründungsbereich und zeigten einen abweichende Ausprägung zwischen Managern und Entrepreneuren.[213] Einen Einfluss internaler Kontrollüberzeugung auf den Erfolg konnten Goebel und Freese im Jahr 1999 nachweisen.[214]

Weitere Studien filterten u. a. Erfolgsorientierung, Zielstrebigkeit, Verzichtsbereitschaft in den Gründungsjahren, Unabhängigkeitsstreben, Machtstreben, Wachstumswille oder auch Dominanzstreben als motivationale Charakterzüge heraus.[215] Die Aufzählung vermittelt einen ersten Eindruck über die Vielzahl der einbezogenen Eigenschaften, deren umfassende Betrachtung an dieser Stelle nicht erfolgen soll.

[209] Vgl. bspw. Klandt 1984; Gartner 1985; Brockhaus, Horwitz 1986; Begley, Boyd 1987; Cooper 1993; Baum, Locke 2004; Caliendo, Kritikos 2008.

[210] Vgl. McClelland 1976; McClelland 1965.

[211] Vgl. u. a. Green et al. 1996; Müller 1999.

[212] Vgl. u. a. McClelland 1987; Goebel, Freese 1999; Rahman, Rahman 2011.

[213] Zur Entwicklung des Ansatzes vgl. Rotter 1966 und Furnham 1986. Untersuchungen zu einer Unterscheidung zwischen Managern und Entrepreneuren führten u. a. Bonnet, Furnham 1991; Rahim 1996 und Müller 1999 durch.

[214] Goebel, Freese 1999.

[215] Vgl. Klandt 1984; Gartner 1985; Cooper 1993.

Kognitive Eigenschaften

Kognitive Eigenschaften betreffen die Gründerperson direkt und scheinen besonders erfolgsbestimmend für eine Unternehmung zu sein. So zeigten Studien, dass Selbstständige sich von Angestellten durch ihre Problemlösungsorientierung, Toleranz von Unsicherheit, Risikoneigung oder auch in ihrem Selbstvertrauen unterschieden.[216] Nach ihren Vorstellungen sind Unternehmer eher bereit, von eingeschliffenen Denkstrukturen abzuweichen und neue Wege zu gehen.[217] Es fällt ihnen leichter, Entscheidungen unter Unsicherheit zu treffen und sie besitzen tendenziell eine höhere Risikobereitschaft, die sie durch die Gründung einer Unternehmung bereits unter Beweis stellten.[218]

Soziale Eigenschaften

Der Gründer agiert im sozialen Umfeld. Daher liegt die Vermutung nahe, dass er über spezifische Eigenschaften verfügt, die die tägliche Interaktion mit Kunden, Mitarbeitern oder auch Lieferanten positiv beeinflussen. Dies wird übergreifend als soziale Kompetenz bezeichnet. In Studien kristallisierten sich vor allem die soziale Anpassungsfähigkeit und das Durchsetzungsvermögen heraus.[219] Unter sozialer Anpassungsfähigkeit wird im Allgemeinen die Fähigkeit verstanden, sich in andere hineinzuversetzen. Es konnte ein positiver Einfluss auf die Akquise von Ressourcen nachgewiesen werden.[220] Die Bestrebungen, persönliche Ziele nicht aus den Augen zu verlieren und den Wunsch sich gegen Widerstände durchzusetzen werden als Unterscheidungskriterien zwischen Managern und Entrepreneuren gewertet.[221]

Der Eigenschaftsansatz, mit der Unterscheidung zwischen motivationalen, kognitiven und sozialen Charakteristika, dominierte lange Zeit die Gründungsforschung. Erste Kritik äu-

---

216 Vgl. u. a. Klandt 1984; Gartner 1985; Begley, Boyd 1987; Cooper 1993; Baron, Markman 1999; Baum, Locke 2004; Caliendo, Kritikos 2008. Weitere Eigenschaften sind Wachsamkeit, Flexibilität, Charakterstärke oder auch Vitalität, die jedoch sehr allgemein formuliert wurden – vgl. Baron, Markman 1999; Steegmann 2006.

217 Eine Definition von Problemlösungsorientierung liefert u. a. Conrad et al. 1998. Ein Nachweis, dass diese Eigenschaft erfolgsrelevant sei, lieferten u. a. Buttner, Gryskiewicz 1993; Müller 1999.

218 Vgl. u. a. Brockhaus 1980b; Begley, Boyd 1987.

219 Vgl. u. a. Caliendo, Kritikos 2008.

220 Vgl. u. a. Bierhoff, Müller 1993, die erstmalig einen Bezug zwischen sozialer Anpassungsfähigkeit und Entrepreneurship herstellten. Ergebnisse zum Einfluss auf die Kundeakquise stellen u. a. Baron 2000 und Müller, Gappisch 2005 vor.

221 Vgl. u. a. Chell et al. 1991; Brandstätter 1997; Müller 1999.

ßerte Gartner 1988 und betitelt seinen Aufsatz „Who is an entrepreneur? is the wrong question".[222] Er kritisiert vor allem die postulierte Stabilität von Charaktereigenschaften bzw. deren Wirkung auf den Gründungskontext. Haben Erfahrung und Bildung wirklich keinen Einfluss auf unser Verhalten im Entrepreneurshipbereich? Weitere Forscher kritisieren, dass die langjährige Erforschung von Eigenschaftsausprägungen bisher zu keinen konsistenten Ergebnissen führte.[223] Den Prototyp eines erfolgreichen Gründers scheint es nicht zu geben.

Die Diskussion ist kontrovers. Während ein Teil der Studien nach wie vor den Trait-Ansatz bestätigt, widerlegen ihn andere Untersuchungen: Caliendo und Kritikos untersuchten 2008 den Einfluss von motivationalen, kognitiven und sozialen Eigenschaften auf den Erfolg einer Gründung bzw. den Unterschied zwischen Gründern, potentiellen Gründern und abhängig Beschäftigten.[224] Ihre Ergebnisse zeigten keine signifikanten Einflüsse auf den Gründungserfolg.[225] Brockhaus und Horwitz zeigten in ihrer Studie, dass auch Arbeitnehmer über eine hohe Leistungsmotivation verfügen.[226] Die Wissenschaftler Xu und Ruef konnten 2004 überraschend bestätigen, dass potentielle Gründer eine stärkere Risikoaversion besitzen als die Durchschnittspopulation.[227] Einige Forscher erklären auf Basis dieser unterschiedlichen Ergebnisse den Eigenschaftsansatz für gescheitert.[228] Dagegen zeigt Müller auf, dass ein spezifisches Set von Eigenschaften ein Gesamtpotenzial bildet, das erfolgsbestimmend wirkt.[229] Diesem Charaktersample – umschrieben als unternehmerische Orientierung – widmen sich Wissenschaftler in aktuellen Studien.[230] Diese Herangehensweise ist als eine Weiterentwicklung des „Trait-Ansatzes" zu verstehen.

---

222 Gartner 1988.

223 Vgl. Johnson 1990; Davidsson 2008; Bögenhold et al. 2009.

224 Vgl. Caliendo, Kritikos 2008.

225 Ebenda.

226 Vgl. Brockhaus, Horwitz 1986. Die Ergebnisse wurden in Folgestudien bestätigt – Vgl. u. a. Huuskonen 1997.

227 Vgl. Xu, Ruef 2004.

228 Vgl. Wagner, Ziltener 2007.

229 Müller, Gappisch 2002.

230 Als Charaktersample wird die Auswahl und Zusammenfassung der nachfolgend beschriebenen Charaktereigenschaften verstanden.

Unternehmerische Orientierung

Der Begriff umfasst eine Anzahl von Charaktereigenschaften, die das unternehmerische Verhalten einer Person beeinflussen und so Auswirkungen auf den Erfolg einer Gründung haben. Dieser Ansatz wurde bereits 1983 von Miller entwickelt.[231] Drei Dimensionen bestimmen demnach die Ausrichtung unternehmerischen Verhaltens: Innovation, Risikoübernahme und Eigeninitiative.[232] Sie sollen die Ureigenschaften eines Entrepreneurs verkörpern.[233] Die Neigung, neue Produkte zu entwickeln und/oder neue Dienstleistungen anzubieten werden unter dem Begriff Innovation zusammengefasst und bilden die erste Eigenschaftsgruppe. Als zweites kommt die Fähigkeit unter Unsicherheit Entscheidungen zu treffen und dafür das Risiko zu übernehmen hinzu. Gruppe drei bildet die aktive Suche nach unternehmerischen Gelegenheiten, nach Trends und neuen Einnahmequellen. Alle drei Aspekte stellen die Basis für erfolgreiche Unternehmer dar. Lumpkin und Dess ergänzen diese Dimensionen durch die offensive Auseinandersetzung mit Konkurrenten und die Unabhängigkeit von Entscheidungen.[234] Sie integrieren soziale Charakteristika, wie Durchsetzungsvermögen, Interaktionsfähigkeit und die Fähigkeit, mit Konflikten konstruktiv umzugehen.[235]

Der Erfolgseinfluss unternehmerischer Orientierung wurde von verschiedenen Wissenschaftlern untersucht und eine positive Wirkung auf den wirtschaftlichen Erfolg in einigen Studien bestätigt.[236] Die Firmengröße beeinflusst dabei scheinbar umgekehrt proportional die Wirkrichtung. Das heißt, je kleiner das Unternehmen, desto stärker wirkt das unternehmerische Denken und Handeln auf den Erfolg.[237] Neben ersten Untersuchungen, die die Performancewirkung bestätigen, gibt es auch Ergebnisse, die dagegen sprechen. Forscher finden in weiteren Studien statt der erwarteten Erfolgswirkung „nur" einen Einfluss auf das Ausnutzen unternehmerischer Gelegenheiten.[238] Es ist jedoch zu vermuten, dass

---

231 Miller 1983.

232 Ebenda.

233 Vgl. die Ausführungen dazu von Covin, Slevin 1989; Covin 1991; Knight 1997; Zahra et al. 1999; Lyon et al. 2000; Covin et al. 2006.

234 Lumpkin, Dess 1996; Dess et al. 1997.

235 Ebenda.

236 Vgl. Venkatraman 1989; Rauch, Frese 2000; Stetz et al. 2000; Arbaugh et al. 2009.

237 Rauch et al. 2009.

238 Walter et al. 2006.

eine bessere Chancenwahrnehmung wiederum zu einer Erfolgssteigerung führt. Gesicherte Aussagen für Unternehmensgründungen bedürfen weiterer empirischer Untersuchungen.

Betrachtet man dagegen die Nachfolgeforschung spielt der Trait-Ansatz bisher eine untergeordnete Rolle. Dies liegt u. a. darin begründet, dass bisherige Untersuchungen häufig den Nachfolgeprozess oder die Interaktion im Rahmen der Übergabe fokussieren. Die Eigenschaften des Nachfolgers werden stellenweise einbezogen. Einige Forscher sehen das Selbstvertrauen des Übernehmers oder Eigenschaften wie Glaubwürdigkeit und/oder Aufmerksamkeit als erfolgsbeeinflussend.[239] Außer Frage steht, dass die Beziehung des Nachfolgers zum Übergeber oder zu den Mitarbeitern von der sozialen Kompetenz des Gründers geprägt ist.[240]

Neben der sozialen Komponente, weisen Forscher dem Übernehmenden vereinzelt auch motivationale Eigenschaften – wie beispielsweise eine Leistungsorientierung, Gewinnorientierung und internale Kontrollüberzeugung – oder auch verschiedene kognitive Charakteristika zu.[241] Dabei spielen sie u. a. auf die Risikoneigung, die unternehmerischen Fähigkeiten, das unternehmerische Gespür, Managementkompetenzen oder auch Geschäftssinn an.[242] Eine separate Untersuchung der benannten Eigenschaften erfolgte bisher nicht. Erste Studien finden eine ausgeprägte unternehmerische Orientierung in Familienunternehmen, was einen Einfluss im Rahmen der Übernahmesituation vermuten lässt.[243] Zudem enthält das Konstrukt der unternehmerischen Orientierung sowohl soziale, als auch kognitive und motivationale Aspekte. Die benannten abstrakten Begriffe, Managementkompetenz oder auch Geschäftssinn finden sich ebenfalls unternehmerischen Denkens wieder. Diese Argumente sprechen für eine Integration dieses Eigenschaftsbündels in ein Nachfolgemodell. Gleichzeitig ist es so möglich, einen weiteren Beitrag zur empirischen Prüfung des Konstrukts zu leisten.

239 Vgl. u. a. Barach et al. 1988; Goldberg, Wooldridge 1993; Chrisman et al. 1998; Stavrou 1998; Stavrou et al. 2005; Spelsberg 2011.

240 Vgl. u. a. Royer et al. 2008; Spelsberg 2011; Weber 2009.

241 Zu motivationalen Eigenschaften siehe u. a. Kay, Schlömer 2009; Mitchell et al. 2009; Spelsberg 2011; Kognitive Eigenschaften wie bspw. Verantwortungsbewusstsein oder Unsicherheitstoleranz stellen u. a. Tatoglu, Kula 2008 und auch Mitchell et al. 2009 heraus.

242 Vgl. zu kognitiven Eigenschaften u. a. Barach et al. 1988; Malinen 2001; Le Breton-Miller et al. 2004; Wang et al. 2004; Stavrou et al. 2005; Cater III, Justis 2009.

243 Nordqvist 2008.

3.2.2.3 Motivation

Eng mit den motivationalen Eigenschaften verknüpft ist die Fragestellung, welche Ziele Unternehmer mit dem Aufbau einer eigenen Selbstständigkeit verfolgen. In Studien konnte gezeigt werden, dass bei Personen ein Gründungswunsch ohne Vorliegen einer konkreten Geschäftsidee bestehen kann.[244] Diese Tatsache lässt vermuten, dass neben spezifischen Eigenschaften auch die Motivation für eine Selbstständigkeit den Gründungserfolg beeinflusst. Die Theorie, auf deren Basis die Betrachtung persönlicher Handlungsmotive erfolgt, wird auch als „Behavioral Approach" oder Verhaltensansatz bezeichnet. Im Rahmen der „Goal-Setting-Theory" – einer weiteren Präzisierung des Verhaltensansatzes – geht man davon aus, dass jegliches menschliches Handeln durch die eigenen Zielstellungen gesteuert wird. Aktionen vollziehen sich somit ausschließlich zur Befriedigung persönlicher Bedürfnisse. Gleichzeitig wurde in der Theorie gezeigt, dass einige Personen bei gleichem Wissens- und Kenntnisstand erfolgreicher agieren als andere.[245] Die Beobachtung lässt sich durch unterschiedliche Handlungsmotivationen begründen. Im Rahmen der Gründungsforschung können diese Grundlagen zur Erklärung erfolgreicher Unternehmer genutzt werden.

In Gründungsstudien wurde untersucht, welche Zielstellung mit der eigenen Selbstständigkeit verbunden ist. Dabei kristallisierten sich verschiedene Anreize für den Aufbau des eigenen Unternehmens heraus. Vier Hauptaspekte konnten extrahiert werden: Zum einen motiviert die extrinsische Belohnung durch ein höheres Einkommen oder auch einen Imagegewinn. Intrinsische Belohnung – wie bspw. Selbstverwirklichung – spielt eine weitere wichtige Rolle. Zusätzlich kommen die Faktoren „Unabhängigkeit" und „Sicherheit" als Motive in Frage.[246] Eine abschließende Aufzählung der Ziele für eine Selbstständigkeit erscheint schwierig, da die Anreize sehr individuell sind und von der jeweiligen handelnden Person abhängen. Dennoch lassen sich Kriterien herausfiltern, die die zentrale Frage, warum Gründer das Risiko einer Selbstständigkeit eingehen, erklären können. In diesem Zusammenhang ist vor allem von Interesse, ob die Motivation zur Gründung einen Einfluss auf deren Umsetzungserfolg hat. Robichaud, McGraw und Roger folgen die-

[244] Vgl. u. a. Cooper et al. 1986; Feeser, Dugane 1989; Müller-Böling, Klandt 1990; Amit, Muller 1995.

[245] Vgl. zur „Goal-Setting-Theory" u. a. Feeser, Dugane 1989 und Latham, Locke 1991, S. 212ff.

[246] Vgl. u. a. Dubini 1989; Kirschbaum 1990; Kuratko et al. 1993; Naffziger et al. 1994; Buttner, Moore 1997; Benzing et al. 2005; Hughes 2006; Berthold, Neumann 2008 oder auch Benzing et al. 2009.

ser Ansicht und sehen die Motivation des Entrepreneurs als Grundvoraussetzung für eine erfolgreiche Gründung.[247]

Viele Forscher folgen dieser Sichtweise. Sie beschäftigen sich mit der Erklärung von Gründungsmotivation und entwickeln verschiedene Motivkategorien. Aktuell gelten die Pole „Push-Motivation“ und „Pull-Motivation“ als zentrale Gründungsmotive mit Einfluss auf den Unternehmenserfolg.[248]

Die Push-Motivation wird stark durch das Umfeld geprägt. Der Gründer verfügt über keine Alternativen zur Selbstständigkeit. Ein eigenes Unternehmen aufzubauen ist für ihn die einzige Variante, um Einkommen zu generieren. Er steht somit unter einem äußeren „Zwang“ zur Gründung.[249] Ursache könnte eine längere Arbeitslosigkeit sein oder auch die Unzufriedenheit mit der aktuellen beruflichen Situation. Da die Selbstständigkeit als einzig realisierbare Möglichkeit erscheint, wird dieser Gründer auch als „Necessity-Gründer“ bezeichnet.

Die Person des Gründers bzw. ihre Wünsche und Anforderungen an die eigene berufliche Tätigkeit fokussiert die „Pull-Motivation“.[250] Unabhängigkeitsstreben, der Drang, eigene Ideen umzusetzen, oder auch kreatives Arbeiten stehen im Mittelpunkt und motivieren zum Aufbau eines eigenen Unternehmens. Gründer dieses Typs werden auch als „Opportunity-Gründer“ bezeichnet.

Die Unterscheidung zwischen diesen zwei Motivations-Typen etablierte sich durch den Global Entrepreneurship Monitor (GEM). Im Rahmen einer weltweiten, jährlichen Untersuchung werden seit 1999 Daten zu Gründungsaktivitäten gesammelt, über einen Ländervergleich ausgewertet und diskutiert. Die Frage nach der Motivation für unternehmerisches Handeln nimmt dabei einen zentralen Stellenwert ein und nutzt die beschriebene Push/Pull-Unterteilung.[251] In zahlreichen empirischen Studien wurde der Erfolgseinfluss dieser Motivlagen aufgegriffen und untersucht. Dabei ergibt sich ein uneinheitliches Bild.

247 Vgl. Robichaud et al. 2001, S. 189 – Die Bedeutung der Motivation für eine erfolgreiche Gründung stellen ebenfalls heraus: Dennis 1996, S. 650; Shane et al. 2003, S. 258; Williams 2007, S. 309f.; Bögenhold et al. 2009, S. 31.

248 Vgl. u. a. Bögenhold et al. 2009, 31f. oder auch Block, Koellinger 2009 und Block, Sandner 2009.

249 Der Begriff Push-Motivation wird u. a. definiert bei Shapero 1975 und Buttner, Moore 1997, S. 35.

250 Zur Definition der Pull-Motivation siehe u. a. Buttner, Moore 1997, S. 35.

251 Vgl. u. a. Brixy April 2011, S. 15ff.; Kelley et al. 2011, S. 25ff.

Ein Teil der Forscher konnte nachweisen, dass die intrinsische Motivation einen positiven Einfluss auf den Gründungserfolg hat.[252] Reine „Notgründungen" – vor allem aus der Arbeitslosigkeit heraus – zeigten dem gegenüber einen negativen Erfolgseinfluss.[253] Die Ergebnisse sind jedoch nicht in allen Studien konsistent. Einige Untersuchungen zeigen keinen Unterschied zwischen den beiden Anreizen. Sandner und Block bewiesen beispielsweise, dass die Dauer der Arbeitslosigkeit einen negativen Einfluss auf den Erfolg hat, jedoch kein weiterer Unterschied zwischen Necessity- und Opportunity-Gründern in Bezug auf den Start-up-Erfolg besteht.[254] In der Studie von Solymossy et al. war für den finanziellen Erfolg nur ein schwacher Unterschied zwischen beiden Motivationstypen nachweisbar.[255]

Der Erfolg von Unternehmensnachfolgen wird in konzeptionellen und empirischen Arbeiten der Wille zur Übernahme als wesentlicher Beitrag für das Gelingen der Firmenübernahme erachtet. Ein Großteil der Studien unterscheidet dabei keine verschiedenen Motivlagen. Vielmehr wird der allgemeine Wunsch, die Nachfolge anzutreten, in den Mittelpunkt gestellt.[256] Der angestrebte Erkenntnisgewinn der Untersuchungen ähnelt dabei dem Ziel der Gründungsforschung, ohne jedoch nach unterschiedlichen Motivlagen zu unterscheiden. Ein Grund dafür könnte die strikte Trennung zwischen Studien zur Erklärung familienin- und -externer Unternehmensnachfolgen sein. Stammt der Nachfolger beispielsweise aus der Familie des Übergebers, so kann der familiäre Druck dazu führen, dass dieser das Unternehmen übernimmt, ohne es wirklich zu wollen. Man kann dabei ebenfalls von einem äußeren, umfeldbedingten „Zwang" oder auch von einer Push-Motivation sprechen. Die für den Übernahmeerfolg günstigere Variante liegt dann vor, wenn der Nachfolger in der Firmenübernahme die Realisierung seiner eigenen Ziele

[252] Einen positiven Einfluss der Pull-Motivation auf den Gründungserfolg konnten u. a. Amit, Muller 1995; Benzing et al. 2005; Cassar 2007; Cooper, Metha 2006; Hughes 2006; Edelman et al. 2010 und Alam et al. 2011 nachweisen. Ein positiver Einfluss auf den Erfolg gemessen an der Zufriedenheit mit der Übernahme zeigen u. a. Solymossy 1997; Pyromalis, Vozikis 2009.

[253] Die negative Wirkung der Push-Motivation auf den Erfolg zeigen u. a. Dennis 1996; Solymossy 1997. Den Erfolg messen sie an der Zufriedenheit mit der Gründung.

[254] Sandner et al. 2008 und Watson, Hogarth-Scott 1998.

[255] Vgl. Solymossy 1997; Schutjens, Wever 2000 – Zur Darstellung von verschiedenen Denkansätzen zur Gründungsmotivation und einer weiterführenden Diskussion offener Fragen siehe Carsud, Brännback 2011.

[256] Vgl. u. a. für familieninterne Nachfolgen: Chrisman et al. 1998; Stavrou 1999; Sharma, Irving 2005; de Massis et al. 2008; Halter 2009, S. 115; Spelsberg 2011, S. 68ff. – Für externe Unternehmensnachfolgen Vgl. u. a. Albach, Freund 1989, S. 264; Lüders 2008, S. 91ff.; Weber 2009, S. 126ff.

wahrnimmt, also eine Pull-Motivation vorliegt. Deutlich relevanter wird die Differenzierung des Nachfolgewillens in Bezug auf familienexterne Unternehmenskäufe. Es kann prinzipiell davon ausgegangen werden, dass in diesen Fällen ein grundsätzlicher Wille zur Übernahme besteht. Welche Motive dabei vorherrschen und ob diese einen Einfluss auf den Übernahmeerfolg haben, ist dabei interessant. Diese Fragestellung wurde jedoch bisher kaum untersucht. Erste Studien übernehmen die in der Gründungsforschung etablierte Unterteilung und bestätigen die Erkenntnisse aus dem Start-up-Bereich.[257] Konsistente Resultate liegen jedoch noch nicht vor. Im Rahmen der eigenen Untersuchung wird daher die Motivation des Übernehmers integriert und differenziert in Push- und Pull-Motive. So wird es möglich, den Erfolgseinfluss dieser unterschiedlichen Zielstellungen zu betrachten und damit einen Beitrag zur Schließung der bestehenden Forschungslücke zu leisten.[258]

3.2.2.4 Humankapital

Adam Smith prägte den Begriff des Humankapitals.[259] Dabei verglich er die Investition in das Wissen und die Erfahrung von Arbeitnehmern mit der Anschaffung einer Maschine. Je spezieller die Kenntnisse ausgeprägt sind, umso wertvoller ist der Angestellte für den Unternehmer. Sein Erkenntnisfokus lag vor allem darin, die Einflussfaktoren auf Einkommensdifferenzen herauszuarbeiten. Dabei unterschied er bereits zwei Arten von Humankapital: das Spezialwissen, das durch die tägliche Arbeit, Erfahrung und Routine entwickelt wird, und das generelle Wissen, das durch Ausbildung in Schulen bzw. Hochschulen entsteht.[260]

Trotz dem ungewöhnlichen Ansatz, Arbeitnehmer mit Investitionsgütern gleichzusetzen, etablierte sich der Begriff des Humankapitals als wichtige ökonomische Größe. Heute ist der Aufbau, die Bewertung oder auch das Nutzen dieses Wissens ein wesentlicher Bestandteil der Managementforschung. Die sich entwickelnde Humankapitaltheorie fokussiert zwei Sichtweisen. Für den Unternehmer stellen Ausbildungskosten für seine Mitarbeiter eine Investition dar, die zu höherer Produktivität führen sollte. Aus Sicht des Ar-

[257] Vgl. Woywode, Struck 2004; Viehl 2004, S. 124; Wagner 2008.

[258] Vgl. Sharma, Irving 2005, S. 29.

[259] Vgl. Smith 2009 – Das Originalwerk stammt aus dem Jahr 1776.

[260] Vgl. zur Bedeutung von Adam Smith für den Begriff des Humankapitals Spengler 1977, S. 32ff. Im Originalwerk von Adam Smith wird der Begriff Humankapital erstmals geprägt (vgl. Smith 2009).

beitnehmers entsteht mit einem höheren Ausbildungsstand und Erfahrungshintergrund die Chance auf ein höheres Einkommen.[261]

Die bereits durch Smith vorgeprägte Unterteilung des Humankapitals in zwei Kernelemente hat sich durchgesetzt.[262] Unter dem generellen oder allgemeinen Humankapital versteht man Wissen, Erfahrungen und Fähigkeiten, die durch Ausbildung erworben werden. Schulabschlüsse zählen ebenso dazu, wie Berufsausbildung und Studium. Spezielles Humankapital entsteht durch Erfahrungen, die durch Ausübung des Berufes erzielt werden. Sie stehen im konkreten Zusammenhang mit dem Arbeitsplatz und sind eng mit der entsprechenden Person verbunden.[263]

Die ursprünglich für Arbeitnehmer entwickelte Theorie ist nach vorherrschender Meinung auf den selbstständig Tätigen übertragbar.[264] Somit erscheint es naheliegend, dass Forscher die Frage untersuchen, ob Wissen und/oder Erfahrungen dazu beitragen können, den Erfolg einer Gründung zu verbessern. In empirischen Studien fokussieren sie auf die Ausbildung des Selbstständigen und bewerten, ob ein signifikanter Einfluss auf den Erfolg des Unternehmens nachweisbar ist.[265] Wenn sich ein Zusammenhang herauskristallisiert, kann das Gelingen einer Firmengründung durch Steigerung des Kenntnisstandes im Vorfeld positiv beeinflusst werden. Der Erfolg ließe sich so zum Teil vorhersagen bzw. durch geeignete Trainingsmaßnahmen erhöhen.

Vor diesem Hintergrund ist die große Anzahl empirischer Untersuchungen nicht verwunderlich. Das Humankapital wird als kritische Erfolgsgröße oder Gruppenvariable in Erfolgsfaktorenstudien integriert.[266] Die Unterteilung in generelles und spezifisches Wissen wird dabei ebenfalls übernommen. Eine Übersicht ist in Tabelle 4 dargestellt.

261 Vgl. Ausführungen zur Humankapitaltheorie bei Mincer 1984.

262 Vgl. Smith 2009.

263 Vgl. für die Unterteilung des Humankapitalbegriffe und deren Zusammenhang u. a. Becker 1995.

264 Schultz 1975, S. 833; Moog 2004, S. 43.

265 Entsprechende Studien wertet Steegmann in seiner Metaanalyse zu gründungsrelevantem Humankapital aus (vgl. Steegmann 2006, S. 44ff.).

266 Humankapital als Gruppenvariable verwendeten u. a. Amit, Muller 1995 und Block, Koellinger 2009. Als eigenständiger Erfolgsfaktor wurde es u. a. in die Studien von Moog 2004; Frank et al. 2007 oder auch Caliendo, Kritikos 2008 einbezogen.

Tabelle 4: Differenzierung des Humankapitals von Gründern

Generelles Humankapital	Spezifisches Humankapital
Beinhaltet die allgemeine Ausbildung in der Schule und Hochschule, den Berufsabschluss und die Berufserfahrung.	Beinhaltet spezielle Kenntnisse und Fähigkeiten, die im Zusammenhang mit einer Selbstständigkeit oder einer Unternehmensführung stehen.
Insbesondere zählen dazu: • höchster Bildungsabschluss • Berufsausbildung • allgemeine Berufserfahrung • allgemeine Führungserfahrung	Insbesondere zählen dazu: • vorherige eigene Selbstständigkeit • Betriebswirtschaftliche Kenntnisse • Gründungsvorbereitung • Branchenerfahrung • Erfahrung in der Führung eines Betriebes in der Branche des Gründungsvorhabens

Forscher setzen für den Bereich des generellen Humankapitals vor allem die Komponenten Bildungsabschluss und Berufserfahrung ins Verhältnis zum Gründungserfolg. Schutjens und Wever zeigen bspw. einen signifikant positiven Zusammenhang zwischen der allgemeinen Berufserfahrung des Selbstständigen und dem Umsatz des Unternehmens.[267] Zu gleichen Ergebnissen kommen Hitt et al. und weisen nach, dass die Qualität der Hochschulausbildung die Firmenperformance erhöht.[268] Gottschalk et al. belegen, dass ein positiver Zusammenhang zwischen der Größe der Unternehmensgründung und den Faktoren Berufserfahrung und Höhe des Bildungsabschlusses besteht.[269] In ihrer Studie wird ebenfalls der positive Einfluss von allgemeiner Führungserfahrung bestätigt. Die Ergebnisse sind jedoch keinesfalls in allen Untersuchungen konsistent. So zeigte sich bspw. bei Frank et al., dass ein hoher Bildungsabschluss negativ auf das Überleben eines Gründungsunternehmens wirkt.[270] Akademiker scheinen demnach bei Ausbleiben der erwarteten wirtschaftlichen Entwicklung einer Umorientierung offener gegenüber zu stehen. In Studien konnte ebenfalls nachgewiesen werden, dass es Gründern mit Hochschulabschluss leichter fällt, finanzielles und soziales Kapital – bspw. in Form von Netzwerken – zu akquirieren.[271] Eine abschließende Einschätzung zur Relevanz des generellen Humankapitals ist vor diesem Hintergrund nur schwer möglich. Es kann dennoch festge-

267 Schutjens, Wever 2000.

268 Hitt et al. 2001.

269 Gottschalk et al. 2009.

270 Vgl. Frank et al. 2007 – Zu gleichen Ergebnissen kam Diochon et al. 2008. Keinen signifikanten Einfluss des Humankapitals auf den Gründungserfolg zeigte sich in der Untersuchung von Edelman et al. 2010.

271 Vgl. Mosey, Wright 2007.

halten werden, dass die Zahl der Studien, die einen positiven Erfolgseinfluss bestätigen, überwiegt.

Ähnliche Ergebnisse zeigen sich, wenn die empirischen Untersuchungen zu speziellem Humankapital betrachtet werden. Häufig einbezogene Aspekte sind die Branchen- und Managementerfahrung, Erfahrungen aus einer eigenen Selbstständigkeit oder auch die gezielte Vorbereitung auf eine Gründung durch den Besuch wirtschaftswissenschaftlicher Grundlagenkurse. In zahlreichen Studien bestätigte sich der positive Einfluss dieser Kenntnisse auf den wirtschaftlichen Erfolg.[272] Gottschalk et al. stellten heraus, dass die Erfolgswirkung des speziellen Humankapitals deutlich höher ist als des generellen Wissens.[273] Im Erkenntnisinteresse der Forscher liegt auch die Betrachtung von Vorbereitungskursen und Trainingsmaßnahmen für eine spätere Selbstständigkeit. In den Untersuchungen reichen die Ergebnisse von einem signifikant positiven Zusammenhang bis hin zu keinen relevanten Einflüssen.[274] Eine mögliche Erklärung für die Befunde vermuten Ucbasaran et al. in dem höherem speziellen Humankapital der Gründer, das sie befähigt, Chancen besser zu erkennen bzw. wahrzunehmen.[275] Deutlich umfassender setzt sich Moog mit dem Humankapital auseinander und sieht vor allem in der Kombination zwischen verschiedenen Wissenskomponenten – wie bspw. dem Hochschulabschluss und der Praxiserfahrung – den entscheidenden Erfolgsbeitrag.[276] Generalisierbare Aussagen sind mit Blick auf den aktuellen Forschungsstand jedoch nicht möglich.

Auch in der Nachfolgeforschung werden das Humankapital des Nachfolgers und dessen Einfluss auf den Übernahmeerfolg untersucht.[277] Vor allem in Studien mit Fokus auf familieninterne Unternehmensübergaben stellt dieses eine entscheidende Erfolgsgrundlage dar. So spielt es bspw. eine Rolle, ob der Nachfolger praktische Erfahrungen außerhalb des Familienunternehmens sammeln konnte. Die empirischen Ergebnisse dazu sind je-

---

272 Vgl. u. a. Cooper et al. 1991; Gimeno et al. 1997; Watson, Hogarth-Scott 1998; Colombo et al. 2004; Cooper, Metha 2006; Sandner et al. 2008; Benzing et al. 2009; Block, Sandner 2009; Lussier, Sonfield 2010 – Metaanalysen liefern u. a. Jacobsen 2006; Steegmann 2006 und West III, Noel 2009.

273 Gottschalk et al. 2009.

274 Einen positiven Erfolgsbeitrag können Watson, Hogarth-Scott 1998; Schutjens, Wever 2000; Frank et al. 2007; Diochon et al. 2008 nachweisen. Bei Cooper, Metha zeigt sich kein signifikanter Zusammenhang (vgl. Cooper, Metha 2006).

275 Ucbasaran et al. 2008.

276 Vgl. Moog 2004, S. 113ff.

277 Eine Übersicht zur Bedeutung des Humankapitals bei Unternehmensnachfolgen liefern u. a. die Metaanalysen von Le Breton-Miller et al. 2004; Chittoor, Das 2007 oder auch de Massis et al. 2008.

doch nicht einheitlich, was eine abschließende Beurteilung erschwert. So wies bspw. Lambrecht einen positiven Einfluss nach[278], während Stavrou keinen Erfolgsbeitrag messen konnte.[279]

Die Aspekte des generellen und speziellen Humankapitals werden zudem häufig unter dem Begriff „Kompetenz" des familieninternen Nachfolgers subsummiert, deren signifikant positiver Einfluss auf den Übernahmeerfolg in Studien bestätigt wurde.[280] Seltener folgen Forscher der Unterteilung von Humankapital analog der Gründungsforschung und untersuchen konkret die Erfolgswirkung des Ausbildungsgrades oder auch der Berufserfahrung.[281] Kay und Schlömer gehen in ihren Ausführungen speziell auf den Vergleich von Gründern und Nachfolgern ein und stellen die Frage, welche Gründer sich für eine Firmenübernahme eignen.[282] In Bezug auf das Humankapital schlussfolgern sie, dass vor allem ein höherer Bildungsabschluss und bestehende Führungserfahrung des Nachfolgers wesentliche Erfolgsgrößen einer Unternehmensübertragung darstellen.[283]

Analog der Gründungsforschung zeichnet sich in der Nachfolgeforschung ebenfalls ab, dass neben dem bestehenden Wissen die Vorbereitung des Nachfolgers einen Erfolgsbeitrag liefert.[284] Diesem Ergebnis folgend, könnten auch Übernehmer gezielt für die Anforderungen einer Unternehmensübertragung trainiert werden. Generell kann somit auch im Bereich der Nachfolgeforschung konstatiert werden, dass das Humankapital einen Erfolgsbeitrag liefert. Eine nähere Untersuchung der speziellen und generellen Wissensbereiche ist in ersten Studien erfolgt. Entsprechend der Gründungsforschung sollten jedoch die spezifischen Fähigkeiten und Kenntnisse des Nachfolgers stärker Berücksichti-

278 Vgl. Lambrecht 2005 – Ebenfalls einen positiven Zusammenhang zeigten u. a. Goldberg 1996 und Freund 2000.

279 Stavrou 1998.

280 Vgl. u. a. Chrisman et al. 1998; Sharma et al. 2000; Malinen 2001; Tatoglu, Kula 2008; Halter 2009; Spelsberg 2011.

281 Eine entsprechende positive Erfolgswirkung zeigte u. a. Handler 1994; Morris et al. 1997; DeNoble et al. 2007; Soo-Hoon et al. 2008. Ohne Ergebnisse in Bezug auf das Humankapital des Nachfolgers blieben die Untersuchungen von Weber 2009.

282 Kay, Schlömer 2009.

283 Kay, Schlömer 2009.

284 Vgl. u. a. Morris et al. 1997; Sharma et al. 2003a; Venter et al. 2005; Griffeth et al. 2006; Pyromalis, Vozikis 2009. Dagegen konnte Cabrera-Suarez keinen Unterschied zwischen erfolgreichen und gescheiterten Nachfolgen in Bezug auf die Ausbildung und das Training der Nachfolger nachweisen (vgl. Cabrera-Suarez 2005).

gung finden.[285] Aus diesen Gründen werden beide Humankapitalaspekte in das Nachfolgemodell integriert.

3.2.2.5 Implikationen für die Forschungsarbeit

Wie in den voranstehenden Abschnitten gezeigt werden konnte, gibt es keine allgemeingültigen Aussagen zu den personengebundenen Erfolgsfaktoren einer Unternehmensnachfolge. Auf Basis der theoretischen Vorüberlegungen und den empirischen Ergebnissen lassen sich jedoch zentrale Einflussgrößen herausstellen, die im Rahmen einer Gründungssituation vorteilhaft sein können.

Einige demographische Merkmale der Nachfolgerperson nehmen Einfluss auf die Selbstständigkeit. Dies konnte sowohl für das Geschlecht als auch das Alter der Gründerperson nachgewiesen werden. Ein Teil der Forscher bestätigte in Studien Unterschiede in Bezug auf den Gründungserfolg, andere lehnen dies ab. Da eine Positionierung aufgrund der uneinheitlichen Ergebnisse nicht möglich ist, werden beide Komponenten als Gruppenvariable integriert, um so moderierende Effekte zu prüfen. Für das Geschlecht existieren darüber hinaus Ergebnisse die zeigen, dass ein moderierender Effekt auf die Gründungsmotivation besteht. Dies ist im Rahmen der Arbeit zusätzlich zu untersuchen.

Einer weiteren empirischen Erprobung bedarf die unternehmerische Orientierung. Dieses Konstrukt entspricht der Weiterentwicklung des Trait-Ansatzes, der soziale, motivationale und kognitive Eigenschaften des Gründers vereint. Ein Erfolgsbeitrag lässt sich im Rahmen einer Nachfolgesituation vermuten und wird im Rahmen der vorliegenden Studie geprüft.

Menschliches Handeln dient in erster Linie zur Befriedigung der eigenen Bedürfnisse. Diese Tatsache gilt auch für eine Unternehmensgründung. Dabei sind zwei grundlegende Motivationslagen zu unterscheiden: externe Anreize und intrinsische Motive. Es ist davon auszugehen, dass auch der Erfolg einer Übernahme durch diese beeinflusst wird. Gründet der Nachfolger aus innerer Überzeugung – der so genannten Pull-Motivation – wird er vermutlich eher bereit sein, Schwierigkeiten im Rahmen der Nachfolgesituation in Kauf zu nehmen. Seine Einsatzbereitschaft und damit auch den Übernahmeerfolg wird dagegen

[285] Weiteren Forschungsbedarf in Bezug auf das spezielle Humankapital in Gründungssituationen zeigen Honig, Davidsson 2003 auf.

eher negativ beeinflusst, wenn er die Unternehmensnachfolge aufgrund fehlender Alternativen angeht. Ob diese Vermutung zutrifft, soll geprüft werden. Push- und Pull-Motivation werden somit in das Modell aufgenommen.

Neben den individuellen Motiven und Eigenschaften können Gründer auch nach ihren Erfahrungen und ihrem Wissens- und Ausbildungsstand differenziert werden. Zahlreiche Studien bestätigen die Erfolgsrelevanz des Humankapitals. Dabei kann zwischen generellem Wissen und speziellen Kenntnissen unterschieden werden. Der Bildungsstand und die allgemeine Berufserfahrung prägen einen Menschen ebenso, wie spezifische Branchenerfahrungen, betriebswirtschaftliches Know-how und Erfahrungen aus einer eigenen Selbstständigkeit. Dies gilt sowohl für originäre als auch für derivative Gründungen. In der Nachfolgeforschung erfolgte nur bedingt eine Differenzierung dieser Wissenskomponenten. Jedoch liefert die Unterscheidung nach verschiedenen Humankapitalaspekten und deren Einfluss auf den Übernahmeerfolg wichtige Erkenntnisse für praktische Implikationen und sollte in das Nachfolgemodell integriert werden.

3.2.3 Erfolgsfaktor Unternehmen

Anders als bei einer originären basiert die derivative Gründung auf der Übertragung einer bestehenden Unternehmenseinheit. Mit dem Kauf des Unternehmens werden bestehende Ressourcen, Produkte und Dienstleistungen übernommen. Die Absatzmärkte sind bekannt. Auch die Größe der Firma – die die Möglichkeiten und zukünftige Entwicklung bestimmt – ist zunächst vorgegeben. Ein externer Nachfolger wird diese unternehmensspezifischen Eigenschaften vor dem Kauf prüfen und daran seine Entscheidung orientieren. Für familieninterne Nachfolger spielt dagegen eher der kreative Umgang mit den Gegebenheiten eine wichtige Rolle. Inwieweit die benannten Faktoren auch den Erfolg einer Unternehmensübertragung tangieren, soll im Folgenden erläutert werden.

3.2.3.1 Ressourcenausstattung

Erfolgsfaktoren dienen dazu, Wettbewerbsvorteile gegenüber der Konkurrenz zu generieren. Das Erfolgspotenzial entsteht dabei durch die Existenz und Kombination von Ressourcen, die dem jeweiligen Unternehmen zugänglich sind. Je spezifischer und individueller diese sind, umso stärker kann aus ihnen ein langfristiger Vorsprung gegenüber Mitbewerbern entstehen. Die theoretische Basis für deren Analyse und Entwicklung bildet der Resource-based View.[286] Zentrale Annahmen, aus denen die Theorie entstanden und bis heute kontinuierliche weiterentwickelt wurde, sind:

- Die Ressourcenausstattung eines Unternehmens ist individuell und eng mit dessen historischer Entwicklung verknüpft.
- Die Ressourcen sind stabil bzw. stehen dem Unternehmen längerfristig zur Verfügung.
- Die Ressourcen sind knapp und wertvoll.
- Die Ressourcen sind nicht oder nur schwer imitierbar.
- Die Ressourcen sind nur begrenzt übertragbar und nicht substituierbar.[287]

Aus diesen Aussagen lässt sich die in Abbildung 9 dargestellte Wirkweise des Resource-based View ableiten.

Abbildung 9: Wirkungskette des Resource-based View

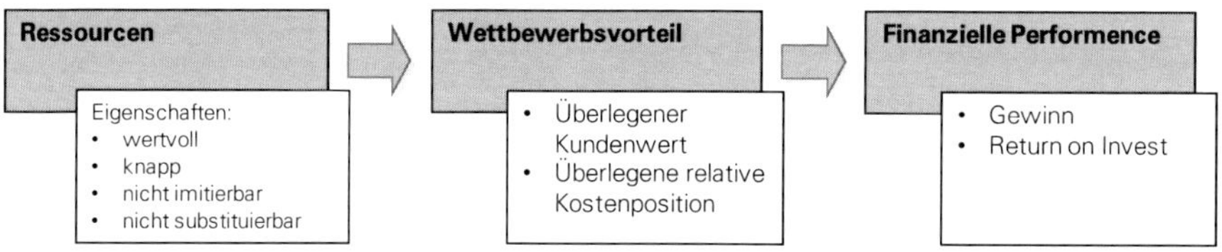

Quelle: Brühl et al. 2008, S. 7.

Die theoretischen Wirkbeziehungen lassen auf einen Erfolgseinfluss schließen. Die eingehende Betrachtung der Ressourcenausstattung eines Unternehmens scheint eine wichtige Determinante für deren wirtschaftliche Entwicklung zu sein. Ein bedeutender Ansatz, der dieser Fragestellung nachgeht, ist die „Theory of Founding characteristics".[288] Diese basiert auf den Ausführungen von Stinchcombe.[289] Nach seiner Meinung sind die zum Gründungszeitpunkt getroffenen Entscheidungen zur Ressourcenausstattung für einen langen Zeitraum bindend und beeinflussen so die künftigen Handlungsmöglichkeiten und Erfolgsaussichten. Diese Tatsache wird als „organizational imprinting" bezeich-

[286] Eine frühe Arbeit zum Resource-based View erstellte 1958 Penrose (vgl. Penrose 1997; 3. Auflage), welcher jedoch noch nicht die heute bekannte Bezeichnung verwendete. Wernerfelt prägte die Theoriebezeichnung und entwickelte den Ansatz weiter (vgl. Wernerfelt 1984). Zur heutigen Bedeutung siehe u. a. Barney 1991; Wernerfelt 1995; Barney 2001; Brühl et al. 2008.

[287] Die beschriebenen Merkmale finden sich u. a. bei Brühl et al. 2008, S. 2ff.

[288] Etter 2004, S. 81ff.

[289] Vgl. Stinchcombe 1965.

net. In der Gründungsforschung wurden die beschriebenen Annahmen empirisch untersucht.

Ressource Kapitalausstattung

Im Erkenntnisinteresse steht beispielsweise die Kapitalausstattung eines jungen Unternehmens.[290] Dabei fokussieren die Forscher u. a. den Zugang zu den Finanzierungsquellen. Es konnte ein signifikanter Zusammenhang zwischen der Kapitalausstattung und den Überlebens- und Wachstumschancen eines Unternehmens nachgewiesen werden.[291] Auch in Bezug auf die Finanzierungsstruktur wurden erste Studien durchgeführt.[292] Aus den bisherigen Ergebnissen lässt sich ableiten, dass der Zugang zu finanziellen Mitteln und eine höhere Ausstattung mit Startkapital die Größe und Wachstumsfähigkeit eines Unternehmens positiv beeinflussen. Die Eignung als Erfolgsdeterminante in Bezug auf Wachstumsmaße ist damit belegt.

In einer Unternehmensnachfolge spielt das verfügbare Kapital des Nachfolgers ebenso eine entscheidende Rolle. Zentral ist die Frage, nach dem Kaufpreis des Unternehmens und dessen Finanzierbarkeit aus den künftigen Erträgen des Unternehmens. In konzeptionellen Arbeiten sprechen Forscher von „gesunden" Unternehmen.[293] In empirischen Studien wird in Anlehnung daran die wirtschaftliche Ausgangssituation der Firma als Erfolgsdeterminante einbezogen. So konnte u. a. Spelsberg zeigen, dass die Umsatzrentabilität vor Übernahme den qualitativen und quantitativen Erfolg der Unternehmensnachfolge signifikant beeinflusst.[294] Die wirtschaftliche Ausgangssituation des Unternehmens stellt somit eine wesentliche Einflussgröße auf den Übernahmeerfolg dar und ersetzt die in der Gründungsforschung relevante Frage nach der Ausstattung mit Startkapital.

---

290 Vgl. u. a. Studien von Cooper et al. 1994; Chandler, Hanks 1998; Corsten 2002; Herr 2007.

291 Cooper et al. 1994; Cater, Cater 2009.

292 Brüderl et al. konnten bspw. keinen Zusammenhang zwischen der Eigenkapitalquote und dem Erfolg eines Unternehmens nachweisen (vgl. Brüderl et al. 2009).

293 Vgl. u. a. die Ausführungen zur Konzeption des Erfolgsmodells einer Unternehmensübernahme bei Chua et al. 1999, S. 30; Handler 1994, S. 149; Cabrera-Suarez et al. 2001, S. 41; Cucculelli, Micucci 2008, S. 18ff.

294 Spelsberg 2011, S. 194ff. – Zu ähnlichen Ergebnissen kommen Butler et al. 2001; Lambrecht 2005 und Cadieux 2007.

Ressource Mitarbeiter

Neu gegründete Unternehmen starten in den meisten Fällen zunächst ohne großen Mitarbeiterstamm. Anders ist es bei derivativen Gründungen. Mit Übernahme der Firma werden in der Regel die Mitarbeiter übernommen.[295] Das Humankapital der Angestellten ist für den Erfolg der Übernahme bzw. des Unternehmens entscheidend.[296] Ihr Wissen wird unmittelbar durch deren Erfahrung beeinflusst. Vor allem das spezifische Humankapital der Arbeitnehmer sollte als Erfolgsdeterminante in empirische Untersuchungen einbezogen werden.[297] Kernpunkt ist die Berufserfahrung im übernommen Unternehmen.[298] Die Kenntnis bzw. die Beziehung der Mitarbeiter zu den Kunden ist für den Nachfolger von Bedeutung. Je länger der Mitarbeiter im Unternehmen arbeitet, umso besser kennt er die Abnehmer und ihre Bedürfnisse. Bisher erfolgte dennoch keine Berücksichtigung der Mitarbeitererfahrung bzw. der Betriebszugehörigkeit in wissenschaftlichen Studien. Im Rahmen der eigenen Forschungsarbeit soll diese Lücke geschlossen werden. Es wird ein positiver Erfolgsbeitrag vermutet.

3.2.3.2 Markt und Marktgegebenheiten

Kann sich ein Unternehmen auf seinem Absatzmarkt behaupten, ausreichend Güter erfolgreich absetzen, so ist seine Existenz auf lange Sicht gesichert. Die theoretische Analyse dieser Austauschbeziehungen auf den Märkten ist Bestandteil der Neuen Institutionenökonomie. Das Erkenntnisinteresse liegt im Verstehen und Erklären der vertraglichen Grundlagen und der Verhaltensweisen der Vertragspartner. Ein für die Gründungsforschung besonders relevanter Bereich wird im Rahmen der Prinzipal-Agenten-Theorie untersucht.[299] Dabei werden die Beziehungen zwischen den Vertragspartnern umfassend beleuchtet. Basis bilden die beiden Parteien – der Prinzipal oder auch Auftrag-

[295] Im Bürgerlichen Gesetzbuch, § 613a, wird die Pflicht zur Übernahme der Mitarbeiter im Rahmen einer Unternehmensnachfolge gesetzliche geregelt (vgl. BGB vom 2.01.2002).

[296] Vgl. dazu die Ausführungen von Harvey, Evans 1995, S. 3; Stavrou et al. 2005, S. 189; Kugler et al. 2008, S. 36 und Bracci, Vagnoni 2011, S. 23 – Zentral ist in den Ausführungen auch der Begriff der Unternehmens- und Führungskultur. Der Umgang mit den Wertvorstellungen der Mitarbeiter bzw. die Auswirkung des Führungsstils des Übergebers sind eher prozessbezogene Merkmale, welche an späterer Stelle erörtert werden.

[297] Cater, Cater 2009 – Sie zeigen in ihrer Studie, dass die Humankapitalausstattung der Angestellten als intangible Ressource zu einem Wettbewerbsvorteil des Unternehmens führen kann.

[298] Vgl. Letmathe, Hill 2006, S. 1124ff.

[299] Vgl. Etter 2004, S. 69.

geber und der Agent bzw. Auftragnehmer. Sie richten ihr Verhalten an eigenen Zielstellungen aus, handeln opportunistisch. Im Regelfall besteht zwischen den Verhandlungspartnern eine Informationsasymmetrie, da jeweils eine der beiden Parteien über einen Wissensvorsprung verfügt. Gegenseitiges Vertrauen führt dazu, dass trotz mangelnder Transparenz Geschäftsbeziehungen aufgebaut werden. Es stellt sich die Frage, wie dieser Austausch fair gestaltet und das erforderliche Vertrauen geschaffen werden kann. Zentrale Annahmen dieser Theorie sind, dass die handelnden Personen nur begrenzt rational handeln, ihren Nutzen zu maximieren streben und dafür bereit sind, ein überschaubares Risiko einzugehen.[300] Verschiedene Szenarien vor oder während einer Vertragsbeziehung sind denkbar:

- „hidden characteristics": Der Prinzipal kann nur bedingt die Eigenschaften von Produkten oder Dienstleistungen beurteilen. Dieses Risiko besteht insbesondere vor dem Vertragsabschluss und führt u. U. dazu, dass keine Vertragsbeziehung zu Stande kommt.[301]
- „hidden action": Nach dem Vertragsabschluss besteht für den Prinzipal das Risiko, dass der Agent sich nicht vertragsgemäß verhält. Daraus können Nachteile für den Auftraggeber entstehen.[302]
- „hidden information": Nach dem Vertragsabschluss besteht die Möglichkeit, dass der Agent Informationen zurückbehält, besonders wenn diese die Beziehung zum Prinzipal beeinträchtigen könnten. Auch hier sind negative Folgen für den Auftraggeber denkbar.[303]
- „hidden intention": Sowohl vor als auch nach Vertragsabschluss entsteht Unsicherheit, deren Grundlage das opportunistische Verhalten des Agenten bildet. Seine Handlungsabsichten bleiben für den Prinzipal unbekannt. Dies kann zur Benachteiligung des Auftraggebers führen.[304]

300 Einen detaillierten Überblick über die Prinzipal-Agenten-Theorie geben u. a. Jost, Backes-Gellner 2001; Ebers, Gotsch 2006, S. 258ff. oder auch Mathissen 2009. Als Ursprung des Ansatzes gilt der Aufsatz von Jensen, Weckling 1976.

301 Jost, Backes-Gellner 2001, S. 27ff.

302 Jost, Backes-Gellner 2001, S. 25f.

303 Jost, Backes-Gellner 2001, S. 30f.

304 Mathissen 2009, S. 30f.

Ein neugegründetes Unternehmen übernimmt je nach betrachteter Situation sowohl die Prinzipal- als auch die Agenten-Rolle. Es kommt in diesem Zusammenhang auf das Abhängigkeitsverhältnis oder auch die Informationsverteilung an. In Rückbezug auf den Markt und die Marktgegebenheiten entstehen bei einem Start-up folgende Beziehungen (vgl. Tabelle 5).

Tabelle 5: Mögliche Vertragsbeziehungen vor dem Hintergrund der Prinzipal-Agenten-Theorie

Prinzipal-Rolle	Agenten-Rolle	Problem
Kunde	Gründer	Eigenschaften innovativer Produkte oder wissensintensive Dienstleistungen können nur begrenzt durch den Kunden beurteilt werden.
Gründer	Lieferant	Informationen und Intentionen der Lieferanten können vom Gründer aufgrund der fehlenden Erfahrung nur unzureichend eingeschätzt werden. Nach Vertragsabschluss kann sich das Risiko „hidden actions" ergeben.

Die Einführung neuartiger Produkte und das Angebot wissensintensiver Dienstleistungen bilden die Voraussetzung für die Reaktion auf sich verändernde Kundenbedürfnisse. Ein erfolgreicher Absatz kann so gesichert werden. Damit eng verbunden ist das Problem der „versteckten Eigenschaften". Innovative Erzeugnisse können bei Markteinführung schwer von Kunden beurteilt werden. Dies gilt insbesondere für das Kosten-Nutzen-Verhältnis. Der Gründer als Auftragnehmer muss von den Vorteilen seines Angebotes überzeugen. Referenzen und eine geschickte Öffentlichkeitsarbeit können dabei unterstützen. Letztendlich ist es wichtig, Vertrauen zum Auftraggeber aufzubauen und mit künftigen Aktivitäten zu stärken. Die Auswirkungen von Neuheitsgraden auf das Kaufverhalten untersuchte bspw. Robinson.[305] Er kam zu dem Ergebnis, dass die höchsten Marktanteile erzielt werden, wenn die neu eingeführten Produkte über einen überschaubaren Innovationsgehalt verfügen und das Konsumentenverhalten kaum oder nur geringfügig angepasst werden muss.[306] Ein hoher Neuheitsgrad führt dazu, dass Kunden zunächst skeptisch reagieren und die Etablierung des Produktes eine längere Zeit in Anspruch nimmt. Die Ergebnisse belegen die Existenz des „hidden characteristics"-Risikos. Deutlich brisanter wird die Situation, wenn sich der Gründer darüber hinaus für eine starke Spezialisierung entscheidet. Die Absatzmärkte sollten dann auf eine Ausweitung von

305 Robinson 1990 – Eine Übertragung der Prinzipal-Agenten-Beziehung auf das Kunden- und Lieferantenverhältnis erfolgt u. a. bei Etter 2004, S. 70f.

306 Ebenda.

lokalen Märkten hin zur Globalisierung geprüft werden. Aufbau von Vertrauen und Referenzkundenlisten gehören ebenso zu den bereits erwähnten Lösungsansätzen. Darüber hinaus sichert jedoch die Investition in Wachstumsmärkte und das Aufgreifen von Trends langfristig den Fortbestand des Unternehmens, weshalb die Schwierigkeit bei der Einführung neuer Produkte und Dienstleistungen zwar berücksichtigt, aber keinesfalls zu scheuen sind. Die Beziehung zum Kunden und damit der Verkauf der eigenen Leistung stellt somit eine wesentliche Einflussgröße auf den Unternehmenserfolg dar.

Die zweite Unsicherheit, mit denen Gründer konfrontiert werden, sind die Risiken „hidden information" und „hidden intention" bei dem Eingehen eigener Lieferantenbeziehungen. Hier fungiert der Gründer als Prinzipal und muss sich darauf verlassen, dass die angebotenen Leistungen vom Auftragnehmer erbracht werden können. In dieser Situation ergeben sich für den Gründer ähnliche Lösungsansätze, wie für den Kunden im oben benannten Beispiel. Eine umsichtige und auf gezielten Informationen basierende Entscheidung für entsprechende Vertragspartner helfen das Risiko einzugrenzen.

In der Unternehmensnachfolge nehmen die Sicherung des bestehenden Kundenbestandes und der Ausbau des Marktanteils eine wichtige Rolle ein. Auch hier besteht das „hidden information"-Risiko für die Auftraggeber, das sich jedoch in erster Linie auf die Person des Agenten bezieht. Der Unternehmensnachfolger ist bisher unbekannt. Erfahrungen können erst in künftigen Geschäftskontakten gesammelt werden. An ihm ist es also, die Kunden von seinen Fähigkeiten zu überzeugen, Vertrauen zu erwecken und so die Vertragsbeziehungen für die Zukunft sicherzustellen. Darüber hinaus besteht der Anspruch an den Übernehmer, Produkte und Dienstleistungen weiterzuentwickeln und so die Wettbewerbsfähigkeit des Unternehmens auf Dauer zu gewährleisten. Der Übergeber spielt für die Übernahme der Kundenbeziehungen eine wichtige Rolle. Die eingehende Analyse der Bedeutung des Alteigentümers wird im Kapitel 3.2.5 erfolgen. An dieser Stelle soll der Hinweis darauf genügen. Für den Fortbestand der Firma ist das Aufrechterhalten der Reputation ebenfalls ein wichtiger Aspekt. In konzeptionellen Arbeiten wurden diese Anforderungen an eine gelungene Unternehmensnachfolge bereits herausgearbeitet.[307] Die empirische Bestätigung der Erfolgswirkung von übernommenen Kundenbezie-

[307] Ausführungen zur Marktstellung, Reputation und Bedeutung der Übernahme von Kundenbeziehungen finden sich u. a. bei Stavrou 1998, S. 139; Letmathe, Hill 2006, S. 1129; Lüders 2008, S. 90ff.

hungen blieb bisher – ebenso wie der Ausbau des Marktanteiles – außen vor.[308] In die eigene empirische Erhebung werden die Übernahme von Kundenbeziehungen und die Ausweitung der Marktanteile als wesentliche Erfolgsdeterminante integriert. Eine empirische Prüfung des vermuteten positiven Erfolgszusammenhanges wird so möglich.

Einfacher ist der Umgang mit den bestehenden Lieferantenbeziehungen im Falle einer Unternehmensnachfolge. Die für Gründer relevanten Risiken durch „hidden intentions" und „hidden informations" sind abgesichert, da die Lieferantenbeziehungen mit der Firmenübertragung in der Regel übernommen werden. Der Übergeber kann daher aus seiner Erfahrung heraus die oft langjährigen Verbindungen zum Lieferanten gut einschätzen und gibt dieses Wissen in der Regel an den Nachfolger weiter. Die Unsicherheit durch unbekannte Handlungsabsichten bzw. unzureichende Informationen über den Zulieferer wird somit stark eingeschränkt.

3.2.3.3 Unternehmensgröße

Die Unternehmensgröße tangiert sowohl die Betrachtung der Kundenbeziehungen, als auch die Lieferanten- und Mitbewerberstruktur. Vor allem bei Unternehmensnachfolgen wirkt die Komplexität einer Unternehmenseinheit entscheidend auf den Übernahmeprozess und die Ressourcenausstattung. Aus diesem Grund wird nachfolgend ein Überblick über bestehende Größenklassifikationen und deren Einfluss auf die Betrachtung der Übernahme gegeben.

Die Familienunternehmensforschung basiert in der Regel auf der Untersuchung des sogenannten Mittelstandes.[309] Eine einheitliche Definition dieses Begriffs konnte sich bisher nicht durchsetzen. Vielmehr orientiert man sich an vorherrschenden Klassifizierungskriterien, wonach Unternehmen nach Umsatz und Mitarbeitern und der Bilanzsumme, in kleine und mittlere Unternehmen bzw. Kleinstunternehmen unterteilt werden.[310] Die Europäische Kommission hat eine Empfehlung zur Unterscheidung von Kleinstunternehmen so-

---

308 Brockhaus 2004, S. 165ff. stellt ausdrücklich den Bedarf an quantitativen Studien unter Einbezug der Marktsicht heraus.

309 Die Untersuchungen zu großen, in der Regel börsennotierten, Unternehmen in Bezug auf deren Unternehmensnachfolgen sind Bestandteil der Managementforschung. Ausführungen zu diesem Forschungsbereich sind nicht Gegenstand der Arbeit, da die Übernahme von Kleinstunternehmen fokussiert wird. Bei Interesse können die Ansätze bei Bagby 2004 nachgelesen werden.

310 Im englischsprachigem Raum sind die Begriffe Small and Medium-sized Business (SMB) oder Small and Medium-sized Enterprises (SME) üblich.

wie kleinen und mittleren Unternehmen abgegeben.[311] Dieser wird in der vorliegenden Arbeit gefolgt (vgl. Tabelle 6). Um eine Einstufung vornehmen zu können, sind jeweils beide Kriterien einzuhalten. Unternehmensgründungen starten in der Regel als Kleinstunternehmen.[312]

Für Unternehmensnachfolgen spielt die Größe vor allem für die Betrachtung des Übernahmeprozesses eine wesentliche Rolle. So argumentiert Butler, dass der Nachfolgeprozess bei großen Unternehmen deutlich komplexer ist als bei kleinen.[313] Die Bedeutung der Planung zur Übernahme steigt proportional zur Größe an. Darüber hinaus empfinden große Firmen den Eigentümerwechsel eher als normales Ereignis im Lebenszyklus des Unternehmens und planen dieses automatisch, während für kleine Unternehmen der Eigentumswechsel als besondere Herausforderung gesehen wird und dessen Planung keinem Automatismus unterliegt.[314]

Tabelle 6: Unternehmensgröße nach Empfehlung der EU

Größenordnung	1. Kriterium	2. Kriterium	
	Mitarbeiterzahl	**Umsatz**	**oder Bilanzsumme**
Kleinstunternehmen	unter 10	bis 2 Mio. € p. a.	bis 2 Mio. € p. a.
Kleines Unternehmen	ab 10 bis unter 50	von 2 Mio.€ bis unter 10 Mio. € p. a.	von 2 Mio. € bis unter 10 Mio. € p. a.
Mittleres Unternehmen	ab 50 bis unter 250	von 10 Mio. € bis unter 50 Mio. € p. a.	von 10 Mio. € bis unter 43 Mio. € p. a.

Quelle: Darstellung in Anlehnung an die Kommission der Europäischen Union (Mai 2003), 2003/361/EG

311 Vgl. 2003/361/EG. Weitere Größeneinteilungen für deutsche Unternehmen gibt das Institut für Mittelstandsforschung Bonn vor. Dort erfolgt die Unterscheidung zwischen kleinen Unternehmen (bis 9 Mitarbeiter und weniger als 1 Mio. € Jahresumsatz) bzw. mittleren Unternehmen (ab 10 bis 499 Mitarbeiter und ab 1 Mio. € bis unter 50 Mio. € Jahresumsatz).

312 Vgl. dazu Jacobsen 2006, S. 82ff. – Sie arbeitet in ihrer Metaanalyse heraus, dass in empirischen Studien ein positiver Einfluss eines heterogenen Teams auf den Gründungserfolg nachgewiesen wurde. Als eine weitere größenabhängige Erfolgsdeterminante wird – in Anlehnung an die Gründungsforschung – die Unterscheidung zwischen Einzel- und Teamgründungen gewertet, was jedoch für die eigene Forschungsarbeit nicht relevant ist.

313 Vgl. Butler et al. 2001, S. 408f.

314 Ebenda.

Neben der geringeren Komplexität der Nachfolgeplanung besteht bei Kleinstunternehmen und kleinen Unternehmen eine weitere Besonderheit.[315] Der Übergeber nimmt in der Regel eine zentrale Rolle im Betrieb ein. Er entscheidet über wichtige Firmenbelange allein, übernimmt sowohl strategische als auch operative Tätigkeiten, ist gleichermaßen Ansprechpartner für Kunden und Mitarbeiter. Daraus resultiert eine große Herausforderung für den Nachfolger.[316] Auch die Frage nach der Existenz einer zweiten Führungsebene, die im Nachfolgefall wesentliche Unterstützung leisten könnte, steht in unmittelbarem Zusammenhang mit der Firmengröße. Die Unternehmensgröße ist somit eine wichtige Gruppenvariable bei einer Übernahme. Es scheint daher sinnvoll, nach der Unternehmensgröße zu differenzieren. Dies wird in dem zu entwickelnden Nachfolgemodell Berücksichtigung finden.

3.2.3.4 Implikationen für die Forschungsarbeit

Im Zuge einer derivativen Gründung übernimmt der Nachfolger eine bestehende Unternehmenseinheit. Die Charakteristika des Unternehmens sind gesetzt und bestimmen den Erfolg der Firmenübernahme nachhaltig. Aus diesem Grund sind die unternehmensspezifischen Erfolgsdeterminanten in ein Nachfolgemodell zu integrieren.

Die Ressourcenausstattung eines Unternehmens ist stets individuell und führt zu einer Unterscheidung gegenüber der Konkurrenz. Dabei spielt der Knappheitsgrad der verfügbaren Ausstattung eine ebenso große Rolle, wie deren Übertragbarkeit. Erfolgspotenziale gegenüber der Konkurrenz können gegeben sein, wenn der Betrieb sich durch Individualität und Einzigartigkeit auszeichnet.

Für Firmenübertragung hat die wirtschaftliche Ausgangsituation des zu übernehmenden Unternehmens eine große Bedeutung. Deren positiver Einfluss auf den Übernahmeerfolg wurde in bisherigen Studien empirisch bestätigt. Eine Integration in das zu entwickelnde Nachfolgemodell wird somit erfolgen. Auch das im Unternehmen vorhandene Humankapital ist ein wesentliches Unterscheidungskriterium zur Konkurrenz. Je länger die Mitarbeiter bereits in der zu übernehmenden Firma tätig sind, umso spezifischer ist deren

315 Speziell dem Einfluss der Unternehmensgröße auf die Unternehmensnachfolge widmet sich Christensen (vgl. Christensen 1953). Er fokussiert in seinem frühen Werk u. a. die Probleme der Planung, die Möglichkeit des Interimsmanagement und arbeitet mögliche Konfliktfelder bei der Übergabe kleiner Unternehmen heraus.

316 Vgl. Butler et al. 2001, S. 411ff.

Wissen und umso besser kennen sie die Kunden. Es ist davon auszugehen, dass die Erfahrungen der Angestellten positiv auf den Erfolg einer Unternehmensübernahme wirken. Das wiederum spricht für die Berücksichtigung der Betriebszugehörigkeit der Mitarbeiter im Nachfolgemodell.

Neben der Ressourcenausstattung des zu übernehmenden Unternehmens ist es für den Übernehmer wichtig, sich mit dem vorhandenen Markt und dessen Gegebenheiten auseinanderzusetzen. Die Übernahme bestehender Kundenkontakte und das Erschließen neuer Marktanteile spielt dabei eine entscheidende Rolle. Nur wenn es gelingt, den vorhandenen Abnehmerstamm beizubehalten und auszubauen, kann der künftige Produktabsatz gesichert werden. Dem Erhalt des Kundenstammes kommt somit eine exponierte Stellung für die Zukunftsfähigkeit des Unternehmens zu. Er beeinflusst den Übernahmeerfolg positiv.

Die benannten unternehmensspezifischen Charakteristika werden von der Größe der zu übernehmenden Firma beeinflusst. Je kleiner das Unternehmen, umso größer ist der Einfluss des Unternehmers auf die Firmenbelange. Auch der Nachfolgeprozess hängt unmittelbar davon ab. Der geringeren Komplexität einer Nachfolgeplanung in Kleinstunternehmen steht die oft fehlende Unterstützung durch eine zweite Führungsebene gegenüber. An den Nachfolger werden so zum Teil andere Anforderungen gestellt, als an den Übernehmer eines mittleren Unternehmens. Um die größenspezifischen Besonderheiten des Unternehmens auf die betrachteten Firmencharakteristika, die Person des Nachfolgers und den Übernahmeprozess herausfiltern zu können, wird der Firmenumfang als Gruppenvariable in das Nachfolgemodell aufgenommen.

3.2.4 Erfolgsfaktor Umfeld

Neben unternehmensinternen Gegebenheiten wirken auch Umfeldbedingungen auf ein Unternehmen. In nachfolgenden Ausführungen wird der Zusammenhang von rechtlichen und wirtschaftlichen Rahmenbedingungen auf den Erfolg einer Gründung näher betrachtet. Entsprechend den voranstehenden Kapiteln bildet die theoretische Fundierung die Basis. Darauf aufbauend erfolgen die Analyse der empirischen Ergebnisse der Gründungs- und Nachfolgeforschung und die Ableitung einer Handlungsempfehlung für die Konzeption des Nachfolgemodells.

3.2.4.1 Rechtliches Umfeld

Zu den rechtlichen Umfeldcharakteristika zählen Markteintrittsregularien ebenso, wie die gesetzlichen und steuerlichen Regelungen eines Landes. Mit Auswahl des Unternehmensstandortes wird die gültige Rechtslage anerkannt und bestimmt ab diesem Zeitpunkt den Rahmen für die selbstständige Tätigkeit. Die Basistheorie bildet der Population Ecology-Ansatz als eine organisationsökologische Theorie, die sich mit der Anpassungsfähigkeit von Unternehmen an deren Umfeld beschäftigt.[317] Der organisationale Wandel spielt dabei eine große Rolle. Umfeldfaktoren unterliegen einer stetigen Änderung. Überleben können Unternehmen nur, wenn es ihnen dauerhaft gelingt, sich an dynamische Rahmenbedingungen anzupassen. Aus diesen Gründen wird die Denkrichtung auch als evolutionstheoretischer Ansatz bezeichnet, da analog dem biologischen Darwinismus das Überleben des Stärksten postuliert wird.[318] Als Population wird die Gesamtheit der in einem Bereich agierenden Unternehmen verstanden, die von den sich ändernden Umfeldbedingungen im gleichen Maße betroffen sind.[319] Vereinfacht kann eine Population als Branche oder Wirtschaftszweig definiert werden.[320]

Die Theorie basiert auf den Ausführungen von Hannan und Freeman.[321] Sie verstehen Unternehmen grundsätzlich als träge Organisationseinheiten, die einem unsicheren, dynamischen Umfeld gegenüber stehen.[322] Die Anpassungsprozesse werden durch Variationen ausgelöst, die auf drei Arten entstehen können: die Neugründung, Selektion und Bewahrung/Reproduktion.[323] Durch Neugründungen verändert sich die Population. Es entstehen neue Unternehmen, die bestehende Firmen imitieren, sich jedoch durch neue Strukturen eine bessere Marktanpassung verschaffen. Die Population verändert sich somit bzw. die Population variiert.[324] Schlecht angepasste Unternehmen verschwinden vom Markt, da sie dem organisationalen Wandel nicht standhalten. Dem dynamischen Umfeld

317 Vgl. u. a. Schick 2007, S. 109ff.

318 Ein Überblick über die Merkmale und Annahmen des Population Ecology-Ansatz liefern u. a. Kieser, Woywode 2006, S. 309ff. – Zur Bedeutung dieser Theorie für die Gründung von Unternehmen siehe Schick 2007, S. 109ff.

319 Hannan, Freeman 1977, S. 935.

320 Kieser, Woywode 2006, S. 312.

321 Vgl. Hannan, Freeman 1977; Hannan, Freeman 1984.

322 Für weitere Ausführungen zur Trägheit und deren Auswirkungen auf die Organisation siehe Hannan, Freeman 1977, S. 931f.

323 Vgl. Kieser, Woywode 2006, S. 313ff.

324 Kieser, Woywode 2006, S. 313f.

haben sie nichts entgegenzusetzen und existieren nur für einen begrenzten Zeitraum. Diese Tatsache wird als Selektionsprozess bezeichnet.[325] Einem Teil der Population gelingt es, sich längerfristig am Markt zu behaupten. Veränderte Umfeldbedingungen führen bei ihnen zu Anpassungsreaktionen, die den Fortbestand des Unternehmens sichern und führen so zum Erhalt der Population. Dies wird in der Theorie als Bewahrung oder Reproduktion bezeichnet.[326] Die Anpassung des Unternehmens an die Umfeldgegebenheiten bestimmt somit die Theorie und wird in der Empirie aufgegriffen.

In empirischen Studien untersuchten Gründungsforscher das vorherrschende Steuersystem, die konjunkturelle Situation zum Gründungszeitpunkt oder Standortfaktoren – wie beispielsweise den Zugang zu Fremdkapital oder das Vorhandensein eines externen Beratungsangebotes – von jungen Unternehmen. In diesem Punkt soll zunächst die Betrachtung der rechtlichen Rahmenbedingungen erfolgen. Fragen zum wirtschaftlichen Umfeld werden anschließend in Punkt 3.2.4.2 adressiert.

Die Unternehmensgründung wird von einer Vielzahl gesetzlicher Regelungen bestimmt. Sie umfassen u. a. das Steuersystem eines Staates, das Vertragsrecht, Gesellschaftsrecht, die Gesetze für den Schutz von Arbeitnehmern, Zulassungs – und Genehmigungsregularien. Diese Aufzählung gibt einen ersten Überblick zum Umfang der rechtlichen Bestimmungen. Es ist somit nicht verwunderlich, dass in den Arbeiten zur Gründungsforschung häufig auf verallgemeinernde Begrifflichkeiten zugegriffen wird. In der Konzeption von Modellen zur Selbstständigkeit umschreiben Autoren die Rechtslage häufig mit der Bezeichnung „gesetzliches Umfeld" oder benennen konkret einzelne Bereiche.[327] So zählen Chu und Benzing in ihrer Arbeit als rechtliche Rahmenbedingungen, die einen Erfolgseinfluss haben, hinderliche Bürokratie, Gründungsmodalitäten, das Steuersystem und Regularien zum Vertrags- und Eigentumsübertragungsrecht auf.[328] Sie untersuchen den Einfluss von staatlichen Eingriffen auf den Erfolg einer Neugründung in verschiedenen Rechtssystemen und verdeutlichten durch nationale Vergleichsstudien deren Auswirkun-

325 Kieser, Woywode 2006, S. 314ff.

326 Kieser, Woywode 2006, S. 316f.

327 Vgl. Cooper 1993, S. 243; Naffziger et al. 1994, S. 35 und Davidsson 2008, S. 88.

328 Chu et al. 2007, S. 299.

gen.[329] Sie wiesen einen signifikanten Einfluss der rechtlichen Rahmenbedingungen auf die Motivation zur Gründung nach.[330] Corsten zeigte auf, dass von deutschen Gründern die staatlichen Regelungen zu Steuern, Sozialabgaben und Arbeitnehmerschutz als Gründungshindernis gesehen werden und die Unsicherheit über die zukünftige Rechtslage die Motivation zur Selbstständigkeit schmälert.[331] Ein signifikanter Einfluss auf die Gründungsentscheidung war jedoch nicht nachweisbar.[332] Vielmehr deuten seine Ergebnisse darauf hin, dass die Umfeldfaktoren andere Erfolgsdeterminanten – im Beispiel die Motivation des Gründers – beeinflussen und somit einen indirekten Erfolgsbeitrag leisten.

Deutlich konkreter gehen Wissenschaftler mit branchenspezifischen Besonderheiten und Zulassungsverfahren um. Markteintrittsbarrieren – wie beispielsweise langwierige Genehmigungs- und Zulassungsverfahren in der Pharmaziebranche – beeinflussen die wirtschaftliche Situation und damit den Erfolg des Start-ups. Gegebenenfalls müssen längere Vorlaufzeiten finanziert werden, was wiederum eine konkrete Erfolgswirkung nach sich zieht.[333]

In der Nachfolgeforschung werden analog der Gründungsforschung die rechtlichen Rahmenbedingungen einer Firmenübernahme thematisiert. Ein Einfluss auf den Übernahmeerfolg wird insbesondere für die steuerlichen Regelungen vermutet und zum Teil auch empirisch bestätigt.[334] Die Ergebnisse deuten darauf hin, dass durch rechtliche Gegebenheiten auch andere Erfolgsfaktoren – wie die Motivation zur Nachfolge – beeinflusst werden. Bspw. werden die geltenden Steuerregularien allgemein als hinderlich empfunden, ohne hierzu einen konkreten Erfolgsbeitrag herauszuarbeiten.[335] Diese Aussagen führen zu keinen konkreten Handlungsalternativen, sondern sind eher als Meinungsäußerungen der Befragten zu werten. Daher werden diese im Rahmen der eigenen Arbeit vernachlässigt.

---

329 Studien zu Gründungsverhalten in verschiedenen Nationen führten u. a. Benzing et al. 2005; Chu et al. 2007; Benzing et al. 2009; Chu et al. 2011 durch.

330 Vgl.Chu et al. 2007, S. 299.

331 Corsten 2002, S. 23ff. – Zu gleichem Ergebnis kommt Bindewald 2004, S. 83.

332 Corsten 2002, S. 23ff.

333 Zu Eintrittsbarrieren bei Technologiegründungen siehe u. a. Mosey, Wright 2007.

334 Vgl. konzeptionelle Arbeiten von Bjuggren, Sund 2001; Chittoor, Das 2007, S. 70 und Halter 2009, S. 118 – Empirisch bestätigt wurde der Einfluss u. a. bei Trefelik 1998 und Berthold, Neumann 2008.

335 Vgl. Trefelik 1998, S. 244 und Berthold, Neumann 2008, S. 240.

Halter konkretisiert die Aussagen zum Rechtsystem und greift die steuerliche Behandlung von Übernahmegewinnen, das Vertrags-, Gesellschafts-, Erbrecht und für Deutschland den Mitarbeiterschutz und speziell das Arbeitsrecht heraus.[336] Er bezieht die rechtlichen Bedingungen in seine konzeptionellen Ausführungen ein, lässt jedoch eine empirische Prüfung auf die Erfolgswirkung vermissen. Regelungen zum Markteintritt sind dagegen in ersten Untersuchungen empirisch getestet. So greifen Cholotta und Drobnic Markteintrittsbarrieren heraus, die auch für Unternehmensnachfolger in Form spezieller Anforderungen an die Qualifikation bestehen können, und untersuchen deren Auswirkungen auf den Erfolg der Firmenübernahme.[337] Sie zeigen, dass branchenabhängige Eintrittsbarrieren einen Einfluss auf den Erfolg haben können.[338] Allgemeingültige Aussagen für alle Branchen gibt es nicht, da die Regelungen branchenspezifisch sind. Brockhaus stellt vor diesem Hintergrund den Bedarf heraus, in Studien auf einzelne Branchen zu fokussieren, um so konkrete Aussagen für entsprechende Populationen abzuleiten.[339]

Das rechtliche Umfeld ist somit in ein allgemeines Nachfolgemodell zu integrieren. Es ist davon auszugehen, dass Gesetze und staatliche Vorgaben zwangsläufig einen Einfluss auf die Entwicklung und damit auf den Erfolg der Unternehmung haben und somit als Gruppenvariable Berücksichtigung in der Erstellung eines branchenübergreifenden Unternehmensnachfolgemodells finden sollten. Wird eine Studie innerhalb einer Branche durchgeführt, wie in der eigenen Untersuchung vorgesehen, so müssen die gesetzlichen Regelungen ebenfalls beachtet werden. Ein konkreter Erfolgseinfluss wird sich jedoch vermutlich nicht ergeben, da für alle Unternehmen der Branche die gleichen Ausgangsbedingungen gelten.

336 Vgl.Halter 2009,S. 118.

337 Vgl. Cholotta, Drobnic 2009 – Die Studie bezieht sowohl Neugründungen als auch Übernahmen in die Betrachtung ein.

338 Cholotta, Drobnic 2009, S. 245.

339 Vgl. Brockhaus 2004, S. 165ff. – In bisherigen Studien zur Unternehmensnachfolge wurden entweder mehrere Branchen gemeinsam betrachtet (vgl. bspw. Studien von Spelsberg 2011 und Weber 2009) oder es erfolgte die Eingrenzung zu übergeordneten Kategorien, wie bspw. produzierendes Gewerbe bei Diwisch et al. 2009 oder Industrieunternehmen bei Davis, Harveston 1998. Die Fokussierung auf eine Branche stellt eine wesentliche Anforderung an die Erfolgsfaktorenforschung dar, der im Rahmen der eigenen Arbeit Rechnung getragen werden soll (vgl. dazu Kapitel 2.2.5).

3.2.4.2 Wirtschaftliches Umfeld

Die Betrachtung des wirtschaftlichen Umfeldes erfolgt ebenfalls auf Basis des Population Ecology-Ansatzes. Dabei bietet sich vor allem das Konzept „Theory of Founding Conditions" an, ökonomische Bedingungen und deren Einfluss auf den Gründungserfolg zu untersuchen.[340] In den Ausführungen wird unterstellt, dass die zum Gründungszeitpunkt herrschenden Umfeldcharakteristika einen langfristigen Einfluss auf das Unternehmen nehmen.[341] Die diesem Bereich zugehörige Theorie des „organizational imprinting" wurde bereits im Kapitel 3.2.3.1 erörtert.[342] Ein weiterer Teil des Ansatzes fokussiert externe, wirtschaftliche Umfeldbedingungen und deren Zusammenhang auf den Erfolg einer Unternehmensgründung. So werden die Marktkonzentration, das wirtschaftliche Klima und/oder auch die Konjunktur zum Aufnahmezeitpunkt der Geschäftstätigkeit analysiert und der Einfluss auf den Gründungserfolg geprüft.[343] Entscheidend ist die konjunkturelle Situation zum Gründungszeitpunkt. Weitere Kernbereiche sind die Betrachtung des Gründungsklimas, der Standortfragen und des Wettbewerbsumfelds. In der Gründungsforschung wurden diese Bereiche empirisch untersucht. Im nachfolgenden soll ein grundlegender Überblick dazu gegeben werden.

Die Konjunktur eines Landes spielte in Untersuchungen vor allem im Zusammenhang mit der Gründungsmotivation eine Rolle. So gehen Forscher davon aus, dass bei schlechter Konjunktur und einer damit einhergehenden hohen Arbeitslosenquote die Anzahl von Push-Gründungen steigt und damit der Erfolg der Neugründungen beeinflusst wird.[344] Cooper et al. vermuten, dass vor allem die Wahrnehmung des wirtschaftlichen Umfeldes auf den Gründer und seinen Erfolg wirkt.[345] Damit weisen sie auf eine weitere Erfolgsdeterminante hin – das Gründungsklima. Nachweislich beeinflusst das Gründungsklima, analog der konjunkturellen Situation, die Motivation für eine eigene Selbstständigkeit.[346] In

340 Vgl. Kieser, Woywode 2006, S. 324ff. – Weitere Ansätze des Population Ecology-Ansatzes sind: „liability of newness", „liability of smallness", „Fitness Set Theory", „ Density Dependence Theory" und „Organizational Change".

341 Vgl. Kieser, Woywode 2006, S. 322ff.

342 Die Ursprünge gehen auf Stinchcombe zurück (vgl. Stinchcombe 1965).

343 Vgl. Kieser, Woywode 2006, S. 323f.

344 Vgl. u. a. Lussier, Pfeifer 2000 und Chu et al. 2007, S. 298ff. – Corsten zeigen dem gegenüber, dass die Konjunktur keinen Einfluss auf die Entscheidung zur Gründung hat (vgl. Corsten 2002). Zum Konstrukt der Push-Gründung siehe die Ausführungen in Kapitel 3.2.2.3.

345 Cooper et al. 1991, S. 68.

346 Vgl. Kirschbaum 1990, S. 86.

internationalen Vergleichsstudien zeigt sich, dass in Deutschland die Gründungsrate niedriger als in anderen Industriestaaten ist. Dies ist zum Teil auf ein schlechtes Gründungsklima zurückzuführen.[347] Die Untersuchungen eines direkten Erfolgseinflusses blieben bisher ergebnislos. Gleiches gilt für die Konjunktur. Das lässt vermuten, dass beide Aspekte vor allem auf die Motivation zur Gründung wirken.[348] Ob auch andere Erfolgsdeterminanten, wie bspw. der Gründungsprozess, von diesen Umfeldbedingungen tangiert werden, kann durch einen Gruppentest geprüft werden.

Einen Erfolgsbeitrag lässt die Wahl des Unternehmensstandortes vermuten.[349] In Studien kann dabei der Unternehmensstandort nicht allgemein betrachtet sondern ist zu spezifizieren.[350] Dazu gehört u. a. die Wettbewerbssituation. Mit dem Aufbau einer eigenen Selbstständigkeit muss sich der Gründer mit den Wettbewerbern auseinandersetzen. Die Zahl der Konkurrenten variiert je nach Innovationsgehalt des angebotenen Produktes oder der Dienstleistung. Der Einfluss auf den wirtschaftlichen Erfolg der neuen Unternehmung wird von der Struktur und dem Umfang der anderen Marktteilnehmer abhängen. Die empirische Bestätigung des Einflusses erfolgte indirekt in den bereits benannten Studien zum Innovationsgehalt der Gründungsideen.[351]

Theoretische Arbeiten zu Erfolgsfaktoren von Unternehmensnachfolgen beziehen wirtschaftliche Umfeldfaktoren vereinzelt ein. So gehen beispielsweise Massis et al. in ihrer konzeptionellen Arbeit davon aus, dass die Konjunktur und die wirtschaftliche Entwicklung einen Einfluss auf den Erfolg der Firmenübertragung haben.[352] Zu ähnlichen Schlüssen kommen Butler et al.[353] Erste empirische Ergebnisse zu deren Erfolgswirkung beschreibt Trefelik.[354] Dieser spricht in seiner qualitativen Studie von wirtschaftlichen Rahmenbedingungen im Allgemeinen und deren Einfluss auf Erfolg, ohne eine weitere Konk-

347 Brixy 2011, S. 11ff. – Unternehmerisches Handeln genießt in Deutschland weniger Ansehen, als in Vergleichsstaaten. Diese Tatsache spiegelt sich in einem schlechteren Gründungsklima wider.

348 Corsten 2002, S. 32ff.

349 Zu Standortfragen und deren Gründungsbezug siehe u. a. Müller-Böling, Klandt 1990, S. 149ff. und Naffziger et al. 1994, S. 35.

350 Vgl. u. a. Reynolds, White 1997; Schutjens, Wever 2000.

351 Vgl. die Ausführungen in Kapitel 3.2.3.1.

352 Vgl. de Massis et al. 2008, S. 185ff.; Royer et al. 2008, S. 26ff.

353 Vgl. Butler et al. 2001, S. 427.

354 Vgl. Trefelik 1998, S. 224.

retisierung vorzunehmen.[355] Zur weiteren Spezifizierung muss daher auf die Ergebnisse der Gründungsstudien verwiesen werden. Die dort getroffenen Annahmen sind zu übernehmen. Die konjunkturelle Situation wird sich u. a. auf die Motivation zur Übernahme auswirken und somit einen indirekten Einfluss auf den Erfolg der Unternehmensnachfolge nehmen. Der Einfluss auf weitere Erfolgsfaktoren ist ebenfalls zu testen. Das Gründungsklima wurde bisher nicht betrachtet. Es ist jedoch zu vermuten, dass auch hier die Ergebnisse der Gründungsforschung übertragbar sind. Daher werden beide Faktoren als Gruppenvariablen in das Modell aufgenommen.

Die Wettbewerbsstruktur hat die gleiche Bedeutung für den Unternehmensnachfolger, wie für den Gründer. Zwar kennt der Alteigentümer seine Konkurrenten und kann deren Stärken und Schwächen i. d. R. gut analysieren. Im Rahmen einer Unternehmensnachfolge kann es jedoch u. U. zur Neuaufteilung von Märkten kommen. Die Reaktion der Mitbewerber ist dabei stark von der Branche, der Größe des zu übernehmenden Unternehmens und von dessen Reputation abhängig. Je kleiner das Unternehmen, umso stärker steht die Person des Nachfolgers im Mittelpunkt. Er muss die Marktposition behaupten. In empirischen Studien wurde die Konkurrenz und deren Wirkung auf den Erfolg einer Übernahme nur in Einzelfällen untersucht. Ein negativer Erfolgseinfluss einer hohen Anzahl von Mitbewerbern konnte dargestellt werden.[356] Eine Berücksichtigung der Wettbewerbsstruktur im Modell für eine Unternehmensnachfolge erscheint vor diesem Hintergrund unerlässlich.

3.2.4.3 Implikationen für die Forschungsarbeit

Das Umfeld einer Gründung bzw. Unternehmensnachfolge beeinflusst die Entwicklung des Unternehmens und somit dessen Erfolg. Dabei spielen sowohl rechtliche, als auch wirtschaftliche Rahmenbedingungen eine Rolle. Vor allem in der Gründungsforschung wurden der Zusammenhang zwischen dem Umfeld und der Entstehung bzw. dem Wachstum neuer Geschäftseinheiten untersucht. Für Unternehmensnachfolgen stehen empirische Belege nur in begrenztem Umfang zur Verfügung. Dennoch lassen sich aus

---

[355] Trefelik 1998.

[356] Dies erfolgte beispielsweise in der Studie von Cholotta, Drobnic, welche sowohl originäre als auch derivative Gründungen in die Analyse einbeziehen (vgl. Cholotta, Drobnic 2009). Freund zeigte in seiner Untersuchung den Erfolgseinfluss einer stringenten Markt- und Konkurrenzbeobachtung (vgl. Freund 2000, S. 96ff.).

der Theorie und den vorhandenen Studienergebnissen Implikationen für ein Erfolgsmodell von Betriebsübernahmen ableiten.

Rechtliche Bedingungen – wie das vorherrschende Steuersystem, Genehmigungs- und Zulassungsregularien oder auch Gesetze zum Arbeitnehmerschutz, Gesellschafts- und Vertragsgestaltung – bilden den Rahmen für die Übergabe eines Unternehmens an den Nachfolger. Zulassungsregularien sind im Vorfeld einer Unternehmensnachfolge zu berücksichtigen. Oft spielt die Qualifikation des Übernehmers eine wesentliche Rolle für die Weiterführung des Unternehmens. Eine Missachtung der staatlichen Anforderungen kann u. U. zu einer Verlängerung des Nachfolgeprozesses und damit zum Verlust von Marktanteilen führen. Um die Erfolgswirkung zu prüfen, erfolgt die Berücksichtigung der Zulassungsregularien im allgemeinen Nachfolgemodell als Gruppenvariable.

Zu den wirtschaftlichen Rahmenbedingungen zählen die konjunkturelle Situation und das Gründungsklima ebenso wie die vorherrschenden Standortfaktoren. Die wirtschaftliche Lage und das Gründungsklima eines Landes wirken nachweislich auf die Gründungsmotivation. Das gilt für originäre Gründungen ebenso, wie für Unternehmensnachfolgen. Eine schlechte Wirtschaftslage beeinflusst zudem den Umsatz und Ertrag des zu übernehmenden Unternehmens. Sowohl die Konjunktur als auch das Gründungsklima sollten daher als Gruppenvariable Berücksichtigung im Modell finden, um deren Einflüsse auf die Erfolgsfaktoren bzw. -beziehungen zu prüfen.

Ein weiterer wesentlicher Standortfaktor ist die vorherrschende Wettbewerbsstruktur. Die Konkurrenten sind bei einer Unternehmensnachfolge in aller Regel bekannt. Dennoch liegt im Kauf der Firma das Risiko, dass der Nachfolger sich nicht analog dem Alteigentümer am Markt behaupten kann. Die Übertragung einer bestehenden Firma kann zudem von Mitbewerbern ausgenutzt werden, um zusätzliche Marktanteile zu akquirieren. Die Wettbewerbsstruktur hat somit einen wesentlichen Einfluss auf den Erfolg einer Unternehmensübernahme und wird in das Nachfolgemodell aufgenommen.

3.2.5 Erfolgsfaktor Nachfolgeprozess

Der Prozess der Unternehmensnachfolge unterscheidet sich grundlegend von dem Prozess einer Neugründung: Es wird ein bestehendes Unternehmen übernommen und weitergeführt. Die größte Herausforderung liegt darin, die vorhandenen Ressourcen zu nutzen. Während durch eine entsprechende Vertragsgestaltung sowohl die wesentlichen tangiblen Ressourcen, als auch die notwendigen Schutzrechte, übertragen werden, stellt die Übernahme des intangiblen Wissens einen wesentlichen Risikofaktor dar. Gelingt es nicht, das Know-how zu transferieren, entstehen für das Unternehmen entscheidende Nachteile.

Die theoretische Basis für die Betrachtung dieser Herausforderung bildet der Resource-based View, dessen Inhalte bereits in Punkt 3.2.3.1 erörtert wurden.[357] Im Nachfolgeprozess kristallisieren sich drei Kernaspekte heraus: die Übernahme der Unternehmensressourcen, der Alteigentümer als Schlüsselfigur im Nachfolgeprozess und der Einfluss der Familie auf die Gestaltung der Firmenübernahme.

Die benannten Aspekte werden im Folgenden ausschließlich aus Sicht der Familienunternehmensforschung betrachtet. Der Einbezug der Gründungsforschung erscheint aufgrund der starken Abweichungen zwischen den Prozessen einer derivativen und einer originären Gründung nicht hilfreich.

3.2.5.1 Übernahme der Unternehmensressourcen

Die Entscheidung für den Kauf bzw. die Übernahme eines Unternehmens wird zu großen Teilen von der Erwartung des Nachfolgers auf die künftige Entwicklung des Betriebs bestimmt. Dabei spielt die Übernahmefähigkeit zentraler Unternehmensressourcen eine Rolle. Nur wenn das implizite Wissen erhalten bleibt und es möglich erscheint, die erfolgsbeeinflussenden Charakteristika der Unternehmung weiterzuführen, wird er sich für die Übernahme entscheiden.[358] Diese Tatsache liegt darin begründet, dass die Übertragung der intangiblen Ressourcen wichtig für die Wettbewerbsfähigkeit des Unternehmens ist. Dementsprechend misst Higginson in seiner Studie der Beziehung des Nachfolgers zu den Mitarbeitern und zum Übergeber eine hohe Bedeutung bei.[359] Empirische Untersuchungen wurden deren Erfolgswirkung gewidmet.

[357] Die Anwendbarkeit des Resource-based View auf den Prozess der Unternehmensnachfolge belegen u. a. Cabrera-Suarez et al. 2001, S. 37ff.; DeNoble et al. 2007, S. 127; Durst, Gueldenberg 2010, S. 367ff.; Higginson 2010, S. 1ff. und Bracci, Vagnoni 2011, S. 10.

[358] Vgl. dazu u. a. Durst, Gueldenberg 2010, S. 367ff.; Lambrecht 2005 und Lüders 2008, S. 91 – Sie heben ebenfalls die Bedeutung des Wissenstranfers für den Erfolg der Unternehmensnachfolge heraus.

[359] Higginson 2010, S. 1ff.

Nach Bracci und Vagnoni sind vor allem kleine Unternehmen abhängig vom Know-how der Mitarbeiter.[360] Je kleiner ein Unternehmen, umso wichtiger ist es, dass die Angestellten den Nachfolger akzeptieren und ihm ihr Wissen zur Verfügung stellen.[361] Die Mitarbeiter des Unternehmens liefern wertvolle Unterstützung bei der Weiterführung der Unternehmenskontakte.[362] Sie kennen in der Regel einen Großteil der Ansprechpartner und haben somit bei Ausscheiden des Alteigentümers eine wichtige Schlüsselposition zum Fortbestehen des Kunden- und Lieferantenstammes inne.[363] Grundvoraussetzung ist die Akzeptanz des Nachfolgers durch die Angestellten.[364] Der sich daraus ergebende direkte Erfolgseinfluss der Nachfolgerakzeptanz wurde in Studien geprüft und sowohl für familieninterne als auch -externe Übernahmen empirisch bestätigt.[365] Er ist somit in das Erfolgsmodell zu integrieren.

Die Planung der Unternehmensnachfolge ist ein weiterer Bestandteil des Nachfolgeprozesses. Die Zahl der Studien, die den Planungsumfang fokussieren, ist gering. Weber kumuliert bspw. verschiedene Bereiche einer Unternehmensnachfolge – wie die strategische Planung, die operative Planung, sowie rechtliche, finanzielle und steuerliche Aspekte – zum Konstrukt Nachfolgebereitschaft des Unternehmens. Einen Erfolgseinfluss kann er jedoch nicht nachweisen.[366] Davis und Harveston betrachten die Organisation des Unternehmens und zeigen einen positiven Zusammenhang zwischen dem Formalisierungsgrad und dem Prozesserfolg der Unternehmensübertragung.[367] Im Vorfeld einer Übertragung sind somit die Firmenprozesse zu prüfen. Abläufe und Organisation müssen auch ohne

360 Bracci, Vagnoni 2011, S. 23.

361 Es gibt verschiedene Möglichkeiten für den Nachfolger sein Ansehen bei der Belegschaft positiv zu beeinflussen. Konkrete Möglichkeiten zeigen bspw. Goldberg 1996, S. 192; Freund 2000, S. 219 und Kugler et al. 2008, S. 43 auf.

362 Deren Bedeutung wurde bereits in Kapitel 3.2.3.1 erörtert.

363 Vgl.Letmathe, Hill 2006, S. 1124ff.

364 In konzeptionellen Arbeiten setzen sich u. a. Harvey, Evans 1995, S. 7; Griffeth et al. 2006, S. 498 und Aronoff, Ward 2011 mit dieser Thematik auseinander.

365 In Studien zur familieninternen Unternehmensnachfolge bestätigen u. a. Barach et al. 1988; Chrisman et al. 1998; Stavrou et al. 2005, S. 189ff.; Vera, Dean 2005; Bruce, Picard 2006 und Spelsberg 2011 den Erfolgseinfluss. In Studien, die sowohl familienin- als auch -externe Firmenübernahmen beleuchteten, konnte die Bedeutung für beide Nachfolgeformen nachgewiesen werden – Siehe dazu u. a. Bechtle 1983, S. 256ff. und Albach, Freund 1989, S. 265f. Weber sieht in einer möglichst geringen Verunsicherung der Mitarbeiter ein Erfolgsmaß für gelungene Unternehmensnachfolgern – was ebenfalls auf die Bedeutung der Mitarbeiter im Nachfolgeprozess hinweist (vgl. Weber 2009, S. 116ff.).

366 Weber 2009, S. 144ff. und S. 257.

367 Vgl. Davis, Harveston 1998, S. 37 – Die Unternehmensorganisation wird ebenfalls bei Letmathe, Hill 2006, S. 1124ff. beleuchtet.

den Alteigentümer funktionieren, Zuständigkeiten klar geregelt sein. Je standardisierter die Prozesse sind, umso leichter können diese von einer dritten Person übernommen werden. Häufig wird empfohlen, die Übernahme durch externe Berater begleiten zu lassen.[368] Der Planungs- und Vorbereitungsprozess kann so koordiniert durchlaufen und so die Nachfolgebereitschaft des Unternehmens positiv beeinflusst werden.[369] Einen Beitrag einer externen Unterstützung auf das Gelingen des Nachfolgeprozesses weisen erste explorative Studien ebenfalls nach.[370] Die Dauer der Übernahme wird in diesem Zusammenhang in Untersuchungen einbezogen.[371] Ein direkter Erfolgseinfluss der Prozessdauer und des Einbezugs externen Sachverstandes konnte nicht nachgewiesen werden. Eine empirische Bestätigung in konfirmatorischen Untersuchungen steht ebenfalls aus. Daher wird auf die Integration dieser Komponenten in ein Erfolgsmodell verzichtet.

3.2.5.2 Rolle des Alteigentümers

Mit einer Unternehmensnachfolge vollzieht sich im Unternehmen ein Führungswechsel. Das Ausscheiden des Alteigentümers stellt dabei eine große Herausforderung für den Nachfolger dar. Er muss den Geschäftsführer und in vielen Fällen auch den Gründer ersetzen, der die Firma nach seinen Vorstellungen prägte. Vor allem für kleine Unternehmen, die nicht über eine zweite Führungsriege verfügen, geht dieser Wechsel mit Veränderungen in der Unternehmenskultur einher. Zudem ist der Altunternehmer ein wichtiger Know-how-Träger. Gelingt es dem Nachfolger nicht, die frei werdende Position gut auszufüllen und von dem Wissen des Übergebers zu profitieren, gehen wichtige Erfolgspotenziale verloren. Letztendlich zielt auch dieser Ansatz drauf ab, die intangiblen Ressourcen des Unternehmens bestmöglich für den Nachfolger nutzbar zu machen.

Vor diesem Hintergrund ist es nicht verwunderlich, dass in der Nachfolgeforschung die Rolle des Alteigentümers und deren Einfluss auf den Erfolg der Unternehmensnachfolge eingehend untersucht wurden. Die Auseinandersetzung mit dieser Thematik beginnt mit der Frage nach den Gründen für die Unternehmensabgabe. Dabei kommen gesundheitliche Aspekte ebenso in Frage, wie der Wunsch nach einer anderen Tätigkeit oder Druck

---

368 Vgl. Letmathe, Hill 2006, S. 1126ff.

369 Vgl. u. a. Trefelik 1998, S. 224; Halter 2009, S. 119f.; Weber 2009, S. 150ff.; Durst, Gueldenberg 2010, S. 367ff.

370 Vgl. Trefelik 1998, S. 224; Freund 2000, S. 221ff.

371 Vgl. beispielsweise Trefelik 1998, S. 224.

von außen – der beispielsweise durch gesetzliche Regelungen, durch Geschäftspartner oder durch die eigene Familie erzeugt werden kann. Die häufigste Ursache für die Übertragung des Lebenswerkes stellt das Alter des Unternehmers dar. Dabei wird sich in den gesellschaftlichen Erwartungen am Renteneintrittsalter orientiert.[372] In der Praxis zeigte sich jedoch, dass Unternehmer häufig über das 67. Lebensjahr hinaus arbeiten. Auch hierfür wurden die Gründe hinterfragt.[373] Ein zentraler Aspekt scheint das Rollenverständnis des Übergebers zu sein, vor allem wenn die Unternehmensnachfolge von der Gründergeneration in die zweite Generation übertragen wird. Das Unternehmen ist das Lebenswerk des Alteigentümers.[374] Er hat die Firma aufgebaut und auch in Krisenzeiten erfolgreich geführt. Das Unternehmen trägt seinen „Stempel". Als Geschäftsführer ist er eine Respektsperson und i. d. R. kommt ihm auch innerhalb der Familie eine dominierende Rolle zu. Übergibt er sein Werk in die Hände des Nachfolgers, so verliert er nicht nur die Stellung als Geschäftsführer. Je nach Konstellation verschiebt sich auch seine Funktion innerhalb der Familie. Der letztgenannte Aspekt trifft vor allem auf familieninterne Unternehmensnachfolgen zu. Dem Nachfolger wird durch Übernahme der Firma häufig der Platz des Familienoberhauptes zugewiesen. Für den Übergeber bedeutet dies einen doppelten Verlust.

Dieser Argumentation folgend, greift ein Großteil der Studien die Rolle des Alteigentümers im Rahmen der Unternehmensnachfolge heraus. Für den Nachfolger sind die Motivation des Übergebers und das damit einhergehende Verhalten des Alteigentümers von großer Bedeutung. Eine erfolgreiche Unternehmensnachfolge kann nur funktionieren, wenn der Übergeber sein Lebenswerk tatsächlich an den Nachfolger übertragen möchte. Diese Tatsache wurde mehrfach getestet. Dabei zeigte sich – sowohl für familienin- als auch -externe Übernahmen – ein Zusammenhang zwischen der Übergebermotivation und dem Erfolg der Übernahme.[375] Beispielsweise weisen Brun Pontet und Gagne nach, dass

[372] Diese Erwartung wurde im sächsischen Mittelstandsbericht aus dem Jahr 2005/2006 aufgegriffen. Zur Ermittlung der Anzahl der aus Altersgründen abzugebenden Unternehmen, wurden die Unternehmen gezählt, deren Geschäftsführer 65 oder älter war (vgl. Engelmann et al. 2006, S. 49).

[373] Die psychologische Perspektive des Alteigentümers beleuchtet Khaleelee 2008. Zu den psychologischen Aspekten einer Unternehmensnachfolge allgemein nehmen u. a. Bieler 2005 und Cadieux 2007 Stellung.

[374] Vgl. dazu u. a. Gerke-Holzhäuer 1996, S. 153ff.; Freund 2000, S. 219ff.; de Massis et al. 2008, S. 187; Kimhi 2009, S. 180; Aronoff, Ward 2011, S. 55f.

[375] Vgl. Butler et al. 2001; Viehl 2004; Lambrecht 2005; Fattoum, Fayolle 2009 und Spelsberg 2011 für familieninterne Unternehmensnachfolgen, für familienexterne Nachfolgen Weber 2009 und in der Betrachtung sowohl interner als auch externer Übernahmen Albach, Freund 1989.

der Übergeberwille signifikant den Erfolg des Nachfolgeprozesses beeinflusst.[376] Venter et al. betrachten den Einfluss der Motivation des Alteigentümers auf den Profit des Unternehmens nach der Nachfolge sowie auf die Zufriedenheit mit dem Übernahmeprozess und erhalten für beide Erfolgsmaße ein positives Ergebnis.[377] Die bisherigen Studien belegen somit eindrucksvoll, dass der Wille des Unternehmers zur Übertragung seines Lebenswerkes zentrale Bedeutung für die Unternehmensnachfolge hat. Das hat wiederum die Integration der Übergebermotivation in das Übernahmemodell zur Folge. Mit dem Willen zur Abgabe der Firma ist eine Grundvoraussetzung für die Durchführung der Unternehmensnachfolge geschaffen.[378] Für den Transfer des Unternehmerwissens und damit den Erfolg der Firmenübertragung spielt ein weiterer Aspekt eine wesentliche Rolle: die Beziehung zwischen Übergeber und Nachfolger. Das Verhältnis zwischen Alteigentümer und Übernehmer ist somit ebenfalls entscheidend. Der Übergabewille prägt diese Beziehung zu wesentlichen Teilen.

Grundsätzlich besteht im Rahmen der Unternehmensnachfolge eine Informationsasymmetrie zwischen dem Übergeber und den Übernehmer. Diesem Ansatz liegt die Prinzipal-Agenten-Theorie zu Grunde, die in Kapitel 3.2.3.1 erläutert wurde.[379] Vor der Übertragung des Unternehmens nimmt der Übergeber die Rolle des Prinzipals ein. Er verfügt über einen Wissensvorsprung und kann wesentliche Eigenschaften des Unternehmens und firmenspezifische Besonderheiten geheim halten.[380] Der Nachfolger fungiert als Agent. Nach Abschluss der Unternehmensnachfolge kehrt sich das Verhältnis um. Der Nachfolger wird zum Prinzipal und kann den Übergeber – nun in der Rolle des Agenten – wesentliche Informationen verschweigen. Der Alteigentümer ist dann darauf angewiesen, dass die im Vorfeld getroffenen Vereinbarungen zur Unternehmensnachfolge eingehalten werden. Aus diesem besonderen Verhältnis leitet sich die Bedeutung einer offenen Kommunikation, eines institutionalisiertem Konfliktmanagements und dem grundsätzlichen Vertrauen in die jeweiligen Verhandlungspartner ab. Diese Tatsache wurde von Forschern in

---

376 De Brun Pontet, Gagne 2007, S. 342ff.

377 Vgl. Venter et al. 2003, S. 9ff.; Venter et al. 2005, S. 283ff.

378 Vgl. Lang-Wins et al. 2004; Kimhi 2009.

379 Zur Theorie des Prinzipal-Agenten-Ansatzes siehe u. a. Jost, Backes-Gellner 2001. Zur Anwendbarkeit des Ansatzes für die Unternehmensnachfolge siehe u. a. Chua et al. 2003b, S. 333 und Bocatto et al. 2010, S. 501f.

380 Den vorhandenen Informationsasymmetrien – besonders bei familienexternen Nachfolgen – widmet sich u. a. Wolter 2008.

empirischen Arbeiten aufgegriffen und die Beziehung zwischen Unternehmensnachfolger und Alteigentümer betrachtet. Es zeigte sich, dass fehlendes Vertrauen und mangelndes Commitment negativ auf den Erfolg der Übernahme und insbesondere auf den damit einhergehenden erfolgreichen Ressourcentransfer wirken. Das gilt für familieninterne und -externe Nachfolgen gleichermaßen.[381] Letztendlich bildet das Treffen klarer Vereinbarungen, gegenseitiger Respekt und der konstruktive Umgang mit Konflikten die Basis für die erforderliche Unterstützung des Nachfolgers durch den Übergeber.[382] Wichtig ist dabei, dass der Übernehmer sich auch nach Abschluss der Übergabeverhandlungen und erfolgter Unternehmensnachfolge auf den Beistand des Übergebers verlassen kann. Die Unterstützung des Nachfolgers durch den Übergeber ist somit ein grundlegender Erfolgsfaktor für den positiven Verlauf einer Firmenübertragung, was sich in der Integration dieser Determinante in das Erfolgsmodell widerspiegelt.

3.2.5.3 Rolle der Familie

Nachfolgestudien sind zum Großteil auf die Untersuchung des Nachfolgeprozesses in Familienunternehmen ausgerichtet. Als Familienunternehmen wird dabei eine Organisationseinheit verstanden, bei der das Geschäftsvermögen im Wesentlichen in der Hand einer Familie liegt.[383] Damit verbunden ist die beherrschende Stellung der Familie. Wichtige Entscheidungen für das Unternehmen können nur unter Mitwirkung der Familie durchgesetzt werden. Darüber hinaus bestehen Kontroll- und Mitspracherechte. Im Allgemeinen wird das Ziel des Vermögens- und Einflusserhalts verfolgt, was wiederum auf den Prozess einer Unternehmensnachfolge wirkt. Die Höhe des Firmenvermögens bestimmt dabei, wie stark die Familie in die Unternehmensnachfolge involviert ist. Handelt es sich um ein Kleinstunternehmen, in dem wenig Kapital gebunden ist, so hält sich die Einflussnahme der Familie in Grenzen. Dagegen steigt mit dem Wert der Firma und dem im Unternehmen gebundenen Kapital auch der Anreiz der Familie, auf die Ausgestaltung des Nachfolgeprozesses einzuwirken.

381 Vgl. u. a. für familieninterne Nachfolgen die Ergebnisse von Lansberg, Astrachan 1994; Goldberg 1996; Morris et al. 1997; DeNoble et al. 2007; de Massis et al. 2008; Halter 2009, S. 116f.; Kimhi 2009. Für familienexterne Nachfolgen wiesen den Erfolgseinfluss u. a. Bechtle 1983, S. 251ff.; Howorth et al. 2004 und Weber 2009, S. 257 nach.

382 Handler 1992, S. 288; Sharma et al. 2003a, S. 682ff.; Cabrera-Suarez 2005.

383 Zur Definition von Familienunternehmen siehe u. a. Bechtle 1983, S. 32f.; Chua et al. 1999, S. 19ff.; Klein et al. 2005, S. 322f.; Royer et al. 2008, S. 16 bzw. die Ausführungen in Kapitel 3.1.3.

In empirischen Studien wird daher zunächst die Stärke des Familieneinflusses auf das Unternehmen gemessen, um davon die Einflussnahme der Familie auf den Nachfolgeprozess abzuleiten. In der Literatur hat sich dafür die „Family Influence -Power, Experience and Culture Scale" – kurz F-PEC – durchgesetzt, die auf die Arbeit von Astrachan/Klein und Smyrnios zurückgeht.[384] Bei der Berechnung des Grades des Familieneinflusses werden die drei benannten Dimensionen Power, Experience und Culture einzeln bewertet und anschließend zu einer Gesamtskala aggregiert. Ein hoher F-PEC-Wert steht für einen hohen Familieneinfluss. Das Gelingen der Unternehmensnachfolge hängt in diesem Fall stark vom Wohlwollen der Familie ab. Die sich ergebenden Konfliktfelder werden nachfolgend diskutiert.

Stimmen die Ziele der Familie nicht mit den zu erwartenden Ergebnissen der Unternehmensnachfolge überein, so können interfamiliäre Auseinandersetzungen entstehen, die den Erfolg der Firmenübergabe beeinflussen. Dies könnte bspw. der Fall sein, wenn ein Großteil oder das gesamte Vermögen im Zuge der Firmenübergabe auf den Nachfolger übertragen wird und somit die Einflussmöglichkeiten der Familienmitglieder auf das Unternehmen sinken bzw. nicht weiter existieren.[385] Den negativen Einfluss dieses Interessenkonfliktes auf den Erfolg der Übernahme bestätigen Chua et al.[386]

Konflikte können sich ebenfalls aus einem fehlenden Familiencommitment mit der geplanten Unternehmensnachfolge ergeben. Dabei spielt die Auswahl des Nachfolgers eine zentrale Rolle.[387] Sind bspw. Geschwister vorhanden, so kann die Entscheidung für oder gegen einen potentiellen Nachfolgekandidaten die Familienharmonie stören.[388] Eng mit dem Familiencommitment ist die Familienharmonie verbunden. Ein starker Familienzusammenhalt wirkt positiv auf die Verhandlungen zur Ausgestaltung einer Unternehmensnachfolge.[389] Ein gutes Klima in der Familie beeinflusst zudem die Beziehung zwischen

---

384 Vgl. Astrachan et al. 2002, S. 45ff. als Grundlagenaufsatz und Klein et al. 2005, S. 323ff. zur Weiterentwicklung der Messskala.

385 Wang et al. 2004, S. 66 – Sie sprechen in diesem Zusammenhang Kompensationsleistungen an die Familienmitglieder an. Dem Zielkonflikt zwischen Familienerhalt und Familienharmonie widmet sich u. a. Klein 1999.

386 Chua et al. 2003a, S. 334ff. – Auf die negative Wirkung von Familienkonflikten für den Erfolg der Unternehmensnachfolge weisen auch Harvey, Evans 1994b, S. 233f. und Harvey, Evans 1994a, S. 333ff. hin.

387 Vgl. dazu Sharma et al. 2003b, S. 9 und Cabrera-Suarez 2005.

388 Vgl. dazu u. a. Handler 1992, S. 288; Stavrou 1998, S. 138f.; Trefelik 1998, S. 224; Chittoor, Das 2007, S. 70ff.; de Massis et al. 2008, S. 187.

389 Vgl. Lansberg, Astrachan 1994, S. 52ff.

Übergeber und Nachfolger.[390] Begründen lässt sich diese Tatsache mit der Identifikation der Familienmitglieder mit den Firmenbelangen. Dies beinhaltet den Umgang mit Konflikten und die Kommunikation untereinander.[391] Stammt der Nachfolger aus der Familie, so sind ihm die Normen und Vorstellungen vertraut. Der Umgang mit diesen fällt ihm leichter und er kann geschickter darauf reagieren.[392] Aber auch externe Nachfolger sind auf das Familiencommitment angewiesen. Offene Kommunikation und Vertrauen spielen dabei eine große Rolle. Gelingt es dem Übernehmer, die Familie von seinen Fähigkeiten zu überzeugen, erleichtert dies den Übernahmeprozess in hohem Maße.[393]

Für familieninterne Unternehmensnachfolgen wurde der Einfluss der Familie auf den Erfolg der Firmenübertragung bereits mehrfach empirisch geprüft. Spelsberg zeigt in seiner Studie auf, dass die Qualität der Familienbeziehung, Konfliktfreiheit und gegenseitige Unterstützung einen signifikant positiven Einfluss auf den Erfolg der Übernahme hat.[394] Handler weist nach, dass die Akzeptanz der Nachfolgerauswahl durch die Geschwister und das Familiencommitment einen positiven Erfolgsbeitrag leisten, während Spannungen innerhalb der Familie den entgegengesetzten Effekt hervorrufen.[395] Eine indirekte Wirkung auf das Gelingen der Unternehmensnachfolge weisen u. a. Lansberg und Astrachan nach, indem sie den positiven Einfluss des Familienzusammenhaltes auf die Beziehung zwischen Übergeber und Nachfolger zeigen, der wiederum den Erfolg der Firmenübertragung steigert.[396] Erste Studien untersuchen den Einfluss der Übergeberfamilie auf den Erfolg von externen Unternehmensnachfolgen. Weber zeigt, dass ein hoher F-PEC einen negativen Einfluss auf die gelungene Umsetzung der Firmenübertragung hat.[397] Dieses Ergebnis lässt vermuten, dass die Familie, unabhängig von der Form der Übernahme, deren erfolgreichen Verlauf mitbestimmt. Eine Berücksichtigung des Familiencommitments im Erfolgsmodell für Firmenübertragungen ist somit erforderlich.

390 Vgl. Lansberg, Astrachan 1994, S. 52ff.; Venter et al. 2005, S. 283ff.; Venter et al. 2006, S. 42.

391 Vgl. Morris et al. 1997, S. 398; Chua et al. 2003b, S. 334ff.; Royer et al. 2008, S. 17.

392 Royer et al. 2008, S. 17.

393 Ebenda.

394 Spelsberg 2011, S. 194ff.

395 Handler 1992, S. 288 – Zu ähnlichen Ergebnissen kommen Viehl 2004, S. 135ff.; Cabrera-Suarez 2005 und Chittoor, Das 2007.

396 Vgl. Lansberg, Astrachan 1994, S. 52ff.

397 Vgl. Weber 2009, S. 250ff. – Speziell die Wirkung des Machteinflusses der Familie diskutieren Letmathe, Hill 2006, S. 1126ff.

Es bleibt jedoch anzumerken, dass die Bedeutung der Familie für den Übernahmeprozess stark von der Höhe des F-PEC bzw. von der Größe des Unternehmens abhängt.

Ein weiteres Kriterium ist, wie bereits angesprochen, die Entscheidung für ein Familienmitglied oder für eine externe Person als Nachfolger. Die Art der Übernahme beeinflusst die Unternehmensnachfolge. Ein verwandtschaftliches Verhältnis zwischen Übergeber und Nachfolger tangiert die Beziehung zwischen beiden, die Übergabemotivation und das Familiencommitment ebenso, wie die Akzeptanz der Mitarbeiter. Um die Unterschiede in den Beziehungen zwischen den Erfolgsfaktoren oder auch in Bezug auf den Erfolg sichtbar zu machen, muss in Untersuchungen, die sowohl familieninterne- als auch -externe Übernahmen beleuchten, die Art der Übertragung als Gruppenvariable integriert werden.

3.2.5.4 Implikationen für die Forschungsarbeit

Der Prozess einer Firmenübertragung unterscheidet sich grundlegend vom Prozess einer Neugründung. Daher wird bei der Analyse prozessualer Einflussgrößen ausschließlich auf Studien der Nachfolgeforschung zurückgegriffen.

Bei einer Unternehmensnachfolge wird der Prozesserfolg stark davon geprägt, inwieweit ein Transfer der Unternehmensressourcen erfolgt. Die Übertragung der Wirtschaftsgüter und Schutzrechte ist durch geeignete Verträge möglich. Kritischer ist die Übertragung der intangiblen Ressourcen. Drei Bereiche beeinflussen das Gelingen dieses Prozesses: die Übertragung der entscheidenden Unternehmensressourcen, die Mitwirkung des Alteigentümers und das Wohlwollen der Familie des Übergebers.

Wertvolle Know-how-Träger sind die Mitarbeiter eines Unternehmens. Gelingt es dem Nachfolger, eine gute Beziehung zu den Angestellten aufzubauen, so ist der Wissenstransfer gesichert. Dabei spielt die Akzeptanz des Nachfolgers durch seine Mitarbeiter eine wichtige Rolle. Nur wenn die Beschäftigten im Übernehmer auch ihren künftigen Chef sehen und sie ihren Arbeitsplatz als gesichert ansehen, werden sie bereit sein, sich für den wirtschaftlichen Erfolg der Unternehmung zu engagieren. Die Akzeptanz des Nachfolgers durch die Mitarbeiter stellt somit eine wesentliche Voraussetzung für den Wissenstransfer und damit für den Erfolg der Unternehmensübertragung dar und ist in ein entsprechendes Modell zu integrieren.

Mit der Übertragung des Unternehmens scheidet der Alteigentümer – als wesentlicher Know-how-Träger – aus. Die Weitergabe seiner Kenntnisse sichert dem Nachfolger den Erhalt der unternehmensspezifischen Erfolgspotenziale. Über den Umfang der Informationsübertragung entscheidet der Übergeber. Sie wird zum einen von seinem Willen zur Firmenübertragung und zum anderen von seiner Beziehung zum Nachfolger abhängen. Plant er aus freien Stücken heraus die Unternehmensnachfolge und verfolgt selbst das Ziel, dem Nachfolger einen guten Start zu sichern, wird er sein Wissen bestmöglich dem neuen Eigentümer zur Verfügung stellen. Offene Kommunikation, der konstruktive Umgang mit Konflikten und gegenseitiges Vertrauen bilden die wesentliche Voraussetzung für diesen Prozess. Nur wenn es der Wunsch des Übergebers ist, den Übernehmer den Weg in die Firma zu ebnen, wird er ihn angemessen unterstützen. Basis für den Wissenstransfer bilden somit sowohl die Übergebermotivation als auch die Unterstützung des Nachfolgers durch den Alteigentümer. Beide Faktoren werden als Erfolgsdeterminanten in das Nachfolgemodell aufgenommen. Dabei wirkt die Übergebermotivation sowohl auf die Beziehung zum Nachfolger, als auch auf den Übernahmeerfolg. Die Beziehung zwischen Übergeber und Nachfolger, bzw. die Unterstützung des Nachfolgers durch den Übergeber, beeinflusst direkt den Übernahmeerfolg.

Auf den Ressourcentransfer wirkt eine weitere Komponente: die Familie des Übergebers. Je enger die Familie mit dem Unternehmen verbunden ist, desto stärker ist ihr Einfluss auf den Übergabeerfolg. Dies beginnt bei der Auswahl des Nachfolgers und bestimmt die Ausgestaltung des Nachfolgeprozesses. Familiencommitment und der Erhalt der Familienharmonie spielen vor allem für familieninterne Übertragungen eine große Rolle. Auch bei externen Firmenübertragungen kann ein hoher Einfluss der Familie den Erfolg der Übernahme beeinflussen. Das ist insbesondere dann der Fall, wenn es sich um ein Unternehmen mit großem Geschäftsvermögen handelt. In Abhängigkeit von der Unternehmensgröße sollte daher die Bedeutung der Familie für den Übernahmeerfolg untersucht werden. Vor allem das Familiencommitment kann einen positiven Erfolgseinfluss haben, was wiederum die Integration dieses Erfolgsfaktors in das Unternehmensnachfolgemodell bedingt.

Zusätzlich sollte die Art der Firmenübertragung – an Familienmitglieder oder an Externe – als Gruppenvariable berücksichtigt werden, um mögliche Unterschiede zu untersuchen. Dabei kann die letztbenannte Einflussgröße neben dem Familiencommitment auch die

Akzeptanz der Mitarbeiter, die Übergebermotivation und die Unterstützung des Nachfolgers durch den Übergeber beeinflussen.

3.3 Erfolgsmaße einer Unternehmensnachfolge

Die Erfolgsmaße einer Unternehmensnachfolge werden stark von der gewählten Betrachtungsebene des Forschers bestimmt.[398] In empirischen Studien der Gründungs- bzw. Familienunternehmensforschung adressieren Forscher in der Regel zwei Ebenen: die einzelwirtschaftliche bzw. individuelle Ebene und/oder die gesellschaftliche Ebene. In der vorliegenden Untersuchung wird die einzelwirtschaftliche bzw. individuelle Betrachtungsebene fokussiert. Daher kommen entsprechende Messgrößen in Frage. Für die Ableitung geeigneter Erfolgsmaße wird ein zweitstufiges Vorgehen gewählt, das in Abbildung 10 dargestellt ist. In einem ersten Schritt werden die Erfolgsindikatoren bisheriger Studien der Gründungs- und Nachfolgeforschung analysiert. Danach sind diese einer Betrachtungsebene zuzuordnen und dabei auf Eignung für die eigene Erhebung zu prüfen.

Da – wie in Kapitel 2.2.2.1 vorgestellt – sowohl quantitative als auch qualitative Maße in die Betrachtung einfließen sollen, werden die empirischen Ergebnisse für beide Erfolgsdimensionen diskutiert. Dieses Vorgehen ermöglicht es, die Vor- und Nachteile beider

Abbildung 10: Erfolgsmaße einer Unternehmensnachfolge – Vorgehen bei der Auswahl der Erfolgsindikatoren

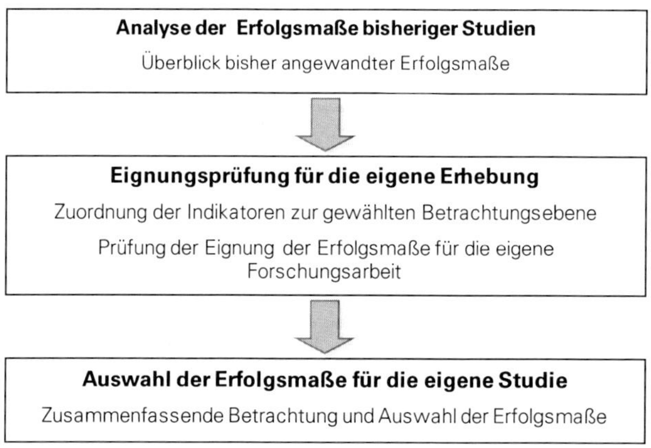

398 Vgl. Kapitel 2.2.2.4.

Erhebungsformen sinnvoll zu kombinieren und damit ein valides Ergebnis für die Leistungsmessung einer Geschäftseinheit aufzuzeigen. Zudem ist ein multimodaler Aufbau angestrebt, der eine differenzierte Beurteilung der untersuchten Geschäftseinheiten ermöglicht und über die reine bipolare Einteilung zwischen erfolgreich und nicht erfolgreich hinausgeht.[399]

3.3.1 Quantitative Messung

Die quantitativen Erfolgsmaße sollen eine objektive Leistungsbeurteilung für ein Unternehmen ermöglichen. Zudem wird der Vergleich der Firmen untereinander erleichtert. Dies setzt voraus, dass einheitliche Kennzahlen und Größen zur Beurteilung des Erfolges herangezogen werden. In empirischen Studien kommen sowohl die gesellschaftliche, als auch die einzelwirtschaftlich/individuelle Sicht auf das Unternehmen und damit auf dessen Erfolg zum Tragen.

Gesamtwirtschaftliche Zielstellungen werden bspw. adressiert, wenn Forscher die Anzahl der Mitarbeiter eines Unternehmens als Erfolgsgröße heranziehen. Hintergrund ist die Erwartung, dass mit der Gründung neuer Geschäftseinheiten Arbeitsplätze geschaffen werden und somit ein positiver Beschäftigungseffekt erreicht wird.[400] Die Zahl von Mitarbeitern ist ein weit verbreiteter Erfolgsindikator.[401] Caliendo und Kritikos begründen die Wahl der Beschäftigtenzahl als Leistungsmaß damit, dass diese Größe in vielen Gründungsstudien zum Einsatz kommt und so die Vergleichbarkeit der eigenen Ergebnisse mit anderen Untersuchungen verbessert werden kann.[402] Zum Teil werden die reinen Mitarbeiterzahlen weiter spezifiziert. So unterscheiden Gottschalk, Müller und Niefert in Vollzeitäquivalente und Prokopfanzahl.[403] Auch die Festlegung auf eine Mindestmitarbeiteranzahl, die erfolgreiche von erfolgslosen Unternehmen unterscheidet, kommt zum Einsatz. Dabei werten Forscher eine Angestelltenzahl größer fünf als Erfolg.[404]

---

399 Vgl. die Ausführungen dazu in Punkt 2.2.2.1.

400 Vgl. Müller-Böling, Klandt 1990, S. 159ff.; Brüderl, Preisendörfer 1998, S. 218 zur Einordung der Mitarbeiterzahl als gesellschaftliches Erfolgsmaß.

401 Den Anstieg der Mitarbeiterzahl nutzen bspw. Stuart, Abetti 1987; Watson, Hogarth-Scott 1998; Schutjens, Wever 2000; Preisendörfer 2002; Baum, Locke 2004; Colombo et al. 2004.

402 Caliendo, Kritikos 2008, S. 205.

403 Gottschalk et al. 2009.

404 Frank et al. 2007.

Auch Wachstumsmaße sind verbreitete Leistungsindikatoren. Der Erfolg von Gründungen wird über das Firmenwachstum dargestellt. Gelingt es einem Unternehmen bereits in den ersten Jahren Substanz und Ertrag stetig zu vergrößern, so kann die Firma als erfolgreich bezeichnet werden. In empirischen Gründungsstudien kommen verschiedene Wachstumsgrößen zur Anwendung. Die Mitarbeiterzahl wird auch hier als Indikator verwendet. Wachstumsunternehmen werden bspw. als Firmen definiert, die ihre Mitarbeiterzahl in den letzten zwei Jahren um mehr als 50 Prozent steigern konnten.[405] Schulte argumentiert vor diesem Hintergrund, dass die Verwendung der Mitarbeiterzahl als Erfolgsindikator eine objektive Beurteilung des Unternehmens ermöglicht.[406] Dem steht entgegen, dass sich bisher kein einheitlicher Umgang mit der Beschäftigtenzahl durchsetzen konnte. Die Vergleichbarkeit von Studienergebnissen ist somit nicht gegeben. Zudem schließt die Fokussierung der gesellschaftlichen Betrachtungsebene die Anwendbarkeit für die eigene Erhebung aus.

Zur Messung des Unternehmenswachstums kommen weitere Indikatoren zum Einsatz. Wird die Betrachtung auf das Unternehmen gelenkt, so bietet sich das Umsatzwachstum als Erfolgsgröße an.[407] Vereinzelt wird aus dieser einzelwirtschaftlichen Perspektive auch der Gewinnzuwachs als Wachstumsindikator verwendet.[408] Problematisch bei der Beurteilung durch Wachstumsmaße in den Gründungsjahren ist jedoch, dass eine prozentuale Zuwachsangabe zu einer verzerrten Erfolgsbeurteilung führen kann. So ist es in den ersten Jahren leicht, den Umsatz zu verdoppeln, während dies bei gestandenen Unternehmen mit einer entsprechenden Ausgangsbasis nahezu unmöglich scheint.[409] Aus diesen Gründen kritisieren Forscher die starke Wachstumsorientierung bei der Identifikation erfolgreicher Unternehmen. Rauch und Freese weisen darauf hin, dass viele Unternehmen Wachstum nicht als oberste Zielstellung begreifen.[410] Vielmehr haben für diese Gründer

[405] Diese Definition verwenden: Cooper et al. 1991, Cooper et al. 1994.

[406] Vgl. Schulte 2004, S. 215.

[407] Den reinen Umsatzwachstum fokussieren bspw. Cragg, King 1988; Brüderl, Preisendörfer 1998; Arbaugh et al. 2009. Weitere Spezifikationen nutzen bspw. Begley, Boyd 1987 – Sie stellen auf das durchschnittliche Umsatzwachstum der letzten fünf Jahre ab. Baum, Locke 2004 – Sie adressieren das Wachstum d. letzten sieben Jahre. Schutjens, Wever 2000 – Sie stellen auf einen Dreijahreszeitraum ab.

[408] Den Gewinnanstieg verwenden u. a. Cragg, King 1988 und Cooper, Metha 2006.

[409] Vgl. Schulte 2004, S. 221.

[410] Rauch, Frese 2000, S. 130ff.

die Sicherung des Lebensunterhaltes und der Aufbau eines gesunden Unternehmens einen hohen Stellenwert.[411]

Somit wird in empirischen Untersuchungen eine Vielzahl weiterer Erfolgsmaße angewendet. Typische Kennzahl für die Beurteilung der Unternehmensleistung ist bspw. der Jahresgewinn.[412] Dieser ist für Vergleiche gut geeignet und dient als Maß für den Erfolg einer Periode. Jedoch kann die Höhe des Gewinnes steueroptimierend gestaltet werden und dies Anwendbarkeit der Kenngröße beeinflussen. Daher werden weitere Maße – wie beispielsweise der Umsatz des Unternehmens – zur Prüfung von Korrelationen herangezogen. Grundsätzlich lässt sich jedoch eine gute Eignung des Jahresgewinns als Erfolgsmaß konstatieren. Größenunterschiede bleiben jedoch bei der Erhebung absoluter Größen unberücksichtig.

Wird eine individuelle Betrachtungsebene fokussiert, so kristallisiert sich in Gründungsstudien das Einkommen als Erfolgsindikator heraus.[413] Vor allem bei kleinen Unternehmen stellt der Aufbau einer Existenzgrundlage ein wesentliches Ziel der Selbstständigkeit dar, was dessen Nutzung rechtfertigt. Die Anwendung setzt allerdings voraus, dass der Gründer zwischen dem Gewinn und dem Einkommen differenzieren kann. Wird die einzelwirtschaftliche und individuelle Betrachtungsebene fokussiert, wird vermutlich der Gewinn eine höhere Vergleichbarkeit ermöglichen. Zudem geben die wirtschaftlichen Auswertungen einer Unternehmung den Gewinn wieder, während das Einkommen erst durch die Erstellung einer Einkommenssteuererklärung ermittelt werden muss. Die deutlich geringere Verbreitung des Einkommens als Erfolgsmaß für Gründungen könnte u. a. auf diese Überlegungen zurückzuführen sein.

Auch in den Untersuchungen zum Erfolg einer Unternehmensnachfolge lassen sich verschiedenste quantitative Erfolgsmaße identifizieren. Jedoch kommen deutlich mehr Kennzahlen in verschiedensten Ausprägungen zum Einsatz. Eine einheitliche Sichtweise konnte sich bisher nicht durchsetzen. Die angewandten Indikatoren lassen sich ebenfalls

[411] Rauch, Frese 2000, S. 130ff.

[412] Den Gewinn als Kenngröße verwenden u. a. Stuart, Abetti 1987; Cragg, King 1988; Robichaud et al. 2001; Hughes 2006; Arbaugh et al. 2009.

[413] Das Einkommen als Erfolgskennziffer nutzen u. a. Amit, Muller 1995; Robichaud et al. 2001; Hughes 2006.

nach der Betrachtungsebene unterscheiden. Forscher interessiert dabei sowohl die gesellschaftliche als auch die einzelwirtschaftlich/individuelle Dimension.

Der Mitarbeiterzuwachs als zentrales Erfolgsmaß der gesellschaftlichen Sichtweise findet sich in Nachfolgestudien wieder. So nutzen beispielsweise Diwisch et al. den Anstieg der Mitarbeiterzahl nach erfolgter Unternehmensübernahme als Bestimmungsgröße für die Leistung des Nachfolgers.[414] Andere Forscher beziehen die Beschäftigten eines Unternehmens in die Beurteilung der Rentabilität des Betriebes ein und adressieren so die einzelwirtschaftliche Dimension. Eine dafür typische Kennzahl ist die Mitarbeiterproduktivität.[415] Auch das wirtschaftliche Wachstum des Unternehmens nach erfolgter Übertragung wird als Erfolgsindikator genutzt. Zum Einsatz kommen sowohl Kennzahlen zur Ertrags- als auch Substanzsteigerung. Der Anstieg des Umsatzes nach der Firmenübernahme wird häufig als Leistungsmaß verwendet.[416] Cucculelli und Micucci vergleichen bspw. den Umsatz im Jahr der Übernahme mit dem Umsatz im dritten Jahr nach der Übernahme und schlussfolgern, dass sich erfolgreiche Unternehmensnachfolgen durch einen Umsatzanstieg in diesen Jahren auszeichnen.[417] Andere Forscher variieren den Betrachtungszeitraum.[418] Seltener kommen Substanzgrößen und deren Wachstum zum Einsatz. So wird in einigen Studien der Anstieg der Bilanzsumme als Wachstumsgröße ermittelt.[419] Die Gründungsforschung kritisierte mögliche Verzerrung der Angabe prozentualer Anstiege. Dies ist für Unternehmensnachfolgen weniger relevant. In der Regel steht ein solides Unternehmen zum Verkauf, das über eine entsprechende Ertragskraft verfügt. So ist das angegebene Wachstum als valide Größe nutzbar. Der ebenfalls bei Gründungsstudien angesprochene Nachteil, dass ein Unternehmer nicht zwangsläufig die Expansion als Zielstellung verfolgt, kommt hier jedoch ebenso zum Tragen. Vor diesem Hintergrund kann das Wachstumsmaß nur als bedingt geeignet eingeschätzt werden.

---

414 Diwisch et al. 2009 – Auch Wang et al. 2004 und Cholotta, Drobnic 2009 nutzen diesen Indikator.

415 Vgl. Wang et al. 2004.

416 Das Umsatzwachstum verwenden u. a. Goldberg 1996; Morris et al. 1997; Wang et al. 2004; Chittoor, Das 2007; Cucculelli, Micucci 2008.

417 Vgl. Cucculelli, Micucci 2008.

418 Den Vergleich des Firmeneinkommens im Jahr der Übernahme und drei Jahre später nutzen auch Soo-Hoon et al. 2008. Baum, Locke weiten den Zeitraum zur Beurteilung des Unternehmenswachstums auf sieben Jahre aus (vgl. Baum, Locke 2004). Während Begley, Boyd einen Fünf-Jahres-Horrizont aufnehmen (vgl. Begley, Boyd 1987).

419 Cucculelli, Micucci 2008 – Sie vergleichen die Bilanzsumme zum Übergabezeitpunkt mit der Bilanzsumme im dritten Jahr nach der Übernahme.

Neben den benannten Wachstumsindikatoren nutzen Forscher eine Vielzahl von finanzwirtschaftlichen Kennzahlen zur Beurteilung des Unternehmensnachfolgeerfolges. Dabei analysieren sie stets die einzelwirtschaftliche Betrachtungsebene. Zur Anwendung kommen Liquiditätsmaße ebenso, wie Rentabilitätsindikatoren. Morris et al. ziehen den Cashflow als Kennzahl für die Zahlungsfähigkeit des Unternehmens heran.[420] Diese Größe wird ebenfalls bei Wang et al. diskutiert.[421] Zur Beurteilung der Rentabilität kommen sowohl die Umsatzrendite, die Gesamtkapitalrentabilität, die Eigenkapitalrentabilität oder der Return-on-Invest zum Einsatz.[422] Diese Aufzählung vermittelt einen ersten Eindruck über die große Bandbreite, der Indikatoren und lässt gleichzeitig den Vergleich der Studienergebnisse schwierig erscheinen. Darüber hinaus wird zum Großteil der Nachfolger bzw. Übergeber gebeten, die Kennzahl im Vergleich zur Branche einzuschätzen.[423] Als Erfolg wird gewertet, wenn das Unternehmen eine bessere Umsatzrentabilität im Vergleich zur Branche aufweist.[424] Die subjektive Bewertung der Kennzahl verwischt die Grenze zwischen quantitativen und qualitativen Erfolgsmaßen bzw. ist sie eher der qualitativen Erhebungsform zuzurechnen. Eine quantitative Herangehensweise und somit direkte Abfrage der Umsatzrentabilität würde dem gegenüber voraussetzen, dass der Befragte die Ermittlung der Kennzahl kennt, diese sofort wiedergeben kann und will. Ist eine eindeutige Angabe nicht möglich, bleibt in vielen Fällen dieser Teil des Fragebogens unbeantwortet. Das führt wiederum zu einer Verschlechterung der Datengrundlage.

Die geschilderte Problematik lässt sich nur umgehen, wenn der Forscher Kennzahlen bzw. Erfolgsmaße verwendet, die der Befragte eindeutig und ad-hoc einschätzen kann. Zudem sollte eine direkte Angabe des Erfolgsmaßes möglich sein. Über alle Branchen und Größenordnungen hinweg kann davon ausgegangen werden, dass sowohl der Umsatz als auch der Gewinn der Firma dem Unternehmer bekannt ist. Gleichzeitig bilden diese Indikatoren eine gute Vergleichsgrundlage für weitere Studien. Laut Brüderl und Preisendörfer haben der Umsatz und das Umsatzwachstum eine hohe Korrelation mit

420 Morris et al. 1997.

421 Wang et al. 2004.

422 Morris et al. 1997 – Sie verwenden die Umsatzrentabilität, die Eigenkapitalrentabilität und Return-on-Invest als Erfolgskennzahl. Die Umsatzrentabilität greifen auch Albach, Freund 1989; Chittoor, Das 2007 und Cucculelli, Micucci 2008 auf. Die Umsatzrentabilität verwenden zusätzlich Chittoor, Das 2007 und Cucculelli, Micucci 2008.

423 Vgl. Schulte 2004, S. 221.

424 Ein entsprechender Ansatz kommt u. a. bei Venter et al. 2003; Venter et al. 2006 und Spelsberg 2011 zur Anwendung.

anderen Erfolgsmaßen.[425] Daraus lässt sich zum einen ableiten, dass mehrere Erfolgsindikatoren erhoben werden sollten. Diese sind auf gegenseitige Korrelation zu prüfen. Der Umsatz scheint vor diesem Hintergrund ein geeignetes Erfolgsmaß zu sein. Aus finanzwirtschaftlichen Überlegungen heraus, lässt sich jedoch aus dem Umsatz die eigentliche Leistungsbeurteilung eines Unternehmens schwer ableiten, da dieser stark zwischen den Branchen variiert. Die Erhebung einer Vergleichsgröße bzw. die Fokussierung auf eine Branche ist unumgänglich. Als weitere Vergleichsgröße kommt der Jahresgewinn in Frage.

Die Ausführungen zeigen, dass zur objektiven Erfolgsbeurteilung eines Unternehmens aus einzelwirtschaftlicher Betrachtungsebene eine Vielzahl von Indikatoren in Frage kommen. Um sicherzustellen, dass die verwendeten Maße allen Befragten bekannt sind, werden Umsatz und Gewinn als Indikatoren ausgewählt. Dabei ist zu beachten, dass die Studie möglichst bei Unternehmen gleicher Größenordnung, Rechtsform und Branche durchgeführt wird. Ein Vergleich zwischen den Firmen und damit die Unterscheidung in erfolgreiche bzw. weniger erfolgreiche Unternehmen wird so möglich. Die Maße werden direkt ermittelt, um eine Subjektivierung der Kenngrößen zu vermeiden.

Neben den rein quantitativen Erfolgsmaßen spielen in vielen Untersuchungen auch qualitative Kenngrößen eine große Rolle. Schulte hebt heraus, dass mehrere Erfolgsindikatoren zum Einsatz kommen sollten.[426] Diese Mehrdimensionalität ist erforderlich, um ein möglichst breites Bild bezüglich des Gründungserfolges darzustellen. Nicht alle Gründer streben ein schnelles Wachstum an. Für einige steht die Verwirklichung anderer persönlicher Ziele im Vordergrund. Daher ist es sinnvoll, neben der objektiven Erfolgsmessung auch qualitative Kennziffern in Betracht zu ziehen. Die Analyse qualitativer Ansätze und die Prüfung der Eignung für die eigene Erhebung wird im nächsten Punkt erfolgen.

3.3.2 Qualitative Messung

Neben den objektiven Erfolgsindikatoren bilden subjektive Maße eine sinnvolle Ergänzung. Der wirtschaftliche Erfolg einer Geschäftseinheit oder auch die momentane Situation wird durch den Gründer selbst beurteilt. Seine persönlichen Präferenzen und Anforderungen an die Selbstständigkeit spiegeln sich in der Bewertung wider. So lassen sich Phänomene,

[425] Vgl. Brüderl, Preisendörfer 1998, S. 218.

[426] Vgl. Schulte 2004, S. 206ff.

wie die Existenz eines Unternehmens trotz einer vergleichsweise schwachen Ertragslage, erklären.

Subjektive Erfolgseinschätzungen werden sowohl in der Gründungs- als auch Nachfolgeforschung genutzt. Entsprechend der postulierten Vorgehensweise sollen nachfolgend zunächst die in Gründungsstudien verwendeten qualitativen Erfolgsmaße betrachtet werden, um diese anschließend mit den Indikatoren der Nachfolgeuntersuchungen abzugleichen. Abschließend werden geeignete Maße ausgewählt und auf Eignung für das zu entwickelnde Erfolgsmodell einer Unternehmensnachfolge geprüft.

Die qualitativen Erfolgsmaße in Gründungsstudien beziehen sich immer auf die individuelle/einzelwirtschaftliche Betrachtungsebene. Drei Kategorien kommen dabei zum Einsatz: Verbleibensmaße, Zufriedenheitsmaße und subjektive Einschätzungen der wirtschaftlichen Situation des Unternehmens.

In Deutschland überleben nur circa 50 Prozent der Neugründungen die ersten fünf Jahre.[427] Dementsprechend verstehen Forscher das Überleben eines Start-ups als Erfolgsindikator. Diese Betrachtung ist erforderlich, da die Überlebensrate eines Unternehmens nicht zwangsläufig mit quantitativen Kennzahlen korreliert.[428] So hat das Ausscheiden aus dem Markt zwar häufig, jedoch nicht immer, wirtschaftliche Gründe. Reicht das Einkommen nicht zur Deckung des Lebensunterhaltes aus, so ist der Gründer in der Regel gezwungen, neue Einkommensquellen zu erschließen. Dies geht in den meisten Fällen mit einer Geschäftsaufgabe und der Suche einer abhängigen Beschäftigung einher. Als möglicher Grund für den Exit des Gründers kommt jedoch auch der Verkauf der Unternehmenseinheit aus privaten Gründen in Frage. Die Rentabilität des Unternehmens spielt eine wesentliche Rolle, denn nur Firmen mit wirtschaftlichem Potenzial werden für Käufer interessant erscheinen und sich somit verkaufen lassen. Hier stellt eine gute wirtschaftliche Ausgangslage die Voraussetzung für die Abgabe der Geschäftseinheit dar. Erfragt der Forscher die Hintergründe für den Exit nicht, so könnte er falsche Schlussfolgerungen ziehen und den Verkauf des Unternehmens als Scheitern darstellen. Dennoch hat sich das Überlebensmaß als zusätzlichen Indikator durchgesetzt. In der Regel werden feste Mindestüberlebenszeiten fokussiert. Beispielsweise betrachten Frank et al. es als

[427] Vgl. Block, Sandner 2009, S. 118.

[428] Vgl. Gimeno et al. 1997, S. 753.

Erfolg, wenn das Start-up mehr als drei Jahre am Markt existiert.[429] Diochon et al. verstehen ein Unternehmen als erfolgreich, wenn es mindestens vier Jahre überlebt.[430] Weitere Jahresangaben sind denkbar. Um die Vergleichbarkeit der Studienergebnisse zu erhöhen, legt sich der Großteil der Forscher jedoch nicht auf eine Jahresanzahl fest, sondern geht von einem Erfolg aus, wenn das Unternehmen zum Befragungszeitpunkt noch existiert.[431] Brüderl und Preisendörfer sehen im Fortbestand des Unternehmens lediglich eine Minimalanforderung und beziehen aus diesem Grund weitere Erfolgsindikatoren in ihre Erfolgsbetrachtung ein.[432] Auf gleiche Weise argumentiert Schulte und zeigt auf, dass das Verbleibsmaß nur ein erster Indikator für den Erfolg sein kann.[433] Dieser Argumentation wird im Rahmen der eigenen Erhebung gefolgt.

Die Überlebenschance als ein Erfolgsbestandteil kann durch die Zufriedenheitsbeurteilung des Gründers ergänzt werden. Ausgangsbasis für diese Erfolgsgröße stellt die Grundannahme dar, dass jeder Gründer aus unterschiedlichsten Motiven heraus eine Selbstständigkeit anstrebt. Dabei wird zum Teil global nach der Zufriedenheit mit der jetzigen Situation gefragt. Als erfolgreich gilt, wer mit seinem Unternehmen bzw. seiner Stellung als Unternehmer zufrieden ist.[434] Eine weitere Differenzierung dieser Komponente erfolgt durch die getrennte Befragung nach der persönlichen Zufriedenheit und der materiellen Zufriedenheit.[435] Dabei spielt die Frage, ob der Gründer sich selbst als erfolgreich wahrnimmt, eine wesentliche Rolle. Alam, Jani und Omar nutzen diese Beurteilung als eigenständige Erfolgsgröße.[436] Andere Forscher nutzen die Einschätzung des Gründers zur Profitabilität seines Unternehmens im Vergleich zur Branche.[437] Die Frage, ob das erzielte Einkommen zur Deckung des Lebensunterhaltes ausreicht, wird ebenfalls als Erfolgsindi-

[429] Frank et al. 2007.

[430] Diochon et al. 2008.

[431] Vgl. dazu u. a. Gimeno et al. 1997; Watson, Hogarth-Scott 1998; Cooper, Metha 2006; Block, Sandner 2009.

[432] Brüderl, Preisendörfer 1998, S. 218.

[433] Schulte 2004, S. 216ff.

[434] Dieses Erfolgsmaß findet u. a. bei Müller-Böling, Klandt 1990; Naffziger et al. 1994; Preisendörfer 2002; Sandner et al. 2008; Block, Koellinger 2009; Chu et al. 2011 Anwendung.

[435] Vgl. u. a. Solymossy 1997.

[436] Alam et al. 2011.

[437] Vgl. u. a. die Studien von Lussier, Sonfield 2010 und Chu et al. 2011.

kator aufgenommen.[438] Letztendlich zielen jedoch die letztbenannten Maße auf die Zufriedenheit mit der wirtschaftlichen Entwicklung des Unternehmens ab.

Als übergeordnetes Erfolgsmaße kommt im Gründungsbereich die Wiederholungsabsicht zum Einsatz.[439] Es wird erfragt, ob der Gründer mit seinem aktuellen Wissen erneut eine Selbstständigkeit anstreben würde. Dabei nehmen verschiedenste Bereiche Einfluss auf seine Entscheidung. In erster Linie spielt es eine bedeutende Rolle, ob er seine Erwartungen an eine Gründung erfüllen konnte. Dies geht sowohl mit persönlicher als auch materieller Zufriedenheit einher. Neben der subjektiven Einschätzung der wirtschaftlichen Entwicklung beeinflusst auch der realisierte Ertrag der Firma die Einschätzung, ob eine Gründung erneut angestrebt werden würde. Aber auch der Gründungsprozess, bzw. wie schwierig für den Gründer die Realisierung seines Vorhabens war, fließt in die Wiederholungsabsicht ein. In diesem Erfolgsmaße wird somit eine Vielzahl von qualitativen und quantitativen Indikatoren aggregiert.

Im Bereich der Unternehmensnachfolge nutzen Forscher ähnliche Erfolgsmaße. Der Fortbestand des Unternehmens nach der Übernahme und auf verschiedene Zufriedenheitsbewertungen werden als Leistungsmaße genutzt. Das „Überleben" des Unternehmens stellt – analog der Gründungsforschung – eine Minimalvoraussetzung für den Übernahmeerfolg dar und kommt ebenfalls zum Einsatz.[440]

Die Zufriedenheit ist eine weitere wichtige Kenngröße für den Unternehmensnachfolgeerfolg. Dabei werden neben dem Gründer auch der Übergeber und die Übergeberfamilie betrachtet. Ein wesentlicher Indikator ist die Prozesszufriedenheit. Diese wird zum einen durch den Nachfolger allein beurteilt.[441] Andererseits definieren Venter et al. den Erfolg einer Unternehmensnachfolge durch die Zufriedenheit aller Beteiligten.[442] Weitere Forscher folgen diesem Ansatz.[443] Letztbenannte Vorgehensweise setzt jedoch voraus, dass die Befragung mit allen benannten Anspruchsgruppen durchgeführt werden kann und der

438 Vgl. dazu Sandner et al. 2008 und Block, Koellinger 2009.

439 Vgl. Preisendörfer 2002; Sandner et al. 2008.

440 Vgl. dazu Trefelik 1998; Chittoor, Das 2007; Cholotta, Drobnic 2009.

441 Vgl. Handler 1992; Weber 2009.

442 Vgl. Venter et al. 2003,: enter et al. 2005; Venter et al. 2006.

443 Vgl. u. a. Sharma et al. 2001; Howorth et al. 2004; Pyromalis, Vozikis 2009.

Fokus der Untersuchung auf familieninternen Übertragungen liegt. Für familienexterne Nachfolger ist vermutlich die Zufriedenheit der Übergeberfamilie weniger relevant.

Neben der Prozesszufriedenheit kommen weitere Maße zur Prozessbeurteilungen in bisherigen Untersuchungen zum Einsatz. So zielt beispielsweise die Prozesseffektivität darauf ab, den Verlauf der Nachfolge bzw. den Transfer von Wissen im Detail zu prüfen.[444] Gerke-Holzhäuer sieht die konfliktfreie Übergabe als wesentlichen Erfolgsindikator an, was ebenfalls als prozessbestimmende Größe gewertet werden kann.[445] Eine Anwendung erfolgte jedoch bisher nur punktuell in den benannten Studien. Vergleichbare Ergebnisse konnten somit noch nicht generiert werden.

Den positiven Output der Unternehmensnachfolge für das Umfeld greifen Forscher ebenfalls als separates Erfolgsmaß heraus. Bei der Betrachtung von Übergaben innerhalb einer Familie sieht Spelsberg den Erhalt der Familienharmonie und den Erhalt des Unternehmens in Familienhand als wesentliche Erfolgsmaße an.[446] Dem gegenüber nutzt Weber für familienexterne Übertragungen die Minimierung der Verunsicherung der Mitarbeiter bzw. der sonstigen Stakeholder des Unternehmens als Kenngröße.[447] Eine einheitliche Sichtweise setzte sich nicht durch. Aus diesem Grund scheint die Anwendung des übergeordneten Erfolgsmaßes Prozesszufriedenheit für die eigene Studie zielführend.

Als Zufriedenheitsbeurteilung im weiteren Sinne findet – wie auch in der Gründungsforschung – die subjektive Bewertung von Finanzkennzahlen und der wirtschaftlichen Entwicklung des Unternehmens nach der Übergabe Anwendung. So befragt Spelsberg Unternehmensnachfolger bezüglich ihrer Einschätzung der Umsatzrentabilität des Unternehmens im Vergleich zur Branche.[448] Soo-Hoon et al. lassen den Übernehmer die Ertragsentwicklung, den Marktanteil und die Umsatzrentabilität nach der Übertragung bewerten und leiten daraus den Erfolg der Unternehmensnachfolge ab.[449] Deutlich abstrak-

[444] Die Prozesseffektivität verwenden u. a. Stavrou et al. 2005; Pyromalis, Vozikis 2009. Während Weber explizit den Ressourcentransfer verwendet und Howorth et al. nach der Zufriedenheit mit dem erfolgten Wissenstransfer fragen (vgl. Weber 2009 und Howorth et al. 2004).

[445] Gerke-Holzhäuer 1996.

[446] Spelsberg 2011 – Die Familienharmonie findet bspw. auch bei Freund Anwendung (vgl. Freund 2000).

[447] Weber 2009 – Die von ihm angewandten Erfolgsmaße basieren auf den Ausführungen von Stavrou et al. 2005.

[448] Spelsberg 2011.

[449] Soo-Hoon et al. 2008.

ter geht Freund vor, indem er direkt eine subjektive Bewertung des Erfolges der Firmenübertragung vornehmen lässt.[450] Da im Rahmen der eigenen Erhebung die direkte Angabe von Umsatz und Gewinn angestrebt wird, kann eine subjektive Bewertung weiterer Erfolgsmaße unterbleiben. Eine zusätzliche Beurteilung des Nachfolgers zur wirtschaftlichen Situation wird über seine Zufriedenheit mit der Unternehmensentwicklung geprüft.

Die beschriebenen qualitativen Erfolgsindikatoren zeigen die Vielfalt der verwendeten Maße auf. Dennoch lassen sich sowohl in der Gründungs- als auch Nachfolgeforschung wesentliche Größen herausfiltern, die sich in vielen Studien wiederfinden. Das Überleben des Unternehmens bzw. dessen Fortbestand nach der Unternehmensnachfolge stellt eine Grundvoraussetzung für die weitere Betrachtung dar. Die Zufriedenheit des Nachfolgers sollte ebenfalls Berücksichtigung finden. Dabei erfolgt eine Konkretisierung auf die Prozesszufriedenheit und die Zufriedenheit mit der wirtschaftlichen Entwicklung der Unternehmung.

Als übergeordnete Erfolgskategorie, die sowohl die Erfüllung qualitativer als auch quantitativer Erfolgsmaße berücksichtigt, wird die Wiederholungsabsicht des Nachfolgers in die eigene Untersuchung aufgenommen. Dies ermöglicht die Integration der persönlichen Zielstellung und der Erfüllung individueller Erwartungen in das Erfolgsmodell, deren separate Abfrage aufgrund Individualität und Vielschichtigkeit persönlicher Motive nicht möglich ist.

3.3.3 Implikationen für die Forschungsarbeit

Mit der eigenen Untersuchung wird das Ziel verfolgt, sowohl quantitative als auch qualitative Erfolgsmaße zu berücksichtigen. Diese Vorgehensweise entspricht einer grundlegenden Anforderung an Erfolgsfaktorenstudien.[451] Darüber hinaus soll eine multimodale Analyse ermöglichen, eine differenzierte Leistungsbeurteilung der untersuchten Unternehmen vorzunehmen. Um die Zielstellung zu erreichen, wurden zunächst die in empirischen Erhebungen der Gründungs- und Nachfolgeforschung verwendeten Erfolgsmaße analysiert. Dabei spielt die gewählte Betrachtungsebene eine entscheidende Rolle. Für die eigene Studie kommen nur Leistungsindikatoren zur Anwendung, die die individuelle/einzelwirtschaftliche Dimension fokussieren. Ein weiteres Auswahlkriterium bestand

---

[450] Freund 2000.

[451] Vgl. Kapitel 2.2.

darin, Maße zu wählen, die ad-hoc von den Unternehmern einschätzbar sind. Fehlende Werte sowie Verzerrungen durch fehlerhafte Angaben in der Untersuchung sind so zu minimieren. Die Vor- und Nachteile genutzter Indikatoren wurden jeweils getrennt nach quantitativer und qualitativer Ausprägung diskutiert und anschließend auf deren Eignung für die geplante Erhebung geprüft.

Aus den betrachteten Erfolgsmaßen kristallisierten sich für eine quantitative Leistungsbeurteilung Erfolgsindikatoren heraus, die sich auf den Zeitpunkt der Befragung beziehen. Im Allgemeinen werden Umsatz und Gewinn des Unternehmens als Vergleichsgrößen herangezogen. Aus einzelwirtschaftlicher Sicht sind die benannten Maße nutzbar, um den Erfolg der Geschäftseinheit darzustellen. Beide Kriterien sind kritisch zu hinterfragen. So bleibt anzumerken, dass der Umsatz unternehmensspezifisch stark variieren kann. Der Gewinn wird u. a. von den gewählten Bewertungsansätzen innerhalb des Unternehmens beeinflusst. Trotz der angesprochenen Kritik, überwiegen die Vorteile beider Erfolgsindikatoren. Es ist zu vermuten, dass ein Unternehmer beide Zahlenwerte ad-hoc angeben kann, somit keine Interpretationsunterschiede entstehen und die Angabe vergleichbarer Größen erreicht wird. Um zusätzliche Sicherheit zu erhalten, wird die angestrebte Studie mit Unternehmen gleicher Rechtsform, Größenordnung und Branche durchgeführt. Der Gewinn und der Umsatz des Unternehmens stellen – unter diesen Voraussetzungen – geeignete Maße zur Beurteilung des Erfolges einer Unternehmensnachfolge dar.

Um der Mehrdimensionalität eines Unternehmenserfolges Rechnung zu tragen, werden die beschriebenen objektiven Erfolgsmaße durch qualitative Kenngrößen ergänzt. Dabei gilt der Fortbestand der Unternehmung nach erfolgter Übergabe als Mindesterfolgsanforderung. Darüber hinaus etablierte sich eine Reihe von Zufriedenheitsmaßen als Erfolgsindikatoren. Eine besondere Herausforderung stellt in der Unternehmensnachfolge der Prozessverlauf dar. Er wird von vielen Komponenten bestimmt und bildet schließlich die Grundlage für die Weiterführung des Unternehmens. Als Betrachtungsebene wird hier vor allem die individuelle Dimension fokussiert. Somit ist die Zufriedenheit des Nachfolgers mit dem Übergabeprozess ein zentrales Erfolgskriterium, das sich in der eigenen Forschungsarbeit wiederfindet.

Weitere Kriterien zielen auf die subjektive Einschätzung der wirtschaftlichen Entwicklung des Unternehmens nach der Übertragung ab. Diese Merkmale tragen der Tatsache

Rechnung, dass nicht alle Unternehmer das Ziel der Gewinnmaximierung verfolgen. Ggf. streben sie eine moderate Entwicklung ihrer Geschäftseinheit an. Die Zufriedenheit mit der wirtschaftlichen Entwicklung des Unternehmens berücksichtigt dies und findet daher als Erfolgsindikator Anwendung.

Als weiteres qualitatives Erfolgsmaß wird die Wiederholungsabsicht in das Erfolgsmodell einer Unternehmensübertragung integriert. Die Ziele der Gründer bzw. Nachfolger sind vielschichtig und individuell. Eine Berücksichtigung aller Selbstständigkeitsmotive und Erwartungen ist nicht realisierbar. Als Lösung bietet sich die Frage, ob der Nachfolger mit seinem jetzigen Wissen erneut ein Unternehmen übernehmen würde, an. Seine Entscheidung wird dabei von der Realisierung seiner Erwartungen, von seinen persönlichen Zielstellungen, von der wahrgenommenen und tatsächlichen wirtschaftlichen Entwicklung und der Zufriedenheit mit dem Übernahmeprozess gleichermaßen beeinflusst. Die Wiederholungsabsicht stellt – dieser Argumentation folgend – ein übergeordnetes Erfolgsmaß dar.

3.4 Erfolgsmodell einer Unternehmensnachfolge

Mit der Auswahl geeigneter quantitativer und qualitativer Erfolgsmaße sind die Voraussetzungen für die Erstellung eines Erfolgsmodells für eine Unternehmensnachfolge gegeben. Ein für die eigene Studie anwendbares Modell wurde bisher nicht entwickelt. Dies liegt zum einen in der Zielstellung, die Dimensionen Person, Unternehmen, Umfeld und Prozess in das Modell zu integrieren. Zum anderen lag der bisherige Forschungsfokus im Bereich der Familienunternehmensforschung. Dabei wurden vor allem familieninterne Unternehmensnachfolgen adressiert. Erste Studien zu familienexternen Nachfolgen existieren ebenfalls, beziehen jedoch nicht alle benannten Dimensionen ein.[452]

Aus diesem Grund wird für die Erstellung des Erfolgsmodelles einer Unternehmensnachfolge auf existierende Modelle der Gründungsforschung zurückgegriffen. Dabei ist der in Punkt 3.2.1 vorgestellte Analyserahmen um die Erfolgskomponente zu erweitern. Auch die Darstellung der Zusammenhänge zwischen den Erfolgsfaktoren untereinander stellt eine wesentliche Anforderung an ein Modell dar. Dieser Vorgehensweise folgend wird

452 Bspw. entwickelte Weber ein Erfolgsmodell für externe Unternehmensnachfolgen, bezieht jedoch nur die Dimensionen Person und Prozess in die Betrachtung ein. Die Bereiche Unternehmen und Umfeld werden nicht integriert (vgl. Weber 2009).

zunächst der erweiterte Bezugsrahmen aus der Gründungsforschung vorgestellt. Im zweiten Schritt wird dieses an die Besonderheiten einer Unternehmensnachfolge angepasst. Die in den voranstehenden Abschnitten herausgefilterten Erfolgsfaktoren und Erfolgsmaße werden integriert. Als Ergebnis liegt ein Basismodell für den Erfolg einer Unternehmensübertragung vor.

3.4.1 Bezugsrahmen einer Gründung

In Punkt 3.2.1 wurde der allgemeine Analyserahmen für eine Existenzgründung dargestellt. Diesem fehlt jedoch die Integration des Gründungserfolges als zentrales Maß. Darüber hinaus beinhaltet er nur allgemeine Abhängigkeiten zwischen den Analyseebenen.

In die bisherigen Ausführungen wurden Erfolgsfaktoren einer Unternehmensnachfolge auf Basis der theoretischen Grundlagen und bisherigen empirischen Ergebnisse herausgefiltert. Deren Zusammenhänge und Einflüsse auf den Übernahmeerfolg werden in ein Gesamtmodell integriert. Die Ausführungen basieren auf den für Gründungen entwickelten, erweiterten Bezugsrahmen von Cooper (vgl. Abbildung 11).[453]

Abbildung 11: Bezugsrahmen einer Gründung

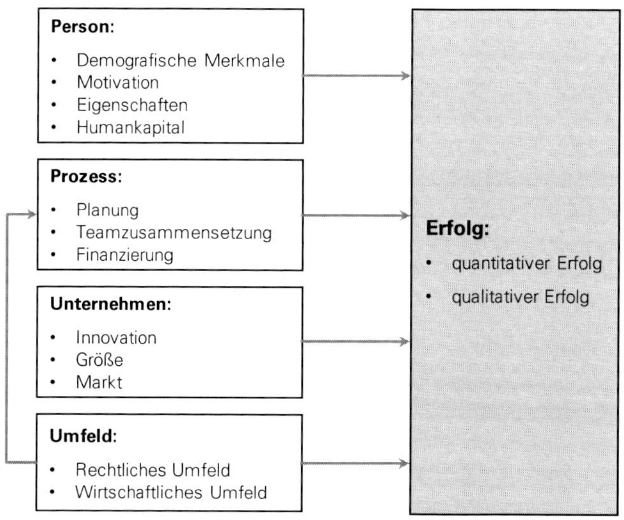

Quelle: Darstellung in Anlehnung an Cooper (1993), S. 243

[453] Vgl. Cooper 1993:

In dem Bezugsrahmen sind die Zusammenhänge zwischen den Erfolgsfaktoren und die direkten bzw. indirekten Wirkbeziehungen auf den Gründungserfolg dargestellt.[454] Die gezeigten Beziehungen verbleiben jedoch auf einem sehr hohen Abstraktionsniveau. Für die Darstellung eines Erfolgsmodells ist die Konkretisierung der Erfolgsfaktoren und -indikatoren erforderlich.

3.4.2 Allgemeines Erfolgsmodell einer Unternehmensnachfolge

Aufbauend auf dem Bezugsrahmen wird das allgemeine Modell für den Erfolg einer Unternehmensnachfolge abgeleitet. Aus den bisherigen Ergebnissen lässt sich das in Abbildung 12 dargestellte Erfolgsmodell erstellen.

Abbildung 12: Allgemeines Erfolgsmodell einer Unternehmensnachfolge

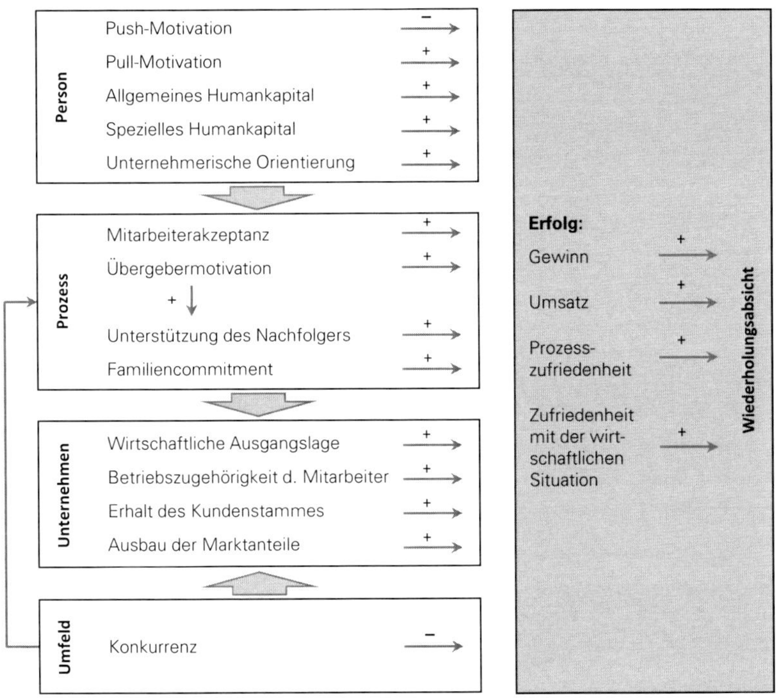

Quelle: Darstellung in Anlehnung an Cooper (1993), S. 243

[454] Vgl. für den ursprünglichen Bezugsrahmen Cooper 1993, S. 243:

Das allgemeine Erfolgsmodell zeigt die Beziehungen der Erfolgsfaktoren mit den entsprechenden Wirkrichtungen auf den Erfolg. Dennoch bleibt es auf einer abstrakten Ebene. Es fehlt die eindeutige Zuordnung, auf welche Erfolgsmaße die Erfolgsfaktoren Einfluss nehmen, beziehungsweise ob alle Erfolgsindikatoren angesprochen werden. Darüber hinaus wurde in den Ausführungen unter Punkt 3.3 dargelegt, dass einige Leistungsgrößen und deren Beurteilungen von Branche zu Branche abweichen können. Auch die Beziehungen zwischen den Erfolgsfaktoren sind stark verallgemeinert dargestellt. Diese Vorgehensweise ist erforderlich, um ein möglichst allgemeingültiges Modell für Unternehmensnachfolgen aufzustellen. Eine zielgerichtete Analyse von Firmenübertragungen erfordert jedoch eine weitere Konkretisierung. Darüber hinaus können die angegebenen Wirkbeziehungen bei bestimmten Anspruchsgruppen variieren, was über Gruppenvariab In den vorstehenden Ausführungen wurden die erforderlichen Gruppengrößen herausgearbeitet.[455] Diese sind in Tabelle 7 bezogen auf ihre jeweilige Ursprungsdimension dargestellt.

Ein Teil der dargestellten Größen ist in Abhängigkeit vom Untersuchungsobjekt zu differenzieren. Werden beispielsweise – wie in der vorliegenden Forschungsarbeit vorgesehen – Unternehmen gleicher Branche untersucht, so liegen gleiche Zulassungsregularien vor. Die daraus ableitbaren Anforderungen an den Übernehmer sind somit identisch und müssen nicht als separate Gruppenvariable Berücksichtigung finden.

Tabelle 7: Gruppenvariablen des allgemeinen Erfolgsmodells einer Unternehmensnachfolge

Dimension	Gruppenvariable
Person	Alter Geschlecht
Prozess	Art der Übertragung (familienintern und familienextern)
Unternehmen	Größe des Unternehmens
Umfeld	Zulassungsregularien Gründungsklima Konjunktur

455 Vgl. Kapitel 3.2.

Ähnliche Anpassungen sind auch auf Modellebene erforderlich. So wird zum Beispiel das Familiencommitment vor allem Übernahmen innerhalb der Familie tangieren, während für Übertragungen an Nichtfamilienmitglieder der Familieneinfluss eine zentrale Größe darstellt.[456] Allgemeingültige Erfolgsmodelle können somit nur eine erste Indikation auf die einflussnehmenden Größen und deren Wirkung auf die Leistungsmaße sein.

3.5 Zwischenfazit

Im dritten Kapitel wurde ein allgemeines Modell für den Erfolg einer Unternehmensnachfolge erstellt. Grundlage waren die theoretischen und empirischen Ergebnisse der Gründungs- und Nachfolgeforschung. Getrennt nach den Dimensionen – Person, Unternehmen, Umfeld und Prozess – wurde der Stand der Forschung präsentiert und auf Eignung für das eigene Erfolgsmodell überprüft.

Der Erfolg einer Unternehmensnachfolge ist durch geeignete Erfolgsmaße zu operationalisieren. Basis bildete dafür die Analyse der bisherigen Forschungsergebnisse und Strukturierung nach deren Zielstellung. Es kristallisierten sich als quantitatives Erfolgsmaß der Umsatz und der Gewinn heraus. Entsprechend der Zielstelllung der vorliegenden Studie werden zur subjektiven Leistungsbeurteilung die Zufriedenheit mit der wirtschaftlichen Entwicklung des Unternehmens, die Prozesszufriedenheit und die Wiederholungsabsicht herangezogen.

Das in Kapitel 3.4.2 dargestellte Erfolgsmodell verfügt – entsprechend den postulierten Anforderungen – über eine gesicherte theoretische Basis. In einem zweiten Schritt ist die Beurteilung der Erfolgsfaktoren, deren Zusammenhänge und Wirkbeziehungen auf den Übernahmeerfolg, unter Berücksichtigung des Untersuchungsobjektes vorzunehmen. Die Einarbeitung von Branchenspezifika führt zu der gewünschten Modellkonkretisierung, auf deren Basis die Ableitung von Hypothesen möglich wird. Letztere bilden wiederum die Grundlage für die Erarbeitung eines Erhebungsmodells, das empirisch auf Gültigkeit geprüft werden kann. Für die vorliegende Arbeit wird die notwendige Einarbeitung der Besonderheiten der zu untersuchenden Branche, Unternehmensgröße und Rechtsform in Kapitel 4 erfolgen.

---

[456] Vgl. dazu die Ausführungen in Punkt 3.2.5.3. So weist beispielsweise Spelsberg 2011 nach, dass für familieninterne Übertragungen die Familienharmonie erfolgsbeeinflussend ist. Dagegen weist Weber 2009 eine negative Erfolgswirkung des Familieneinflusses für Unternehmensübernahmen durch Nichtfamilienmitglieder nach.

4 Anpassung des Erfolgsmodells einer Unternehmensnachfolge auf die Spezifikation von Hausärzten

Das in Kapitel 3 entwickelte allgemeine Modell für Unternehmensnachfolgen wird nachfolgend auf die Zielgruppe angepasst. Zunächst werden die Besonderheiten von Hausärzten in Einzelpraxis mit den Anforderungen an Firmenübertragungen gewerblicher Unternehmen verglichen (vgl. 4.1). Eine Herausforderung stellt die Auswahl geeigneter Erfolgsmaße dar, was in Punkt 4.2.1 beschrieben wird. Die Kausalzusammenhänge zwischen den Einflussfaktoren und dem Erfolg der Praxisübernahme basieren auf den theoretischen Überlegungen und empirischen Ergebnissen. Die Dimensionen Person, Unternehmen, Umfeld und Prozess werden einzeln betrachtet und auf die Charakteristika einer ärztlichen Tätigkeit angepasst. Darauf aufbauend erfolgt die Hypothesenbildung als Grundlage für die empirische Prüfung. Abschluss des Kapitels bildet die Darstellung des Gesamtmodells der Übernahme einer Hausarztpraxis.

4.1 Besonderheiten der Zielgruppe Hausarzt

Niedergelassene Hausärzte gehören zur Gruppe der Freien Berufe. Ihr wirtschaftliches Handeln ist von ethischen Grundsätzen geprägt. Sie unterscheiden sich in einigen Punkten von den Gewerbetreibenden, die in bisherigen Gründungs- und Nachfolgestudien hauptsächlich untersucht wurden. Um eine Abgrenzung vorzunehmen und Gemeinsamkeiten und Unterschiede aufdecken zu können, sind die Rahmenbedingungen und Anforderungen an freiberufliche Hausärzte zu klären. In den nachfolgenden Punkten sollen daher die Grundlagen der Freiberuflichkeit, künftige Herausforderungen an diesen Berufsstand und die gesetzlichen Vorgaben zum unternehmerischen Handeln erörtert werden. Diese Ausführungen bilden die Basis für die Herausarbeitung der Einflussfaktoren auf den Übernahmeerfolg einer Hausarztpraxis.

4.1.1 Hausarzt als freiberuflicher Unternehmer

Ärzte im Allgemeinen und Hausärzte im Besonderen unterliegen strengen staatlichen Regularien. Die Begründung dafür liegt in ihrem Tätigkeitsfeld. Ärzte bewahren ein kostbares Gut: die Gesundheit. Damit sind sie dem Gemeinwohl verpflichtet. Andererseits sind Ärzte in freier Niederlassung jedoch gezwungen, vom Gewinn ihrer Unternehmung zu leben und das wirtschaftliche Risiko zu übernehmen. So gesehen ergibt sich das in

Abbildung 13 dargestellte Spannungsfeld, in dem sich der niedergelassene Hausarzt mit seiner unternehmerischen Tätigkeit ausrichten muss.

Der Schutz des menschlichen Lebens ist ein zentrales Gut. Dies wird im Grundgesetz der Bundesrepublik Deutschland (GG) manifestiert.[457] Die Gesundheit des Einzelnen tangieren die Menschenwürde, das Recht auf Selbstbestimmung und auf körperliche Unversehrtheit.[458] Diese Prinzipien bilden die Grundlage unserer staatlichen Ordnung.

Mit dem Schutz und dem Erhalt der Gesundheit sind Ärzte betraut. Sie tragen mit ihrem Handeln Sorge für das Wohlergehen des Einzelnen und der Gesellschaft.[459] Ihre Tätigkeit ist stark vom öffentlichen Interesse und einem entsprechenden Berufsethos bestimmt. Aus diesen Gründen werden an Mediziner besondere ethische Anforderungen gestellt, festgeschrieben in der Berufsordnung für Ärzte.[460] Dazu gehört bspw. die Verpflichtung zum Gemeinwohl.[461] Darüber hinaus wird dem Arzt ein Gelöbnis abgenommen, mit dem er sich selbst in den Dienst der Menschlichkeit stellt.[462] Er hat seine persönlichen Interessen denen des Patientenwohls unterzuordnen. Das Gewinnstreben darf nur sekundär

Abbildung 13: Spannungsfeld freiberuflicher Niederlassung

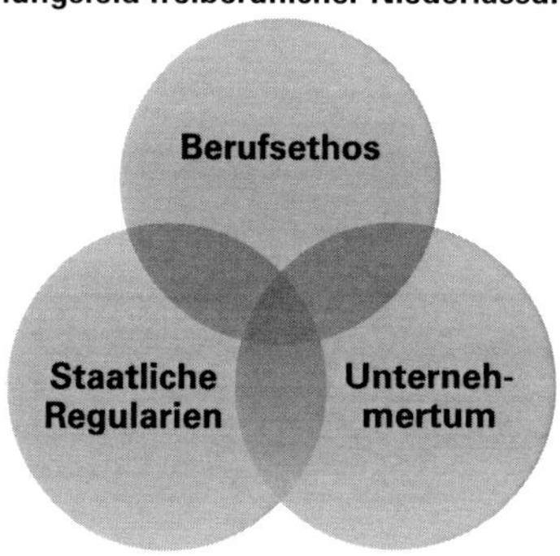

457 Vgl. GG vom 23.07.2010.

458 Vgl. zur Menschenwürde Art. 1 Abs. 1 GG – Recht auf Selbstbestimmung Art. 2 Abs. 1 GG und Recht auf körperliche Unversehrtheit Art. 2 Abs. 2 GG vom 23.07.2010. Einen Überblick zu den Grundlagen ärztlicher Tätigkeit liefert die Studie der Robert-Bosch-Stiftung aus dem Jahr 1995.

459 Vgl. dazu Merz 1997, S. 3f.; Begemann 2008, S. 73ff.

460 Vgl. Musterberufsordnung für deutsche Ärztinnen und Ärzte MBO-Ä) vom 2011 und die Berufsordnung (BO) vom 23.11.2011.

461 Vgl. § 1I MBO-Ä vom 2011.

462 Vgl. bspw. BO vom 23.11.2011 – Dieses Gelöbnis ist als „Hippokratischer Eid" bekannt.

sein.[463] Damit einher geht das Verbot, für seine Leistungen zu werben.[464] Die beschriebene Besonderheit ist die Grundvoraussetzung für die Einordnung des niedergelassenen Arztes als Freiberufler und seine Abgrenzung vom Gewerbetreibenden.[465]

Die Definition von Freiberuflichkeit ist in Gesetzen festgeschrieben. Im Einkommenssteuergesetz (EStG) wird der Arzt automatisch als Angehöriger der freien Berufe klassifiziert: „Zu der freiberuflichen Tätigkeit gehören [u. a.] (...) die selbständige Berufstätigkeit der Ärzte (...).".[466] Das Gesetz für Partnerschaftsgesellschaften Angehöriger Freier Berufe (PartGG) orientiert sich zusätzlich an der Art der Tätigkeit: „Die Freien Berufe haben im Allgemeinen auf der Grundlage besonderer beruflicher Qualifikation oder schöpferischer Begabung die persönliche, eigenverantwortliche und fachlich unabhängige Erbringung von Dienstleistungen höherer Art im Interesse der Auftraggeber und der Allgemeinheit zum Inhalt. Ausübung eines Freien Berufs im Sinne dieses Gesetzes ist die selbständige Berufstätigkeit der Ärzte (...)".[467] Das PartGG stellt somit die besondere berufliche Qualifikation und Verpflichtung zum Allgemeinwohl heraus, was die Bedeutung der hausärztlichen Tätigkeit nochmals unterstreicht. Diese besonderen ethischen Anforderungen führen zu einer Reihe staatlicher Regulierungen, die das unternehmerische Handeln begrenzen. Dazu zählen beispielsweise, dass ein Arzt maximal drei Niederlassungen führen darf,[468] das Verbot von Werbemaßnahmen[469] und die Festsetzung von Preisen für ärztliche Tätigkeiten.[470] Die Rahmenbedingungen für eine Praxisgründung und die selbstständige Berufsausübung werden ebenfalls gesetzlich vorgegeben.[471]

Die Regularien begrenzen die Freiheiten des ärztlichen Unternehmers. Dennoch sind grundlegende Anforderungen an selbstständiges Handeln erfüllt. Der niedergelassene Hausarzt übernimmt das unternehmerische Risiko für seine Tätigkeit. Er erwirtschaftet Gewinne, von denen er seinen Lebensunterhalt bestreitet. Einige Wissenschaftler kritisie-

463 Vgl. Gesellensetter 2007, S. 57ff.; Woopen 2011, S. 233.

464 Vgl. § 7 BO vom 23.11.2011.

465 Vgl. Klemperer 2006, S. 61f.; Seelos 2010, S. 48ff.; Woopen 2011, S. 233.

466 § 18 Abs. 1, S. 2 EStG vom 08.10.2009.

467 § 1 Abs. 2 PartGG vom 23.10.2008.

468 § 17 MBO-Ä von 2011.

469 § 27 MBO-Ä von 2011.

470 Gem. § 1 der Gebührenordnung für Ärzte (GOÄ) ist diese auf ärztliche Leistungen anzuwenden und regelt die entsprechende Vergütung (vgl. GOÄ vom 09.02.1996).

471 Vgl. dazu die Ausführungen in Punkt 4.1.3 bzw. 4.2.4.

ren vor diesem Hintergrund, dass der Arztberuf seine freiberufliche Sonderstellung verliert, da auch unternehmerisches Handeln und Gewinnorientierung heute den Alltag der niedergelassenen Mediziner prägen.[472] Andere Forscher sehen dies als normale Entwicklung, da auch eine Arztpraxis auf Kosteneffizienz und Wirtschaftlichkeit angewiesen ist.[473] Die Möglichkeit, individuelle Gesundheitsleistungen (IGe-Leistung) anbieten zu können, die die Patienten selbst zahlen, und die Existenz von privaten Krankenversicherten führen dazu, dass die unternehmerische Orientierung der Ärzte zunimmt.[474] Dies steht nicht im Widerspruch zu den ethischen Ansprüchen an diese Berufsgruppe, sondern lässt sich mit dem Berufsethos kombinieren.[475] Der Arzt agiert somit als freiberuflicher Unternehmer. Die Anforderungen, die künftig an die Mediziner gestellt werden, bestätigen dies. Sie werden daher im folgenden Punkt betrachtet.

4.1.2 Arztbegriff der Zukunft

Niedergelassene Ärzte verspüren Veränderungsdruck durch den Wandel des Arztbildes und das sich verändernde Umfeld. Beides muss berücksichtigt werden, wenn der Hausarzt auch künftig eine wirtschaftlich gesunde und an die Anforderungen der Gesellschaft angepasste Praxis führen will.

Das Arztbild orientiert sich an den gesellschaftlichen Bedürfnissen. Der niedergelassene Hausarzt „verkauft" eine Dienstleistung. Seine Fachkompetenz hat er durch entsprechende Qualifikationen erworben. In der Vergangenheit entschied er allein über die Behandlungsmethoden und Therapieverläufe. Die Arzt-Patienten-Beziehung war von einer starken Hierarchie-Ebene geprägt. Der Informationsfluss fand einseitig – vom Patient zum Arzt – statt.[476] Heute sind die Ansprüche der Patienten an ihren Hausarzt stark verändert. Es werden Informationen zur Diagnose und über alternative Behandlungsmethoden ge-

472 Vgl. Pellegrino 2005, S. 17ff.; Klemperer 2006, S. 74f.

473 Vgl. dazu Hohner 1994, S. 12f.; Hohner 2003, S. 32f.; Majumdar 2004, S. 137; Jacobs, Kip 2009, S. 14.

474 Vgl. dazu Wörz, Busse 2005, S. 98; Gesellensetter 2007 181ff.; Mielck, Helmert 2007, S. 114ff. und Mittendorf 2008, S. 15ff. – Eine Reihe von Ratgebern ermutigen Ärzte, unternehmerisch zu denken – siehe bspw.: Messner 1997; Jordt et al. 2006; Goetzke 2004 und Schurr et al. 2009 oder stellen die Notwendigkeit dazu heraus (siehe Zwoll et al. 2012). Die Arztpraxis stellt nach vorherrschender Meinung ein Medizinbetrieb dar, in welchem wissensbasierte Dienstleistungen anboten werden (vgl. Cudia 2010; Seelos 2010, S. 1ff.).

475 Vgl. dazu Gesellensetter 2007, S. 57ff. und Rothgang, Staber 2009, S. 497ff.

476 Vgl. Messner 1997, S. 138ff.; Bauer 2004, S. 19ff.

fordert. Das Internet bietet zusätzliche Recherchemöglichkeiten.[477] Gesundheit und die ärztliche Dienstleistung werden zum Konsumgut und der Patient entwickelt sich zum selbstbestimmten, informierten Partner. Das Grundvertrauen der Öffentlichkeit in die Mediziner sinkt. Dementsprechend werden Qualitätsbeurteilungen und Transparenz der ärztlichen Leistungen gefordert.[478] Durch gesetzliche Regelungen und informelle Beurteilungen u. a. im Internet wird diesem veränderten Bedürfnis Rechnung getragen.[479] Auf das Tätigkeitsfeld wirken außerdem der demographische Wandel und der Anstieg psychischer Erkrankungen. Der Hausarzt sieht sich einem immer älter werdenden Patientenstamm gegenüber und muss zudem auf neue Krankheitsbilder reagieren. Er wird vom „bloßen" Mediziner zum „Lebensberater", was mit einer hohen Arbeits- und Zeitbelastung einhergeht.[480]

Die veränderte Nachfrage nach ärztlichen Dienstleistungen spiegelt sich auch im Reformbedarf des deutschen Gesundheitssystems wider.[481] Das Tätigkeitsfeld des Hausarztes wird zunehmend beschnitten. Die Therapiefreiheit bleibt zwar unangetastet, jedoch muss der Mediziner den Nutzen für den Patienten mit den Kosten der Behandlung abwägen und eine wirtschaftlich orientierte Therapieauswahl treffen.[482] Zugleich steigen die bürokratischen Anforderungen. Abrechungssysteme, Qualitätsmanagementsysteme und das Reporting gegenüber den Krankenversicherungen nehmen heute einen wesentlichen Teil der täglichen Arbeitszeit ein.[483] Permanente gesetzliche Änderungen erzeugen zusätzlichen Stress. Ein weiterer Teil der Ressourcen wird künftig durch einen prognostizierten

---

477 Vgl. u. a. Robert-Bosch-Stiftung. 1995, S. 95ff.; Gap Gemini Ernst & Young 2001; Klemperer 2006, S. 61; Chambers, Colin-Thomé 2009, S. 29ff.; Obermann, Müller 2011, S. 10ff.

478 Vgl. Stern 1996, S. 87f.; Brucks 2003, S. 63ff.; Klemperer 2006, S. 62ff.; Chambers, Colin-Thomé 2009, S. 29ff.

479 Die rechtliche Verpflichtung zur Einführung eines Qualitätsmanagements bei Vertragsärzten wurde in § 135a Abs. 2 GMG festgeschrieben (vgl. GMG vom 14.11.2003).

480 Vgl. Hohner 1999, S. 290f.; Majumdar 2004, S. 13ff.; Huber 2007, S. 401 – Durch die neuen Anforderungen und Arbeitsbelastungen sinkt die Attraktivität des Arztberufes (vgl. dazu Stern 1996, S. 87f.; Berning, Novak 2010, S. 149). Gemäß einer aktuellen Absolventenstudie der TU Dresden streben nur 30 Prozent der Medizinabsolventen eine eigene Niederlassung an (siehe Lenz 2007, S. 172).

481 Vgl. Majumdar 2004, S. 138; Chambers, Colin-Thomé 2009, S. 35f. – Schüpbach und Majumdar sprechen in diesem Zusammenhang von einem dynamischen Umfeld (vgl. Schüpbach, Majumdar 2003, S. 381).

482 Vgl. zum Spannungsfeld zwischen der ärztlichen Freiheit und den gesetzlichen Vorgaben u. a. Preis 2010, S. 140ff.

483 Vgl. Stern 1996, S. 89f.; Preis 2010, S. 140

Ärztemangel gebunden, der vor allem die Hausärzte in den neuen Bundesländern treffen wird.[484]

Die niedergelassenen Hausärzte sind gezwungen, auf die beschriebenen Änderungen adäquat zu reagieren, um auch künftig erfolgreich am Markt bestehen zu können. Dabei spielen betriebswirtschaftliche und soziale Kompetenzen eine entscheidende Rolle.[485] Zum einen wird der Hausarzt stärker mit unternehmerischen Aufgaben betraut. Auf der anderen Seite verlangt das veränderte Arzt-Patienten-Verhältnis die stärkere Berücksichtigung der Patientenbedürfnisse und eine vertrauensvolle und offene Kommunikation.[486] Der Hausarzt ist künftig noch stärker darauf angewiesen, dass das gesamte Praxisteam – unter seiner Führung – kundenorientiert handelt.[487] Damit einher gehen der Abbau strikter Hierarchieebenen und die verstärkte Aufgabenteilung zwischen dem Praxispersonal und dem Mediziner.[488] Nur ein eingespieltes Team wird die künftigen Anforderungen meistern können.

4.1.3 Rahmenbedingungen einer ärztlichen Niederlassung

Die ärztliche Niederlassung ist durch eine Vielzahl gesetzlicher Vorgaben bestimmt. Diese Regularien tangieren den Prozess einer Praxisübernahme ebenso, wie die tägliche Arbeit des Hausarztes. Für die Ableitung des Erfolgsmodells einer Praxisübernahme und deren empirische Prüfung ist es unumgänglich, die Rahmenbedingungen einer Niederlassung zu berücksichtigen. Aus diesen Gründen werden nachfolgend die wichtigsten Vorgaben aufgeführt.

Im Mittelpunkt der vorliegenden Studie stehen Hausärzte, die an der vertragsärztlichen Versorgung teilnehmen.[489] Voraussetzung für deren Tätigkeit bilden die Vorgaben der Zu-

---

484 In der Literatur wurde vor einigen Jahren noch über eine Ärzteschwemme diskutiert. Hochrechnungen zeigen jedoch, dass durch die Altersstruktur der niedergelassenen Hausärzte, verbunden mit der demographischen Entwicklung der Patienten, künftig von einem Ärztemangel auszugehen ist. Das Thema wird in der Literatur breit diskutiert – siehe u. a. Kopetsch 2002; Klose et al. April 2003, S. 19ff.; Maus, Gieseke 2007, S. 618ff.; Richter-Kuhlmann 2007, S. 2842; Kurzke 2008, S. 422ff.; Kopetsch 2010.

485 Zu den neuen Kompetenzen siehe Hohner 1999, S. 290f.; Hohner 2003, S. 22ff.; Chambers, Colin-Thomé 2009, S. 38ff.; Conbere et al. 2010, S. 65f.

486 Vgl. u. a. Klemperer 2006, S. 61; Huber 2007, S. 401; Kuhlmann et al. 2007, S. 522.

487 Vgl. Chambers, Colin-Thomé 2009, S. 38ff.; Conbere et al. 2010, S. 65f.

488 Vgl. Jacobs, Kip 2009, S. 13ff.

489 Zur Begriffsbestimmung des Vertragsarztes siehe Punkt 2.1.2.

lassungsverordnung für Vertragsärzte (Ärzte-ZV) i. V. m. den Regelungen des SGB V.[490] Für eine Praxisneugründung oder die Übernahme einer Hausarztpraxis ist eine Bewerbung beim Zulassungsausschuss der zuständigen Kassenärztlichen Vereinigung (KV) erforderlich.[491] Eine erste Voraussetzung ist das Vorliegen der erforderlichen Qualifikationen.[492] Dabei ist von wesentlicher Bedeutung, ob für das Gebiet, in dem die Praxis liegt bzw. liegen soll, eine Überversorgung besteht.[493] Ist dies der Fall, so kann i. d. R. die Existenzgründung eines Hausarztes nur durch eine Praxisübernahme erfolgen. Ist kein potenzieller Übergeber vorhanden, muss sich der Nachfolgeinteressent bei der KV auf einer Warteliste vormerken lassen. Das amtliche Nachbesetzungsverfahren ist im § 103 Abs. 4 SGB V geregelt. Der Praxisübergeber beantragt die Ausschreibung des Kassenarztsitzes bei der KV. Danach erhalten der abgebende Hausarzt und der Zulassungsausschuss eine Liste der vorliegenden Bewerbungen. Für die Auswahl des passenden Nachfolgers ist der Zulassungsausschuss zuständig. Die Interessen des Übergebers sind – entsprechend der gesetzlichen Vorgaben – vor allem in Bezug auf den Kaufpreis zu berücksichtigen. Diese Regelung sieht kein Vorschlagsrecht des abgebenden Hausarztes vor.[494] Favorisiert der Übergeber einen bestimmten Nachfolgekandidaten, so bleibt ihm nur die Möglichkeit, die anderen Bewerber zum Verzicht auf die Praxisübernahme zu bewegen.[495]

Bestehen keine Zulassungsbeschränkungen für das vom Hausarzt ausgewählte Gebiet, so erfolgt die Vergabe der Vertragsarztsitze durch eine Zulassung. Neugründungen sind

490 Vgl. Ärzte- ZV vom 22.12.2011 – Die Zulassungsverordnung (Ärzte-ZV) und die Reglungen gem. §§ 95 SGB V bilden den Rahmen für die ärztlichen Tätigkeit.

491 Die entsprechende Rechtsgrundlage findet sich in § 95 SGB V i. V. m. der Ärzte-ZV. Der Zulassungsausschuss besteht nach § 96 Abs. 2, S. 1 SGB V i. V. m. Abschnitt X und § 34 Ärzte-ZV aus Vertretern der Ärzteschaft und der Krankenkassen in gleicher Zahl.

492 Gem. § 95 a SGB V i. V. m. Abs. I § 3 Ärzte-ZV ist das Vorliegen der Approbation gem. Approbationsordnung (ÄAppo) und der entsprechenden Facharztausbildung erforderlich (vgl. Kapitel 2.1.2).

493 Überversorgte Gebiete definieren sich nach § 101 SGB V i. V. m. Abschnitt IV a § 16 b Ärzte-ZV und § 15 Richtlinie des Gemeinsamen Bundesausschusses über die Bedarfsplanung sowie die Maßstäbe zur Feststellung von Überversorgung und Unterversorgung in der vertragsärztlichen Versorgung (Bedarfsplanungs-Richtlinie) durch das Übersteigen des bedarfsgerechten Versorgungsgrades um 10 Prozent. Das führt zu Zulassungsbeschränkungen für das entsprechende Gebiet.

494 Vgl. dazu auch die Ausführungen von Cramer, Maier 2002a, S. 549; Klapp 2006, S. 32; Nußbaum et al. 2006, S. 51ff.

495 Durch die zu berücksichtigenden Interessen des abgebenden Arztes geht man in der Praxis davon aus, dass vorliegende Verträge mit einem Nachfolgeinteressenten positiv auf die Zulassungsvergabe wirken bzw. das der Übergeber durch Gespräche mit den anderen Bewerbern auf deren Verzicht einwirken kann (vgl. dazu Klapp 2006, S. 32).

somit möglich. Ziel der benannten Markteingriffe ist es, die Konkurrenz unter den Ärzten einzudämmen und so einen kollegialen Umgang miteinander zu fördern.

Mit der Zulassung zur vertragsärztlichen Tätigkeit erkennt der Hausarzt eine Reihe von Regelungen für seine tägliche Arbeit an. Dazu gehören u. a.:

- Pflicht zur Weiterbildung gem. § 4 MBO-Ä
- Pflicht zur Teilnahme an Maßnahmen zur Qualitätssicherung gem. § 5 MBO-Ä
- Verbot von Werbung gem. § 27 Abs. 3 MBO-Ä
- Leistungserbringung gem. § 72 Abs. 2 SGB V
- Einhaltung der Verträge der Kassenärztlichen Vereinigung und der Krankenkassen zur Versorgung der Bevölkerung inklusive Berücksichtigung der entsprechenden Arznei- und Heilmittelvereinbarungen gem. § 83 und § 84 SGB V
- Akzeptanz der Vergütung entsprechend den Verträgen zwischen Kassenärztlichen Vereinigungen und Krankenkassen bzw. dem Bundesmantelvertrag gem. § 85 und 87 SGB V
- Anerkennung der arzt- und praxisbezogenen Regelleistungsvolumina gem. § 87 b SGB V.

Die exemplarisch aufgeführten Regelungen zeigen, dass der Arzt in seinen unternehmerischen Freiheiten – insbesondere in Bezug auf die Preisbildung und das Leistungsangebot – begrenzt ist. Darüber hinaus steht es ihm frei, IGe-Leistungen anzubieten und so die Höhe seiner Einnahmen positiv zu beeinflussen.[496]

4.1.4 Implikationen für die eigene Forschungsarbeit

Der Unterschied zwischen dem niedergelassenen Hausarzt als Angehöriger der Freien Berufe und dem Gewerbetreibenden wird vor allem in der Vielzahl der gesetzlichen Vorgaben deutlich. Das bietet Vorteile, hat jedoch auch den Nachteil, dass seine unternehmerische Freiheit beschnitten wird. Die staatlichen Vorgaben erschweren zum einen das wirtschaftliche Handeln, sichern dem Mediziner auf der anderen Seite jedoch den Aufbau und Erhalt seiner Existenz. Für die Beantwortung der Frage, ob ein Vertragsarzt vor diesem Hintergrund noch als Unternehmer bezeichnet werden kann, sind weitere Aspekte

[496] Vgl. dazu Ausführungen in Punkt 4.1.1.

einzubeziehen.[497] Niedergelassene Mediziner stehen einem dynamischen Umfeld gegenüber. Sie müssen auf veränderte Kundenbedürfnisse ebenso reagieren, wie auf Reformen im Gesundheitssystem. Unternehmerische Freiheiten bestehen vor allem im Bereich der IGe-Leistungen, die zusätzlich angeboten werden können. Auch kann heute nicht mehr davon ausgegangen werden, dass eine Arztpraxis ohne weiteres Zutun wirtschaftlich erfolgreich läuft. Vielmehr muss der Hausarzt seine Tätigkeit unternehmerisch ausrichten. Patientenorientierung, Offenheit für Innovationen, Kostenbewusstsein und eine gewisse Unsicherheitstoleranz sind wichtige Voraussetzungen für eine erfolgreiche Praxisführung. Der Arzt muss somit über eine breite unternehmerische Kompetenz verfügen, um auf Dauer wirtschaftlich sinnvoll zu arbeiten. Dieser Argumentation folgend, ist der niedergelassene Mediziner als Unternehmer zu begreifen, wenn auch seine besondere Stellung als Freiberufler zu Vorgaben führt, die ihn vom Gewerbetreibenden unterscheiden.

4.2 Auswirkungen der Besonderheiten von Hausärzten auf das Erfolgsmodell einer Unternehmensnachfolge

Die Unterschiede zum Gewerbetreibenden beeinflussen die Erforschung der Erfolgsfaktoren für Praxisübernahmen. Dies bestätigen Studien, die den Erfolg und die Rahmenbedingungen von Freiberuflern im Allgemeinen und/oder Ärzten im Besonderen untersuchen. In Tabelle 8 sind empirische Arbeiten aufgeführt, die als Grundlage für die weiteren Ausführungen dienen. Die Auswahl der Untersuchungen wurde nach folgenden Kriterien vorgenommen:

- Als Zielgruppe der empirischen Arbeiten wurden Freiberufler generell, Ärzte allgemein, niedergelassene Ärzte allgemein bzw. Hausärzte im Besonderen fokussiert.
- Das Erkenntnisinteresse lag direkt in der Untersuchung von Einflussfaktoren auf den Praxiserfolg oder in der Erklärung einzelner Erfolgsfaktoren.[498]
- Es wurden sowohl wissenschaftliche Studien aus Deutschland, als auch aus dem internationalen Bereich, in die Betrachtung einbezogen.

---

[497] Zur Begriffsbestimmung Vertragsarzt bzw. zur Einordnung des Begriffes siehe Punkt 2.1.2

[498] Vgl. für eine Übersicht über mögliche Einflussfaktoren auf den Gründungserfolg – die Erfolgsfaktoren – die Ausführungen in Kapitel 3.

Tabelle 8: Studien zur Erforschung von Einflussfaktoren auf den Erfolg einer Arztpraxis bzw. einer freiberuflichen Tätigkeit

Autor(en)	Erscheinungsjahr	Zielgruppe	Erkenntnisinteresse	Auswertungsmethode
Ackermann	2006	Niedergelassene Ärzte in Deutschland, Einzugsbereich der KV Nordrhein	Erfolgsfaktoren der Existenzgründung und -sicherung	Regression
Ackermann et al.	2004	Niedergelassene Ärzte in Deutschland, Einzugsbereich der KV Nordrhein	Erfolg und Erfolgsfaktoren freiberuflich tätiger Ärzte	Regression
Bejean et al.	2007	Niedergelassene Hausärzte in Frankreich	Unterschiede in den Eigenschaften von Hausärzten und deren Einfluss auf die Wahl der Praxisform	Clusteranalyse
Cheng et al.	2011	Niedergelassene Hausärzte und Spezialisten in Australien	Einflussfaktoren auf die Höhe des Einkommens der Ärzte	Regression
Cooper et al.	1989	Niedergelassene Hausärzte in Großbritannien	Zufriedenheit, mentale Gesundheit und Stress von Hausärzten	Regression
Deutsche Apotheker- und Ärztebank, Zentralinstitut für die kassenärztliche Versorgung in der Bundesrepublik Deutschland	2007	Niedergelassene Ärzte in Deutschland	Darstellung des Investitionsverhaltens, Vergleich von Praxisneugründung und -übernahme	Deskriptiv
Dwarswaard et al.	2011	Niedergelassene Hausärzte in den Niederlanden	Einfluss der Gesundheitsreformen – wie bspw. Lockerung des Werbeverbotes – auf die Berufsethik des Arztes	Inhaltsanalyse
Günther et al.	2009, 2010	Assistenzärzte in Deutschland	Anreize (Motive) für eine Niederlassung auf dem Land	Discrete-Choice-Analyse, Regression
Hohner	1994	Niedergelassene Ärzte in Deutschland	Gründungsmotivation und Zufriedenheit mit der Niederlassung	Inhaltsanalyse
Hohner	1999	Niedergelassene Ärzte in Deutschland	Motive für die Selbstständigkeit, Arzt als Unternehmer	Inhaltsanalyse
Hohner et al.	2003	Niedergelassene Ärzte und Psychologen in Deutschland	Untersuchung der Berufsverläufe und Motivation zur Selbstständigkeit	Deskriptiv

Autor(en)	Erscheinungsjahr	Zielgruppe	Erkenntnisinteresse	Auswertungsmethode
Jacobs	2005	Hausärzte in Deutschland, Italien und Großbritannien	Stellenwert betriebswirtschaftlicher Qualifikationen für Ärzte im Ländervergleich	Inhaltsanalyse
Klingenberger, Becker	2004, 2007 und 2008	Niedergelassene Zahnärzte in Deutschland	Analyse der Umfeldfaktoren, wie bspw. Zahnarztdichte und Wettbewerb – Darstellung der Entwicklung mittels Paneldaten	Deskriptiv
Martin-Fernandez et al.	2007	Beschäftigte im Gesundheitswesen in Spanien (Ärzte, Apotheker, Krankenschwestern etc.)	Wirkungen von sich ändernden Umfeldfaktoren auf die Zufriedenheit und das Wohlbefinden von Fachpersonal	Varianzanalyse
Merz, Paic	2004	Freiberufler allgemein	Einflussfaktoren auf die Existenzgründungen von Freiberuflern und Unternehmern	Regression
Merz, Paic	2006	Freiberufler allgemein	Erfolgsfaktoren freiberuflicher Gründungen	Regression
Morris et al.	2011	Niedergelassene Hausärzte in Großbritannien	Einflussfaktoren auf das Einkommen der Ärzte	Regression
Müller, Kohls	2001	Niedergelassene Gynäkologen in Deutschland	Zusammenhang zwischen Unternehmereigenschaft und wirtschaftlichen Erfolg	Regression
Obermann, Müller	2011	Niedergelassene Ärzte in Deutschland	Stimmungsbild und wirtschaftliche Situation niedergelassener Ärzte	Deskriptiv
Obermann et al.	2007	Niedergelassene Ärzte in Deutschland	Rahmenbedingungen der niedergelassenen Ärzte, Zufriedenheit, Einschätzung der Zukunft	Deskriptiv
Paic	2006	Freiberufler allgemein	Einflussfaktoren auf den Gründungserfolg	Regression
Prenzler, Friedrich	2008	Niedergelassene Ärzte in Deutschland	Gründungsmotivation	Deskriptiv
Roick et al.	2010	Niedergelassene Ärzte in Deutschland	Einflussfaktoren auf die Niederlassungsentscheidungen (Motive für die Gründung)	Regression
Scott et al.	2006	Niedergelassene Hausärzte in Großbritannien	Einflussfaktoren auf die Zufriedenheit mit der Selbstständigkeit u. Absicht zur Praxisaufgabe	Strukturgleichungsmodell

Autor(en)	Erscheinungsjahr	Zielgruppe	Erkenntnisinteresse	Auswertungsmethode
Stetz et al.	2000	Heilberufe allgemein in USA	Einfluss der unternehmerischen Orientierung auf den Praxiserfolg	Strukturgleichungsmodell
Whynes et al.	1999	Niedergelassene Hausärzte in Großbritannien	Unternehmerische Orientierung von Hausärzten im Zusammenhang mit Reformen im Gesundheitswesen (Performanceorientierte Vergütung)	Regression

Neben den benannten Untersuchungen existiert eine Vielzahl populärwissenschaftlicher Arbeiten zu Erfolgsfaktoren ärztlicher Niederlassungen.[499] Für die eigene Erhebung werden zur Erklärung von Kausalzusammenhängen wissenschaftliche Arbeiten einbezogen. Zusätzliche Publikationen dienen u. U. der Ergänzung bzw. Verdeutlichung spezieller Wirkbeziehungen.

Mögliche Einflussfaktoren auf den Erfolg einer Arztpraxis sind bisher gut erforscht. Es liegen sowohl qualitative als auch quantitative Analysen vor, was die Voraussetzung für das konfirmatorische Vorgehen bildet.[500] Bisher fehlen jedoch Untersuchungen zur Übernahme einer Arztpraxis. Dies unterstreicht die theoretische Relevanz der vorliegenden Studie. In den nachfolgenden Punkten werden daher sowohl mögliche Maße für den Übernahmeerfolg einer Hausarztpraxis, als auch dessen Einflussgrößen, diskutiert. Die getroffenen Aussagen werden aus den angeführten empirischen und konzeptionellen Arbeiten extrahiert und zu einem Erfolgsmodell zusammengefügt.

4.2.1 Erfolgsmaße der Übernahme einer Hausarztpraxis

Bei der Auswahl relevanter Erfolgsmaße für den Übernahmeerfolg einer Hausarztpraxis kann nur bedingt auf bestehende empirische Erhebungen zurückgegriffen werden. Relevant sind dabei Untersuchungen, die den Erfolg einer Niederlassung allgemein oder auch deren Gründungsprozess betrachten.[501] Diese werden durch Leistungsmaße aus der Nachfolgeforschung ergänzt. In Kapitel 3.3 erfolgte die Ableitung entsprechender Größen.

---

499 Vgl. u. a. die Umfragen und Arbeiten von Riegl 1990; Gap Gemini Ernst & Young 2001; Ärzte-Zeitung (Hrsg.) 2002; Ransom 2003; Ehlers, Hesral 2009.

500 Vgl. die Ausführungen in Kapitel 2.2 zum gewählten Vorgehen für die eigene Erhebung.

501 Vgl. Tabelle 8.

Diese werden nachfolgend auf die Anwendbarkeit für die Übertragung einer Hausarztpraxis geprüft. Postulierte Anforderungen – die individuell/einzelwirtschaftliche Betrachtungsebene und die Integration quantitativer und qualitativer Erfolgsmaße – werden übernommen.[502] Es erfolgt eine Bewertung, ob für eine objektive Messung der Gewinn und der Umsatz der Hausarztpraxis relevant sind. Zur subjektiven Leistungsdarstellung könnten die Prozesszufriedenheit sowie die Zufriedenheit mit der wirtschaftlichen Situation und die Wiederholungsabsicht des übernehmenden Hausarztes als übergeordnete Erfolgskategorie in Betracht kommen.

Gewinn und Umsatz

Der drohende Ärztemangel führt zu Untersuchungen, welche Anreize die Ärzte zu einer Niederlassung – insbesondere auf dem Land – motivieren.[503] Finanzielle Größen spielen dabei eine herausragende Rolle. So wird davon ausgegangen, dass monetäre Leistungen junge Mediziner dazu bewegen, eine Hausarztpraxis auf dem Land zu übernehmen.[504] Die fehlende Infrastruktur in ländlichen Gebieten soll so kompensiert werden. Quantitative Größen nehmen scheinbar Einfluss auf das Verhalten der Ärzte.

In Punkt 4.1.1 wird die Notwendigkeit der niedergelassenen Hausärzte, wirtschaftlich erfolgreich zu arbeiten, dargestellt. Der ökonomische Erfolg ist die Grundvoraussetzung für die Sicherung des Lebensunterhaltes und der Generierung eines angemessenen Einkommens. Auf der anderen Seite existiert eine Reihe von staatlichen Regularien, die eine freie Preisgestaltung und eine Ausweitung der Einnahmen einschränken.[505] Vor diesem Hintergrund ist zu bewerten, ob der Umsatz und der Gewinn als quantitative Erfolgsmaße einer Übernahme geeignet sind.

Beide Größen stehen in einem engen Zusammenhang. Grundsätzlich ist es dem Vertragsarzt möglich, sowohl Einnahmen aus der gesetzlichen Krankenversicherung (GKV) als auch private Leistungen zu erzielen sind. Damit erhält er zusätzlichen Gestaltungsspielraum. Statistiken belegen, dass der Hauptanteil der Einnahmen aus Mitteln der GKV

---

502 Vgl. dazu die Ausführungen in Kapitel 3.3.

503 Vgl. dazu Günther et al. 2009, Günther et al. 2010; Gurtner, Werner 2012.

504 Ebenda.

505 Vgl. zu den entsprechenden Reglungen Kapitel 4.1.

erwirtschaftet wird.[506] Dabei sind starke Unterschiede zwischen den Spezialisten und den Hausärzten, aber auch zwischen den neuen und alten Bundesländern zu konstatieren. Obermann geht davon aus, dass Hausärzte 63 Prozent ihrer Umsätze von der GKV beziehen, Spezialisten jedoch nur noch 45 Prozent.[507] Jochheim geht dem gegenüber von durchschnittlich 10 Prozent private Einnahmen im Gesundheitsweisen aus.[508] Verallgemeinerung erscheinen schwer möglich. Es ist anzunehmen, dass für Hausärzte die Einnahmen aus privaten Gesundheitsleistungen derzeit noch eine untergeordnete Rolle spielen.

Ackermann diskutierte in ihren Arbeiten verschiedene ökonomische Erfolgsmaße für niedergelassene Ärzte.[509] Als Indikatoren kommen bspw. Umsatzgröße, Einkommen nach Steuern, Patientenzahlen oder auch Abschlagszahlungen durch die KV in Frage.[510] Die Mediziner wurden gezielt nach der Wichtigkeit dieser Erfolgsmaße befragt. Das Ergebnis zeigt, dass Ärzte das verfügbare Einkommen nach Steuern als wichtigste Größe sehen.[511] Bei der Beurteilung des Praxiserfolges spiegelt das Einkommen nach Steuern jedoch nicht zwangsläufig den tatsächlichen Praxiserfolg wider.[512] Dementsprechend wird in weiteren Studien der Gewinn als Erfolgsindikator integriert.[513] Dieser Herangehensweise wird im Rahmen der Arbeit gefolgt. Des Weiteren stellt der Umsatz eine Kontrollgröße dar, die zusätzlich erhoben wird.[514]

Kritisch ist diese Fokussierung quantitativer Größen aus moralischen Gründen. Das Berufsethos verlangt von Medizinern, dass sie ihr Interesse dem Gemein- und Patientenwohl unterordnen. Befragungen zeigen zudem, dass nicht alle Ärzte durch finanzielle Anreize steuerbar sind.[515] Hohner stellt bspw. in seiner Befragung heraus, dass überdurch-

[506] Vgl. u. a. Obermann et al. 2007, S. 4f.; Jochheim 2010, S. 176.

[507] Obermann et al. 2007, S. 4f.

[508] Jochheim 2010, S. 176.

[509] Vgl. Ackermann et al. 2004, S. 6ff.; Ackermann 2006, S 191ff.; Ackermann 2008, S. 104ff.

[510] Vgl. Ackermann 2006, S. 191ff.

[511] Ackermann 2006, S. 193.

[512] Vgl. Ausführungen in Punkt 3.3.1.

[513] Vgl. u. a. Müller, Kohls 2001, S. 895; Cheng et al. 2011. Darüber hinaus werden vereinzelt weitere Indikatoren, wie bspw. das Einkommen pro Stunde (vgl. Morris et al. 2011), das Umsatzwachstum oder auch die Anzahl der angestellten Ärzte herangezogen (siehe Stetz et al. 2000).

[514] Vgl. dazu die entsprechenden Ausführungen in Punkt 3.3.1 – Der Umsatz als Vergleichsgröße eignet sich besonders, da es sich um eine homogene Untersuchungseinheit – Hausärzte in Einzelpraxis – handelt.

[515] Vgl. dazu Bejean et al. 2007, S. 235 .

schnittliches Einkommen und/oder hoher materieller Wohlstand für Ärzte von untergeordneter Bedeutung sind.[516] Unumstritten ist, dass der niedergelassene Mediziner eine faire Entlohnung für seine Arbeit erhalten soll. Eine reine Fokussierung auf ökonomische Größen ist dennoch nicht zielführend.[517] Die Berücksichtigung der staatlichen Markteingriffe unterstreicht dies. Ein niedergelassener Hausarzt kann letztendlich nur begrenzt seine wirtschaftlichen Zahlen beeinflussen. Zwar kann er – analog dem gewerblichen Unternehmer – seine Einnahmen erhöhen. Die Mittel dafür sind jedoch überschaubar: Er kann zusätzlich private Leistungen anbieten und/oder die Zahl der behandelten Patienten erhöhen. Letzteres wirkt jedoch zeitverzögert, da die Abrechnung der KV den Werten des adäquaten Vorjahresquartals entspricht. Eine zweite Möglichkeit ist die Kosteneinsparung. Dabei spielt seine unternehmerische Orientierung eine wesentliche Rolle. Die beschriebenen Punkte werden im Verlauf der Arbeit weiter diskutiert.

Die von Ackermann herausgearbeiteten Präferenzen für das Einkommen, das dem Arzt zur Verfügung steht, zeigen einen weiteren Aspekt auf.[518] Letztendlich muss der Mediziner mit seiner Entlohnung zufrieden sein, um seine Praxis als wirtschaftlich erfolgreich wahrzunehmen. Damit erhalten die qualitativen Erfolgsgrößen eine exponiert Stellung bei der Bewertung des Praxiserfolges.

Qualitative Ebene

Subjektive Erfolgsmaße sind eine geeignete Ergänzung der ökonomischen Leistungsindikatoren und berücksichtigen zudem die Besonderheiten der niedergelassenen Hausärzte. Für die Erforschung des Praxiserfolges nutzten Wissenschaftler bisher verschiedene qualitative Kriterien zur Leistungsbeurteilung. Beispielsweise versuchten Merz und Paic, etablierte Größen der Gründungsforschung auf die Angehörigen der Freien Berufe zu übertragen.[519] In ihren Studien stellten sie fest, dass die Überlebensdauer der Unternehmung als Erfolgsmaß für Heilberufe nicht geeignet ist, da in diesem Segment der Großteil der Gründer auch nach drei Jahren noch aktiv am Markt agiert.[520] Eine trennscharfe Unterscheidung zwischen erfolgreichen und erfolglosen Gründern ist durch diesen Indikator

516 Hohner 1994, S. 25ff.

517 Vgl. Scott et al. 2006, S. 537f.

518 Vgl. Ackermann 2006, S. 193.

519 Vgl. Merz, Paic 2004; Merz, Paic 2005; Merz, Paic 2006a; Merz, Paic 2006b.

520 Vgl. Merz, Paic 2006a; Merz, Paic 2006b; Paic 2006.

nicht möglich. Wie bereits beschrieben ist die individuelle Bewertung der wirtschaftlichen Entwicklung der Praxis für Ärzte ein adäquates Erfolgsmaß. Aus diesem Grund, wird die Zufriedenheit mit dem wirtschaftlichen Erfolg für die eigene Erhebung genutzt.

Im Erkenntnisinteresse der Untersuchung steht u. a. die Erklärung der Einflussgrößen auf die Übernahme an sich. Der im Rahmen der Nachfolgeforschung angewandte Erfolgsindikator Prozesszufriedenheit ist eine geeignete Möglichkeit, dieses Ziel zu erfüllen. Die Kenntnis der Determinanten, die helfen eine Praxisübertragung erfolgreich durchzuführen, besitzt zudem eine starke praktische Relevanz. Aus den benannten Gründen wird dieses Maß als Indikator für den Erfolg einer Praxisübernahme in das Übernahmemodell integriert.

Wissenschaftler widmen sich der Frage, ob die niedergelassenen Mediziner mit ihrer Situation zufrieden sind.[521] Ackermann greift für die Erklärung dieses Sachverhaltes auf die Bedürfnispyramide von Maslow zurück und zeigt, dass ein zufriedenstellendes Einkommen die Basis einer Selbstständigkeit bildet, jedoch keine generelle Zufriedenheit erzeugt.[522] Die Erfüllung der persönlichen Erwartungen und Bedürfnisse bildet dementsprechend eine wesentliche zusätzliche Zielkategorie. Janus et al. heben die Vielschichtigkeit persönlicher Zufriedenheit hervor.[523] Ackermann definiert eine Vielzahl von Items, die zur Erklärung herangezogen werden: die Arbeitszeit, die Zufriedenheit mit der verbleibenden Zeit, die Wiederwahl des Arztberufes, überdachte Niederlassungsentscheidung und die direkte Abfrage der Zufriedenheit.[524] Diese Einzelkriterien werden zu einem Gesamtzufriedenheitswert subsummiert. Als weiteres Erfolgsmaß integriert sie „Freizeit" in ihre Untersuchung.[525] Dazu ist kritisch anzumerken, dass die Freizeit eines Arztes – unter Berücksichtigung seiner persönlichen Präferenzen – ein Kriterium darstellt, das wiederum auf die Zufriedenheit wirkt und kann somit kein gleichgeordneter Indikator sein. Es zeigt

521 Vgl. u. a. Stern 1996; Whynes et al. 1999; Ackermann et al. 2004; Ackermann 2006; Gothe et al. 2007; Janus et al. 2007; Obermann et al. 2007; Ackermann 2008. In diesem Zusammenhang spielt auch die Unternehmensgröße eine Rolle. So wird bei Kleinstunternehmen – wie es die Einzelpraxis des Hausarztes darstellt – die Zufriedenheit als Erfolgsmaß mit höchster Priorität eingestuft Walker, Brown 2004, S. 588f.

522 Vgl. Ackermann et al. 2004, S. 5; Ackermann 2006, S. 169 bzw. Beschreibung der möglichen Sichtweisen auf den Erfolg in Punkt 2.2.2.1.

523 Janus et al. 2007, S. 364.

524 Ackermann et al. 2004, S. 7; Ackermann 2006, S. 199.

525 Ackermann et al. 2004, S. 7; Ackermann 2006, S. 210f.

sich, dass für die beabsichtigte Bewertung des persönlichen Erfolges ein übergeordnetes Leistungsmaß notwendig wird, das idealerweise alle Zufriedenheitskomponenten vereint. Die bereits in der allgemeinen Gründungsforschung diskutierte Wiederholungsabsicht des Nachfolgers scheint dafür geeignet. Das wird bspw. von Scott et al. bestätigt.[526] Die Anwendung dieses Erfolgsmaßes als übergeordnetes Konstrukt wurde bereits diskutiert. Es wird im Rahmen der eigenen Erhebung analog eingesetzt.[527] Die darüber hinaus angewandten Erfolgsindikatoren – Gewinn, Zufriedenheit mit der wirtschaftlichen Entwicklung und Prozesszufriedenheit – stellen demnach untergeordnete Zielkategorien dar. Sie werden separat zur Beantwortung der Forschungsfragen benötigt und beeinflussen gleichfalls die Wiederholungsabsicht positiv. Daraus lassen sich folgende Hypothesen ableiten:

H_{E1}: Ein hoher aktueller Gewinn der Hausarztpraxis beeinflusst die Wiederholungsabsicht des Hausarztes positiv.

H_{E2}: Eine hohe Zufriedenheit mit der wirtschaftlichen Entwicklung beeinflusst die Wiederholungsabsicht des Hausarztes positiv.

H_{E3}: Eine hohe Zufriedenheit mit dem Übernahmeprozess beeinflusst die Wiederholungsabsicht des Hausarztes positiv.

Die Einflussfaktoren auf die postulierten Erfolgsmaße werden in den folgenden Punkten erörtert und in Hypothesen überführt.

4.2.2 Erfolgsfaktor Hausarzt als Nachfolger

Bei der Prüfung der Übertragbarkeit des allgemeinen Nachfolgemodells auf die Besonderheiten von Hausärzten wird zweistufig vorgegangen. Es werden Studien ausgewählt, die gleiche Erfolgsmaße verwenden. Im zweiten Schritt dienen die Ergebnisse der empirischen Arbeiten dazu, die Relevanz der Erfolgsdeterminanten für die entsprechende Zielgruppe zu bewerten. Fehlen Untersuchungen zu den herausgearbeiteten Erfolgsfaktoren, werden zusätzlich konzeptionelle Arbeiten herangezogen, um die Hypothesen zu untermauern.

526 Scott et al. 2006, S. 525ff. – Sie stellten heraus, dass die Absicht des Arztes, seine Praxis aufzugeben, aus unterschiedlichen Motiven erfolgen kann. Somit kann nur ein übergeordnetes Erfolgsmaße die Vielschichtigkeit der individuellen Bedürfnisse abbilden.

527 Vgl. Kapitel 3.3.2.

Unternehmerische Orientierung

Die unternehmerische Orientierung vereint die Risikoneigung, die Innovationsbereitschaft und die Eigeninitiative. Die benannten Eigenschaften stellen wichtige Grundvoraussetzungen für erfolgreiches unternehmerisches Handeln dar. In der Gründungsforschung ließ sich nicht in allen Studien eine positive Erfolgswirkung nachweisen, jedoch wird auf Basis der Theorie ein Beitrag zum Gelingen einer Existenzgründung vermutet.[528]

Diese Annahme gilt für Mediziner ebenso, wie für Gewerbetreibende. Die Bedeutung des unternehmerischen Denkens wurde bereits dargelegt.[529] Somit gehen Forscher in ihren Arbeiten davon aus, dass die unternehmerische Ausrichtung eines Arztes Einfluss auf den Praxiserfolg nimmt.[530] Entsprechende empirische Untersuchungen liegen ebenfalls vor. So zeigen Whynes et al. die positive Wirkung dieses Konstrukts auf die Wiederholungsabsicht des Arztes.[531] Die Erhöhung des Gewinns durch unternehmerische Eigenschaften belegen Müller und Kohls.[532] Dem gegenüber kann Ackermann keine signifikanten Ergebnisse für die Eigenschaften Kreativität und Innovationsbereitschaft des niedergelassenen Mediziners nachweisen.[533] Letztbenannte Charakteristika sind jedoch nicht mit der unternehmerischen Orientierung als Gesamtkonstrukt gleichsetzbar, da in dieser Determinante deutlich mehr Facetten integriert sind.

Die empirischen Ergebnisse sprechen insgesamt für den Einbezug der unternehmerischen Orientierung in das Erfolgsmodell. Das Untersuchungsresultat von Müller und Gappisch, in dem nachgewiesen wird, dass sich Freiberufler und Unternehmer hinsichtlich ihres unternehmerischen Denkens nicht signifikant unterscheiden, unterstreicht diese Annahme.[534] Ein niedergelassener Arzt hat zudem nur begrenzte Möglichkeiten, den ökonomischen Erfolgs einer Praxis positiv zu beeinflussen. Kostenbewusstes Arbeiten und das Schaffen von Angeboten für IGe-Leistungen stellen entsprechende Alternativen

---

[528] Vgl. dazu die Ausführungen im Kapitel 3.2.2.2.

[529] Vgl. Kapitel 4.1.

[530] Hohner 1999, S. 291ff. – Er stellt die Vermutung auf, dass das unternehmerische Denken den Erfolg der Arztpraxis positiv beeinflusst. Eine Steigerung des Wachstums kann in der Studie von Stetz et al. ebenfalls nachgewiesen werden (vgl. Stetz et al. 2000).

[531] Whynes et al. 1999.

[532] Müller, Kohls 2001.

[533] Ackermann 2006, S. 291.

[534] Vgl. Müller, Gappisch 2002, S. 31f.

dar.[535] Dies setzt voraus, dass der Mediziner unternehmerisch denkt und handelt. Es ist zu vermuten, dass Ärzte mit einer höheren unternehmerischen Orientierung höhere Gewinne generieren.

H_{P1}: Eine hohe unternehmerische Orientierung des Hausarztes beeinflusst den Gewinn der Praxis positiv.

Wie bereits beschrieben, beeinflusst das unternehmerische Denken auch die subjektiven Erfolgskriterien. Gesicherte Ergebnisse in Bezug auf die Zufriedenheit mit der wirtschaftlichen Entwicklung der Hausarztpraxis existieren bisher nicht. Wird der Gewinn der Praxis positiv durch die unternehmerische Orientierung beeinflusst, liegt nahe, dass dies auch positiv auf die Zufriedenheit mit der wirtschaftlichen Entwicklung wirkt.

H_{P2}: Eine hohe unternehmerische Orientierung des Hausarztes beeinflusst die Zufriedenheit mit der wirtschaftlichen Entwicklung positiv.

Ein direkter Effekt des unternehmerischen Denkens auf die Zufriedenheit mit dem Übernahmeprozess ist nicht erkennbar. Zu prüfen ist jedoch, in wie weit es den Erhalt des Patientenstammes tangiert. Aus Kapitel 4.1.2 ergibt sich die Notwendigkeit der unternehmerischen Ausrichtung des Arztes für den künftigen Erfolg seiner Praxis. In diesem Zusammenhang stellt sich die Frage der Auswirkung des unternehmerischen Handelns auf die Patienten. Studien zur Patientenzufriedenheit heben hervor, dass bspw. Wartezeiten und die Behandlungsdauer die Zufriedenheit mit dem Arzt beeinflussen.[536] Ebenso belegen Studien, dass unternehmerisch denkende Mediziner verstärkt Privatleistungen anbieten. Sie behandeln Privatpatienten bevorzugt, was unter Umständen die Wartezeiten der gesetzlich Versicherten verlängert.[537] Ein straffes Kostenmanagement schlägt sich in der verstärkten Abrechnung von Serviceleistungen – wie beispielsweise der Erhebung von Kopiergeldern – nieder. Somit kann eine starke unternehmerische Orientierung negativ auf die Zufriedenheit der Patienten bzw. auf den Erhalt des Patientenstammes nach erfolgter Praxisübertragung wirken. Verstärkt wird diese Tatsache, wenn der Alteigentümer die erwähnten Service- und Zusatzleistungen nicht in Rechnung stellte. Der steigen-

535 Vgl. Punkt 4.2.1.

536 Vgl. u. a. Beisecker, Beisecker 1990; Sixma et al. 1998; Streich 2002; Kuhlmann 2006; Mielck, Helmert 2007.

537 Vgl. Mielck, Helmert 2007.

de Kostendruck und die Möglichkeit, zunehmend Privat- und Serviceleistungen anzubieten, führen zu einer verstärkten unternehmerischen Ausrichtung. Dies werden die Patienten wahrnehmen, was sich in nachfolgender Hypothese widerspiegelt.

H_{P3}: Eine hohe unternehmerische Orientierung des Hausarztes beeinflusst den Erhalt des Patientenstammes nach erfolgter Praxisübertragung negativ.

Push- und Pull-Motivation

Die empirischen Beiträge zur Erklärung des Erfolges niedergelassener Mediziner beziehen die Motivation zur Selbstständigkeit ein. Dabei kommen Motive, wie Selbstbestimmtheit und die Realisation neuer Karrierechancen ebenso zum Tragen, wie die Unzufriedenheit mit der bisherigen Situation oder auch das Fehlen von Alternativen.[538] Die im Rahmen der allgemeinen Gründungsforschung postulierten Konstrukte Push- und Pull-Motivation sind für niedergelassene Hausärzte anwendbar, wie Prenzler und Friedrich bestätigen.[539] Hohner vermutet in seiner Arbeit, dass die Push-Motivation einen negativen Einfluss auf den Praxiserfolg nimmt.[540] Gesicherte Untersuchungsergebnisse liegen für diese Zielgruppe allerdings noch nicht vor. Unterschiede zu anderen Berufsgruppen in Bezug auf die Motivation lassen sich nicht erkennen. Daher können die empirischen Ergebnisse der Gründungs- und Nachfolgeforschung auf diese Zielgruppe übertragen werden. Einzige Ausnahme bildet der Gewinn als Erfolgsindikator, da dieser nur teilweise durch den Vertragsarzt beeinflusst werden kann.[541] Es ist davon auszugehen, dass ein Hausarzt, der eine Praxis mit dem Ziel sich selbst zu verwirklichen übernimmt, mit Schwierigkeiten während des Übernahmeprozesses besser umgehen kann. Die Prozesszufriedenheit wird positiv beeinflusst. Übernimmt der Hausarzt dagegen die Praxis, weil ihm Alternativen fehlen, so ist davon auszugehen, dass er den gesamten Übernahmeprozess kritischer bewertet. Die Push-Motivation wird somit einen negativen Einfluss auf seine Zufriedenheit mit dem Prozess nehmen.

538 Vgl. u. a. die Erhebungen von Hohner 1994, S. 25ff.; Hohner 1999, S. 291ff.; Lenz 2007, S. 166.

539 Vgl. Punkt 3.2.2.3 zu den Konstruktdefinitionen und zur Relevanz dieser Motivationen bzw. siehe Prenzler, Friedrich 2008, S. 82ff.

540 Hohner 1999, S. 291ff.

541 Vgl. Punkt 4.2.1.

H_{P4}: Eine hohe Pull-Motivation des Hausarztes beeinflusst seine Zufriedenheit mit dem Prozess der Praxisübernahme positiv.

H_{P5}: Eine hohe Push-Motivation des Hausarztes beeinflusst seine Zufriedenheit mit dem Prozess der Praxisübernahme negativ.

Die Zufriedenheit mit der wirtschaftlichen Entwicklung beinhaltet die Wahrnehmung des monetären Praxiserfolges durch den Mediziner. Gründet er, um sich selbst zu verwirklichen, so ist anzunehmen, dass er mit der Entwicklung der Praxis eher zufrieden ist. Übernimmt er dagegen die Arztpraxis mangels Alternativen, wird er eine kritische Sichtweise auf den wirtschaftlichen Praxiserfolg entwickeln.

H_{P6}: Eine hohe Pull-Motivation des Hausarztes beeinflusst seine Zufriedenheit mit der wirtschaftlichen Entwicklung der Praxis positiv.

H_{P7}: Eine hohe Push-Motivation des Hausarztes beeinflusst seine Zufriedenheit der wirtschaftlichen Entwicklung der Praxis negativ.

Humankapital

Der Wissens- und Ausbildungsstand des Unternehmensnachfolgers leistet einen Beitrag zum Erfolg der Übernahme. Er spielt sowohl in der Auswahl des Übernehmers, als auch für die Akzeptanz bei Mitarbeitern und Kunden eine wichtige Rolle. Dabei kann zwischen generellem – dem Bildungsabschluss und der allgemeinen Berufs- und Führungserfahrung – und speziellen Humankapital – der Branchenerfahrung oder auch den betriebswirtschaftlichen Kenntnisse – unterschieden werden.[542]

Für Hausärzte besteht ein grundlegender Unterschied zu anderen Unternehmern. Die Qualifikation für die Ausübung des Berufes ist gesetzlich vorgegeben.[543] Darüber hinaus verfügen sie durch ihre Facharztausbildung über mindestens fünf Jahre Berufserfahrung. Es kann nur danach unterschieden werden, ob eine Promotion erfolgte und/oder ob er vor seiner Niederlassung über praktische Erfahrung als Facharzt verfügte. Die Trennschärfe, die für Gründer anderer Branchen in Bezug auf den Ausbildungsstand besteht, kann für

[542] Vgl. die entsprechenden Ausführungen zur Theorie und den empirischen Ergebnissen in Kapitel 4.1.3.

[543] Ebenda.

niedergelassene Mediziner somit nicht erreicht werden. Vor diesem Hintergrund scheint das Humankapital bei Praxisübernahmen von untergeordneter Bedeutung zu sein.

Dieser Annahme entsprechend, gibt es nur wenige empirische Studien im medizinischen Umfeld, die das generelle Humankapital des Arztes als Einflussgröße auf den Praxiserfolg aufgreifen.[544] Eine Erfolgswirkung konnte, wie vermutet, bisher nicht nachgewiesen werden.[545] Ein Grund für diese Resultate ist, dass die Patienten nur schwer die fachliche Kompetenz des Mediziners einschätzen können.[546] Dagegen fällt es vermutlich den Angestellten der Arztpraxis leichter, die fachliche Kompetenz des Arztes zu bewerten. Verfügt der Hausarzt über eine längere Berufserfahrung und damit über ein breiteres Wissensspektrum, könnte diese Tatsache die Akzeptanz der Mitarbeiter positiv beeinflussen. Dagegen spricht jedoch, dass durch den Ausbildungsstand des Mediziners die fachliche Qualifikation und eine entsprechende Berufserfahrung sichergestellt werden. Die Akzeptanz des neuen Arztes ist daher nicht in erster Linie auf dessen fachliche sondern eher auf seine soziale Kompetenz zurückzuführen. Aus diesen Gründen wird das generelle Humankapital nicht als Erfolgsfaktor in das Übernahmemodell einbezogen. Ein Gruppenvergleich zwischen Ärzten mit hoher bzw. niedriger Berufserfahrung soll diese Annahme untermauern. Die abzuleitenden Hypothesen werden daher negativ formuliert, da abweichend von der Empirie für KMU kein Zusammenhang vermutet wird.

H_{G1}: Die Berufserfahrung des Nachfolgers als Facharzt zum Zeitpunkt der Übernahme hat keinen Einfluss auf den Gewinn der Praxis.

H_{G2}: Die Berufserfahrung des Nachfolgers als Facharzt zum Zeitpunkt der Übernahme hat keinen Einfluss auf seine Zufriedenheit mit der wirtschaftlichen Entwicklung.

H_{G3}: Die Berufserfahrung des Nachfolgers als Facharzt zum Zeitpunkt der Übernahme hat keinen Einfluss auf seine Zufriedenheit mit dem Übernahmeprozess.

H_{G4}: Die Berufserfahrung des Nachfolgers als Facharzt zum Zeitpunkt der Übernahme hat keinen Einfluss auf seine Wiederholungsabsicht.

---

544 Vgl. u. a. Ackermann 2006, S. 285ff.; Morris et al. 2011, S. 155.

545 Ebenda.

546 Vgl. dazu u. a. die Studien zur Patientenzufriedenheit von Beisecker, Beisecker 1990; Streich 2002, S. 33ff.; Mielck, Helmert 2007.

H_{G5}: Die Berufserfahrung des Nachfolgers als Facharzt zum Zeitpunkt der Übernahme hat keinen Einfluss auf die Wirkbeziehungen zwischen Erfolgsfaktoren und -indikatoren.

H_{G6}: Die Berufserfahrung des Nachfolgers als Facharzt zum Zeitpunkt der Übernahme hat keinen Einfluss auf die Ausprägung der Erfolgsfaktoren.

Das spezielle Humankapital beinhaltet Wissen, das gezielt auf die Gründung vorbereitet und deren Erfolg positiv beeinflusst. Wissenschaftliche Arbeiten zum Erfolg einer Arztpraxis greifen in diesem Zusammenhang vor allem auf die unternehmerische Kompetenz bzw. auf die betriebswirtschaftlichen Vorkenntnisse zurück.[547] Dabei handelt es sich um vermutete Einflüsse deren empirische Prüfung noch aussteht. Hauptargument für die Bedeutung von Managementkenntnissen sind die umfeldbedingten Herausforderungen, mit denen der Arzt künftig verstärkt konfrontiert wird: die unternehmerische Praxisführung, Kostenbewusstsein und das Generieren von Einnahmen aus IGe-Leistungen.[548] Dabei spielt vor allem das bereits diskutierte unternehmerische Denken eine wichtige Rolle. Ein Beleg dafür, dass auch die wirtschaftlichen Kenntnisse des Arztes den Erfolg der Praxisübernahme positiv beeinflussen existiert bisher nicht. Dennoch wäre die Einbindung des vorhandenen Managementwissens des Hausarztes als eigenständiges Erfolgskriterium denkbar. Dafür spricht, dass ein betriebswirtschaftlich geschulter Mediziner die Praxisorganisation vermutlich besser an die wirtschaftlichen Gegebenheiten anpassen kann. Die für Zugehörige anderer Berufsgruppen erforderliche Kalkulation von Kundenaufträgen bzw. Preisen entfällt jedoch bzw. ist ausschließlich für private Zusatzleistungen erforderlich.[549] Die Abrechnungen gegenüber den Krankenkassen bzw. die Überwachung der Rechnungseingänge obliegen in der Regel dem Praxispersonal.[550] Der Einfluss des Hausarztes ist somit in erster Linie in der Gestaltung der Kostenstruktur oder in der Planung von Investitionen zu sehen. Das unternehmerische Denken bildet die Voraussetzung für wirtschaftlich sinnvolle Entscheidungen. Vor diesem Hintergrund wird davon abgesehen,

---

547 Vgl. u. a. Hohner 1999; Jacobs 2005; Prenzler, Friedrich 2008; Murdock, Brammer 2011.

548 Vgl. die Ausführungen in Kapitel 4.1.2.

549 Vgl. Kapitel 4.1.3.

550 Fitzsimmons, White 1997 – Sie stellen in diesem Zusammenhang heraus, dass der Arzt selbst nicht zwingend über betriebswirtschaftliche Kenntnisse verfügen muss. Das entsprechende Know-how kann auch über angestellte Manager abgedeckt werden. Eine entsprechende Ausbildung der Ärzte führt zwar zu einem grundlegenden Verständnis für betriebswirtschaftliche Belange, ist jedoch in den wenigsten Staaten Bestandteil der Qualifikation (vgl. Allen 1995 und Jacobs 2005).

das betriebswirtschaftliche Wissen zusätzlich als Erfolgsfaktor in das Modell zu integrieren. Analog der Berufserfahrung als Facharzt dient ein Gruppenvergleich zwischen Hausärzten mit und ohne wirtschaftliche Vorkenntnisse dazu, die getroffene Annahme zu prüfen.

H_{G7}: Die betriebswirtschaftlichen Kenntnisse des Nachfolgers zum Zeitpunkt der Übernahme haben keinen Einfluss auf den Gewinn der Praxis.

H_{G8}: Die betriebswirtschaftlichen Kenntnisse des Nachfolgers zum Zeitpunkt der Übernahme haben keinen Einfluss auf seine Zufriedenheit mit der wirtschaftlichen Entwicklung.

H_{G9}: Die betriebswirtschaftlichen Kenntnisse des Nachfolgers zum Zeitpunkt der Übernahme haben keinen Einfluss auf seine Zufriedenheit mit dem Übernahmeprozess.

H_{G10}: Die betriebswirtschaftlichen Kenntnisse des Nachfolgers zum Zeitpunkt der Übernahme haben keinen Einfluss auf seine Wiederholungsabsicht.

H_{G11}: Die betriebswirtschaftlichen Kenntnisse des Nachfolgers zum Zeitpunkt der Übernahme haben keinen Einfluss auf die Wirkbeziehungen zwischen Erfolgsfaktoren und -indikatoren.

H_{G12}: Die betriebswirtschaftlichen Kenntnisse des Nachfolgers zum Zeitpunkt der Übernahme haben keinen Einfluss auf die Ausprägung der Erfolgsfaktoren.

Geschlecht und Alter

Das Geschlecht und das Alter des Nachfolgers wurden als Gruppenvariablen in das allgemeine Nachfolgemodell integriert. Zwar existieren keine konsistenten Ergebnisse in Bezug auf deren Erfolgseinfluss, jedoch kann dieser auch nicht ausgeschlossen werden.[551] Für Hausärzte ist somit ein Zusammenhang zwischen diesen demographischen Merkmalen und den Erfolgsindikatoren bzw. -faktoren zu prüfen.

In empirischen Studien zu Praxisnachfolgen untersuchten Wissenschaftler den Einfluss von Alter und Geschlecht auf den Erfolg. Ackermann wies bspw. nach, dass das Alter

[551] Vgl. dazu Punkt 3.2.2.1.

einen positiven Einfluss auf die Zufriedenheit und einen negativen Einfluss auf den Gewinn nimmt.[552] Sie untersuchte in ihrer Studie Existenzgründung und Existenzsicherung gemeinsam und betrachtete niedergelassene Mediziner aller Altersklassen und Facharztgruppen.[553] Ihre Ergebnisse sind somit nur bedingt auf die eigene Forschungsarbeit übertragbar. In einem Gruppenvergleich zwischen jüngeren und älteren Praxisübernehmern lässt sich ein empirischer Test in Bezug auf Altersunterschiede vornehmen. Für Praxisübernahmen bestehen keine gesicherten Erkenntnisse in Bezug auf einen Gruppenunterschied. Daher werden für die beschriebenen Effekte folgende Hypothesen formuliert:

H_{G13}: Das Alter des Nachfolgers zum Zeitpunkt der Übernahme hat keinen Einfluss auf den Gewinn der Praxis.

H_{G14}: Das Alter des Nachfolgers zum Zeitpunkt der Übernahme hat keinen Einfluss auf seine Zufriedenheit mit der wirtschaftlichen Entwicklung.

H_{G15}: Das Alter des Nachfolgers zum Zeitpunkt der Übernahme hat keinen Einfluss auf seine Zufriedenheit mit dem Übernahmeprozess.

H_{G16}: Das Alter des Nachfolgers zum Zeitpunkt der Übernahme hat keinen Einfluss auf seine Wiederholungsabsicht.

H_{G17}: Das Alter des Nachfolgers zum Zeitpunkt der Übernahme hat keinen Einfluss auf die Wirkbeziehungen zwischen Erfolgsfaktoren und -indikatoren.

H_{G18}: Das Alter des Nachfolgers zum Zeitpunkt der Übernahme hat keinen Einfluss auf die Ausprägung der Erfolgsfaktoren.

Geschlechterspezifische Unterschiede wurden auch in Erfolgsstudien mit dem Fokus auf Mediziner thematisiert. Dabei widmeten sich Forscher vor allem der Frage, ob geschlechterspezifische Gründungsmotivationen bestehen, was Hohner et al. in einer qualitativen Studie nachwiesen.[554] Es zeigte sich, dass Männer eher Pull- und Frauen eher Push-Motivation besitzen.[555] Analog der Gründungsforschung ist zu vermuten, dass dement-

552 Vgl. Ackermann et al. 2004, S. 17; Ackermann 2006, S. 285ff.

553 Vgl. Ackermann et al. 2004, S. 4ff.; Ackermann 2006, S. 44.

554 Hohner et al. 2003.

555 Ebenda.

sprechend das Geschlecht Einfluss auf die Motivation zur Selbstständigkeit nimmt. Unterschiede in Bezug auf weitere Erfolgsfaktoren und -indikatoren sind ebenfalls zu testen. Konkrete theoretische und/oder empirische Hinweise darauf existieren jedoch nicht. Für den angestrebten Gruppenvergleich ergeben sich folgende Vermutungen.

H_{G19}: Das Geschlecht des Nachfolgers hat keinen Einfluss auf den Gewinn der Praxis.

H_{G20}: Das Geschlecht des Nachfolgers hat keinen Einfluss auf seine Zufriedenheit mit der wirtschaftlichen Entwicklung.

H_{G21}: Das Geschlecht des Nachfolgers hat keinen Einfluss auf seine Zufriedenheit mit dem Übernahmeprozess.

H_{G22}: Das Geschlecht des Nachfolgers hat keinen Einfluss auf seine Wiederholungsabsicht.

H_{G23}: Weibliche Nachfolger verfügen über eine höhere Push-Motivation.

H_{G24}: Männliche Nachfolger verfügen über eine höhere Pull-Motivation.

H_{G25}: Das Geschlecht des Nachfolgers hat keinen Einfluss auf die Wirkbeziehungen zwischen Erfolgsfaktoren und -indikatoren.

H_{G26}: Das Geschlecht des Nachfolgers hat keinen Einfluss auf die Ausprägung der weiteren Erfolgsfaktoren.

4.2.3 Erfolgsfaktor Hausarztpraxis als übernommenes Unternehmen

Als kritische Erfolgsfaktoren des übernommenen Unternehmens wurden in Kapitel 3.2.3 die wirtschaftliche Ausgangslage der Geschäftseinheit, die Betriebszugehörigkeit der Mitarbeiter und der Erhalt und der Ausbau des Kundenstammes herausgearbeitet. Der Unternehmensgröße wird ein moderierender Effekt zugesprochen. Im Folgenden werden diese Einflussgrößen auf die Zielgruppe der Hausärzte angepasst und eventuelle Unterschiede diskutiert. Dabei ist zu beachten, dass es für den Bereich Arztpraxis als Unternehmen kaum wissenschaftliche Studien gibt. Daher werden zur Prüfung der Übertragbarkeit der Erfolgsfaktoren hauptsächlich konzeptionelle Arbeiten einbezogen. Ggf. erfolgt der Rückgriff auf populärwissenschaftliche Zusatzliteratur, die die praktische Relevanz der

Themenstellungen aufzeigt. Sie dient dazu, Indikationen für die Relevanz der Einflussgrößen abzuleiten und Ansatzpunkte für eine empirische Prüfung herauszuarbeiten.

Wirtschaftliche Ausgangssituation

Die Wirtschaftskraft des zu übernehmenden Unternehmens beeinflusst den Erfolg der Unternehmensnachfolge in bisherigen Studien signifikant positiv.[556] Generell ist zu vermuten, dass dies auch auf Hausarztpraxen zutrifft, insbesondere vor dem Hintergrund, dass die Berechnung des Regelleistungsvolumens des Nachfolgers auf Basis der Vorjahreswerte des abgebenden Arztes erfolgt.[557] Wissenschaftliche Studien zu diesem Thema existieren jedoch bisher nicht. Populärwissenschaftliche Arbeiten stellen jedoch klar die Relevanz heraus.[558] Dies belegt den aus der Theorie abgeleiteten und für gewerbliche Unternehmen bestätigten positiven Zusammenhang zwischen der wirtschaftlichen Ausgangssituation und dem Übernahmeerfolg.[559] Ein Unterschied zwischen Freiberuflern und Gewerbetreibenden scheint nicht zu existieren.

Die wirtschaftliche Ausgangslage tangiert in erster Linie den Gewinn der übernommenen Praxis.[560] Gleichzeitig kann davon ausgegangen werden, dass die Zufriedenheit mit der wirtschaftlichen Entwicklung höher ist, wenn der Nachfolger eine gut gehende Geschäftseinheit übernimmt. Somit können folgende Hypothesen abgeleitet werden:

H_{U1}: Eine gute wirtschaftliche Ausgangssituation der übernommenen Praxis beeinflusst den Gewinn nach der Übernahme positiv.

H_{U2}: Eine gute wirtschaftliche Ausgangssituation der übernommenen Praxis beeinflusst die Zufriedenheit mit der wirtschaftlichen Entwicklung positiv.

---

556 Vgl. Punkt 3.2.3.1.

557 Entsprechende Reglungen werden in den Honorarverteilungsverträgen zwischen den KVen und den Krankenkassen vereinbart. – Siehe dazu exemplarisch § 13 Abs. 4 des Honorarverteilungsvertrages der KV Brandenburg Honorarverteilungsvertrag vom 20.12.2011.

558 Klapp 2006.

559 Spelsberg weist bspw. einen signifikant positiven Effekt der wirtschaftlichen Ausgangssituation auf die quantitativen und qualitativen Erfolgsmaße einer Unternehmensnachfolge nach (vgl. Spelsberg 2011, S. 194ff.).

560 Vgl. auch die Ausführungen in Punkt 4.2.2.

Betriebszugehörigkeit der Mitarbeiter

Die Übertragung von Einrichtungsgegenständen und Schutzrechten kann vertraglich geregelt werden. Eine besondere Herausforderung bildet jedoch die Übernahme der intangiblen Ressourcen. Das Wissen der Mitarbeiter ist dabei existentiell.[561] Ackermann zeigte, dass die Konstanz von Angestellten über Jahre hinweg den Erfolg der Praxis positiv beeinflusst und hebt damit die Bedeutung des Mitarbeiterstammes hervor.[562] Mit dem Übergeber verlässt die Hauptbezugsperson der Patienten das Unternehmen. Wechselnt gleichzeitig das Praxispersonal, so wird dies einen negativen Effekt auf die Patientenzufriedenheit und damit auch den Erhalt des bestehenden Patientenstammes nehmen. Diese Vermutung wird durch den Einfluss des Praxispersonales auf die Zufriedenheit von Patienten gestärkt. Studien zu dieser Thematik zeigen, dass die gute Arbeit der Arzthelferinnen und Arzthelfer positiv auf die Zufriedenheit der Patienten wirkt.[563] Bleibt das – im Idealfall bereits mehrere Jahre tätige – Praxispersonal erhalten, so bleiben wichtige Ansprechpartner bestehen. Daraus kann die nachfolgende Hypothese abgeleitet werden.

H_{U3}: Eine langjährige Betriebszugehörigkeit der Mitarbeiter beeinflusst den Erhalt des Patientenstammes positiv.

Erhalt des Kundenstammes

Der Kundenstamm ist eine wesentliche Wertkomponente des zu übernehmenden Unternehmens. Gelingt es dem Nachfolger diesen zu erhalten, ist ein wichtiger Beitrag für den Erfolg der Firmenübertragung gegeben.[564]

Der Hausarzt verkauft wissensintensive Dienstleistungen.[565] Dabei spielt das Vertrauen des Patienten in die Leistungen seines Arztes eine wichtige Rolle. Die fachliche Qualität kann er dagegen nur schwer bewerten.[566] Um den übernommenen Patientenstamm zu

561 Vgl. dazu die Ausführungen in Punkt 3.2.3.1.

562 Ackermann 2006, S. 300ff.

563 Vgl. dazu u. a. Riegl 1990, S. 57ff.

564 Vgl. Kapitel 3.2.3.2

565 Vgl. u. a. Mittendorf 2008, S. 17 bzw. die Ausführungen in Kapitel 4.1

566 Das Verhältnis zwischen Arzt und Patient ist durch den Prinzipal-Agenten-Ansatz erklärbar – vgl. Scott, Vick 1999, S. 111ff. bzw. Punkt 3.2.3.2.

erhalten, muss der übernehmende Hausarzt das Vertrauen der Patienten gewinnen.[567] Rundle-Thiele und Russell-Bennett stellen in diesem Zusammenhang heraus, dass die Zufriedenheit des Patienten sich durch seine Wiederkehr ausdrückt.[568] Kritisch ist anzumerken, dass aufgrund der durch staatliche Regularien eingeschränkte Konkurrenz und dem beginnenden Ärztemangel Patienten oftmals keine andere Möglichkeit haben, als den Nachfolger als ihren neuen Hausarzt zu akzeptieren.[569] Dieser Argumentation treten Wissenschaftler jedoch entschieden entgegen. So zeigten Untersuchungen, dass circa 30 Prozent der befragten Patienten den Arzt wechselten, weil sie unzufrieden waren.[570] Brucks hebt explizit hervor, dass der Erhalt des Patientenstammes auch unter den gegebenen Umfeldbedingungen keinesfalls als gesichert angenommen werden kann.[571] Andere Forscher unterstreichen diesen Standpunkt.[572] Wenn von einer gesicherten Übernahme des Kundenstammes nicht auszugehen ist, so finden die Annahmen aus der Gründungs- und Nachfolgeforschung Anwendung. Dabei wirkt der Erhalt des Patientenstammes auf die Zufriedenheit des Mediziners. Vermutlich wird ein Hausarzt, der die Patienten seines Vorgängers zu großen Teilen übernimmt, die Entwicklung seiner Praxis positiv bewerten. Es ergibt sich folgende Hypothese:

H_{U4}: Der Erhalt des Patientenstammes beeinflusst die Zufriedenheit mit der wirtschaftlichen Entwicklung positiv.

Die Prozesszufriedenheit bezieht sich dagegen auf den direkten Übertrag des Unternehmens. Dieser ist in der Regel von kurzer Dauer, da ein gleitender Übergang unter Mitarbeit des Alteigentümers bei niedergelassenen Ärzten kaum realisierbar ist. Ob zu diesem Zeitpunkt alle Patienten übernommen werden konnten, steht nicht fest. Eine Wirkung auf die Prozesszufriedenheit ist somit nicht gegeben.

Es ist zu prüfen, ob der Patientenerhalt den Gewinn beeinflusst. Dabei ist jedoch zu beachten, dass dieser im ersten Jahr nach der Übernahme überwiegend durch die wirt-

567 Vgl. dazu Chambers, Colin-Thomé 2009, S. 33f.

568 Rundle-Thiele, Russell-Bennett 2010, S. 210 – Brunner stellt dar, dass man Kundenzufriedenheit über Marktanteil oder den Kundenstamm messen kann (vgl. Brunner 2010, S. 21). Problematisch ist in diesem Zusammenhang, dass Marktgegebenheiten diesen Effekt verzerren können.

569 Vgl. dazu Kuhlmann et al. 2007, S. 518

570 Vgl. Kuhlmann 2006, S. 611.

571 Brucks 2003, S. 65ff.

572 Wollny 1990, S. 380; Zankel 1997, S .198ff.; Ackermann 2006, S. 293.

schaftliche Ausgangssituation der Arztpraxis bestimmt wird. Im Folgejahr orientiert er sich an den tatsächlich behandelten Patienten. Werden nicht alle Patienten übernommen, so kann der Arzt dies durch einen adäquaten Patientenzuwachs ausgleichen. Aufgrund seines Umfeldes, das u. a. durch fehlende Konkurrenz geprägt ist, ist die Neuaufnahme weiterer Patienten jederzeit möglich.[573] Der Gewinn wird somit nicht vom Erhalt des Patientenstammes tangiert.

Ausbau des Kundenstammes

Neben der Übernahme bestehender Kundenverbindungen stellt der Ausbau von Marktanteilen eine wichtige Komponente erfolgreicher Unternehmensnachfolgen dar.[574] Wie in Punkt 4.2.1 beschrieben, ist für Ärzte die Ausweitung des Patientenstammes eine Möglichkeit, den Gewinn der Praxis zu steigern.[575] In Großbritannien wurde dieser Zusammenhang bereits empirisch bestätigt.[576] Für den deutschen Raum stehen entsprechenden Studien noch aus. Grundsätzlich ist jedoch von einer Gewinnsteigerung durch neue Patienten auszugehen, die zeitversetzt eintritt.[577]

H_{U5}: Die Ausweitung des Patientenstammes beeinflusst den Gewinn nach der Übernahme positiv.

Analog dem Erhalt des Patientenstammes, ist zu vermuten, dass die Aufnahme zusätzlicher Patienten – was in der Regel unter Berücksichtigung der eigenen Kapazitäten und mit Blick auf die Größe der übernommenen Praxis erfolgt – auch auf die Zufriedenheit mit der wirtschaftlichen Entwicklung Einfluss nimmt.

H_{U6}: Die Ausweitung des Patientenstammes beeinflusst die Zufriedenheit mit der wirtschaftlichen Entwicklung positiv.

---

573 Vgl. Ausführungen in Kapitel 4.2.4.

574 Vgl. Kapitel 3.2.3.2.

575 Vgl. Ackermann et al. 2004, S. 17 – Der Erhalt des Patientenstammes ist ebenfalls eine wichtige Komponente für den Gewinn der Praxis. Dieser beeinflusst zudem – aufgrund der Abrechnungsmodalitäten – in hohem Maße die wirtschaftliche Ausgangssituation der Arztpraxis. Daher wird auf eine zusätzliche Integration dieser Einflussgröße verzichtet.

576 Vgl. Morris et al. 2011.

577 Dabei ist zu beachten, dass die Ausweitung des Patientenstammes aufgrund der Abrechnungsmodalitäten bzw. dem Regelleistungsvolumen eines Arztes frühestens im Folgejahr – und damit stark zeitverzögert – erfolgswirksam wird. Chambers, Colin-Thomé heben in diesem Zusammenhang heraus, dass Ärzte in Deutschland für ihre Aktivitäten bzw. Behandlungen bezahlt werden. Dies unterstreicht die Bedeutung der Ausweitung des Patientenstammes (siehe Chambers, Colin-Thomé 2009, S. 35f.).

Unternehmensgröße

Die Größe des Unternehmens spielt vor allem für den Prozess der Firmenübernahme eine wesentliche Rolle. Bei kleinen Unternehmen fehlt u. U. die zweite Führungsebene. Wichtige Kundenkontakte und Lieferantenbeziehungen werden somit vom Unternehmer allein gesteuert. Auf der anderen Seite ist die Planung des Übernahmeprozesses weniger komplex.[578] Aus den benannten Gründen wurde die Größe des Unternehmens als moderierende Variable in das allgemeine Nachfolgemodell integriert.

Die gleichen Wirkmechanismen sind auch für freiberufliche Arztpraxen anzunehmen. In der vorliegenden Arbeit wird die Einzelpraxis als Untersuchungsobjekt fokussiert. Dies hat den Vorteil, dass die Stichprobe aus Geschäftseinheiten ähnlicher Größe besteht und somit eine gute Vergleichbarkeit gegeben ist. Einzelpraxis heißt in diesem Zusammenhang, dass nur ein Arzt für die Praxis tätig ist. Er hat in der Regel mehrere Arzthelferinnen angestellt. Die Anstellung eines weiteren Arztes ist in diesem Zusammenhang möglich.[579] Jedoch ist dabei zu beachten, dass eine Ausweitung des Behandlungsvolumens in der Regel nicht erfolgen darf. Die Größeneinteilung bleibt somit unberührt. Auf Basis der von der Europäischen Kommission erlassenen Kriterien zur Größeneinteilung von Unternehmen sind Einzelpraxen von Hausärzten als Kleinstunternehmen zu charakterisieren.[580] Die Berücksichtigung der Unternehmensgröße als Moderatorvariable ist somit nicht weiter erforderlich.

4.2.4 Erfolgsfaktor Umfeld einer Praxisübernahme

Als Einflussgröße auf den Erfolg einer Unternehmensnachfolge kristallisiert sich vor allem die Konkurrenz heraus. Die Zulassungsregularien, die Konjunktur und das Gründungsklima konnten als moderierende Variable identifiziert werden.[581] Es ist anzumerken, dass letztbenannte Dimensionen der Firmenübernahme bisher nur punktuell in Studien Berücksichtigung fanden. Daher wurden die Einflüsse überwiegend aus Untersuchungen für Neugründungen abgeleitet.

578 Vgl. Kapitel 3.2.3.3.

579 Die gesetzlichen Grundlagen für die Anstellung von Ärzten und die Bildung von maximal drei Filialen wurden u. a. durch das Vertragsarztrechtsänderungsgesetz (VÄndG) geschaffen.

580 Unter zehn Mitarbeitern und unter 2 Mio € Jahresumsatz - vgl. 2003/361/EG. Siehe dazu auch die Ausführungen von Schüpbach, Majumdar 2003.

581 Vgl. dazu Kapitel 3.2.4.

Die Einflüsse der Rahmenbedingungen ärztlicher Niederlassungen auf deren Erfolg wurden bisher kaum aufgegriffen. Daher basiert die Argumentation zu den umfeldbedingten Einflussgrößen auf den bisherigen Ausführungen zu den Besonderheiten von Hausärzten in freier Niederlassung bzw. den Unterscheidungskriterien zwischen Freiberuflern und Unternehmern.[582]

Konkurrenz

Die Zahl der Mitbewerber beeinflusst den Erfolg einer Unternehmensgründung direkt. Auch für Unternehmensnachfolgen konnte dies nachgewiesen werden. Die Konkurrenz für niedergelassene Ärzte unterliegt dagegen staatlichen Regulierungen. Ein direkter Wettbewerb soll vermieden werden. Vielmehr soll der Umgang zwischen den Praxisinhabern auf kollegialer Ebene verlaufen. Dies verlangt zum einen das postulierte Berufsethos für ärztliches Handeln. Aber auch die Erfüllung des öffentlichen Auftrages – was der Sorge für das Wohlergehen und die Gesundheit der Allgemeinheit entspricht – kann nur dann erfüllt werden, wenn kein Wettbewerbsdruck entsteht.[583] Dementsprechend regelt die Bedarfszulassung, dass eine Überversorgung von Patienten und damit das Entstehen eines unmittelbaren Wettbewerbes einzudämmen ist.[584] Durch das Angebot von IGe-Leistungen kann unter Umständen dennoch eine Konkurrenzsituation entstehen.[585] Diese ist jedoch stark davon abhängig, in welchem Umfang Zusatzeinnahmen über eine Hausarztpraxis generiert werden können. Dabei spielt die Lage der Praxis und die Spezialisierung des Mediziners eine entscheidende Rolle. Es kann davon ausgegangen werden, dass in den neuen Bundesländern die Einnahmen aus privaten Leistungen für Hausärzte eher gering ausfallen.[586] Ackermann konnte in ihrer Untersuchung für die Betrachtung der Konkurrenzsituation keine signifikanten Erfolgsbeiträge nachweisen.[587] Es ist somit kein Beleg vorhanden, dass die Wettbewerbsstruktur Einfluss auf den Praxiserfolg nimmt. Eine Berücksichtigung im Modell erfolgt aus diesen Gründen nicht.

[582] Vgl. Kapitel 4.1.

[583] Vgl. dazu Kapitel 4.1.1.

[584] Vgl. Kapitel 4.1.3 – Zulassungsregularien für einen Vertragsarzt.

[585] Vgl. Punkt 4.1 – oder auch Hohner 1994, S. 13; Hohner 1999, S. 288ff.

[586] Vgl. Kapitel 4.2.1 die Ausführungen zu den Umsätzen einer Arztpraxis.

[587] Ackermann 2006, S. 298.

Zulassungsregularien

Eine Erfolgswirkung von Markteintrittsregularien konnte sowohl für Neugründungen als auch für Unternehmensnachfolgen bestätigt werden.[588] Dabei ist zu berücksichtigen, dass diese Ergebnisse stark branchenabhängig sind. Vergleicht man Unternehmen innerhalb einer Branche – wie bspw. Brockhaus fordert – so hebt sich dieser Einfluss auf, da alle neuen Markteilnehmer gleiche Voraussetzungen erfüllen müssen.[589] Eine explizite Berücksichtigung der Zulassungsregularien im Erfolgsmodell für die Übertragung einer Hausarztpraxis ist somit nicht erforderlich.

Konjunktur

Die wirtschaftliche Situation eines Landes beeinflusst nachweislich die Motivation zur Gründung. So wird in Zeiten hoher Arbeitslosigkeit der Aufbau eines eigenen Unternehmens verstärkt als Karriereoption wahrgenommen. Ähnliche Wirkungen sind auch im Rahmen einer Unternehmensnachfolge zu vermuten.[590] Für Ärzte spielt diese Thematik vor allem vor dem Hintergrund diskutierter Ärzteschwemme versus Ärztemangel eine Rolle.[591] Die Hochrechnungen zeigen derzeit einen deutlichen Ärztemangel, der sich künftig verstärken wird. Für Niederlassungen – besonders als Hausarzt – sind somit konjunkturelle Überlegungen nur bedingt erforderlich, was gegen eine Aufnahme der Konjunktur als Gruppenvariable spricht. Die Diskussion zur drohenden Unterversorgung der Bevölkerung nimmt in den letzten Jahren zu, da viele niedergelassene Mediziner altersbedingt ihre Praxis übertragen oder schließen. In die eigene Erhebung werden Übernahmen innerhalb der letzten zehn Jahre einbezogen. Daher wird die Stichprobe auf Gruppenunterschiede bezüglich des Übernahmezeitpunktes untersucht. Signifikante Unterschiede in Bezug auf das Übernahmejahr könnten Hinweise auf konjunkturelle Einflüsse ergeben. In der Studie ist jedoch davon auszugehen, dass die Konjunktur keine Auswirkungen hat und die Stichprobe homogen ist.

H_{G27}: Der Übernahmezeitpunkt hat keinen Einfluss auf den Gewinn der Praxis.

---

588 Vgl. entsprechende Ausführungen in Kapitel 3.2.4.1 und für die erforderlichen Zulassungsregularien von niedergelassenen Hausärzten Punkt 4.1.3.

589 Brockhaus 2004, S. 165ff.

590 Vgl. Kapitel 3.2.4.2.

591 Vgl. 4.1.2.

H_{G28}: Der Übernahmezeitpunkt hat keinen Einfluss auf die Zufriedenheit des Nachfolgers mit der wirtschaftlichen Entwicklung.

H_{G29}: Der Übernahmezeitpunkt hat keinen Einfluss auf die Zufriedenheit des Nachfolgers mit dem Übernahmeprozess.

H_{G30}: Der Übernahmezeitpunkt hat keinen Einfluss auf die Wiederholungsabsicht des Nachfolgers.

H_{G31}: Der Übernahmezeitpunkt hat keinen Einfluss auf die Wirkbeziehungen zwischen Erfolgsfaktoren und -indikatoren.

H_{G32}: Der Übernahmezeitpunkt hat keinen Einfluss auf die Ausprägung der Erfolgsfaktoren.

Gründungsklima

Das Gründungsklima ist analog der Konjunktur als Moderatorvariable in das allgemeine Nachfolgemodell integriert. Vor allem der Einfluss auf die Motivation wurde bereits empirisch bestätigt.[592] Genießen Unternehmer ein positives Image, wirkt dies positiv auf die Zufriedenheit der Gründer. Für die Übernahme einer Hausarztpraxis spielt das Gründungsklima dagegen eine eher untergeordnete Rolle. Zwar führen die aktuellen Diskussionen über finanzielle Anreize für niedergelassene Mediziner dazu, dass die Vergütung für Ärzte stärker Beachtung findet.[593] Dennoch wird In der Öffentlichkeit der niedergelassene Arzt kaum als Unternehmer wahrgenommen. Das Ansehen des Unternehmers in der Bevölkerung ist somit für die Erklärung des Praxisübernahmeerfolgs nicht relevant und wird daher nicht berücksichtigt.

4.2.5 Erfolgsfaktor Prozess einer Praxisübernahme

Der Prozess der Übernahme einer Hausarztpraxis wurde bisher kaum wissenschaftlich erörtert.[594] Daher dient in den eigenen Ausführungen hauptsächlich der Vergleich zum

592 Vgl. Kapitel 3.2.4.2.

593 Vgl. u. a. Günther et al. 2009; Günther et al. 2010; Gurtner, Werner 2012.

594 Dabei sind vor allem Aufsätze und Monographien zu benennen, die sich mit juristischen Fragestellungen auseinandersetzen – wie bspw. Rieger 1998; Frey, Wick 2001; Cramer, Maier 2002a; Cramer, Maier 2002b; Klaas 2004 und Ehlers, Hesral 2009.

gewerblichen Unternehmen als Basis für die Bildung von Hypothesen. Dafür ist anzumerken, dass – wie bereits beschrieben – ein Hauptunterscheidungskriterium in der staatlichen Regulierung der Übernahme einer Arztpraxis zu sehen ist.[595] Analog der Nachfolgeforschung werden in den weiteren Ausführungen die Aspekte Mitarbeiterakzeptanz, Übergebermotivation, Unterstützung des Nachfolgers durch den Übergeber und das Commitment der Übergeberfamilie diskutiert.[596] Darüber hinaus beeinflusst die Art der Übernahme – unterteilt in familienin- und -externe Übertragungen – den Übernahmeprozess und wurde daher als Gruppenvariable in das allgemeine Nachfolgemodell integriert.

Mitarbeiterakzeptanz

Die Angestellten des übernommen Unternehmens bilden ein wichtiges Fundament für die Übernahme bestehender Kunden- und Lieferantenbeziehungen. Darüber hinaus arbeiten sie in der Regel bereits mehrere Jahre im Betrieb, kennen die Abläufe und verfügen somit über intangibles Wissen. Gerade die letztbenannte Ressource bildet eine wichtige Voraussetzung für die erfolgreiche Fortführung des Unternehmens. Grundvoraussetzung für die Loyalität der Angestellten ist die Akzeptanz des Nachfolgers durch die Mitarbeiter. Ein entsprechender Erfolgseinfluss wurde in Studien bestätigt. Dabei zeigte sich, dass vor allem kleine Unternehmen vom Goodwill der Mitarbeiter abhängen.[597]

Die hausärztliche Einzelpraxis ist ein Kleinstunternehmen.[598] Der Mediziner und seine Fachkenntnis stehen dabei im Zentrum der Wertschöpfungskette. Die Angestellten koordinieren Patiententermine, führen die Abrechnungen mit den Versicherungen durch und unterstützen den Mediziner bei seiner Tätigkeit.[599] Ihre Bedeutung wird im Rahmen von Patientenzufriedenheitsbefragungen deutlich hervorgehoben. Die Freundlichkeit des Praxispersonals wirkt entscheidend auf die Zufriedenheit mit dem Arzt und damit auf den Erfolg der Arztpraxis.[600] Zudem ist es gerade während des Übernahmeprozesses wichtig, dass der Mediziner durch seine Angestellten unterstützt wird. Grundvoraussetzung dafür

---

595 Vgl. Punkt 4.1.3 und 4.1.4.

596 Vgl. dazu die Ausführungen in Kapitel 3.2.5.

597 Vgl. dazu die Ausführungen und Quellen in Kapitel 3.2.5.1.

598 Vgl. Punkt 4.2.3.

599 Hohner 1994, S. 35ff. bzw. Hohner 2003, S. 32f. – Er stellt in diesem Zusammenhang den positiven Einfluss des Betriebsklimas auf die Zufriedenheit des Arztes heraus, was wiederum ursächlich mit der Akzeptanz der Mitarbeiter einhergeht (vgl. dazu auch die Ausführungen von Ehlers, Hesral 2009, S. 22ff.).

600 Vgl. u. a. Riegl 1990, S. 55ff.; Stemmermann 1993.

ist, dass die Mitarbeiter den Nachfolger als neuen Chef respektieren. Diese Akzeptanz wird sich vor allem auf die Zufriedenheit mit dem Übernahmeprozess auswirken.

H_{Pr1}: Eine hohe Akzeptanz des Nachfolgers durch die Mitarbeiter beeinflusst die Zufriedenheit mit dem Übernahmeprozess positiv.

Da die Mitarbeiter für die Zufriedenheit der Patienten eine wichtige Rolle spielen, ist davon auszugehen, dass die Akzeptanz und Loyalität dem neuen Arzt gegenüber auch die Übernahme der Patientenkontakte positiv beeinflussen.

H_{Pr2}: Eine hohe Akzeptanz des Nachfolgers durch die Mitarbeiter beeinflusst die Übernahme der Patientenbeziehungen positiv.

Übergebermotivation

Neben den Mitarbeitern des Unternehmens verfügt hauptsächlich der Übergeber über wesentliche Kenntnisse, die den Erfolg der Firmenübernahme beeinflussen. Die Übertragung seines Wissens stellt eine weitere wesentliche Herausforderung für den Nachfolger dar. Der Know-how-Transfer wird dabei von zwei Aspekten geprägt: der Übergebermotivation und der Unterstützung des Nachfolgers durch den Alteigentümer.[601]

Die Motivation des abgebenden Arztes ist für die Weitergabe von Informationen zur Praxisführung und zu den Patienten ebenso wichtig, wie für den gewerblichen Unternehmer.[602] Will der Übergeber sein Lebenswerk bestmöglich weitergeführt wissen, so wird er den neuen Arzt auf dem Weg in die Selbstständigkeit unterstützen. Somit ist die Übergebermotivation eine wichtige Voraussetzung für die Unterstützung des Nachfolgers und beeinflusst die Beziehung zwischen beiden Vertragsparteien positiv. Auch die Zufriedenheit des Nachfolgers mit dem Übernahmeprozess wird durch den Goodwill des Alteigentümers bestimmt. Daraus ergeben sich folgende Hypothesen:

H_{Pr3}: Eine hohe Übergabemotivation des abgebenden Arztes nimmt einen positiven Einfluss auf die Unterstützung des Nachfolgers durch den Übergeber.

[601] Vgl. dazu die Ausführungen in Kapitel 3.2.5.2.

[602] Vgl. Wollny 1990, S. 377ff.; Cramer, Maier 2002a, S. 550 und 553; Klapp 2006, S. 7.

H_{Pr4}: Eine hohe Übergabemotivation des abgebenden Arztes nimmt einen positiven Einfluss auf die Zufriedenheit des Nachfolgers mit dem Übernahmeprozess.

Unterstützung des Nachfolgers

Für die Übertragung intangibler Ressourcen ist neben dem Willen zur Übergabe auch die Beziehung zwischen Nachfolger und Alteigentümer entscheidend. Dies gilt für gewerbliche Unternehmen ebenso, wie für Arztpraxen.[603] Bei letztbenannten ist eine weitere Besonderheit zu beachten. Eine gemeinsame Tätigkeit von Übergeber und Übernehmer in der Arztpraxis unterliegt staatlichen Begrenzungen.[604] Die Vorgaben erschweren eine schrittweise Übertragung der Arztpraxis. Umso stärker ist der junge Hausarzt darauf angewiesen, dass der Alteigentümer auch ohne gemeinsame Arbeit in der Praxis bei der Einarbeitung zur Seite steht. Zwar stellen die gesetzlichen Vorgaben zur Qualifikation des Übernehmers sicher, dass der Nachfolger über ausreichend Fachkenntnisse und Berufserfahrung verfügt. Nicht zu unterschätzen ist jedoch die Unterstützung in Fragen zur Praxisführung oder auch im Umgang mit Patienten, deren Krankheitsgeschichten oder das Erfahrungswissen des Übergebers.[605] Mit seinen Kenntnissen kann der Alteigentümer auf den Verlauf der Praxisübernahme positiv wirken. Dabei ist die Unterstützung nicht mit dem Zeitpunkt der tatsächlichen Übertragung abgeschlossen, sondern auch darüber hinaus. Es ist zu vermuten, dass neben der Prozesszufriedenheit auch die Zufriedenheit mit der Entwicklung der Praxis durch die Beziehung des Nachfolgers zum Alteigentümer positiv beeinflusst wird.

H_{Pr5}: Eine gute Unterstützung des Nachfolgers durch den abgebenden Arzt beeinflusst die Zufriedenheit des Nachfolgers mit dem Übernahmeprozess positiv.

H_{Pr6}: Eine gute Unterstützung des Nachfolgers durch den abgebenden Arzt beeinflusst die Zufriedenheit des Nachfolgers mit der wirtschaftlichen Entwicklung der Praxis positiv.

[603] Vgl. u. a. Ransom 2003, S. 60; Frielingsdorf 2006, S. 20.

[604] Vgl. dazu die Ausführungen von Lindenau, Piltz 2009 zu Job-Sharing, Berufsausübungsgemeinschaften und der Nullbeteiligungsgesellschaft oder auch Cramer, Maier 2002b, S. 624; Klaas 2004, S. 252.

[605] Vgl. dazu die Zulassungsregularien, welche in Punkt 4.1.3 erörtert wurden.

Familiencommitment

Das Commitment der Übergeberfamilie wirkt im Allgemeinen positiv auf den Erfolg einer Firmenübernahme. Dabei ist es von Bedeutung, wie hoch der Einfluss der Familie auf das Unternehmen ist. Gemessen wird diese Dimension durch die F-PEC-Skala, die in Kapitel 3.2.5.3 erläutert wurde. Wesentliche Komponenten sind dabei die Mitbestimmungsrechte der Familienmitglieder oder auch die Ziele, die durch die Angehörigen des Übergebers verfolgt werden. Je höher der Einfluss der Familie auf das Unternehmen, umso wichtiger ist es, dass diese mit dem Nachfolger einverstanden sind. Vor allem für familieninterne Nachfolgen bestätigte sich der Einfluss auf den Übergabeerfolg in Studien.[606] Untersuchungen zu externen Übernahmen beziehen sich dagegen hauptsächlich auf die Höhe des Familieneinflusses. Ein hoher F-PEC-Wert wirkt dabei negativ auf den Übertragungserfolg.[607]

Die beschriebenen Wirkungen basieren auf der Annahme, dass sich Familienmitglieder bei der Unternehmensübertragung vor allem an der Wahrung ihrer Interessen orientieren. Diese beziehen sich vor allem auf monetäre Werte oder auch auf Einflussmöglichkeiten. Beides steht mit der Unternehmensgröße in einem engen Zusammenhang. Kleine Unternehmen binden i. d. R. wenig Kapital. Die Möglichkeiten der Einflussnahme auf Firmenbelange sind ebenfalls überschaubar. Bei Kleinstunternehmen sind sowohl das Geschäftsvermögen, als auch Mitspracherechte begrenzt. Somit ist das Familiencommitment für diese Betriebe lediglich in Bezug auf die Nachfolgerauswahl bedeutend. Die staatlichen Vorgaben für die Übernahme einer Hausarztpraxis grenzen jedoch die freie Auswahl möglicher Nachfolger deutlich ein.[608] Es spielt dafür vor allem die Qualifikation des Übernehmers eine wichtige Rolle. In Gebieten mit einer hausärztlichen Überversorgung werden Zulassungen im Zuge eines amtlichen Nachbesetzungsverfahrens übertragen, was die Auswahl des Nachfolgers weiter eingeschränkt.[609] Zudem handelt es sich bei Arztpraxen um Kleinstunternehmen, die i. d. R. als Einzelunternehmen firmieren. Mitbestimmungsrechte durch Dritte müssen nicht berücksichtigt werden. Auch das in der Hausarztpraxis gebundene Kapital ist im Vergleich mit KMU überschaubar. Aus diesen Gründen ist davon

---

[606] Vgl. dazu die Ausführungen und Quellen zum Familiencommitment in Kapitel 3.2.5.3 .

[607] Ebenda.

[608] Vgl. dazu Punkt 4.1.3.

[609] Ebenda bzw. auch Berning, Novak 2010, S. 169f.

auszugehen, dass der Einfluss der Übergeberfamilie eine untergeordnete Rolle für die Übertragung einer Hausarztpraxis spielt. Eine Integration in das Erfolgsmodell einer Praxisübertragung wird somit nicht vorgenommen.

Art der Übernahme

Die Unterscheidung zwischen der Übertragung an Familienmitglieder oder externe Nachfolger erscheint für Arztpraxen gleichbedeutend wie für gewerbliche Unternehmen.[610] Empirische Studien zum Vergleich beider Übergabemöglichkeiten existieren bisher nicht. Ein Gruppenvergleich soll daher erste Ansätze für weiterführende Untersuchungen liefern. Es ist zu vermuten, dass die Unterstützung des Übergebers höher ist, wenn er seine Praxis an einen familieninternen Nachfolger übergeben kann. Zu weiteren Erfolgsfaktoren, -indikatoren und deren Wirkzusammenhängen lassen sich keine theoretisch und/oder empirisch begründbaren Unterschiede ableiten. Daher werden folgende Hypothesen für die Gruppenvariable erstellt:

H_{G33}: Die Art der Übernahme hat keinen Einfluss auf den Gewinn der Praxis.

H_{G34}: Die Art der Übernahme hat keinen Einfluss auf die Zufriedenheit mit der wirtschaftlichen Entwicklung.

H_{G35}: Die Art der Übernahme hat keinen Einfluss auf die Zufriedenheit mit dem Übernahmeprozess.

H_{G36}: Die Art der Übernahme hat keinen Einfluss auf die Wiederholungsabsicht.

H_{G37}: Die Unterstützung durch den Übergeber ist für familieninterne Nachfolger höher, als für familienexterne Nachfolger.

H_{G38}: Die Art der Übernahme hat keinen Einfluss auf die Wirkbeziehungen zwischen den Erfolgsfaktoren und -indikatoren.

H_{G39}: Die Art der Übernahme hat keinen Einfluss auf die Ausprägung der Erfolgsfaktoren.

610 Vgl. die Ausführungen zur Art der Übernahme in Kapitel 3.2.5.3.

4.3 Darstellung der Hypothesen und des Gesamtmodells der Übernahme einer Hausarztpraxis

Im voranstehenden Kapitel wurden die Hypothesen für die empirische Erhebung gebildet. Entsprechend der gewählten konfirmatorischen Herangehensweise basieren diese auf den Theorien und empirischen Ergebnissen der Gründungs- und Nachfolgeforschung.[611] Das allgemeine Erfolgsmodell einer Unternehmensnachfolge wurde auf die spezifischen Besonderheiten von Hausärzten in Einzelpraxis angepasst. Die Erkenntnisse werden nachfolgend zusammengefasst und in das zu testende Gesamtmodell für den Erfolg der Übernahme einer Hausarztpraxis überführt.

4.3.1 Hypothesen zu den Erfolgsmaßen

Im Unterschied zu den in der bisherigen Forschung fokussierten gewerblichen Unternehmen unterliegt die Tätigkeit des Hausarztes staatlichen Regulierungen. Diese Eingriffe tangieren unter anderem die Erfolgsindikatoren, wie in Punkt 4.2.1 dargestellt. Die Einflussmöglichkeiten eines Hausarztes auf den quantitativen Erfolg seiner Praxis sind begrenzt. Somit sind für die Beurteilung des Praxisübernahmeerfolges hauptsächlich qualitative Kriterien anzuführen. Für die eigene Untersuchung wurden auf Basis der Theorie und bisherigen empirischen Erkenntnisse entsprechende Maße herausgearbeitet: der Gewinn, die Zufriedenheit des Nachfolgers mit dem Übernahmeprozess, die Zufriedenheit des Nachfolgers mit der wirtschaftlichen Entwicklung seiner Praxis und die Wiederholungsabsicht. Dabei stellt der letztbenannte Erfolgsindikator ein übergeordnetes Maß dar, das die Zielstellungen und Motive des übernehmenden Arztes berücksichtigt. Diese Zusammenhänge sind in Tabelle 9 dargestellt.

Tabelle 9: Hypothesen zu den Zusammenhängen zwischen den Erfolgsmaßen

H_{E1}	Ein hoher aktueller Gewinn der Hausarztpraxis beeinflusst die Wiederholungsabsicht des Hausarztes positiv.
H_{E2}	Eine hohe Zufriedenheit mit der wirtschaftlichen Entwicklung beeinflusst die Wiederholungsabsicht des Hausarztes positiv.
H_{E3}	Eine hohe Zufriedenheit mit dem Übernahmeprozess beeinflusst die Wiederholungsabsicht des Hausarztes positiv.

611 Vgl. Kapitel 3.

4.3.2 Hypothesen zu den Wirkbeziehungen der Erfolgsfaktoren

Analog der Vorgehensweise zur Erarbeitung der Erfolgskriterien wurde auch bei der Ableitung der Hypothesen zu den Wirkbeziehungen der Erfolgsfaktoren vorgegangen. Dabei finden sich die im allgemeinen Übernahmemodell genutzten vier Dimensionen – der Hausarzt als Nachfolger, die Hausarztpraxis als übernommenes Unternehmen, das Umfeld und der Prozess einer Praxisübernahme – wieder. In Tabelle 10 sind die zu testenden Annahmen enthalten.

Tabelle 10: Hypothesen zu den Wirkbeziehungen der Erfolgsfaktoren

	Hausarzt als Nachfolger
H_{P1}	Eine hohe unternehmerische Orientierung des Hausarztes beeinflusst den Gewinn der Praxis positiv.
H_{P2}	Eine hohe unternehmerische Orientierung des Hausarztes beeinflusst die Zufriedenheit mit der wirtschaftlichen Entwicklung positiv.
H_{P3}	Eine hohe unternehmerische Orientierung des Hausarztes beeinflusst den Erhalt des Patientenstammes nach erfolgter Praxisübertragung negativ.
H_{P4}	Eine hohe Pull-Motivation des Hausarztes beeinflusst seine Zufriedenheit mit dem Prozess der Praxisübernahme positiv.
H_{P5}	Eine hohe Push-Motivation des Hausarztes beeinflusst seine Zufriedenheit mit dem Prozess der Praxisübernahme negativ.
H_{P6}	Eine hohe Pull-Motivation des Hausarztes beeinflusst seine Zufriedenheit mit der wirtschaftlichen Entwicklung der Praxis positiv.
H_{P7}	Eine hohe Push-Motivation des Hausarztes beeinflusst seine Zufriedenheit mit der wirtschaftlichen Entwicklung der Praxis negativ.
	Hausarztpraxis als übernommenes Unternehmen
H_{U1}	Eine gute wirtschaftliche Ausgangssituation der übernommenen Praxis beeinflusst den Gewinn nach Übernahme positiv.
H_{U2}	Eine gute wirtschaftliche Ausgangssituation der übernommenen Praxis beeinflusst die Zufriedenheit mit der wirtschaftlichen Entwicklung positiv.
H_{U3}	Eine langjährige Betriebszugehörigkeit der Mitarbeiter beeinflusst den Erhalt des Patientenstammes positiv.
H_{U4}	Der Erhalt des Patientenstammes beeinflusst die Zufriedenheit mit der wirtschaftlichen Entwicklung positiv.
H_{U5}	Die Ausweitung des Patientenstammes beeinflusst den Gewinn nach der Übernahme positiv.
H_{U6}	Die Ausweitung des Patientenstammes beeinflusst die Zufriedenheit mit der wirtschaftlichen Entwicklung positiv.

	Prozess einer Praxisübernahme
H_{Pr1}	Eine hohe Akzeptanz des Nachfolgers durch die Mitarbeiter beeinflusst die Zufriedenheit mit dem Übernahmeprozess positiv.
H_{Pr2}	Eine hohe Akzeptanz des Nachfolgers durch die Mitarbeiter beeinflusst die Übernahme der Patientenbeziehungen positiv.
H_{Pr3}	Eine hohe Übergabemotivation des abgebenden Arztes nimmt einen positiven Einfluss auf die Unterstützung des Nachfolgers durch den Übergeber.
H_{Pr4}	Eine hohe Übergabemotivation des abgebenden Arztes nimmt einen positiven Einfluss auf die Zufriedenheit des Nachfolgers mit dem Übernahmeprozess.
H_{Pr5}	Eine gute Unterstützung des Nachfolgers durch den abgebenden Arzt beeinflusst die Zufriedenheit des Nachfolgers mit dem Übernahmeprozess positiv.
H_{Pr6}	Eine gute Unterstützung des Nachfolgers durch den abgebenden Arzt beeinflusst die Zufriedenheit des Nachfolgers mit der wirtschaftlichen Entwicklung der Praxis positiv.

4.3.3 Hypothesen zu den Gruppenvariablen

Im Rahmen der Gründungs- und Nachfolgeforschung wurden zudem Gruppenvariablen identifiziert, die Einfluss auf die Wirkbeziehungen zwischen den Erfolgsfaktoren und den Erfolgsmaßen nehmen.[612] Die Ergebnisse wurden in Punkt 4.2 auf die Relevanz für die Übertragung einer Hausarztpraxis geprüft. In Tabelle 11 sind die entsprechenden Hypothesen zu den moderierenden Effekten zusammenfassend dargestellt.

Tabelle 11: Hypothesen zu den moderierenden Effekten

	Berufserfahrung als Facharztes zum Zeitpunkt der Übernahme
H_{G1}	Die Berufserfahrung des Nachfolgers als Facharzt zum Zeitpunkt der Übernahme hat keinen Einfluss auf den Gewinn der Praxis.
H_{G2}	Die Berufserfahrung des Nachfolgers als Facharzt zum Zeitpunkt der Übernahme hat keinen Einfluss auf seine Zufriedenheit mit der wirtschaftlichen Entwicklung.
H_{G3}	Die Berufserfahrung des Nachfolgers als Facharzt zum Zeitpunkt der Übernahme hat keinen Einfluss auf seine Zufriedenheit mit dem Übernahmeprozess.
H_{G4}	Die Berufserfahrung des Nachfolgers als Facharzt zum Zeitpunkt der Übernahme hat keinen Einfluss auf seine Wiederholungsabsicht.
H_{G5}	Die Berufserfahrung des Nachfolgers als Facharzt zum Zeitpunkt der Übernahme hat keinen Einfluss auf die Wirkbeziehungen zwischen Erfolgsfaktoren und -indikatoren.
H_{G6}	Die Berufserfahrung des Nachfolgers als Facharzt zum Zeitpunkt der Übernahme hat keinen Einfluss auf die Ausprägung der Erfolgsfaktoren.

612 Vgl. Kapitel 3.2.

Betriebswirtschaftliche Vorkenntnisse zum Zeitpunkt der Übernahme	
H_{G7}	Die betriebswirtschaftlichen Kenntnisse des Nachfolgers zum Zeitpunkt der Übernahme haben keinen Einfluss auf den Gewinn der Praxis.
H_{G8}	Die betriebswirtschaftlichen Kenntnisse des Nachfolgers zum Zeitpunkt der Übernahme haben keinen Einfluss auf seine Zufriedenheit mit der wirtschaftlichen Entwicklung.
H_{G9}	Die betriebswirtschaftlichen Kenntnisse des Nachfolgers zum Zeitpunkt der Übernahme haben keinen Einfluss auf seine Zufriedenheit mit dem Übernahmeprozess.
H_{G10}	Die betriebswirtschaftlichen Kenntnisse des Nachfolgers zum Zeitpunkt der Übernahme haben keinen Einfluss auf seine Wiederholungsabsicht.
H_{G11}	Die betriebswirtschaftlichen Kenntnisse des Nachfolgers zum Zeitpunkt der Übernahme haben keinen Einfluss auf die Wirkbeziehungen zwischen Erfolgsfaktoren und -indikatoren.
H_{G12}	Die betriebswirtschaftlichen Kenntnisse des Nachfolgers zum Zeitpunkt der Übernahme haben keinen Einfluss auf die Ausprägung der Erfolgsfaktoren.
Alter des Nachfolgers zum Zeitpunkt der Übernahme	
H_{G13}	Das Alter des Nachfolgers zum Zeitpunkt der Übernahme hat keinen Einfluss auf den Gewinn der Praxis.
H_{G14}	Das Alter des Nachfolgers zum Zeitpunkt der Übernahme hat keinen Einfluss auf seine Zufriedenheit mit der wirtschaftlichen Entwicklung.
H_{G15}	Das Alter des Nachfolgers zum Zeitpunkt der Übernahme hat keinen Einfluss auf seine Zufriedenheit mit dem Übernahmeprozess.
H_{G16}	Das Alter des Nachfolgers zum Zeitpunkt der Übernahme hat keinen Einfluss auf seine Wiederholungsabsicht.
H_{G17}	Das Alter des Nachfolgers zum Zeitpunkt der Übernahme hat keinen Einfluss auf die Wirkbeziehungen zwischen Erfolgsfaktoren und -indikatoren.
H_{G18}	Das Alter des Nachfolgers zum Zeitpunkt der Übernahme hat keinen Einfluss auf die Ausprägung der Erfolgsfaktoren.
Geschlecht des Nachfolgers	
H_{G19}	Das Geschlecht des Nachfolgers hat keinen Einfluss auf den Gewinn der Praxis.
H_{G20}	Das Geschlecht des Nachfolgers hat keinen Einfluss auf seine Zufriedenheit mit der wirtschaftlichen Entwicklung.
H_{G21}	Das Geschlecht des Nachfolgers hat keinen Einfluss auf seine Zufriedenheit mit dem Übernahmeprozess.
H_{G22}	Das Geschlecht des Nachfolgers hat keinen Einfluss auf seine Wiederholungsabsicht.
H_{G23}	Weibliche Nachfolger verfügen über eine höhere Push-Motivation
H_{G24}	Männliche Nachfolger verfügen über eine höhere Pull-Motivation.
H_{G25}	Das Geschlecht des Nachfolgers hat keinen Einfluss auf die Wirkbeziehungen zwischen Erfolgsfaktoren und -indikatoren.
H_{G26}	Das Geschlecht des Nachfolgers hat keinen Einfluss auf die Ausprägung der weiteren Erfolgsfaktoren.

Übernahmezeitpunkt	
H_{G27}	Der Übernahmezeitpunkt hat keinen Einfluss auf den Gewinn der Praxis.
H_{G28}	Der Übernahmezeitpunkt hat keinen Einfluss auf die Zufriedenheit des Nachfolgers mit der wirtschaftlichen Entwicklung.
H_{G29}	Der Übernahmezeitpunkt hat keinen Einfluss auf die Zufriedenheit des Nachfolgers mit dem Übernahmeprozess.
H_{G30}	Der Übernahmezeitpunkt hat keinen Einfluss auf die Wiederholungsabsicht.
H_{G31}	Der Übernahmezeitpunkt hat keinen Einfluss auf die Wirkbeziehungen zwischen Erfolgsfaktoren und -indikatoren.
H_{G32}	Der Übernahmezeitpunkt hat keinen Einfluss auf die Ausprägung der Erfolgsfaktoren.
Art der Übernahme	
H_{G33}	Die Art der Übernahme hat keinen Einfluss auf den Gewinn der Praxis.
H_{G34}	Die Art der Übernahme hat keinen Einfluss auf die Zufriedenheit des Nachfolgers mit der wirtschaftlichen Entwicklung.
H_{G35}	Die Art der Übernahme hat keinen Einfluss auf die Zufriedenheit des Nachfolgers mit dem Übernahmeprozess.
H_{G36}	Die Art der Übernahme hat keinen Einfluss auf die Wiederholungsabsicht.
H_{G37}	Die Unterstützung durch den Übergeber ist für familieninterne Nachfolger höher, als für familienexterne Nachfolger.
H_{G38}	Die Art der Übernahme hat keinen Einfluss auf die Wirkbeziehungen zwischen den weiterenErfolgsfaktoren und -indikatoren.
H_{G39}	Die Art der Übernahme hat keinen Einfluss auf die Ausprägung der Erfolgsfaktoren.

4.3.4 Gesamterfolgsmodell der Übernahme einer Hausarztpraxis

Die entwickelten Hypothesen können nun zu einem Gesamtmodell zusammengefügt werden, das als Grundlage für die empirische Testung dient. Abbildung 14 zeigt den Überblick der zu testenden Zusammenhänge. Gruppenvariablen wurden nicht in das Schaubild eingefügt.

Abbildung 14: Gesamtmodell der Übernahme einer Hausarztpraxis

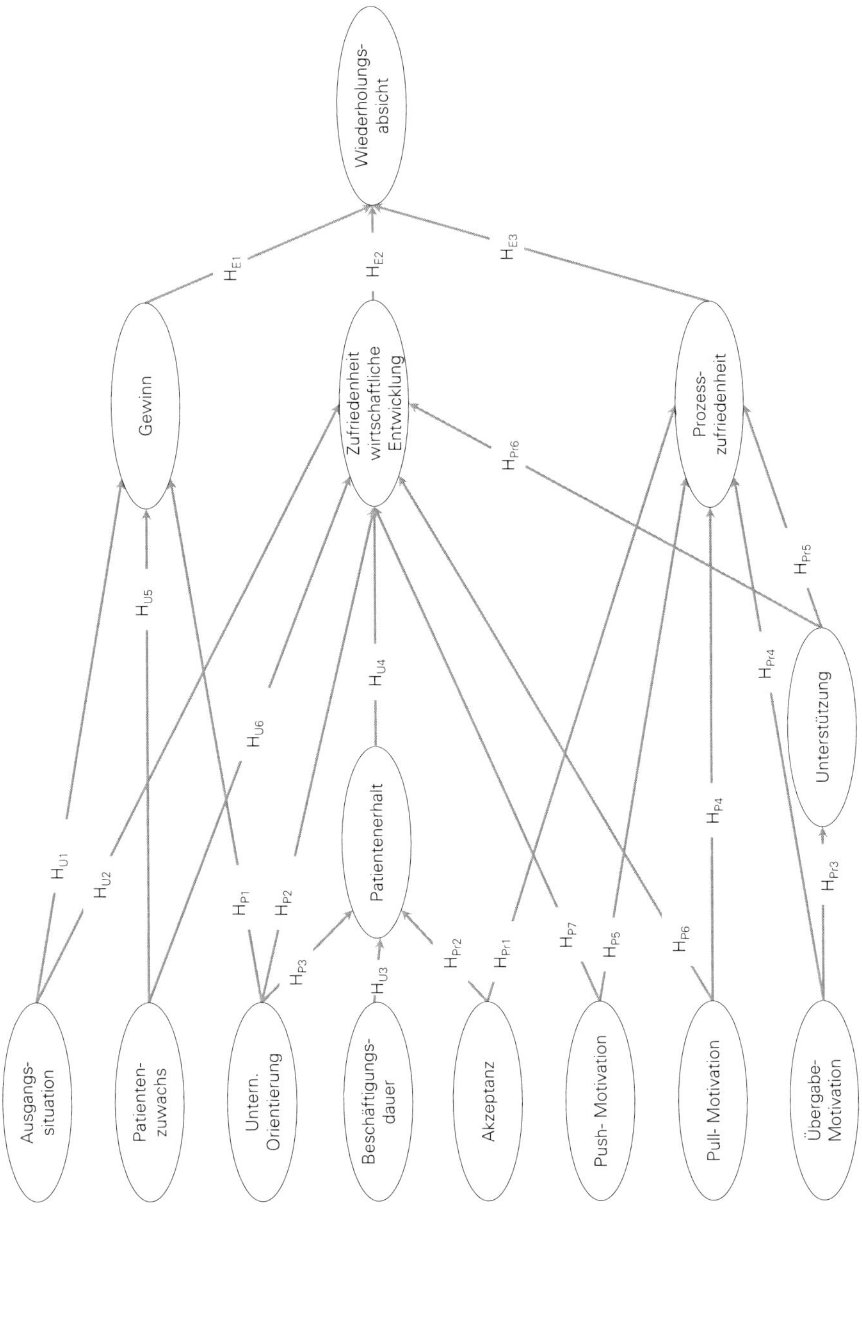

4.4 Zwischenfazit

In Kapitel 4 wurde das allgemeine Erfolgsmodell einer Unternehmensnachfolge an die fokussierte Untersuchungseinheit – Hausärzte in Einzelpraxis – angepasst. Zu Beginn erfolgte in Punkt 4.1 die Darstellung der Besonderheiten der Zielgruppe. Diese dienten als Grundlage für die Anpassung des Rahmenmodells.

Bisherige wissenschaftliche Beiträge zum Gründungserfolg bzw. zu Unternehmensnachfolgen in freiberuflichen Praxen sind kaum vorhanden.[613] Um die bestehende Forschungslücke zu schließen, orientiert sich die vorliegende Arbeit an der theoretischen Basis und den empirischen Ergebnissen der Gründungs- und Nachfolgeforschung, ergänzt durch wissenschaftliche Beiträge aus dem gesundheitsökonomischen Umfeld. Die Unterschiede zwischen Freiberuflern und Gewerbetreibenden wurden herausgearbeitet und in der Diskussion möglicher Erfolgsmaße und Erfolgsfaktoren berücksichtigt.[614]

Nach der Ableitung geeigneter Leistungsindikatoren in Punkt 4.2.1 wurden in den folgenden Kapiteln die vier Dimensionen eines Nachfolgemodells – der Hausarzt als Nachfolger, die Hausarztpraxis als übernommenes Unternehmen, das Umfeld einer Praxisübernahme und der Prozess der Praxisübernahme – dargestellt.[615]

Darauf aufbauend wurden Hypothesen über die Zusammenhänge zwischen den Leistungsindikatoren und den Einflussgrößen auf den Übernahmeerfolg abgeleitet. Moderierende Effekte ließen sich ebenfalls darstellen. Ermittelte Kausalzusammenhänge bildeten die Grundlage für die Erstellung der Hypothesen. Der Überblick über die Beziehungen des Gesamtmodells der Übernahme einer Hausarztpraxis ist in Punkt 4.3 dargestellt.

Mit der stringenten Orientierung an den bisherigen empirischen Ergebnissen und der theoretischen Basis für die abgeleiteten Beziehungen werden grundlegende Anforderungen an wissenschaftliche Arbeiten und konfirmatorisches Vorgehen umgesetzt.[616] Im Rahmen der Erfolgsfaktorenforschung werden zudem weitere Kriterien an die empirische

613 Vgl. dazu Punkt 4.2.

614 Ebenda.

615 Vgl. Punkte 4.2.2 bis 4.2.5.

616 Vgl. zu den Anforderungen an wissenschaftliches Arbeiten bzw. an die Erforschung von Erfolgsfaktoren Kapitel 2.2.5.

Prüfung der theoretischen Modelle formuliert.[617] Dazu gehört eine erste Testung der Annahmen mittels entsprechender Vorstudien. Aufbauend auf dieser Zwischenvalidierung wird die Hauptuntersuchung durchgeführt, mit deren Hilfe die Kausalzusammenhänge geprüft und anschließend die Ableitung von theoretischen und praktischen Implikationen ermöglicht wird. Die Resultate dieser empirischen Prüfung sind in den Kapiteln 5 und 6 dargestellt.

[617] Ebenda.

5 Empirische Analyse – Vorstudie und Deskriptive Auswertung

Das auf Basis der Theorie und bisheriger empirischer Ergebnisse hergeleitete Gesamterfolgsmodell der Übernahme einer Hausarztpraxis ist empirisch zu testen. Nur so sind theoretische und praktische Implikationen ableitbar. In zwei Stufen erfolgt die Untersuchung. Erst wird eine qualitative Vorstudie durchgeführt. Dies ist die Grundlage für die quantitative Hauptstudie. Nachfolgend werden die Umsetzung und die Ergebnisse erläutert.

5.1 Methodisches Vorgehen

Im Rahmen der Hauptuntersuchung sollen die Erfolgsfaktoren indirekt erhoben werden. Dazu wurde ein quantitativ-konfirmatorisches Vorgehen gewählt.[618] Das zu Grunde liegende Erfolgsmodell basiert auf der bisherigen Forschung. In einer Vorstudie wird validiert, ob alle wesentlichen Erfolgsfaktoren im Modell enthalten sind. Zudem wird die Konstruktoperationalisierung von Experten geprüft. Dies ist eine Grundanforderung an die Erfolgsfaktorenforschung.[619] Eine exakte und vollständige Beschreibung der Vorgehensweise, die zugleich Voraussetzung für eine konsistente Ergebnisinterpretation ist, findet sich in den Punkten 5.1.2 und 5.1.3. Die erhobenen Daten werden zunächst deskriptiv in Abschnitt 5.2 ausgewertet, um anschließend die vermuteten Zusammenhänge in Kapitel 6 zu prüfen. Die einzelnen Schritte der empirischen Analyse können der Abbildung 15 entnommen werden.

5.1.1 Methodische Vorüberlegungen

Ziel der vorliegenden Forschungsarbeit ist die Messung der Kausalzusammenhänge zwischen latenten Variablen – dem Erfolg und dessen Einflussgrößen. Dies setzt die Wahl geeigneter Analysemethoden voraus. Es ist ebenfalls wichtig zu prüfen, ob alle wesentlichen Aspekte im Modell Berücksichtigung finden. Das bereits beschriebene zweistufige Vorgehen ermöglicht dies.

---

618 Vgl. dazu die Ausführungen in Kapitel 2.2.3 zur Methodik der Erfolgsfaktorenforschung.

619 Zur gewählten Methodik und der Begegnung der Kritik zur Erfolgsfaktorenforschung siehe Kapitel 2.2.5. Die beschriebene Vorgehensweise orientierte sich stark an den postulierten Anforderungen für wissenschaftliches Arbeiten auf diesem Gebiet.

Abbildung 15: Methodisches Vorgehen bei der empirischen Analyse

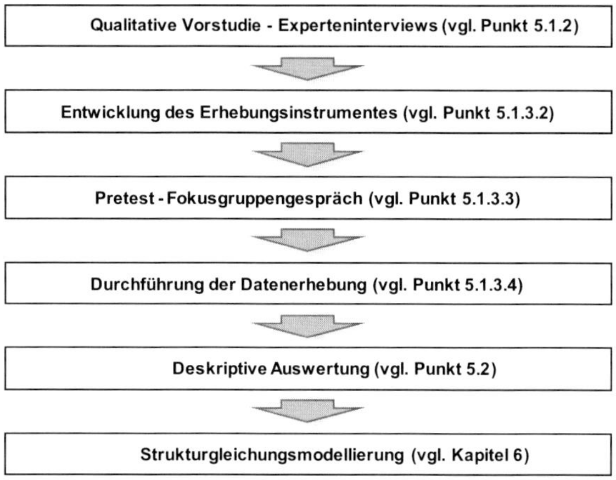

In der Vorstudie erfolgt eine erste Validierung des erarbeiteten Übernahmemodells mittels Experteninterviews.[620] Die erhobenen Daten werden durch eine quantitative und qualitative Inhaltsanalyse ausgewertet. Zur Beantwortung der Forschungsfragen ist eine quantitative Hauptstudie durchzuführen. Mit deren Hilfe kann das entwickelte Erfolgsmodell getestet werden. Zur Erhebung der Daten wird ein standardisierter Fragebogen entwickelt. Die so gewonnenen Daten werden multivariat ausgewertet. Dies ermöglicht die angestrebte Darstellung komplexer Zusammenhänge. Grundsätzlich kommen dafür strukturprüfende Verfahren – wie bspw. multiple Regressionen oder Strukturgleichungsmodellierungen – in Frage.[621]

Das Erfolgsmodell enthält latente Konstrukte. Darunter versteht man Variable, die nicht direkt beobachtbar sind.[622] Mittels geeigneter Operationalisierung sind beobachtbare Items zu wählen, die das theoretische Konstrukt abbilden.[623] Ein Verfahren, das dazu dient, Zusammenhänge zwischen beobachtbaren und nichtbeobachtbaren Variablen abzubilden, ist die Strukturgleichungsmodellierung.[624] Zwei Methoden stehen zur Verfügung: der kovarianzbasierte Ansatz – Linear Structural Relations (LISREL) – und die varianzba-

620 Vgl. u. a. Bogner, Menz 2009, S. 61ff.; Gläser, Laudel 2009.

621 Backhaus et al. 2011, S. 14.

622 Zum Begriff der theoretischen bzw. latenten Konstrukte siehe u. a. Homburg, Giering 1996, S. 6ff.

623 Vgl. u. a. Homburg, Giering 1996, S. 11ff.; Fassott 2006; Borsboom 2008, S. 50.

624 Vgl. u. a. Dijkstra 1983, S. 67; Streiner 2006, S. 317; Singh 2009, S. 199.

sierte Messung mittels Partial Least Squares (PLS).[625] Der Vorstellung beider Verfahren und der Begründung der Methodenauswahl dient Kapitel 6. Im Folgenden sind zunächst die Vorstudie, die Vorarbeiten für die Hauptuntersuchung und deren deskriptiven Ergebnisse dargelegt.

5.1.2 Qualitative Vorstudie

Die kritische Würdigung der Erfolgsfaktorenforschung in Kapitel 2.2 postuliert Anforderungen an die methodische Umsetzung empirischer Studien. Neben der in Kapitel 3 und 4 erarbeiteten theoretischen Basis bildet die Operationalisierung der Faktoren und Erfolgsmaße eine Grundvoraussetzung.[626]

Die Erarbeitung und Testung möglicher Erfolgsmaße für die freien Berufe ist ein wesentlicher Bestandteil der vorliegenden Arbeit. Die aus der Theorie abgeleiteten Erfolgsmaße werden auf Eignung für eine quantitative Studie geprüft. Dafür wird im Rahmen einer qualitativen Studie direkt nach dem Erfolgsverständnis einer Praxisübernahme gefragt. Zudem sollen die gewählten Indikatoren auf Relevanz für eine Praxisübernahme getestet werden.

Die Vorstudie stellt zudem die Vollständigkeit des Untersuchungsmodells sicher. Dazu werden verschiedene Erfolgsfaktoren für die Übernahmen von KMU auf die Übertragbarkeit für Praxisübernahmen bewertet bzw. durch weitere relevante Bereiche ergänzt. Diese Vorgehensweise ermöglicht eine erste Validierung des Erfolgsmodells für Praxisübernahmen von Hausärzten.[627]

5.1.2.1 Methodik

Als Methode wurde das Experteninterview gewählt. Dieses eignet sich, um die Begriffsdefinitionen zu prüfen, Erhebungsmodelle auf Vollständigkeit zu testen und/oder zu evaluieren.[628] Die Qualität der erzielbaren Interviewergebnisse hängt in hohem Maße von dem Sachverstand der befragten Personengruppe ab. Daher ist es nicht verwunderlich, dass

---

[625] Vgl. u. a. Herrmann et al. 2006; Tenenhaus 2008.

[626] Vgl. Kapitel 2.2.5.

[627] Hsieh, Shannon 2005, S. 1281ff.

[628] Vgl. zu den Einsatzmöglichkeiten von Experteninterviews u. a. Schnell et al. 2005, S. 387; Bogner, Menz 2009, S. 16; Meuser, Nagel 2009, S. 57; Jochheim 2010, S. 127.

sich Forscher intensiv mit dem Begriff des Experten auseinandersetzen und Kriterien zur Auswahl der Interviewpartner vorgeben.[629] Die vorliegende Arbeit folgt der von Meuser und Nagel entwickelten Definition:

„Die Bestimmung von Experten als aktive Partizipanten hebt ab auf die spezifischen Funktionen, die solche Personen problembezogen erbringen, sei es in der beruflichen Rolle, sei es in einer ehrenamtlichen Tätigkeit. Das in der Ausübung solcher Funktionen erworbene Sonderwissen ist Gegenstand des Expertenwissens."[630]

Nach ihrem Verständnis verfügen Experten über häufigen Kontakt zur Zielgruppe und haben praxisnahes Wissen, das im Rahmen der täglichen Arbeit erworben wurde. Ziel der Befragung ist die Erhebung und wissenschaftliche Auswertung dieser Spezialkenntnisse. Dafür sind folgende Schritte erforderlich:

- Vorbereitung der Datenerhebung durch Ableitung von Begriffskategorien bzw. Nutzung der bereits identifizierten Erfolgsfaktoren und -indikatoren
- Auswahl von Interviewpartnern nach den benannten Prämissen
- Durchführung der Datenerhebung anhand eines teilstandardisierten Leitfadens
- Auswertung mittels einer Inhaltsanalyse
- Darstellung und Interpretation der Ergebnisse

Die beschriebene Vorgehensweise orientiert sich an der Arbeit von Elo und Kyngäs.[631]

Grundsätzlich werden Experteninterviews als teilstandardisierte, mündliche Befragungen durchgeführt. Hierfür ist die Erstellung eines theoriegestützten Leitfadens erforderlich, der sowohl qualitative als auch quantitative Merkmale enthalten kann.[632] Der entwickelte Gesprächsleitfaden besteht aus zwei Teilen. Der erste Abschnitt fokussiert auf den Erfolgsbegriff. Die Befragten werden zum einen mittels offener Fragen gebeten, ihr Begriffsverständnis zum Erfolg einer Praxisübernahme darzulegen. Darüber hinaus werden quantitative und qualitative Erfolgsmaße von Unternehmensnachfolgen in KMU hinsicht-

[629] Vgl. u. a. Meuser, Nagel 1991; Gläser, Laudel 2009, S. 117ff.; Liebold, Trinczek 2009, S. 35ff.; Meuser, Nagel 2009, S. 42ff.

[630] Meuser, Nagel 2009, S. 44.

[631] Elo, Kyngäs 2008, S. 109ff.

[632] Punch 1998, S. 175ff.; White, Marsh 2006, S. 27; Liebold, Trinczek 2009, S. 33; Meuser, Nagel 2009, S. 52; Atteslander, Cromm 2010, S. 133.

lich der Übertragbarkeit auf Praxisnachfolgen bewertet. Die Beurteilung erfolgt mittels einer fünfstufigen Likertskala.[633] Zusätzlich wurde um Ergänzung weiterer Erfolgsmaße gebeten. Der zweite Teil beinhaltet die Bewertung von Erfolgsfaktoren durch vorgegebene Antwortkategorien und enthält die Möglichkeit weitere relevante Einflussgrößen zu ergänzen.[634] Alle Gespräche wurden mit einem Digtiergerät aufgezeichnet.[635]

Um die anschließende Datenauswertung durchzuführen, erfolgte die Transkription der Gespräche und Auswertung mittels einer qualitativen bzw. quantitativen Inhaltsanalyse.[636] Im Rahmen der qualitativen Inhaltsanalyse wurden zunächst die Antworten auf die offenen Fragen reduziert und den aus der Theorie abgeleiteten Betrachtungsebenen des Erfolges zugeordnet.[637] Die Textpassagen können so strukturiert und interpretiert werden. Im zweiten Schritt werden die Daten quantitativ mittels einer Frequenzanalyse ausgewertet. Diese Methodik zielt darauf ab, durch die Darstellung einer Häufigkeitsverteilung die Bedeutung einzelner Kategorien herauszufiltern.[638] Die mit vorgegebenen Antwortkategorien erhobenen Bewertungen von Erfolgsmaßen und -faktoren werden deskriptiv analysiert.

Im nachfolgenden Abschnitt werden die Auswahl der Interviewpartner und das allgemeine Vorgehen beschrieben und anschließend die Ergebnisse diskutiert.

5.1.2.2 Vorgehen

Entscheidend für die Qualität der Studienergebnisse ist die Auswahl geeigneter Experten. Dabei soll eine möglichst umfassende Sicht auf die Übertragung einer Hausarztpraxis abgebildet werden. Dies wird möglich, indem sowohl staatliche, standesrechtliche und beratende Berufsgruppen Berücksichtigung finden. Deren Sichtweisen werden durch

633 Den Befragten wurde eine Skala mit Nummern und entsprechenden Intensitätsbegriffen analog der Empfehlung von Rohrmann 1978, S. 239 vorgelegt. Die Mischung aus offenen und geschlossenen Fragen empfiehlt u. a. Punch 1998, S. 175ff.

634 Der Gesprächsleitfaden ist im Anhang B dargestellt.

635 Die Aufzeichnung des Gesprächs ist eine Grundvoraussetzung für die nachfolgende Transkription – Siehe dazu Gläser, Laudel 2009, S. 157; Liebold, Trinczek 2009, S. 41.

636 Zur Transkription Vgl. u. a. Oliver et al. 2005; Häder 2006, S. 401ff. und Meuser, Nagel 2009, S. 56 – Paraverbale Ereignisse wurden nicht transkribiert.

637 Vgl. dazu die Ausführungen in Kapitel 2.2.2.1.

638 Vgl. zur Frequenzanalyse u. a. Harwood, Garry 2003 oder auch Diekmann 2010, S. 597.

Interviews von Vertretern der Ärzteschaft ergänzt. Entsprechend der benannten Kriterien wurden 16 Interviewpartner aus folgenden Bereichen ausgewählt und befragt (vgl. Tabelle 12).

Soweit von den Interviewpartnern zugelassen, sind die Namen und Institutionen im Anhang zur Arbeit benannt (vgl. Anhang Tabelle 76). Die Gespräche dauerten durchschnittlich 45 Minuten und fanden in der Zeit vom 19. April bis 3. Mai 2010 statt. Alle Interviews wurden aufgezeichnet, transkribiert und anschließend autorisiert.

Tabelle 12: Gesprächspartner für die Experteninterviews

Gebiet	Bezeichnung	Anzahl der Interviewpartner
Externe Unterstützung	Steuerberater, Finanzberater, Rechtsanwalt – jeweils mit Spezialisierung auf Ärztebetreuung	sechs Personen
Standes- und Berufsvertretung der Ärzte	Kassenärztliche Vereinigung Sachsen (KVS), Bereich Sicherstellung; Landesärztekammer Sachsen	zwei Personen
Politische Institution	Sächsisches Ministerium für Soziales und Verbraucherschutz, Referat Sicherstellung	zwei Personen
Verband	Sächsischer Hausärzteverband	eine Person
Nachfolger	Hausärzte, ländliche und städtische Lage der Praxis, externe und interne Übernahme	drei Personen
Übergeber	Hausärzte unmittelbar vor und nach der Übergabe	zwei Personen

5.1.2.3 *Ergebnisse*

Entsprechend der qualitativen Inhaltsanalyse ließen sich die Antworten zum Begriffsverständnis des Übernahmeerfolges einer Hausarztpraxis erwartungsgemäß den Kategorien individuell, einzelwirtschaftlich und gesellschaftlich zuordnen. Die befragten Personen schätzten ein, wann sie eine Praxisübernahme als erfolgreich bzw. als nicht erfolgreich definieren. Die Resultate sind in Tabelle 13 aufgeführt.

Überraschend an dieser Stelle ist, dass der gesellschaftliche Erfolg – u. a. gemessen durch die Zufriedenheit der Patienten, die Sicherstellung der ärztlichen Versorgung oder auch den Erhalt der Arbeitsplätze – mit 37 Nennungen deutlich an erster Stelle genannt wird. Dies kann zum einen an der Zusammenstellung der Interviewpartner liegen, die u. a.

Tabelle 13: Auswertung der verbalen Aussagen der Vorstudie

Erfolgsmaß	Absolute Häufigkeit der Nennung	Kategorie
Anzahl übernommener Patienten	15	Gesellschaftlich
Patientenzufriedenheit	12	Gesellschaftlich
Finanzieller Erfolg	10	Wirtschaftlich
Zufriedenheit des Nachfolgers	5	Individuell
Nahtloser Praxisübergang	5	Gesellschaftlich
Anzahl übernommener Mitarbeiter	5	Gesellschaftlich
Erwartungen des Nachfolgers sind eingetroffen	3	Individuell

aus Vertretern des Ministeriums, der Standes- und Berufsvertretungen bestehen. Zum anderen zeigt dies die starke Verankerung des moralisch-ethischen Anspruches, der an die Berufsgruppe der Ärzte gestellt wird. An zweiter Stelle – mit zehn Nennungen – steht der wirtschaftliche Erfolg des Übernehmers vor der individuellen Zielkategorie mit acht Nennlungen. Die durch die Interviewpartner benannten gesellschaftlichen Erfolgsmaße sind nicht Bestandteil der vorliegenden Forschungsarbeit.[639] Jedoch stellen sowohl die Übernahme der Mitarbeiter, als auch die Zufriedenheit und Anzahl der übernommenen Patienten wesentliche Einflussgrößen auf den individuellen und wirtschaftlichen Übernahmeerfolg dar und finden so Berücksichtigung im Erfolgsmodell. Das Ergebnis zeigt darüber hinaus, dass neben einem quantitativen Erfolgsverständnis vor allem qualitative Leistungen von der Expertengruppe als wesentlich erachtet werden.

Teil zwei der Analyse beinhaltet die offene Frage nach Erfolgsmaßen. Am häufigsten benannten die Interviewpartner wirtschaftliche Kennzahlen (16 Nennungen). Dabei wurden bspw. der Gewinn (sechs Nennungen), die Kosten (fünf Nennungen) oder auch der Umsatz (vier Nennungen) als Indikatoren angegeben. Am zweithäufigsten wurden gesellschaftliche Maße – wie bspw. die Zufriedenheit der Patienten – benannt. Auf Rang drei steht die Zufriedenheit des Nachfolgers.

Zusätzlich bewerteten die Experten die Übertragbarkeit verschiedener Erfolgskennzahlen für Unternehmensnachfolgen in KMU auf die Hausarztpraxis. Die Auswertung der Daten erfolgte deskriptiv über die Betrachtung des Medians und des Mittelwertes (vgl.

[639] Vgl. Ausführungen in Punkt 2.2.2.1

Tabelle 14). Zur Beurteilung wurde eine fünfstufige Likertskala mit den Bewertungen 1 = gar nicht, 2 = wenig, 3 = mittelmäßig, 4 = überwiegend, 5 = völlig herangezogen.[640]

Aus der Darstellung geht hervor, dass die Zufriedenheit des Nachfolgers und die Wiederholungsabsicht eine hohe Relevanz für die Bewertung des Praxiserfolges besitzen. Der Anzahl der übernommenen Patienten und der Personalfluktuation werden ebenfalls eine wesentliche Bedeutung zugeschrieben. Diese Tatsache ist unter anderem dadurch zu erklären, dass von den Interviewpartnern die Patientenzufriedenheit und die Sicherstellung der Versorgung der Bevölkerung als Erfolg definiert wurden. Wie bereits beschrieben folgt dies der Betrachtung einer Praxisübernahme aus Sicht der Gesellschaft, was nicht Gegenstand der Forschungsarbeit ist.

Der wirtschaftliche Erfolg wird vor allem durch einen Umsatzanstieg bzw. den damit korrespondierenden Anstieg der Behandlungsscheine pro Quartal messbar. Aus theoretischer Sicht sind Wachstumsmaße jedoch nur bedingt zur Bewertung der Praxisübernahme geeignet. Zudem setzt die Frage nach dem Gewinn- oder Umsatzanstieg voraus, dass die Betrachtungszeiträume identisch sind. Das Design der Hauptuntersuchung schließt dies jedoch aus. Eine Ergebnisinterpretation wäre somit nicht durchführbar, was gegen die Nutzung dieser Maße spricht.

Tabelle 14: Relevanz und Übertragbarkeit von Erfolgskennzahlen

Erfolgsmaße	Median	Mittelwert	Kategorie
Umsatzanstieg	4	3,93	Wirtschaftlich
Gewinnanstieg	3	3,43	Wirtschaftlich
Umsatzrendite	3	3,65	Wirtschaftlich
Mitarbeiteranstieg	2	2,37	Wirtschaftlich
Zufriedenheit des Nachfolgers	5	4,75	Persönlich
Wiederholungsabsicht	5	4,69	Persönlich
Personalfluktuation	4	3,64	Persönlich
Behandlungsscheine pro Quartal	4	4,23	Wirtschaftlich
Anzahl der Privatpatienten	3	3,19	Wirtschaftlich
Anzahl übernommen Patienten	5	4,60	Gesellschaftlich
Höhe der IGe-Leistungen	3	2,79	Wirtschaftlich

640 Die verbale Einteilung der Skala folgt der Empfehlung von Rohrmann (vgl. Rohrmann 1978, S. 239).

Die Resultate der offenen Befragung nach möglichen Leistungsindikatoren stellen explizit den Gewinn als wesentliche Größe heraus. Er berücksichtigt zudem die Kostenstruktur des Unternehmens. Die hohe Beeinflussung des Umsatzes von ärztlichen Niederlassungen durch staatliche Vorgaben spricht ebenfalls für die Anwendung des Gewinnes als Kennzahl. Er wird als Indikator für die quantitative Erhebung verwendet.[641] Aufgrund der Vorstudienergebnisse ist es jedoch sinnvoll, die Korrelation mit dem Umsatz zu prüfen.

Die Anwendbarkeit der Umsatzrendite scheint anhand der Befragungsergebnisse ebenfalls möglich. Das setzt voraus, dass alle Teilnehmer der quantitativen Befragung ad-hoc die Erfolgskennziffern benennen können. Dies scheint hier fraglich. Daher wird von der Aufnahme dieses Indikators abgesehen. Die Höhe der IGe-Leistungen als Leistungsmaßstab erscheint den Befragten weniger geeignet, als die Zahl der Privatpatienten. Dies deckt sich mit der Vermutung, das Hausärzte – im Gegensatz zu anderen Facharztbereichen – vergleichsweise wenig Zusatzleistungen anbieten können. Da jedoch die Zahl der Privatpatienten regional unterschiedlich ausgeprägt ist, ist diese Kennziffer nur bedingt durch den Hausarzt beeinflussbar. Die Anwendung als Erfolgsmaß ist daher ausgeschlossen. Insgesamt lässt sich konstatieren, dass die für die quantitative Erhebung vorgesehenen Erfolgsindikatoren auch nach Ansicht der Experten geeignet sind, um den Erfolg der Praxisübernahme zu messen.

In der Vorstudie wurde ebenfalls die Vollständigkeit des Modells getestet. Dazu wurden mögliche Erfolgsfaktoren vorgegeben, die durch die Experten auf die Übertragbarkeit für eine Praxisübernahme bewertet und ggf. ergänzt wurden. Nachfolgend sind die Ergebnisse aufgeführt (vgl. Tabelle 15).

Die Bewertung zeigt, dass die im Erfolgsmodell integrierten Einflussgrößen überwiegend als relevant beurteilt wurden. Abstufungen gab es für die Beziehung zum Übergeber und die Relevanz der gesetzlichen Rahmenbedingungen. Beiden Punkten wurde nur eine mittelmäßige Eignung zugesprochen. Während die Beurteilung der Rahmenbedingungen mit den theoretischen Erkenntnissen übereinstimmen, erscheint die untergeordnete Bedeutung der Beziehung zum Übergeber fraglich.[642] Aufgrund der empirischen Ergebnisse bis-

641 Vgl. Punkt 3.3.1 und 4.2.1.

642 Vgl. entsprechende Ausführungen in Kapitel 4.2.5.

Tabelle 15: Relevanz und Übertragbarkeit von Erfolgsfaktoren

Erfolgsfaktoren	Median*	Mittelwert*	Dimension
Motivation des Nachfolgers	5	4,87	Person
Berufserfahrung	4	4,00	Person
Betriebswirtschaftliche Kenntnisse	4	3,87	Person
Unternehmerisches Denken	4	4,07	Person
Führungserfahrung	4	3,80	Person
Medizinische Zusatzqualifikation	4	4,07	Person
Motivation des Übergebers	5	4,27	Prozess
Beziehung zwischen Übergeber und Nachfolger	3	3,17	Prozess
Familie des Nachfolgers	4	4,30	Prozess
Familie des Übergebers	2	2,43	Prozess
Einarbeitung des Nachfolgers	4	4,00	Prozess
Respekt der Mitarbeiter	4	4,27	Prozess
Finanzierungsstruktur Kaufpreis	4	3,80	Prozess
Praxiseigenschaften	4	3,70	Unternehmen
Gesetzliche Änderungen	3	3,90	Umfeld
Unterstützung durch externe Berater	4	4,07	Umfeld

* Bewertung anhand einer fünfstufigen Likertskala: 1 = gar nicht, 2 = wenig, 3 = mittelmäßig, 4 = überwiegend, 5= völlig

heriger Studien im Nachfolgebereich und der durchgeführten Literaturrecherche bleibt die Beziehung zum Übergeber als kritischer Erfolgsfaktor erhalten. Erwartungsgemäß wurde der Familie des Übergebers keine Bedeutung für den Erfolg einer Praxisübertragung beigemessen. Die Eliminierung dieser Einflussgröße aus dem Erfolgsmodell konnte so empirisch bestätigt werden. Dagegen wird die Unterstützung durch die Familie des Nachfolgers als wesentlich erachtet. Aus theoretischer Sicht kann die Aufnahme dieser Einflussgröße nicht argumentiert werden. Eine deskriptive Prüfung ermöglicht jedoch erste Aussagen darüber, ob es Unterschiede in der Bewertung des familiären Rückhaltes gibt. Erste Ansatzpunkte für die Aufnahme als Erfolgsindikator wären so gegeben. Gleiches gilt für die Finanzierungsstruktur des Praxiskaufpreises und die Unterstützung durch externe Berater. Das im theoretischen Modell nicht berücksichtigte Humankapital bewerten Experten als übertragbar. So spielen bspw. die bestehenden betriebswirtschaftlichen Kenntnisse und die Berufserfahrung eine Rolle. Mittels Gruppenvergleich wird daher die tatsächliche Relevanz beider Faktoren geprüft. Die Führungserfahrung ist für Übernehmer eines KMU sehr wichtig. Für Ärzte wird dies von Experten ebenfalls angegeben. Jedoch erfolgte hier stets die verbale Ergänzung, dass dies für die untersuchte Zielgruppe zwar wünschenswert, jedoch aufgrund der Ausbildung schwer realisierbar ist. Aus diesem Grund wird diese Größe nicht weiter berücksichtigt. Die Praxiseigenschaften wurden nicht näher spezifiziert. Jedoch bestätigt dieses Ergebnis die Aufnahme von Unternehmensbesonderheiten in das Modell.

Die Resultate der Vorstudie bestätigen die Überlegungen zur Erfolgsmessung. Auch das entwickelte Erfolgsmodell einer Praxisübernahme konnte weitestgehend validiert werden. Im Punkt 5.1.3 werden darauf aufbauend die Grundlagen für die quantitative Hauptuntersuchung beschrieben.

5.1.3 Quantitative Hauptuntersuchung

Auf Basis der Vorstudienergebnisse wird eine quantitativ-konfirmatorische Hauptstudie durchgeführt. Nachfolgende Ausführungen sollen der Anforderung an wissenschaftliches Arbeiten durch eine exakte und vollständige Berichterstattung zur Datensammlung sicherstellen.[643] Entsprechend wird zunächst die Erhebungsmethode vorgestellt. Anschließend wird der Aufbau und Inhalt des Fragebogens diskutiert. Für die Interpretation der Daten ist es wichtig, sowohl die Vorgehensweise bei der Datenerhebung, als auch die Charakterisierung der Stichprobe zu kennen. Auf die benannten Punkte wird in den nachfolgenden Abschnitten eingegangen.

5.1.3.1 Erhebungsmethode

Ziel der vorliegenden Arbeit ist die Identifikation kritischer Erfolgsfaktoren für die Übernahme einer Hausarztpraxis. Da bereits eine theoretische Basis existiert und erste Forschungsergebnisse vorliegen, sollen die Erfolgsfaktoren indirekt ermittelt werden.[644] Um die in Kapitel 4 erarbeiteten Hypothesen zu prüfen, werden Hausärzten befragt, die bereits eine Praxis übernommen haben. Ihre Erfahrungen können genutzt werden, um die vermuteten Zusammenhänge zwischen den Einflussgrößen und den Erfolgsmaßen statis-

643 Vgl. Kapitel 2.2.5.

644 Vgl. Ausführungen zur Methodik der Erfolgsfaktorenforschung in Kapitel 2.2.

tisch zu prüfen. Grundsätzlich kann dies mündlich oder schriftlich erfolgen.[645] Die Entscheidung für eine entsprechende Methodik ist von verschiedenen Aspekten abhängig. So ist der zeitliche Aufwand mündlicher Befragungen – wie bspw. Telefoninterviews – sehr hoch und damit kostenintensiv. Zudem ist nicht auszuschließen, dass der Interviewer durch seine Art der Fragestellung Einfluss auf die Antworten nimmt.[646] Zu dem zeigte sich in den vergangenen Jahren, dass die Bereitschaft zur Teilnahme an Telefoninterviews kontinuierlich sinkt.[647] Diese Argumente sprechen für die Durchführung einer schriftlichen Befragung. Dies kann über zwei Kanäle erfolgen: dem postalischen Versand der Fragebögen und/oder der internetgestützten Onlineumfrage. Dem erhöhten Aufwand des Befragten bei Wahl einer schriftlichen Datenerhebung – durch Ausfüllen und Rücksendung des Erhebungsmediums – stehen methodische Vorteile gegenüber. Eine ungewünschte Beeinflussung des Antwortverhaltens durch den Interviewer entfällt und die Anonymität der Studienteilnehmer kann sichergestellt werden. Gerade für die Erhebung sensibler Daten – wie bspw. Einkommens- oder Gewinndaten – spielt der letztbenannte Aspekt eine wesentliche Rolle und kann zur Erhöhung der Rücklaufquote beitragen. Jedoch stellt eine schriftliche Datenerhebung nicht umfassend sicher, dass der Fragebogen von der gewünschten Person ausgefüllt wird. Ein späteres Prüfen, wer tatsächlich an der Umfrage teilnahm, ist nicht möglich. Als weitere Nachteile werden in der Literatur die schwierige Beschaffung der Adressdaten und die schwer vorhersagbare Beteiligungsquote angeführt.[648]Letztendlich muss der Forscher pro und contra gegeneinander abwägen, um die für ihn geeignetste Ergebungsmethodik auszuwählen.

Für die Hauptuntersuchung der vorliegenden Arbeit wurde die schriftliche Befragung ausgewählt. Die Entscheidung erfolgte aus forschungsökonomischen Erwägungen. Die Kosten für eine schriftliche Umfrage stehen in keinem Verhältnis zu einer telefonischen Datenerhebung. Zudem werden sensible Daten abgefragt. Die Anonymität der Umfrageteilnehmer ist somit zwingend sicherzustellen.

645 Vgl. dazu u. a. Schnell et al. 2005, S. 321ff.

646 Vgl. Häder 2006, S. 189.

647 Schnell et al. 2005, S. 364; Häder 2006, S. 189.

648 Häder 2006, S.188ff.

Die Entscheidung aufgrund der vorgenannten Aspekte war, den Fragebogen postalisch zu versenden. Im Anschreiben wurde zusätzlich auf die Möglichkeit zur Onlineteilnahme verwiesen und der entsprechende Link benannt.

5.1.3.2 Erhebungsinstrument

Eine Modellierung der Daten zur Strukturgleichung setzt voraus, dass die Daten standardisiert ermittelt werden. Dementsprechend ist die Entwicklung eines Fragebogens mit vorgegebenen Antwortalternativen erforderlich. Der Aufbau des Erhebungsinstrumentes wurde nach zeitlichen Gesichtspunkten strukturiert. Zudem wurden die Fragen inhaltlich gegliedert und ggf. mit einem Einleitungssatz versehen.[649] Die Antwortvorgaben variierten je nach Operationalisierung. Ein Großteil der Fragen wurde anhand einer fünfstufigen Likertskala gemessen, die die Werte 1 = gar nicht, 2 = kaum, 3 = teilweise, 4 = überwiegend, 5 = voll und ganz vorgibt.[650] Offene Fragen mit Angabe von konkreten Zahlen und/oder Auswahlalternativen wurden ergänzend eingesetzt. Der schematische Aufbau des Erhebungsinstrumentes ist in Abbildung 16 dargestellt. Das Orgignal ist im Anhang D der Arbeit abgedruckt.

Das Erhebungsinstrument wurde im Rahmen eines zweistufigen Pretestverfahrens evaluiert. Diese Vorgehensweise empfehlen Prüfer und Rexroth, um alle Probleme bezüglich des Erhebungsinstrumentes herausfiltern zu können.[651] In einem ersten Pretest wurde in einem Fokusgruppengespräch die Vollständigkeit des Modells ein weiteres Mal evaluiert und die Akzeptanz sowie das Verständnis der Fragen getestet.[652] Bei diesem Vorgehen handelt es sich um eine Spezialform der Expertenbefragung. Die Fragebögen wurden vorab von den Teilnehmern ausgefüllt. Anschließend erfolgte in der Gruppe die Diskussion des Erhebungsinstrumentes. Gleichzeitig wurde die Möglichkeit gegeben, das Er folgsmodell zu ergänzen. Dies stellte sicher, dass keine unverständlichen Fragen aufgenommen wurden, die Operationalisierung angemessen ist und keine wesentlichen As-

649 Das Anschreiben und das Erinnerungsschreiben sind im Anhang aufgeführt.

650 Die wörtlichen Vorgaben wurden entsprechend den Vorschlägen von Rohrmann verwendet – vgl. Rohrmann 1978, S. 239. Diese Daten können als quasi-metrisch in die Berechnungen einfließen.

651 Prüfer, Rexroth 1999.

652 Vgl. dazu u. a. Häder 2006, S. 395f.

Abbildung 16: Aufbau des Fragebogens

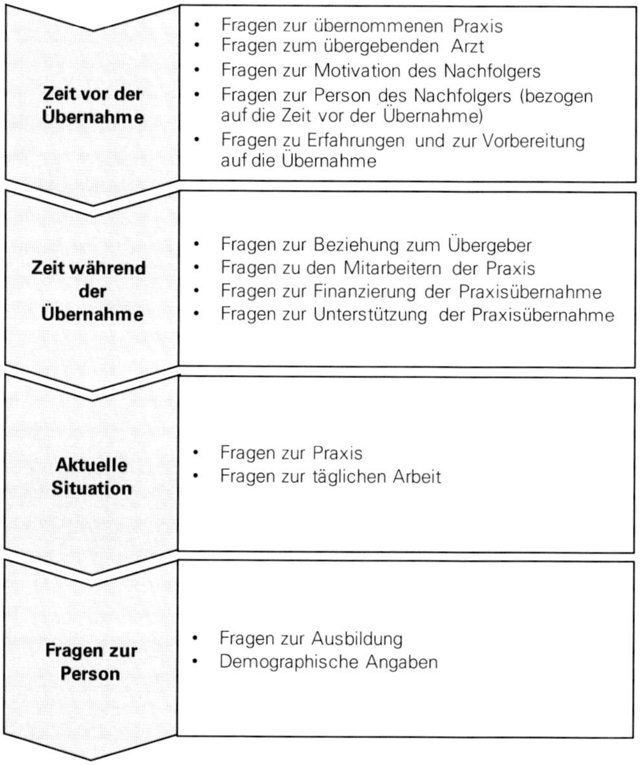
Zeit vor der Übernahme
• Fragen zur übernommenen Praxis
• Fragen zum übergebenden Arzt
• Fragen zur Motivation des Nachfolgers
• Fragen zur Person des Nachfolgers (bezogen auf die Zeit vor der Übernahme)
• Fragen zu Erfahrungen und zur Vorbereitung auf die Übernahme
Zeit während der Übernahme
• Fragen zur Beziehung zum Übergeber
• Fragen zu den Mitarbeitern der Praxis
• Fragen zur Finanzierung der Praxisübernahme
• Fragen zur Unterstützung der Praxisübernahme
Aktuelle Situation
• Fragen zur Praxis
• Fragen zur täglichen Arbeit
Fragen zur Person
• Fragen zur Ausbildung
• Demographische Angaben

pekte unberücksichtigt bleiben. [653] An der Durchführung waren insgesamt fünf Vertreterder Kassenärztlichen Vereinigung Sachsen, der Landesärztekammer Sachsen, der Deutschen Apotheker- und Ärztebank e.G., Niederlassung Dresden, und der Ärzteschaft beteiligt. Das Gespräch fand am 27. September 2010 in der Zeit von 15 bis 18 Uhr statt. Die Aussagen wurden protokolliert und ausgewertet. Einzelne Formulierungen wurden bezüglich des Verständnises der Zielgruppe diskutiert und angepasst.

Nach Einarbeitung der Ergebnisse des Fokusgruppengespräches als in den Fragebogen erfolgte ein zweiter Pretest. Dafür wurden zehn Nachfolger gebeten, den Fragebogen

[653] Details zu Fokusgruppengesprächen finden sich bei Punch 1998, S. 177ff.; Häder 2006, S. 395f. und Zaharia et al. 2008.

selbstständig auszufüllen und ihre Eindrücke zu schildern.[654] Die für die Beantwortung der Fragen erforderliche Zeit belief sich auf 20 Minuten. Inhaltlich waren keine Änderungen nötig, so dass das erarbeitete Erhebungsinstrument eingesetzt werden konnte.

5.1.3.3 Datengrundlage

Das gesteckte Forschungsziel setzt voraus, dass die Untersuchungsteilnehmer rückblickend die eigene Praxisübernahme bewerten können. Diese Vorgehensweise ist dem Ex-post-facto-Design zuordenbar.[655] Für die Ermittlung der Grundgesamtheit wurden folgende Kriterien formuliert:

- Der Prozess der Praxisübernahme soll mindestens ein Jahr abgeschlossen sein.
- Bei der übernommenen Praxis handelt es sich um eine hausärztliche Einzelpraxis.
- Die Praxis liegt in den neuen Bundesländern – mit Ausnahme von Berlin.
- Die Praxisübernahme soll nicht länger als zehn Jahre zurückliegen.

Um die postulierten Anforderungen zu erfüllen, wurden Partner für die Datenerhebung gesucht. Niedergelassene Ärzte werden in Deutschland in einem Arztregister erfasst, das von den jeweils zuständigen Kassenärztlichen Vereinigungen geführt wird.[656] Aufgrund der Bedarfsplanung verfügen diese Institutionen ebenfalls über die Information, ob die Niederlassung des Hausarztes als Praxisneugründung oder -übernahme erfolgte. Für die geplante Untersuchung wurde somit die Unterstützung durch die Kassenärztlichen Vereinigungen angestrebt. Nach entsprechenden Verhandlungen entschieden sich die KVen Sachsen, Sachsen-Anhalt, Thüringen und Brandenburg zur Kooperation. Mecklenburg-Vorpommern beteiligte sich nicht an der Befragung. Gründe wurden nicht benannt.

Die zur Verfügung gestellte Datengrundlage basiert auf unterschiedlichen Zeiträumen. In Sachsen und Thüringen konnten die Übernehmer der letzten zehn Jahre herausgefiltert werden. Dem gegenüber lagen in Brandenburg die letzten fünf und in Sachsen-Anhalt die

[654] Die Zahl der geforderten Probanden für diesen Standardpretest variiert je nach Literaturquelle – Vgl. u. a. Schnell et al. 2005, S. 347ff.

[655] Vgl. Schnell et al. 2005, S. 230ff.

[656] § 95 (2), S. 1 und S. 2 SGB V.

letzten drei Jahre als Datengrundlage vor. Die Grundgesamtheit bestand aus 952 Hausärzten.[657]

5.1.3.4 *Durchführung der Datenerhebung*

Die Daten wurden als Vollerhebung gesammelt, das heißt alle in der Grundgesamtheit berücksichtigten Ärzte wurden angeschrieben. Der Zeitpunkt und die Bedingungen der Datenerhebung orientierten sich an den Vorgaben der jeweiligen KVen. Die Weitergabe der Adressdaten an die TU Dresden war aus datenschutzrechtlichen Gründen nicht möglich. Somit erfolgte der Druck und Versand des Fragebogens, des Anschreibens und des Erinnerungsschreibens durch die entsprechende Institution. Die Rücksendung des ausgefüllten Fragebogens erfolgte direkte an die TU Dresden. Somit konnte die Anonymität der Daten sichergestellt werden. Ein Nachteil dieser Vorgehensweise ist, dass über die Grundgesamtheit – außer den Angaben zur Geschlechterverteilung – keine Informationen vorliegen. Eine Repräsentativitätsprüfung der Stichprobe ist somit nur sehr begrenzt möglich. Darüber hinaus erfolgte in Thüringen kein Versand eines Erinnerungsschreibens. Dies schlug sich negativ in der Rücklaufquote nieder.

Die KVen eines jeden Bundeslandes sind in sich selbstständig agierende Institutionen. Somit mussten die Bedingungen für den Fragebogenversand jeweils einzeln ausgehandelt werden. Dadurch kamen zum einen unterschiedliche Erhebungszeitpunkte, aber auch unterschiedliche Rahmenbedingungen für die Kooperation zu Stande. Die Anschreiben wurden in allen beteiligten Bundesländern im Namen der TU Dresden und der jeweiligen Kassenärztlichen Vereinigung versandt. In Thüringen, Sachsen-Anhalt und Brandenburg erfolgte die Darstellung des Logos der KV auf dem Fragebogen. Die KV Brandenburg fügte dem gemeinsamen Anschreiben einen zweiten Brief der KV bei, in dem nochmals um Beteiligung an der Studie gebeten wurde. Diese Vorgehensweise führte zu einer starken Erhöhung der Rücklaufquote.[658]

Darüber hinaus wurden flankierende Maßnahmen eingeleitet, um die Zielgruppe zur Studienteilnahme zu bewegen. Die Umfrage wurde in den KVS-Mitteilungen – eine Zeitschrift der KV Sachsen – angekündigt. In Sachsen erfolgte die Bewerbung der Studie in

[657] Eine detaillierte Aufstellung der Grundgesamtheit bzw. Gegenüberstellung mit der erreichten Stichprobe erfolgt in Punkt 5.1.3.5.

[658] Vgl. Punkt 5.1.3.5.

den Newslettern und auf den Homepages der Sächsischen Landesärztekammer, des Hausarztverbandes und des Berufsverbandes für Kinder- und Jugendärzte. Überregional erschien am 4./5. Februar 2011 ein Artikel in der Ärzte-Zeitung. Dieser stellte die Vorstudienergebnisse dar und wies auf die Notwendigkeit zur Teilnahme an der Hauptstudie hin.

Als Anreiz zur Beteiligung an der Untersuchung erhielten alle Studienteilnehmer einen Informationsgutschein. Dieser berechtigt zur Anforderung der Ergebnisse. Von dieser Möglichkeit machten 185 Ärzte Gebrauch. Die Erhebungszeiträume der jeweiligen Bundesländer sind in Tabelle 16 dargestellt.

5.1.3.5 Charakterisierung der Stichprobe

32,77 Prozent der Befragten nahmen an der Umfrage teil. Darunter waren elf Inhaber von Gemeinschaftspraxen, die vor Auswertung eliminiert wurden. Darüber hinaus war es angestrebt, dass seit Übernahme der Studienteilnehmer mindestens ein Jahr vergangen ist. Nur so kann sichergestellt werden, dass die Antwortenden zu allen Punkten Stellung nehmen können. Weitere acht Fragebögen wurden daher von der Auswertung ausgeschlossen. Es ergibt sich eine auswertbare Stichprobe mit 293 Befragten. Dies entspricht 30,78 Prozent der Grundgesamtheit und kann als zufriedenstellend bewertet werden (vgl. Tabelle 17).

Tabelle 16: Erhebungszeiträume der Hauptuntersuchung

Bundesland	Erhebungszeitraum		Erinnerung	
	Beginn	Ende	Beginn	Ende
Sachsen	13. April 2011	13. Mai 2011	22. Juni 2011	08. Juli 2011
Sachsen-Anhalt	02. Mai 2011	31. Mai 2011	14. Juni 2011	24. Juni 2011
Brandenburg	25. Juli 2011	31. August 2011	07. November 2011	25. November 2011
Thüringen	02. August 2011	31. August 2011	nicht erfolgt	

Tabelle 17: Rücklauf Gesamtstichprobe

Rücklauf der Befragung	absolut	relativ	
Grundgesamtheit	**952**	**100,00**	
Gesamtrücklauf	**312**	**32,77**	**100,00**
davon Gemeinschaftspraxen *	11	1,16	3,53
davon Übernahme kürzer als 1 Jahr*	8	0,84	2,56
Auswertbare Rückläufe	**293**	**30,78**	**93,91**

* eliminiert

Der prozentuale Rücklauf der einzelnen Bundesländer ist nachfolgend dargestellt. Über die Grundgesamtheit ist zudem die Verteilung nach Geschlecht für Sachsen, Sachsen-Anhalt und Brandenburg bekannt. Diese Angabe wird genutzt, um die Repräsentativität zu testen. Hierbei ist zu erwähnen, dass für eine abschließende Bewertung weitere Daten einbezogen werden müssten. Aufgrund des zugänglichen Datenmaterials ist somit nur eine erste Indikation in Bezug auf die Repräsentativität möglich. Eine Gewichtung der Stichprobe analog der Verteilung der Bundesländer und Geschlechter in der Grundgesamtheit konnte nicht realisiert werden, da nicht für alle Bundesländer die dafür notwendigen Daten verfügbar waren.

In Sachsen konnte eine Rücklaufquote von 26,63 Prozent erzielt werden (vgl. Tabelle 18). Der Anteil der Frauen in der Stichprobe liegt mit 50,31 Prozent leicht unter der Grundgesamtheit.

Tabelle 18: Rücklauf Sachsen

Befragungszeitraum	**die letzten zehn Jahre**	
Rücklauf der Befragung	**absolut**	**relativ**
Grundgesamtheit (davon Frauen)	597 (327)	100,00 (54,77)
Rücklauf (davon Frauen)	**159 (80)**	**26,63 (50,31)**
Anteil an Gesamtstichprobe		**54,27**

In Sachsen-Anhalt antworteten 31,25 Prozent der befragten Ärzte (vgl. Tabelle 19). Auch hier liegt der Frauenanteil unter dem Durchschnitt der Grundgesamtheit.

Tabelle 19: Rücklauf Sachsen-Anhalt

Befragungszeitraum	**die letzten drei Jahre**	
Rücklauf der Befragung	**absolut**	**relativ**
Grundgesamtheit (davon Frauen)	64 (41)	100,00 (64,06)
Rücklauf (davon Frauen)	**20 (11)**	**31,25 (55,00)**
Anteil an Gesamtstichprobe		**6,83**

24,14 Prozent der Grundgesamtheit beteiligten sich in Thüringen an der Umfrage (vgl. Tabelle 20). 12 Fragebögen wurden von Frauen ausgefüllt. Für die Grundgesamtheit liegen keine Angaben bezüglich der Geschlechterverteilung vor.

Tabelle 20: Rücklauf Thüringen

Befragungszeitraum	**die letzten zehn Jahre**	
Rücklauf der Befragung	**absolut**	**relativ**
Grundgesamtheit (davon Frauen)	116 (keine Angabe)	100,00 (keine Angabe)
Rücklauf (davon Frauen)	**28 (12)**	**24,14 (42,86)**
Anteil an Gesamtstichprobe		**9,56**

Brandenburg erreichte mit 49,14 Prozent die höchste prozentuale Rücklaufquote (vgl. Tabelle 21). Auch in diesem Bundesland liegt der Anteil der antwortenden Frauen unter dem Durchschnitt der Grundgesamtheit.

Tabelle 21: Rücklauf Brandenburg

Befragungszeitraum	**dieletzten fünf Jahre**	
Rücklauf der Befragung	**absolut**	**relativ**
Grundgesamtheit (davon Frauen)	175 (75)	100,00 (45,86)
Rücklauf (davon Frauen)	**86 (34)**	**49,14 (39,53)**
Anteil an Gesamtstichprobe		**29,35**

Gesamt betrachtet, ist Sachsen mit einer Quote von 54,27 Prozent in der Gesamtstichprobe überrepräsentiert, während Sachsen-Anhalt mit 6,83 Prozent den geringsten Wert aufweist. Dies liegt zum einen darin begründet, dass die verfügbaren Daten für die Befragung auf unterschiedlichen Zeiträumen basieren. Zum anderen schwanken die Rücklaufquoten zwischen 24 und 49 Prozent. Um Verzerrungen aufgrund dieser Verteilung auszuschließen, wird die Gesamtstrichprobe auf Unterschiede zwischen den befragten Bundesländern getestet. Die Strukturgleichungsmodelle wurden ebenfalls auf Gruppenunterschiede untersucht. Es wurde geprüft, ob es Abweichungen zwischen den einzelnen Bundesländern – jeweils bezogen auf den gleichen Befragungszeitraum – gibt. Signifikante Unterschiede konnten nicht festgestellt werden.[659]

Die Stichprobe wurde zusätzlich auf Verzerrungen getestet. Unter dem Common-Method-Bias werden Fehler verstanden, die sich aus der Tatsache ergeben, dass die abhängigen und unabhängigen Daten für das zu testende Modell von jeweils einer Person stammen.[660] Der zur Analyse dieses Bias durchgeführte Harman's Single-Item-Test lieferte keinen Hinweis auf entsprechende Verzerrungen.[661]

Der Nonresponse-Bias entsteht, wenn Nichtantworter an der Befragung sich systematisch von der Stichprobe unterscheiden. Es kann davon ausgegangen werden, dass Fragebögen, die erst nach der Zweitaufforderung durch das Erinnerungsschreiben zurückgesandt wurden, denen der Antwortverweigernden ähneln.[662] Entsprechend wurde die Stichprobe auf diesbezügliche Gruppenunterschiede untersucht, wobei jedoch keine signifikanten Unterschiede festellbar waren.

Als letztes wurde der Item-Nonresponse-Bias getestet. Dieser entsteht, wenn einzelne Fragen von bestimmten Personengruppen bzw. generell nicht beantwortet werden. Ein Indiz für entsprechende Verzerrungen liefert die Analyse der fehlenden Werte. Durchschnittlich fehlen zwei Prozent der Daten, was für eine gute Datenqualität spricht.[663] Die

659 Vgl. zu dem Vorgehen für Gruppenvergleiche Punkt 6.4 der Arbeit bzw. die Empfehlungen von Chin 2004 und die Ausführungen von Kornmeider 2009, S. 267ff.

660 Vgl. u. a. Podsakoff, Organ 1986, S. 533f.; Podsakoff et al. 2003; Chang et al. 2010, S. 178ff. – Die Autoren empfehlen die Durchführung des Harman's Single-Item-Tests.

661 Dazu wurde eine Faktorenanalyse sämtlicher in das Modell einbezogener Items durchgeführt. Es wurde mehr als ein Faktor extrahiert. Die höchste Varianz eines Faktors liegt bei 16,7 Prozent.

662 Vgl. dazu Armstrong, Overton 1977, S. 397ff. – Neben dem angewendeten Vergleich zwischen Spät- und Normalantwortern wird auch ein Repräsentativitätsvergleich mit der Grundgesamtheit empfohlen, welcher im Rahmen der eigenen Möglichkeiten vorgenommen wurde (Geschlechtervergleich). Der Gruppenvergleich der Antwortzeitpunkte wurde über eine einfaktorielle Varianzanalyse vorgenommen.

663 Vgl. zum Item-Nonresponse u. a. Craig, McCann 1978 und Schafer, Graham 2002.

Analyse zeigte, dass die fehlenden Angaben zufällig auftraten.[664] Ein Item-Nonresponse-Bias wird somit ausgeschlossen.

5.2 Deskriptive Auswertung

Bevor die multivariate Datenanalyse erfolgt, wird die Stichprobe deskriptiv ausgewertet. Dieser Schritt ermöglicht eine Beschreibung der Beobachtungen anhand festgelegter Merkmale. Für die spätere Ergebnisinterpretation und Aussagen zur Generalisierbarkeit ist dieses Vorgehen unumgänglich.[665] Die Analyse und Beschreibung der Konstruktitems und der Erfolgsindikatoren wird in Kapitel 6 erfolgen. An dieser Stelle werden zunächst die Dimensionen einer Praxisübergabe – Person des Nachfolgers, übernommene Praxis, Prozess und Umfeld der Übernahme – näher betrachtet. Die univariate Datenanalyse fokussiert auf die Lageparameter Mittelwert und Median, die Streuungsparameter Standartabweichung und Spannbreite sowie die Verteilung.[666] Die statistischen Auswertungen werden mit der Software IBM SPSS Statistics, Version 19 berechnet.

5.2.1 Ergebnisse zur Person des Praxisnachfolgers

Mit einer Rücklaufquote von 30,78 Prozent konnte fast ein Drittel der Befragten für eine Teilnahme gewonnen werden. Die erhobenen demographischen Daten geben einen Überblick über die Merkmale der teilnehmenden Personen.

Im Durchschnitt übernimmt ein Hausarzt mit 40 Jahren eine Praxis und liegt damit zwischen den in bisherigen Studien ermittelten Übernahmealter von 32 Jahren für familieninterne Nachfolger und 47 Jahren für familienexterne Nachfolger (vgl. Abbildung 17 bzw. Tabelle 22).[667] Diese Tatsache kann damit begründet werden, dass die Ausbildung zum Facharzt und damit die Erfüllung der Niederlassungsbedingungen deutlich über den in

---

664 Für die weitere Vorgehensweise wurden die fehlenden Werte durch die Mittelwerte ersetzt, um die Stichprobe nicht weiter zu reduzieren. Diese Methodik hat den Nachteil, dass es zu Verzerrungen der Verteilung kommen kann, der jedoch aufgrund der geringen Zahl fehlender Werte und dem zufälligen Vorliegen dieser vertretbar erscheint. Zudem erfordern Multiple Imputationen – als Alternativmethode – das Vorliegen der Normalverteilung, was für die vorliegenden Daten nicht gewährleistet ist (vgl. Schafer, Graham 2002, S. 149 bzw. die Ausführungen zur Normalverteilung in Kapitel 6.2).

665 Vgl. dazu Häder 2006, S. 409ff.

666 Vgl. Backhaus et al. 2011, S. 33ff.

667 Für familieninterne Nachfolgen siehe Spelsberg 2011, S. 121 und familienexterne Nachfolgen Weber 2009, S. 217.

Abbildung 17: Alter des Praxisübernehmers zum Zeitpunkt der Übernahme

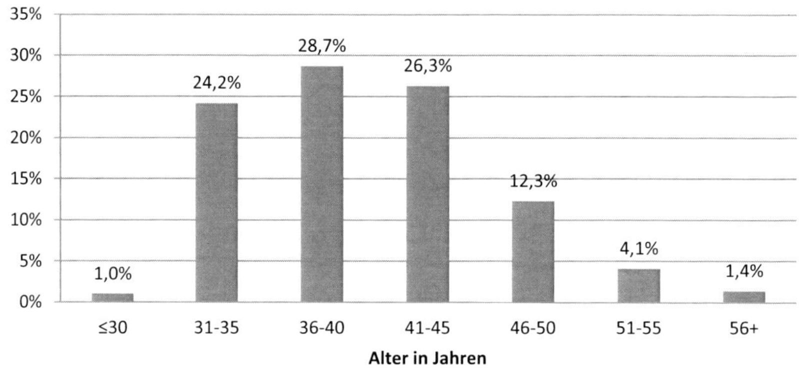

Tabelle 22: Alter der Praxisübernehmer zum Zeitpunkt der Übernahme

	Stichprobe	Mittelwert	Median	Standard-abweichung	Minimum	Maximum	Schiefe	Kurtosis
Alter des Nachfolgers*	288	40	39	6,491	30	75	0,555	3,752

* Angabe in Jahren

Deutschland üblichen Ausbildungszeiten liegt.[668] Nach Abschluss der Qualifikation entscheiden sich Hausärzte relativ schnell für eine Praxisübernahme, was die nachfolgenden Ergebnisse zur Berufserfahrung untermauern (vgl. Tabelle 23).

Nur ein geringer Teil der Ärzte hat vor Übernahme der Praxis Erfahrungen durch eine eigene Selbstständigkeit sammeln können (52 Studienteilnehmer). Gleiches gilt für Kenntnisse bezüglich der Führung einer Arztpraxis (39 Studienteilnehmer). Dies zeigt sich auch in der vergleichsweise hohen Standardabweichung, den Abständen zwischen Minimal- und Maximalwerten sowie der Verteilung. Etwas weniger als die Hälfte der Befragten Ärzte verfügt dagegen über Führungserfahrung. Durchschnittlich 3,64 Jahre waren sie in leitenden Positionen tätig. Auch hier deutet die hohe Standardabweichung auf große Un-

[668] Vgl. Kapitel 4.1.3.

Tabelle 23: Erfahrungen der Praxisübernehmer zum Zeitpunkt der Übernahme

	Stichprobe (Erfahrung vorhanden)	Mittelwert	Median	Standard-abweichung	Minimum	Maximum	Schiefe	Kurtosis
Vorherige Selbstständigkeit*	292 (52)	1,45	0	4,252	0	25	3,333	10,772
Erfahrung in der Mitarbeiterführung*	284 (137)	3,64	0	5,485	0	29	1,815	3,231
Erfahrung in der Praxisführung*	291 (39)	1,20	0	4,083	0	26	3,907	15,405
Berufserfahrung als Facharzt*	285 (225)	5,16	3,00	6,024	0	33	1,459	1,921
Betriebswirtschaftliche Vorkenntnisse**	292	2,30	2,00	1,300	1	5	0,769	-0,468

* in Jahren, offene Fragestellung – Angabe durch Befragte

** Messung anhand einer fünfstufigen Likertskala mit den Werten: 1= gar nicht; 2= kaum; 3= teilweise; 4= überwiegend; 5= voll und ganz

terschiede innerhalb der Stichprobe hin. Dagegen verfügen Hausärzte vor der Übernahme einer Niederlassung über durchschnittlich fünf Jahre Berufserfahrung als Facharzt. Die betriebswirtschaftlichen Kenntnisse sind im Schnitt als „kaum vorhanden" einzuschätzen. Es zeigt sich, dass das Humankapital der Ärzte zum Gründungs- bzw. Übernahmezeitpunkt entsprechend den theoretischen Annahmen Unterschiede zu Gewerbetreibenden aufweist. Ein Vergleich auf Gruppenunterschiede bezüglich der Berufserfahrung als Facharzt und der betriebswirtschaftlichen Vorkenntnisse in Kapitel 6.4.2 liefert weitere Erkenntnisse.

Wie aus Tabelle 24 ersichtlich, lebt die deutliche Mehrheit der Praxisübernehmer zum Zeitpunkt der Nachfolge in einer festen Beziehung bzw. ist verheiratet. Lediglich 18 Prozent haben keinen festen Partner.

Ein Großteil der Ärzte, die sich an der Studie beteiligt haben, sind ausgebildete Allgemeinmediziner (vgl. Tabelle 25). 11 Prozent arbeiten im Bereich Kinder- und Jugendmedizin. Für die Grundgesamtheit liegen entsprechende Angaben zur Facharztverteilung nicht vor. Somit kann keine Aussage zur Repräsentativität getroffen werden. Es ist jedoch zu

Tabelle 24: Familienstand der Praxisübernehmer zum Zeitpunkt der Übernahme

	Häufigkeit	Prozent
verheiratet	189	64,5
in Partnerschaft lebend	51	17,4
verwitwet	2	0,7
geschieden	22	7,5
ledig	29	9,9
Gesamt	**293**	**100,0**

vermuten, dass die Berufsgruppe der Allgemeinärzte überrepräsentiert ist. Dies kann zum einen an einem stärkeren Interesse an der Untersuchungsthematik liegen. Zum anderen ist es möglich, dass sich Kinder- und Jugendärzte von einer Studie zum Thema Hausärzte weniger angesprochen fühlen, obgleich sie per Gesetz – § 73 (1a) S. 1 SGB V – an der hausärztlichen Versorgung teilnehmen.

Tabelle 25: Facharztausbildung der Praxisübernehmer

	Häufigkeit	Prozent
Allgemeinmedizin	155	53,0
Innere Medizin	105	36,0
Kinder- und Jugendmedizin	32	11,0
Gesamt	**292**	**100,0**

5.2.2 Ergebnisse zur übernommenen Hausarztpraxis

Unter der übernommenen Hausarztpraxis werden sowohl die Räumlichkeiten, als auch die wesentlichen Unternehmenseigenschaften subsummiert. Dazu gehören auch die vorhandenen Mitarbeiter und die Patientenstruktur.[669] Die benannten Aspekte werden in diesem Punkt ausgewertet.

[669] Die Beschäftigungszeiten der Mitarbeiter zum Übernahmezeitpunkt und die Anzahl der übernommenen Patienten sind gleichzeitig Erfolgsfaktoren des Übernahmemodells. Daher werden diese Aspekte In Kapitel 6.2.3 ausgewertet.

32,6 Prozent der übernommenen Praxen liegen in einer Großstadt oder in einem Vorort bzw. am Stadtrand (vgl. Tabelle 26). Der größere Teil der in der Stichprobe enthaltenen Unternehmen ist in Mittel- und Kleinstädten bzw. auf dem Land angesiedelt. Analog den Aussagen bezüglich der beteiligten Facharztgruppen kann auch hier vermutet werden, dass die Sensibilität für das Untersuchungsthema hausärztliche Versorgung außerhalb der Großstadt höher ausgeprägt ist.

Tabelle 26: Geographische Lage der Praxis

	Häufigkeit	**Prozent**
Großstadt	67	23,0
Vorort/Rand der Großstadt	28	9,6
Mittel- bis Kleinstadt	111	38,1
ländliche Umgebung	85	29,2
Gesamt	**291**	**100,0**

In Tabelle 27 ist die Entwicklung der Mitarbeiterzahl der übernommenen Praxen dargestellt. Durchschnittlich wurden zwei Angestellte übernommen. Aktuell sind drei Arbeitnehmer in den Praxen tätig. Die Anzahl der Teilzeitbeschäftigten hat sich leicht erhöht. Somit könnte die Steigerung der absoluten Mitarbeiterzahl zum einen an der Anpassung der Arbeitszeiten, zum anderen aber auch durch ein höheres Arbeitspensum des Arztes erklärt werden. Letzteres könnte mit dem steigenden Ärztemangel in Verbindung stehen.[670]

Knapp ein Drittel der Ärzte trennte sich von übernommenen Mitarbeitern in den ersten zwei Jahren nach der Übernahme (vgl. Tabelle 28). Ein Viertel dieser Angestellten verließ die Praxis aus Altersgründen bzw. ging in Rente. Fast ein Viertel der Mitarbeiter hatte somit andere Gründe, als das Alter, für ihr Ausscheiden. Eine Möglichkeit hierfür könnte sein, dass die Angestellten sich nicht mit dem neuen Arzt arrangieren konnten. Dies ist bei Medizinern ebenso problematisch zu sehen, wie bei Gewerbetreibenden, da mit dem Fortgang von Mitarbeitern immer auch ein Know-how-Verlust einhergeht. Dagegen zei-

[670] Vgl. Ausführungen in Kapitel 4.1.4.

Tabelle 27: Mitarbeiterzahlen der übernommenen Hausarztpraxen

	Stichprobe	**Mittelwert**	**Median**	**Standard-abweichung**	**Minimum**	**Maximum**	**Schiefe**	**Kurtosis**
Anzahl übernommener Mitarbeiter	292	2,18	2,00	1,113	0	5	0,218	0,097
davon in Teilzeit	*288*	*1,16*	*1,00*	*1,175*	*0*	*8*	*1,252*	*3,307*
Anzahl derzeitiger Mitarbeiter	293	3,39	3,00	1,431	1	9	1,334	2,579
davon in Teilzeit	*289*	*1,94*	*2,00*	*1,430*	*0*	*8*	*1,430*	*1,208*

Tabelle 28: Personalfluktuation in den ersten zwei Jahren nach der Übernahme

Anzahl der Mitarbeiter	**Häufigkeit (davon Renteneintritt)**	**Prozent**
keine	192 (0)	65,8
ein Mitarbeiter	76 (25)	26,0
zwei Mitarbeiter	19 (3)	6,5
drei Mitarbeiter und mehr	5 (1)	1,7
Gesamt	**292 (29)**	**100,0**

gen die Zahlen in Tabelle 27, dass die Mitarbeiteranzahl insgesamt geringfügig gesteigert wurde. Dies entspricht einer Zielvorgabe aus gesellschaftlicher Sicht, die sich in der Vorstudie herauskristallisierte.[671]

In Tabelle 29 ist die Zahl der angestellten Ärzte innerhalb der Stichprobe dargestellt. Die Mehrheit der Hausmediziner arbeitet allein. Lediglich 16 Prozent beschäftigen weitere Ärzte. Um dieses Ergebnis zu interpretieren, ist es erforderlich weitere Hintergründe bzw. den Status des angestellten Arztes – Facharzt oder Arzt in Ausbildung – zu kennen. Diese Daten liegen nicht vor. Eine Ergebnisinterpretation ist somit nicht möglich.

[671] Da es sich um ein Ziel auf gesellschaftlicher Betrachtungsebene handelt, wurde es für die quantitative Hauptstudie nicht übernommen.

Tabelle 29: Anzahl angestellter Ärzte

	Häufigkeit	**Prozent**
keine angestellten Ärzte	246	84,0
ein angestellter Arzt	38	13,0
zwei angestellte Ärzte	8	2,7
vier angestellte Ärzte	1	0,3
Gesamt	**293**	**100,0**

5.2.3 Ergebnisse zum Umfeld

Zum Umfeld einer Praxisübernahme gehören sowohl die Zulassungsregularien, als auch rechtliche und wirtschaftliche Aspekte. Die für Hausärzte zentralen Einflussgrößen wurden im Kapitel 4.2.4 erörtert. Neben den Zulassungsanforderungen spielt für den Prozess der Übernahme die Lage der Praxis im Sinne der Bedarfsplanung eine wesentliche Rolle.[672] In Tabelle 30 ist die Verteilung dargestellt.

Knapp über die Hälfte der Praxen liegt in offenen Gebieten. Dies bedeutet, dass der übernehmende Hausarzt die Wahl zwischen einer Neugründung und einer Praxisübernahme hatte. Für 45,5 Prozent ist dies nicht der Fall. Der Schritt in die Selbstständigkeit musste durch die Übernahme einer bestehenden Praxis erfolgen. Die Vergabe des Kassenarztsitzes erfolgt in diesem Fall über die KVen.

Tabelle 30: Lage der Praxis i. S. der Bedarfsplanung

	Häufigkeit	**Prozent**
offenes Gebiet	158	54,5
überversorgtes Gebiet	132	45,5
Gesamt	**290**	**100,0**

672 Einzelheiten zur Bedeutung der Bedarfsplanung sind in Kapitel 4.1.3 dargestellt.

Der Einfluss der konjunkturellen Situation wird über einen Gruppenvergleich in Punkt 6.4.4 getestet. Die in der Stichprobe enthaltene Verteilung hinsichtlich des Übernahmejahres ergibt sich aus Abbildung 18.

Abbildung 18: Verteilung der Stichprobe nach dem Übernahmejahr

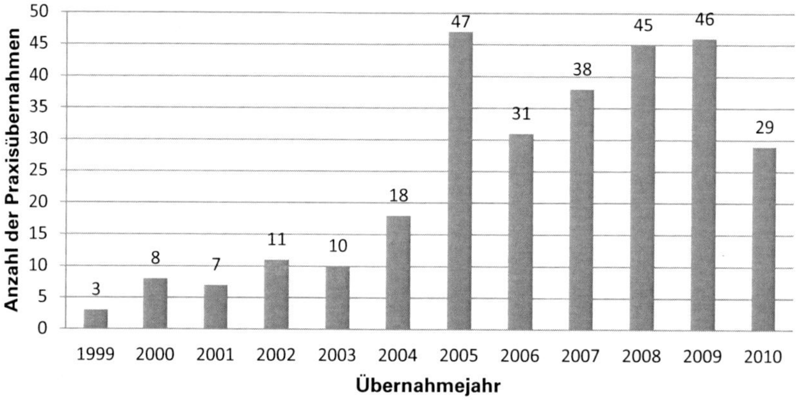

Die Darstellung zeigt, dass ein Großteil der Studienteilnehmer im Jahr 2005 oder später eine Praxis übernommen haben. Grund dafür könnte sein, dass das Thema Unternehmensnachfolge vor allem bei den Personengruppen auf Interesse stößt, deren eigene Nachfolge erst kürzere Zeit zurückliegt. Innerhalb der letzten zehn Jahre veränderte sich zudem die Diskussion zum Thema Ärztemangel.[673] Daher ist eine Vielzahl von Reformen und gesetzlichen Änderungen auf den Weg gebracht worden, die das tägliche Arbeiten der niedergelassenen Vertragsärzte beeinflusst. Sowohl in der Theorie als auch im Rahmen der Vorstudie konnten keine Implikationen für eine direkte Erfolgswirksamkeit dieser Aspekte extrahierte werden. Ein Gruppenvergleich zum Übernahmezeitpunkt liefert in Kapitel 6.4.4 erste empirische Ergebnisse zu dieser Thematik.

5.2.4 Ergebnisse zum Prozess

Unter dem Prozess der Unternehmensnachfolge werden alle Handlungen zusammengefasst, die auf die Übertragung der Eigentums- und Führungsrechte abzielen. Dazu gehört in erster Linie der Transfer der unternehmensspezifischen Ressourcen. Dafür spielt der abgebende Arzt eine wesentliche Rolle.

[673] Vgl. die Ausführungen in Kapitel 4.1.2 bzw. 4.2.4.

Tabelle 31 zeigt, dass nur etwa 13 Prozent der Praxen innerhalb der Familie übertragen werden. Somit finden knapp 87 Prozent der Übergaben von Hausärzten als familienexterne Nachfolgen statt. Die Mehrheit der Übernehmer kennt den abgebenden Arzt vor der Praxisübertragung zudem nicht.[674] Diese Tatsache beeinflusst den Übernahmeprozess. Bisherige Studien zum Thema Unternehmensnachfolge wurden hauptsächlich zu familieninternen Übertragungen durchgeführt. Ein Vergleich beider Nachfolgearten existiert bislang nicht. Eine erste empirische Indikation zu Unterschieden wird der Gruppenvergleich in Kapitel 6.4.5 liefern.

Ein Großteil der Praxisübernahmen erfolgte aus Altersgründen (vgl. Abbildung 19). Nur ein Viertel der Übergeber hatte gesundheitliche Probleme. Bei der Interpretation dieses Ergebnisses ist zu beachten, dass bis zum 31.12.2008 für Vertragsärzte die Pflicht bestand,

Tabelle 31: Verhältnis zwischen Praxisübergeber und -übernehmer

	Häufigkeit	Prozent
verwandt	39	13,4
bekannt	79	27,1
unbekannt	172	58,9
sonstiges	2	0,7
Gesamt	**292**	**100,0**

Abbildung 19: Übertragungsgründe der abgebenden Ärzte*

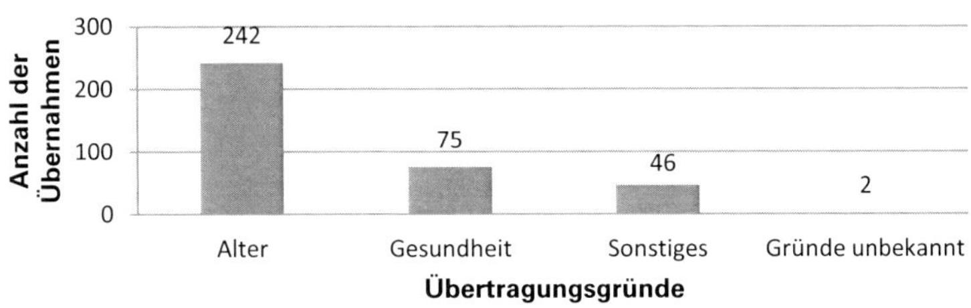

* Abfrage mittels einer dichotomen Skala mit den Antwortalternativen „ja" und „nein", Mehrfachnennungen möglich

674 Aufgrund fehlender Informationen zur Grundgesamtheit ist es nicht möglich, generalisierte Aussagen zur Übertragungsform von Hausarztpraxen zu treffen. Vgl. auch die Ausführungen in Kapitel 3.2.5.3.

die Kassenzulassung mit dem 68. Lebensjahr zurückzugeben.[675] Somit war von staatlicher Seite ein festes „Übergabealter" definiert. Adäquate Vorgaben gab es für Gewerbetreibende nicht. Zum 01.01.2009 wurde diese Altersbegrenzung abgeschafft, um den entstehenden Ärztemangel entgegenzuwirken.

Durchschnittlich dauerte eine Praxisübernahme ein Jahr, wobei die Zeiträume stark variierten (vgl. Tabelle 32). Die Extremwerte zeigen einen Übergabezeitraum von zehn Jahren bzw. die sofortige Übertragung. Die angegebenen Zeiträume entsprechen den Werten, die für familienexterne Unternehmensnachfolgen üblich sind.[676] Das Maximum von 120 Monaten lässt eine familieninterne Praxisübertragung vermuten.[677]

Tabelle 32: Dauer und Kosten der Praxisübernahmen

	Stichprobe	Mittelwert	Median	Standardabweichung	Minimum	Maximum	Schiefe	Kurtosis
Dauer der Übernahme in Monaten	237	12,41	8	14,919	0	120	3,640	17,439
Gesamtinvestitionskosten in Euro	288	81.079	70.000	50.524	0,00	500.000	2,817	17,187

288 Studienteilnehmer beantworteten die Frage nach den Gesamtinvestitionskosten. Darunter sind sowohl der Kaufpreis, als auch Gelder für Neuanschaffungen und Umbauten aggregiert. Die Frage wurde offen gestellt, so dass die Übernehmer die tatsächlichen Werte angaben. Durchschnittlich kostete den Unternehmensnachfolger der Praxiskauf 81.079,39 € (vgl. Tabelle 32). Dieser Wert unterliegt allerdings großen Schwankungen, wie die Standardabweichung zeigt.

In Tabelle 33 sind die Finanzierungsbestandteile der Gesamtinvestitionskosten aufgeführt. Die Finanzierungsinstrumente waren vorgegeben. Die Nachfolger ergänzten die für sie

675 Vgl. die Ausführungen in Kapitel 4.1.3.

676 Vgl. dazu Weber 2009, S. 198 – Er ermittelt eine durchschnittliche Dauer von 11 Monaten.

677 Vgl. Spelsberg 2011, S. 127 – Es wird gezeigt, dass 20 Prozent familieninterner Unternehmensnachfolgen mehr als 120 Monate dauern.

Tabelle 33: Finanzierung der Investitionskosten

	Stichprobe	Mittelwert	Median	Standardabweichung	Minimum	Maximum	Schiefe	Kurtosis
Eigenkapital*	282	24,41	0,00	35,775	0,00	100,00	1,300	0,171
Öffentlicher Zuschuss*	282	2,09	0,00	8,759	0,00	90,00	6,152	46,218
Hausbankdarlehen*	282	57,92	75,00	42,283	0,00	100,00	-0,383	-1,582
Fördermitteldarlehen*	282	11,13	0,00	26,240	0,00	100,00	2,396	4,541
Übergeberdarlehen*	282	2,38	0,00	12,913	0,00	100,00	6,052	37,395

* Angabe in Prozent der Gesamtinvestitionskosten

geltenden Prozentwerte. Für alle Angaben existieren hohe Standardabweichungen. Die Finanzierungsstruktur ist somit sehr individuell. Es zeigt sich, dass knapp ein Viertel der Gesamtinvestitionskosten als Eigenkapital in die Finanzierung eingebracht wurde. Die Mehrheit der Praxisübernehmer finanzierte die Investition über Bankdarlehen. Der geringe Anteil von Förderkrediten – wie sie beispielsweise über die Kreditanstalt für Wiederaufbau ausgereicht werden – ist verwunderlich. Vermutlich unterschieden die Nachfolger aufgrund der Kreditabwicklung über die Hausbank nicht zwischen Förderdarlehen und herkömmlichen Bankdarlehen. Lediglich zwei Prozent der Kosten wurden durch Übergeberdarlehen finanziert. Die aus der Vorstudie ableitbare Relevanz der Finanzierungsstruktur ist aufgrund der heterogenen Ergebnisse der Nachfolger nur schwer prüfbar. Eine abschließende Beurteilung muss somit an dieser Stelle unterbleiben.

Die Praxisnachfolger wurden befragt, von welchen Personengruppen sie während ihrer Übernahme unterstützt wurden. Die Antworten sind in Tabelle 34 dargestellt. Vor allem Familie und Freunde spielen dabei eine wichtige Rolle. Dabei geben die Ärzte durchschnittlich hohe Werte an. Die aus der Vorstudie ableitbare Relevanz der Nachfolgerfamilie scheint somit gegeben und bietet Potenzial für künftige Analysen. An zweiter Stelle stehen der abgebende Arzt und das Praxispersonal. Von den KVen und externen Berater fühlen sich die Nachfolger nur mittelmäßig unterstützt. Die Berufsverbände – wie beispielsweise der Hausärzteverband – spielt im Prozess der Praxisnachfolge bisher eine untergeordnete Rolle bzw. fokussiert andere Themen. Wichtig ist an dieser Stelle zu bemerken, dass die angegebenen Werte keine Aussage zur Qualität der Unterstützung ermöglichen.

Wie stark letztlich prozessuale Einflussgrößen – aber auch die Dimensionen Person des Nachfolgers, die übernommene Praxis und das Umfeld – auf den Übernahmeerfolg wirken, wird in Kapitel 6 eruiert.

Tabelle 34: Unterstützung der Praxisübernehmer durch Dritte

Unterstützung durch	Stichprobe	Mittelwert	Median	Standardabweichung	Minimum	Maximum	Schiefe	Kurtosis
Familie/ Freunde*	291	4,46	5,00	0,958	1	5	-2,029	3,830
abgebender Arzt*	290	3,61	4,00	1,309	1	5	-0,529	-0,901
Praxispersonal*	289	3,78	4,00	1,202	1	5	-0,814	-0,203
KVen*	292	3,06	3,00	1,180	1	5	0,070	-0,827
Berufsverbände*	288	1,68	1,00	0,926	1	5	1,384	1,632
externe Berater (Steuer- und Unternehmensberater)*	290	3,28	3,00	1,354	1	5	-0,326	-1,026

* Messung anhand einer fünfstufigen Likertskala mit den Werten: 1= gar nicht; 2= kaum; 3= teilweise; 4= überwiegend; 5= voll und ganz

6 Empirische Analyse – Strukturgleichungsmodellierung

Die in der Hauptuntersuchung gesammelten Daten werden über eine Strukturgleichungsmodellierung analysiert. Kausalzusammenhänge zwischen den Erfolgsfaktoren und den Erfolgsindikatoren lassen sich auf diese Weise berechnen. Darüber hinaus ermöglicht diese Auswertungsmethodik von der vorliegenden Stichprobe (n) auf die Grundgesamtheit zu schließen und somit praktische Implikationen für Hausärzte abzuleiten.

Das Kapitel gliedert sich in vier Abschnitte. In Punkt 6.1 werden zunächst die theoretischen Grundlagen zur gewählten Methodik erläutert, darauf aufbauend die verwendeten Messmodelle geprüft (vgl. Punkt 6.2) und in das Strukturmodell überführt (vgl. Punkt 6.3). Abschließend werden die Voraussetzungen für die Durchführung von Gruppenanalysen erörtert und die Daten nach den postulierten Kriterien ausgewertet.

6.1 Auswahl und Darstellung der Auswertungsmethodik

In Abbildung 20 ist der Aufbau eines Strukturgleichungsmodells dargestellt. Es werden drei Submodelle unterschieden: das Messmodell der exogenen, das Messmodell der endogenen Variablen sowie das Strukturmodell.

Abbildung 20: Darstellung eines Strukturgleichungsmodells

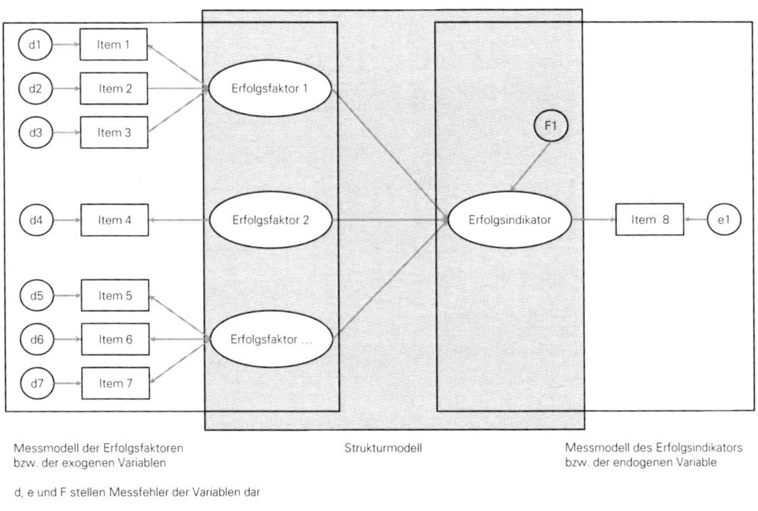

Quelle: Eigene Darstellung in Anlehnung an Weiber/Mühlhaus (2009), S. 39

Messmodelle sind notwendig, da latente Konstrukte nicht direkt beobachtet werden können. Items dienen zu deren Operationalisierung und ermöglichen so deren Messung. Einfaktorielle Erfolgsfaktoren werden durch einen Indikator abgebildet. Sind zur Darstellung zwei oder mehr Items erforderlich, so handelt es sich um ein mehrfaktorielles Konstrukt.[678] Darüber hinaus können Messmodelle reflektiver und formativer Art sein. Bei reflektiven Indikatoren ist der Faktor als Ursache für die zugeordneten Items anzusehen. Ändert sich der Faktor, so verändern sich analog die Indikatoren. Dagegen wird bei formativen Modellen der Faktor aus den Items gebildet. Eine Veränderung der beobachteten Indikatoren führt somit zu einer Veränderung des Konstrukts und stellt das Gegenstück zum reflektiven Messmodell dar.[679] Da in der Hauptstudie ausschließlich reflektive Faktoren zum Einsatz kommen, wird an dieser Stelle auf weiterführende Darstellungen verzichtet. Die Variablen des Messmodells werden zusätzlich in endogen und exogen unterteilt. Endogene Variablen sind abhängige Konstrukte. Sie werden durch die exogenen bzw. unabhängigen Variablen erklärt.

Das dritte Submodell ist das Strukturmodell. Dabei handelt es sich um ein Gleichungssystem, das die zu prüfenden Kausalzusammenhänge und somit die Beziehungen zwischen den exogenen und endogenen Variablen abbildet.[680] Für die Erstellung und Berechnung des Strukturgleichungsmodells kommen zwei Ansätze in Frage: der varianzbasierte Ansatz über PLS oder das kovarianzbasierte Vorgehen über LISREL.

Der LISREL-Ansatz wurde von Jöreskog entwickelt.[681] Sein Anliegen war es, eine simultane Schätzung aller Modellparameter zu ermöglichen. Die empirische Kovarianzmatrix soll dabei möglichst präzise reproduziert werden. Zentral ist der Vergleich der erzeugten mit der empirischen Matrix.[682] Die Kausalzusammenhänge komplexer Modelle sind so darstellbar bzw. berechenbar. Das meistgenutzte Verfahren für die Schätzung der Mo-

678 Vgl. dazu u. a. Homburg, Giering 1996, S. 6ff.

679 Einen Vergleich zwischen reflektiven und formativen Messmodellen führen u. a. Götz, Liehr-Gobbers 2004, S. 718ff.; Huber et al. 2007, S. 17ff. oder auch Weiber, Mühlhaus 2010, S. 34ff. durch. Weiterführende Informationen zur Spezifikation von Messmodellen können ebenfalls den benannten Publikationen entnommen werden.

680 Vgl. dazu Götz, Liehr-Gobbers 2004, S. 716 – Zur Berechnung der Zusammenhänge wird für jede abhängige Variable eine Gleichung erstellt, welche alle beeinflussenden Variablen beinhaltet (vgl. Weiber, Mühlhaus 2010, S. 40ff.).

681 Vgl. Jöreskog 1970.

682 Vgl. dazu weiterführend Götz, Liehr-Gobbers 2004, S. 721; Weiber, Mühlhaus 2010, S. 47ff. oder auch Fuchs 2011, S. 14.

dellparameter ist die Maximum-Likelihood-Methode.[683] Dies setzt voraus, dass die vorliegenden Daten normalverteilt sind.[684] Zudem werden hohe Anforderungen an den Umfang der Stichprobe gestellt. Die diskutierte Mindestgröße variiert zwischen $n \geq 250$ bis $n \geq 500$ Beobachtungen und ist von der Modellkomplexität abhängig.[685] Je größer das zu testende Modell ist, umso mehr Daten werden benötigt. Einige Autoren geben an, dass die Stichprobe mindestens das Fünffache der zu schätzenden Parameter betragen sollte.[686]

Ein wesentlicher Vorteil des LISREL-Ansatzes besteht darin, dass sich zur Beurteilung der Modellgüte inferenzstatistische Maße berechnen lassen.[687] Diese basieren auf dem Vergleich der empirischen und der vom Modell reproduzierten Kovarianzmatrizen. Die Qualität des Strukturmodells wird so prüfbar.[688]

Eine zweite Möglichkeit, komplexe Zusammenhänge zwischen latenten Variablen darzustellen, bietet der varianzbasierte Ansatz PLS. Diese Methodik ist auf die Arbeiten von Wold zurückzuführen.[689] Seine Überlegungen beziehen sich auf die für LISREL notwendige Normalverteilung. Für empirische Daten ist dies nur in seltenen Fällen gegeben. Eine Strukturgleichungsmodellierung nach den von Jöreskog vorgeschlagenen Prämissen wäre bei Abweichungen nicht durchführbar. Der von Wold entwickelte Ansatz PLS ist robust gegenüber Verletzungen der Normalverteilungsannahme und ermöglicht so eine breitere Anwendbarkeit.[690]

Im Gegensatz zur kovarianzbasierten Herangehensweise erfolgen die Schätzungen bei PLS nicht simultan.[691] Vielmehr werden zunächst die Konstruktwerte über die Messmo-

683 Vgl. Fuchs 2011, S. 15.

684 Ebenda.

685 Vgl. bspw. Tenenhaus 2008, S. 871 oder Westland 2010, S. 477.

686 Ebenda.

687 Unter inferenzstatistischen Gütemaßen werden Tests zur Darstellung des Modell-Fits subsummiert. Dazu gehören u. a. der Chi-Quadrat-Test oder auch der Root-Mean-Square-Error of Approximation (RMSEA). Siehe dazu u. a. Weiber, Mühlhaus 2010, S. 160ff.

688 Eine Übersicht über die globalen Gütemaße findet sich u. a. bei Hooper et al. 2008, S. 53ff.; Singh 2009, S. 200ff. oder auch Weiber, Mühlhaus 2010, S. 160ff.

689 Wold 1982.

690 Vgl. dazu u. a. Dijkstra 1983, S. 67; Chin 1998b, S. 295; Mateos-Aparicio 2011, S. 2307ff. – In diesen Beiträgen werden zudem die methodischen Grundlagen von PLS und die entsprechenden Gleichungssysteme dargestellt und erläutert.

691 Eine ausführliche Darstellung der Vorgehensweise findet sich bei Chin, Newsted 1999, S. 315ff.; Herrmann et al. 2006, S. 386ff. oder auch bei Fuchs 2011, S. 20ff.

delle bestimmt. Die latenten Variablen werden als gewichtete Linearkombination ihrer Items dargestellt.[692] Mit den so ermittelten Faktoren werden die Beziehungen zwischen den Variablen über regressionsanalytische Verfahren errechnet. Ziel ist es, die empirische Datenmatrix mittels einer Minimierung der Messfehler zu reproduzieren.[693] Die schrittweise Schätzung des Modells ermöglicht es, komplexe Modellstrukturen mit kleinem Stichprobenumfang darzustellen. Zur erforderlichen Größe der Datengrundlage existieren ebenfalls keine einheitlichen Vorgaben. Marcoulides und Saunders halten eine Samplegröße von 150 bis 200 für ausreichend, während Chin/Newsted bereits ab $n \geq 100$ Datensätzen eine Schätzung als möglich erachten.[694] Die Mindestgröße orientiert sich zudem an der Komplexität der Mess- bzw. Strukturmodelle. So propagiert Chin als Untergrenze das Zehnfache der Itemzahl des größten Messmodells bzw. das Zehnfache der maximalen Zahl exogener Variablen, die auf eine endogene Variable laden.[695] Prinzipiell ist davon auszugehen, dass mit steigendem Stichprobenumfang die Verlässlichkeit der Parameterschätzung zunimmt.[696] Die Strukturgleichungsmodellierung für Stichproben mit $n < 100$ scheint fraglich, was gleichfalls der Festsetzung einer Untergrenze von $n = 100$ Beobachtungen entspricht.

Ein Nachteil des PLS-Verfahrens ist, dass aufgrund fehlender Verteilungsannahmen keine inferenzstatistischen Gütemaße zur Beurteilung des Strukturmodells errechnet werden können. Dennoch stehen zur Bewertung der Qualität des Modells Kriterien zur Verfügung. Diese werden in Punkt 6.3 erläutert. Eine weitere Tatsache, die gegen PLS spricht ist, dass die als Basis für das Strukturmodell dienenden Konstruktwerte Messfehler enthalten. Die Zusammenhänge zwischen den Items und den Konstrukten werden somit tendenziell überschätzt, während die Beziehungen zwischen den Variablen eher unterschätzt werden.[697] Herrmann et al. stellen jedoch auf Basis einer entsprechenden Literaturanalyse dar,

692 Vgl. Herrmann et al. 2006, S. 386ff.; Mateos-Aparicio 2011, S. 2312 – Diese Berechnungsform trifft nur für reflektive Konstrukte zu.

693 Vgl. Weiber, Mühlhaus 2010, S. 63.

694 Chin, Newsted 1999, S. 314 bzw. Marcoulides, Saunders 2006, S. iii – Tenenhaus fordert eine Mindeststichprobengröße von n = 100 (Tenenhaus 2008, S. 871).

695 Ursprungsquelle Chin 1998b, S. 311 – Dieser Empfehlung folgen u. a. Götz, Liehr-Gobbers 2004, S. 721 und Westland 2010, S. 477.

696 Vgl. Goodhue et al. 2007, S. 226 oder auch Qureshi, Compeau 2009, S. 206 – Beide Arbeiten kritisieren die Nutzung von sehr kleinen Stichproben.

697 Vgl. Herrmann et al. 2006, S. 41; Huber et al. 2007, S. 44.

dass sich die Über- und Unterschätzung in Mess- bzw. Strukturmodell aufhebt.[698] Die Vorhersageeigenschaft von PLS wird somit nicht beeinträchtigt.

Die Wahl einer geeigneten Auswertungsmethodik für die empirische Untersuchung orientiert sich an den in Tabelle 35 zusammengefassten Unterschieden zwischen dem kovarianz- und dem varianzbasiertem Analyseverfahren:[699]

Tabelle 35: Vergleich zwischen PLS und LISREL

Kriterium	**PLS – varianzbasiert**	**LISREL – kovarianzbasiert**
Ausrichtung	strukturtestend – konfirmatorisch	
Ziel	Reproduktion der empirischen Datenmatrix mittels Minimierung der Messfehler	möglichst genaue Reproduktion der empirischen Kovarianzmatrix
Stichprobengröße	kleine Stichprobe möglich, Mindestanforderung n = 100	hohe Stichprobenzahl in Abhängigkeit von Modellkomplexität
Vorgehen	Schrittweise Parmeterschätzung	Simultane Parameterschätzung
Verteilungsannahmen	keine existent	Normalverteilungsannahme
Inferenzstatisik	nicht möglich	Berechnung möglich

Für den PLS-Ansatz wird in der Literatur die Möglichkeit aufgezeigt, explorativ vorzugehen.[700] Dabei bleibt zu beachten, dass die Verwendung von Strukturgleichungen generell eine gute theoretische Untermauerung der zu testenden Annahmen voraussetzt.[701] Unter dieser Prämisse sind beide Methoden für die Prüfung von theoretisch begründeten Kausalzusammenhängen nutzbar und gehören zu den strukturtestenden, konfirmatorischen Verfahren. Der explorative Einsatz von PLS ist nur in begründeten Ausnahmefällen möglich.

Die Auswahl der Analysemethode für die eigene Erhebung orientiert sich in erster Linie an der Beschaffenheit der verfügbaren Daten. Die für die Überprüfung des Erfolgsmodells vorliegende Stichprobengröße beträgt 293. Für die Anwendung des LISREL-Ansatzes ist diese Datengrundlage unter Berücksichtigung der Modellkomplexität zu gering. Nach der für PLS postulierten Mindestgröße sind für die Schätzung des Strukturmodells mindes-

698 Herrmann et al. 2006, S. 41 – Siehe dazu auch Chin, Newsted 1999, S. 329.

699 Weitere Unterscheidungskriterien finden sich u. a. bei Herrmann et al. 2006 oder auch Weiber, Mühlhaus 2010, S. 65 und Fuchs 2011.

700 Vgl. Götz, Liehr-Gobbers 2004, S. 720f.

701 Vgl. Marcoulides, Saunders 2006, S. vi.

tens 100 Datensätze erforderlich. Aus diesem Grund wird auf das varianzbasierte Verfahren zurückgegriffen. Die Berechnung der erforderlichen Mindestgröße nach der beschriebenen Zehnfach-Regel ergibt eine Stichprobe von 70, da die maximale Pfadanzahl auf eine endogene Variable sieben beträgt.[702]

Aus den benannten Gründen werden die Daten mittels PLS analysiert. Die zur Anwendung kommenden Gütekriterien zur Beurteilung der Mess- und Strukturmodelle sind in den nachfolgenden Punkten dargestellt.

6.2 Operationalisierung und Güteprüfung der Messmodelle

Latente Variablen werden über beobachtbare Items gemessen. Voraussetzung dafür ist die Entwicklung geeigneter Skalen. Diese werden empirisch geprüft und hinsichtlich der Validität und Reliabilität bewertet. In Punkt 6.2.1 erfolgt die Vorstellung der Kriterien, die zu deren Beurteilung in Abschnitt 6.2.2 und 6.2.3 beitragen.

6.2.1 Methodische Vorüberlegungen

Für die Hauptuntersuchung wurde – soweit möglich – auf bestehende, validierte Skalen zurückgegriffen, die die Faktoren reflektiv messen. In einem ersten Schritt ist nun zu prüfen, ob sich die verwendeten Items auf die adressierte Zielgruppe übertragen lassen. Dies wurde im Rahmen der durchgeführten Pretests eruiert.[703] Soweit keine Hinweise zu Abweichungen im Verständnis und/oder bezüglich der inhaltlichen Anwendbarkeit vorlagen, wurden die Items in den Fragebogen übernommen. Anderenfalls erfolgte eine semantische Anpassung. Die Inhaltsvalidität der Konstrukte ist aufgrund der Verwendung validierter Messmodelle gegeben.

Alle vorliegenden Daten werden deskriptiv ausgewertet. Entsprechend den Forderungen von Ringle et al. sind dafür Lage- und Streuungsparameter sowie die Verteilung anzugeben, die eine erste inhaltliche Interpretation ermöglichen.[704] Die Auswertungen werden mit der Software IBM SPSS Statistics, Version 19 durchgeführt.

---

[702] Vgl. Chin 1998b, S. 311.

[703] Vgl. Zielstellung der Vorstudie in Kapitel 5.1.2 und die Darstellung der Pretest-Verfahren in Punkt 5.1.3.4

[704] Ringle et al. 2012, S. viii.

Im Rahmen einer explorativen Faktorenanalyse wird zur Beurteilung der internen Konsistenz mehrfaktorieller Konstrukte das Cronbachs Alpha ermittelt. Der Wert basiert auf der Höhe der Korrelationen zwischen den Items eines Faktors.[705] Der geforderte Mindestwert ist abhängig von der Indikatorenzahl. Für mehr als vier Items sollte das Cronbachs Alpha $\geq 0{,}7$ betragen. Für weniger Items gilt $\geq 0{,}4$ als akzeptabel.[706] Die Berechnung dieses Kriteriums ist in erster Linie für die Entwicklung valider Messskalen relevant. In der Literatur wird dennoch empfohlen, bereits validierte Items hinsichtlich der internen Konsistenz zu prüfen. Daher erfolgt die Angabe des entsprechenden Werts im Rahmen der Güteprüfung der Messmodelle.[707]

Zur Beurteilung der Reliabilität sind die Indikator- und die Faktorreliabilität sowie die durchschnittliche erfasste Varianz der Variablen zu berechnen, deren Messung durch mehrere Items erfolgt.[708] Unter der Indikatorreliabilität wird der Anteil der Itemvarianz subsummiert, die durch das zugehörige Konstrukt erklärt werden kann. Der zu erreichende Mindestwert beträgt $\geq 0{,}4$.[709] Zusätzlich werden die Itemladungen betrachtet. Diese sollten Werte $\geq 0{,}7$ annehmen und Signifikanz aufweisen.[710] Aufgrund fehlender Verteilungsannahmen wird die Signifikanz im varianzbasierten Ansatz über t-Werte beurteilt. Zu deren Berechnung wird auf das Bootstrapping-Verfahren zurückgegriffen.[711] Ein Wert von $t \geq 1{,}66$ gilt als ausreichend.[712] Die für die Beurteilung gebräuchlichen Signifikanzniveaus sind in Tabelle 36 aufgeführt.[713]

---

705 Vgl. dazu Homburg, Giering 1996, S. 8f. – Das Cronbachs Alpha geht auf die Arbeiten von Cronbach aus dem Jahr 1951 zurück (vgl. Cronbach 1951).

706 Vgl. Nunnally 1978, S. 245.

707 Vgl. u. a. Ringle et al. 2012, S. x.

708 Vgl. Herrmann et al. 2006, S. 49ff.; Hoffmann 2009, S. 140; Ringle et al. 2012, S. x.

709 Vgl. Homburg, Baumgartner 1995, S. 170.

710 Vgl. Herrmann et al. 2006, S. 49ff.; Huber et al. 2007, S. 34ff.; Ringle et al. 2012, S. x.

711 Beim Bootstrapping-Verfahren wird die fehlende Verteilungsannahme über die Berechnung einer empirischen Verteilung ersetzt. Dazu werden aus dem Datensatz wiederholt Stichproben mit zurücklegen gezogen und darüber die Teststatistiken errechnet. Die Stichprobengröße orientiert sich an der Größe des Datensatzes – hier 293 Fälle. Für weitere Ausführungen dazu siehe Byrne 2010, S. 269ff.

712 Vgl. Huber et al. 2007, S. 35.

713 Vgl. dazu Huber et al. 2007, S. 35 bzw. Jahn 2007,S. 19.

Tabelle 36: Übersicht über die Signifikanzniveaus und den damit korrespondierenden t-Werten

Signifikanzniveau (p)	t-Werte	Kennzeichnung
$p \leq 0{,}001$	$t \geq 3{,}291$	***
$p \leq 0{,}010$	$t \geq 2{,}576$	**
$p \leq 0{,}050$	$t \geq 1{,}960$	*
$p \leq 0{,}100$	$t \geq 1{,}660$	+

Die Faktorreliabilität bezieht sich auf die Konstruktebene und gilt als Gütemaß für die Messung der latenten Variablen durch ihre Items. In der Literatur wird ein Mindestwert von $\geq 0{,}6$ postuliert.[714] Die durchschnittlich extrahierte Varianz (DEV) zeigt auf, wie stark die Streuung der latenten Variable über die zugeordneten Items erklärbar ist. Der Schwellenwert der DEV beträgt $\geq 0{,}5$.[715] Die Berechnung der beschriebenen Reliabilitätsgrößen erfolgt mit Hilfe der Software SmartPLS 2.0.

Nach der Güteprüfung auf Ebene der Faktoren, werden die mehrfaktoriellen reflektiven Konstrukte auf Diskriminanzvalidität getestet. Die Ergebnisse sind in Punkt 6.2.2.6 dargestellt. Ziel der Untersuchung ist es, die Konstruktvalidität zu beurteilen. Diese wird als gegeben angenommen, wenn sich die Konstruktmessungen signifikant voneinander unterscheiden.[716] Zum Test wird das Fornell-Lackner-Kriterium herangezogen. Es erfolgt ein Vergleich der DEV eines Faktors mit der gemeinsamen Varianz dieses Faktors mit jedem anderen Modellkonstrukt.[717] Diskriminanzvalidität liegt vor, wenn die DEV größer als die gemeinsame Varianz ist.[718] Diese wird über die quadrierten Korrelationen zwischen jeweils zwei Faktoren gemessen. Auch hier wird auf die Software SmartPLS 2.0 zurückgegriffen und durch eigene Berechnungen ergänzt.

In Abbildung 21 sind die Vorgehensweise und die erforderlichen Angaben bzw. Kriterien zusammengefasst.

---

714 Vgl. Bagozzi, Yi 1988, S. 82.

715 Vgl. Fornell, Larcker 1981, S. 46.

716 Vgl. Weiber, Mühlhaus 2010, S. 134.

717 Die gemeinsame Varianz wird über die quadrierten Korrelationen zwischen zwei Faktoren ermittelt (vgl. Weiber, Mühlhaus 2010, S. 135).

718 Weiterführende Anmerkungen sind bei Weiber, Mühlhaus 2010, S. 134ff. zu finden. Die Ursprungsquelle ist Fornell, Larcker 1981, S. 46.

Abbildung 21: Vorgehen bei der Güteprüfung der Messmodelle

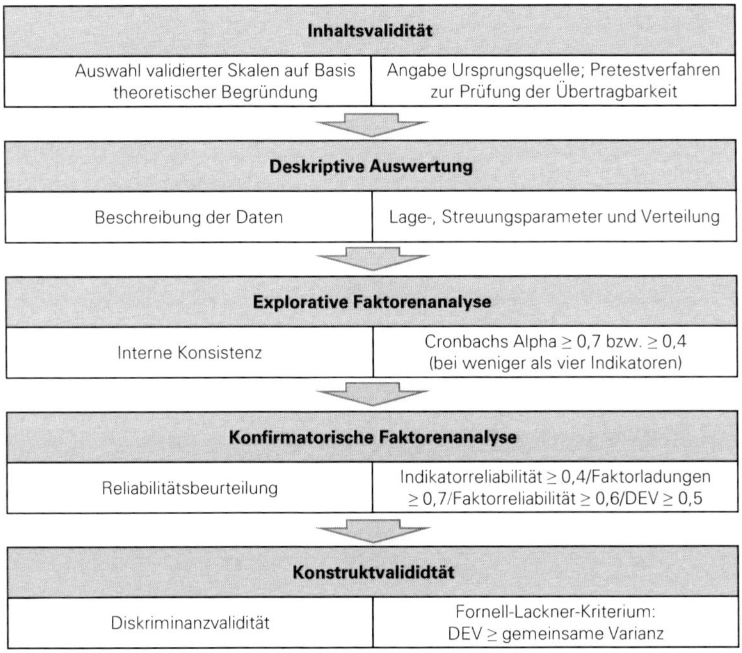

Bei der Prüfung der verwendeten Skalen kann es u. U. dazu kommen, dass die verwendeten Messmodelle nicht den Ansprüchen an Reliabilität und Validität genügen. Werden die Schwellenwerte für die Beurteilungskriterien nicht erreicht, ist dies ein Indiz für mangelnde Güte. In diesem Fall ist zu prüfen, ob Items entfernt werden sollten, da eine Fehlspezifizierung der latenten Variablen die Ergebnisse auf Strukturmodellebene verfälschen kann. Eine Eliminierung sollte jedoch nur erfolgen, wenn neben den Prüfkriterien auch inhaltliche Überlegungen dafür sprechen.[719]

6.2.2 *Prüfung der mehrfaktoriellen Variablen*

Zunächst werden die mehrfaktoriellen Variablen deskriptiv ausgewertet und die Reliabiltätstests durchgeführt. Die Gütemaße sind in den nachfolgenden Punkten für die jeweiligen Variablen separat ermittelt und interpretiert.

[719] Vgl. dazu Fassott 2006, S. 75ff. und Bollen 2011, S. 361f.

6.2.2.1 Nachfolgemotivation

Die Nachfolgemotivation wird nach Push- und Pull-Motivation unterschieden. Herr entwickelte in seiner Arbeit Items zur Messung beider Motivationslagen.[720] Die von ihm durchgeführten Tests auf Reliabiltät und Validität zeigten Ergebnisse oberhalb der geforderten Mindestmaße.[721] Die Anwendbarkeit der Indikatoren für die Zielgruppe der Hausärzte bestätigte sich in den durchgeführten Pretests. Daher wurden die Skalen übernommen.

Die Pull-Motivation wurde durch drei Items gemessen. Der Hausarzt bewertete, wie wichtig für seine Entscheidung zur Übernahme nachfolgende Gründe waren:

- Unabhängiges/eigenständiges Arbeiten (Unabhängigkeit)
- Eigene Vorstellungen/Ideen umsetzen (Eigene Ideen)
- Sich selbst verwirklichen (Selbstverwirklichung).

Zur Messung der Push-Motivation wurden ebenfalls drei Items herangezogen und analog der Pull-Motivation bewertet:

- Fehlende Karrierechancen in der vorherigen Tätigkeit (Karrierelos)
- Mangelnde berufliche Perspektiven in der vorherigen Tätigkeit (Perspektivlos)
- Unzufriedenheit mit der damaligen Situation (Unzufriedenheit).

Die Beurteilung erfolgte anhand einer fünfstufigen Likert-Skala von 1 = „gar nicht wichtig" bis 5 = „sehr wichtig" in Frage 13 des Fragebogens.[722] In Tabelle 37 sind die Ergebnisse zusammengestellt.

Die Hausärzte wollten vor allem unabhängig arbeiten und eigene Ideen umsetzen. Die Selbstverwirklichung spielte eine untergeordnete Rolle. Die Push-Motivation scheint ebenso eine geringere Bedeutung für die Wahl der Selbstständigkeit zu spielen. Besonders fehlende Karrierechancen sind wenig relevant für die Entscheidung zur Praxisübernahme. Die Unzufriedenheit mit der aktuellen Situation dominiert die Messung der Push-

[720] Vgl. Herr 2007, S. 228f.

[721] Die von ihm genutzten Items erzielten ein Cronbachs Alpha von 0,740 für die Pull-Motivation bzw. 0,813 für die Push-Motivation. Die Indikatorreliabilität lag oberhalb des Schwellenwertes, ebenso die DEV.

[722] Die verbalen Ausprägungen orientieren sich an den Empfehlungen von Rohrmann 1978, S. 234ff.

Tabelle 37: Deskriptive Analyse der Operationalisierung der Nachfolgemotivation

Item	Stich-probe	Mittel-wert	Me-dian	Standard-abwei-chung	Mini-mum	Maxi-mum	Schiefe	Kur-tosis
Pull-Motivation								
Unabhängigkeit*	291	4,53	5,00	0,744	1,00	5,00	-1,669	2,997
Eigene Ideen*	290	4,34	5,00	0,839	1,00	5,00	-1,280	1,619
Selbstverwirklichung*	287	3,49	4,00	1,223	1,00	5,00	-0,491	-0,606
Push-Motivation								
Karrierelos*	291	2,52	2,00	1,378	1,00	5,00	0,458	-1,030
Perspektivlos*	290	3,02	3,00	1,442	1,00	5,00	-0,056	-1,302
Unzufriedenheit*	291	3,70	4,00	1,294	1,00	5,00	-0,586	-0,793

* Messung anhand einer fünfstufigen Likertskala mit den Werten: 1= gar nicht; 2= kaum; 3= teilweise; 4= überwiegend; 5= voll und ganz

Motivation. Die erzielten Werte liegen deutlich über den anderen beiden Items. Vor diesem Hintergrund ist zu prüfen, ob die drei Indikatoren dem gleichen Konstrukt zuordenbar sind.

Die Schiefe und die Kurtosis der gemessenen Items zeigen, dass keine Normalverteilung vorliegt. Nach vorherrschender Meinung ist die Verletzung der Verteilungsannahme als moderat und damit akzeptabel anzusehen, wenn die Schiefe Werte $\leq |2|$ und die Kurtosis Werte $\leq |7|$ annimmt.[723] Die benannten Grenzen sind eingehalten. Damit liegt keine wesentliche Abweichung der Normalverteilungsannahme vor.

Im Zuge der Gütetestung des Messmodells wurde das Item Unzufriedenheit entfernt, da es eine zu geringe Faktorladung auf das Konstrukt Push-Motivation aufwies. Darüber hinaus konnte der Mindestwert für das Cronbachs Alpha – als erstes Indiz für die interne Konsistenz – nicht erreicht werden. Wie vermutet, scheint die Unzufriedenheit mit der Situation vor Übernahme der Praxis bei Hausärzten durch andere Tatbestände bedingt zu sein, als Perspektivlosigkeit und/oder fehlende Karrierealternativen. Darin unterscheidet sich die Zielgruppe von gewerblichen Gründern. Vor Übernahme einer eigenen Praxis sind die Mediziner in der Regel in Krankenhäusern als Angestellte tätig. Lange Dienstzeiten

[723] Vgl. West et al. 2000, S. 74.

und ein strenges Hierarchiesystem prägen die stationäre Arbeitsweise und könnten Ursache für bestehende Unzufriedenheit sein. Im Rahmen der Vorgespräche zur Vorbereitung auf die Hauptstudie bestätigten die befragten Mediziner diese Vermutung. Die langen Arbeitszeiten im Krankenhaus werden als belastend empfunden. Die Niederlassung in eigener Praxis wird als Möglichkeit gesehen, diesen starren Arbeitszeitvorgaben zu entgehen. Die Itemeliminierung ist somit auch inhaltlich gerechtfertigt.

Für die bereinigten Skalen ergeben sich nachfolgende Güterkriterien (vgl. Tabelle 38).

Tabelle 38: Gütekriterien der Messmodelle der Nachfolgemotivation

Item	Cronbachs Alpha ≥ 0,7 bzw. ≥ 0,4	Indikator-reliabilität ≥ 0,4	Faktor-ladungen ≥ 0,7	Faktor-reliabilität ≥ 0,6	DEV ≥ 0,5
Pull-Motivation					
Unabhängigkeit	0,693	0,644	0,802	0,822	0,607
Eigene Ideen		0,572	0,757		
Selbstverwirklichung		0,604	0,777		
Push-Motivation					
Karrierelos	0,833	0,976	0,988	0,863	0,764
Perspektivlos		0,727	0,528		

Die Faktorladung für das Item Perspektivlosigkeit liegt unter dem geforderten Mindestwert und erreicht nicht das geforderte Signifikanzniveau. Alle weiteren Gütekriterien dieses Items wurden erfüllt. Eine inhaltlich-theoretische Begründung für die Eliminierung des Indikators kann nicht gegeben werden. Entsprechend den Empfehlungen von Bollen wird die Skala beibehalten. [724] Die Streuung der Konstukte Pull-Motivation bzw. Push-Motivation sind zu 61 Prozent bzw. zu 76 Prozent über die Items erklärbar. Die Faktorladungen der weiteren Indikatoren sind signifikant. Die Gütekriterien sprechen insgesamt für eine Eignung der Skalen für die Messung der Nachfolgemotivation.

6.2.2.2 Unternehmerische Orientierung

Die Unternehmerische Orientierung des Nachfolgers spiegelt drei Dimensionen unternehmerischen Verhaltens wider: Innovationsfähigkeit, Risikobereitschaft und Eigeninitiati-

[724] Vgl. Bollen 2011, S. 361f.

ve. Walter et al. entwickelten eine Skala, die diese Aspekte vereint.[725] Die Ergebnisse der durchgeführten konfirmatorische Faktorenanalyse sprachen für eine gute Reliabilität und Validität.[726] Zielgruppe der benannten Studie waren akademische Gründer. Aufgrund dieser Gemeinsamkeit zur Zielgruppe der Hausärzte, wurde die Skala im Pretest auf eine Anwendbarkeit für die eigene Untersuchung geprüft. Die Ergebnisse bestätigten die Übertragbarkeit der Items. Inhaltlich wurden kleine Anpassungen vorgenommen: das Wort „Unternehmen" wurde durch „Praxis" ersetzt, um Irritationen zu vermeiden.

In Frage 34 des Fragebogens wurden die Hausärzte gebeten zu beurteilen, inwieweit nachfolgende Aussagen auf ihre tägliche Arbeit zutreffen:

- Unternehmerisches Verhalten hat für mich einen hohen Stellenwert (Verhalten).
- Zeitliche Flexibilität spielt eine große Rolle im Rahmen meiner täglichen Arbeit (Flexibilität).
- Mir ist es wichtig, Innovationen und technische Neuerungen in meiner Praxis umzusetzen (Innovation).
- Ich bin bereit, im Rahmen meiner Selbstständigkeit finanzielle Risiken einzugehen (Risikobreitschaft).
- Kontinuierliche Neuerungen in meiner Praxis umzusetzen, ist für mich selbstverständlich (Neuerungen).
- Mir ist es wichtig, Neuerungen als eine/einer der Ersten umzusetzen (Vorreiter).

Die Bewertung erfolgte über eine fünfstufige Likertskala mit den Ausprägungen 1 = „trifft gar nicht zu" bis 5 = „trifft voll und ganz zu".[727] In Tabelle 39 sind die Lage- und Streuungsparamter sowie die Verteilung der Indikatoren dargestellt.

---

725 Vgl. Walter et al. 2006, S. 562.

726 Walter et al. 2006, S. 551f.

727 Vgl. die Empfehlungen von Rohrmann 1978, S. 239.

Tabelle 39: Deskriptive Analyse der Operationalisierung der unternehmerischen Orientierung

Item	Stichprobe	Mittelwert	Median	Standardabweichung	Minimum	Maximum	Schiefe	Kurtosis
Verhalten*	291	3,58	4,00	1,019	1,00	5,00	-0,320	-0,403
Zeitliche Flexibilität*	291	3,89	4,00	0,978	1,00	5,00	-0,573	-0,268
Innovation*	291	3,59	4,00	0,899	1,00	5,00	-0,085	-0,492
Risikobereitschaft*	291	3,00	3,00	1,072	1,00	5,00	0,159	-0,570
Neuerungen*	291	3,86	4,00	0,895	1,00	5,00	-0,394	-0,343
Vorreiterrolle*	291	2,43	2,00	1,082	1,00	5,00	0,487	-0,363

* Messung anhand einer fünfstufigen Likertskala mit den Werten: 1= gar nicht; 2= kaum; 3= teilweise; 4= überwiegend; 5= voll und ganz

Die Schiefe und die Kurtosis zeigen, dass die Indikatoren nur gering von der Normalverteilung abweichen. Gemäß den in Punkt 6.2.2.1 benannten Grenzwerten für Schiefe und Kurtosis handelt es sich um eine geringfügige und damit akzeptable Verletzung der Verteilungsannahme.

Für Hausärzte scheint es weniger wichtig zu sein, eine Vorreiterrolle in Bezug auf Innovationen bzw. Neuerungen einzunehmen. Dies lässt sich im geringen Mittelwert bzw. Median erkennen. Auch die Bereitschaft, im Rahmen der Tätigkeit finanzielle Risiken einzugehen, liegt im Mittelwert und Median unter den anderen Indikatoren. Das Bewusstsein der Mediziner, dass unternehmerisches Handeln eine gewisse Risikotoleranz voraussetzt, scheint wenig ausgeprägt. Im Gegensatz dazu bewerten die Hausärzte die Bedeutung des unternehmerischen Handelns für ihre tägliche Arbeit hoch. Gleiches gilt für die Innovationsbereitschaft, den Willen, Neuerungen einzuführen, und die zeitliche Flexibilität.

Im Rahmen der weiteren Analyse erfolgte die Beurteilung der Güterkriterien des Messmodells. Dabei wurde das Item Zeitliche Flexibilität aus der Skala entfernt, da die Schwellenwerte für die Reliabilität nicht erreicht wurden. Für Hausärzte ist die freie Zeiteinteilung ein Grund, für die Entscheidung zur Selbstständigkeit.[728] Dem Wunsch nach Selbstbestimmtheit in Bezug auf die tägliche Arbeitszeit stehen in der Realität eine steigende Ar-

[728] Wie bereits in Punkt 6.2.2.1 diskutiert.

beitsbelastung der Hausärzte – vor allem in Einzelpraxen – gegenüber. Freie Zeiteinteilung ist nur schwer realisierbar und scheint für die Mediziner kein Kriterium für eine unternehmerische Orientierung zu sein. Dies spricht für die Eliminierung des Items aus der Skala.

Die Gütekriterien des Messmodells können der Tabelle 40 entnommen werden. Die Faktorladung des Items Risikobereitschaft liegt knapp unter dem geforderten Schwellenwert von ≥ 0,7. Alle weiteren Kriterien sind jedoch erfüllt.[729] Aus theoretischer Sicht ist der Wille, für die eigene Selbstständigkeit Risiken einzugehen, eine wesentliche Dimension der unternehmerischen Orientierung. Würde dieser Indikator aus der Skala entfernt, so wäre ein wichtiger Aspekt des Unternehmertums nicht repräsentiert. Für eine Beibehaltung des Items spricht ebenfalls die Indikatorreliabilität, die den Mindestanforderungen genügt. Daher wird die Skala mit diesem Item verwendet.

Die Gütekriterien der anderen Indikatoren bzw. des gesamten Messmodells entsprechen den Mindestkriterien. 55 Prozent der Streuung der unternehmerischen Orientierung sind über die Items erklärbar. Die Faktorladungen sind durchweg signifikant. Die Skala genügt somit insgesamt den Anforderungen.

Tabelle 40: Gütekriterien des Messmodells der unternehmerischen Orientierung

Item	**Cronbachs Alpha ≥ 0,7 bzw. ≥ 0,4**	**Indikator-reliabilität ≥ 0,4**	**Faktor-ladungen ≥ 0,7**	**Faktor-reliabilität ≥ 0,6**	**DEV ≥ 0,5**
Verhalten	0,801	0,505	0,711	0,859	0,550
Innovation		0,667	0,817		
Risikobereitschaft		0,484	0,695		
Neuerungen		0,536	0,732		
Vorreiterrolle		0,557	0,746		

729 Vgl. Tabelle im Anhang.

6.2.2.3 *Mitarbeiterakzeptanz*

Zur Operationalisierung der Mitarbeiterakzeptanz wurde eine Skala aus der Respektforschung verwendet. Boezeman und Ellemers entwickelten drei Indikatoren, die darauf abzielten, den Respekt von Volontären zu messen.[730] Das von ihnen entwickelte Messmodell zeigt ausreichende Güte in Bezug auf Reliabilität und Validität. Die Übertragbarkeit auf das Praxispersonal wurde im Pretest bestätigt.

In Frage 20 bewerteten die Hausärzte, ob die übernommenen Mitarbeiter zum Zeitpunkt der Übernahme

- von Beginn an nach der Meinung des Arztes fragten (Meinungsakzeptanz).
- den Hausarzt sofort als neuen Chef akzeptierten (Neuer Chef).
- Arbeitsabläufe nach Vorstellungen des Hausarztes problemlos umsetzten (Arbeitsablauf).

Zur Beurteilung wurde die in Punkt 6.2.2.2 erläuterte fünfstufige Likertskala genutzt. Folgende deskriptive Ergebnisse konnten erzielt werden (vgl. Tabelle 41):

Tabelle 41: Deskriptive Analyse der Operationalisierung der Mitarbeiterakzeptanz

Item	Stichprobe	Mittelwert	Median	Standardabweichung	Minimum	Maximum	Schiefe	Kurtosis
Meinungsakzeptanz*	286	3,80	4,00	1,172	1,00	5,00	-0,870	-0,390
Neuer Chef*	286	4,28	5,00	0,998	1,00	5,00	-1,338	1,064
Arbeitsablauf*	286	3,92	4,00	1,042	1,00	5,00	-0,814	0,109

* Messung anhand einer fünfstufigen Likertskala mit den Werten: 1= gar nicht; 2= kaum; 3= teilweise; 4= überwiegend; 5= voll und ganz

Das Ergebnis ist eine positive Beurteilung der Mitarbeiterakzeptanz durch den Praxisnachfolger. Es zeigt sich eine nur geringfügige Abweichung von der Normalverteilung, die als nicht substantiell zu bewerten ist. Besonders die sofortige Akzeptanz des Nachfolgers als neuen Chef ergibt sich aus einem hohen Mittelwert bzw. Median. Grundsätzlich scheint das Praxispersonal den übernehmenden Hausarzt zu respektieren. In Tabelle 42 sind die Kriterien zur Beurteilung der Güte des Messmodells aufgeführt.

[730] Vgl. Boezeman, Ellemers 2007, S. 771ff.

Tabelle 42: Gütekriterien des Messmodells der Mitarbeiterakzeptanz

Item	Cronbachs Alpha ≥ 0,7 bzw. ≥ 0,4	Indikator-reliabilität ≥ 0,4	Faktor-ladungen ≥ 0,7	Faktor-reliabilität ≥ 0,6	DEV ≥ 0,5
Meinungsakzeptanz	0,832	0,654	0,808	0,900	0,750
Neuer Chef		0,837	0,915		
Arbeitsablauf		0,759	0,871		

Alle Faktorladungen sind signifikant. Die Reliabilitätskriterien übersteigen die geforderten Mindestwerte. Die Streuung des Konstrukts erklärt sich zu dreiviertel über die Indikatoren. Es kann somit von einer sehr guten Passung der Skala ausgegangen werden.

6.2.2.4 Übergebermotivation

Der Wille des Übergebers, seine Praxis auf den jungen Arzt zu übertragen, wurde in Anlehnung an die von Venter et al. entwickelte Skala gemessen.[731] Die Indikatoren entsprachen den Reliabiltäts- und Validitätskriterien. Das Messmodell besteht aus drei Items:

- Der Übergeber war an der Unternehmensübertragung interessiert (Interesse).
- Der Übergeber wollte weiter im Unternehmen mitarbeiten (Mitarbeit).
- Der Übergeber musste von der Unternehmensnachfolge überzeugt werden (Überzeugung).

Der durchgeführte Pretest ergab, dass für die Übertragung eine geringfügige inhaltliche Anpassung notwendig war. Abgebende Hausärzte können aufgrund der rechtlichen Bestimmungen i. d. R. nicht weiter in der Praxis mitarbeiten.[732] Die Formulierung dieses Indikators wurde daher leicht verändert: Der Übergeber hätte gern weiter in der Praxis mitgearbeitet.

In Frage 11 beurteilten die Hausärzte das Verhalten des Übergebers. Die Items Mitarbeit und Überzeugung wurden vor der Auswertung rekodiert, um sicherzustellen, dass alle Indikatoren die gleiche Messrichtung besitzen. Die Bewertung erfolgte anhand der fünfstufigen Likertskala, die in Punkt 6.2.2.2 erläutert wurde.

[731] Vgl. Venter et al. 2006 – Eine ähnliche Skala nutze auch Spelsberg 2011, S. 144ff.

[732] Vgl. Ausführungen in Kapitel 4.1.3

Die deskriptiven Ergebnisse in Tabelle 43 lassen erkennen, dass die abgebenden Hausärzte eine hohe Motivation zur Übertragung ihrer Arztpraxis aufwiesen. Lediglich der Wunsch nach weiterer Mitarbeit wurde geringfügig niedriger bewertet. Schiefe und Kurtosis für die Items Interesse und Überzeugung weisen deutlich auf die Verletzung der Normalverteilungsannahme hin. Der Indikator Mitarbeit liegt dagegen noch im akzeptablen Bereich. Dieses Resultat deutet bereits darauf hin, dass das Item Mitarbeit vermutlich andere Inhalte misst, als die Indikatoren Interesse und Überzeugung.

Tabelle 43: Deskriptive Analyse der Operationalisierung der Übergebermotivation

Item	Stichprobe	Mittelwert	Median	Standardabweichung	Minimum	Maximum	Schiefe	Kurtosis
Interesse*	291	4,76	5,00	0,661	1,00	5,00	-3,381	12,712
Mitarbeit*	286	4,08	5,00	1,361	1,00	5,00	-1,221	0,071
Überzeugung*	285	4,73	5,00	0,784	1,00	5,00	-3,270	10,557

* Messung anhand einer fünfstufigen Likertskala mit den Werten: 1= gar nicht; 2= kaum; 3= teilweise; 4= überwiegend; 5= voll und ganz

Dies bestätigt sich im Rahmen der Güteprüfung des Messmodells. Das Item Mitarbeit kann den Anforderungen an die Reliabilität nicht genügen. Eine Begründung hierfür kann die inhaltliche Veränderung der Aussage sein. Die Skala wurde daher auf zwei Items reduziert.

Tabelle 44 zeigt die Gütekriterien des Messmodells. Die Ladungen beider Items sind signifikant und liegen oberhalb des Schwellenwertes. Die Streuung des Konstrukts Übergebermotivation wird zu 70 Prozent über die Indikatoren erklärt. Für das Cronbachs Alpha ist die Grenze $\geq 0{,}4$ anzuwenden. Somit kann die Skala als reliabel eingestuft werden und in die weiterführende Analyse einfließen.

Tabelle 44: Gütekriterien des Messmodells der Übergebermotivation

Item	Cronbachs Alpha $\geq$ 0,7 bzw. $\geq$ 0,4	Indikatorreliabilität $\geq$ 0,4	Faktorladungen $\geq$ 0,7	Faktorreliabilität $\geq$ 0,6	DEV $\geq$ 0,5
Interesse	0,619	0,893	0,945	0,823	0,703
Überzeugung		0,512	0,716		

6.2.2.5 Unterstützung durch den Übergeber

Zur Messung des Konstrukts „Unterstützung durch den Übergeber" wurde auf eine validierte Skala zur Bewertung der Zusammenarbeit in Gründerteams zurückgegriffen. Lechler und Gemünden beurteilten das gegenseitige Unterstützen in Teams über drei Indikatoren und erzielen eine hohe Reliabiltät bzw. Validität.[733] Im Rahmen des Pretests wurden die Items evaluiert und geringfügig auf die Übernahmesituation angepasst, ohne inhaltliche Änderungen vorzunehmen.

Der Nachfolger wurde in Frage 19 u. a. gebeten, die Zusammenarbeit mit dem Übergeber in Bezug auf folgende Punkte anhand der bereits benannten fünfstufigen Likertskala zu bewerten:

- Führung konstruktiver Gespräche (Gespräche)
- Gegenseitiger Respekt von Meinungen und Vorschlägen (Respekt)
- Besprechung und Weiterentwicklung von Vorschlägen (Besprechung)

Tabelle 45: Deskriptive Analyse der Operationalisierung der Unterstützung durch den Übergeber

Item	Stichprobe	Mittelwert	Median	Standardabweichung	Minimum	Maximum	Schiefe	Kurtosis
Gespräche*	292	3,96	4,00	1,179	1,00	5,00	-1,028	0,156
Respekt*	292	3,99	4,00	1,166	1,00	5,00	-1,111	0,371
Besprechung*	292	3,68	4,00	1,364	1,00	5,00	-0,672	-0,821

* Messung anhand einer fünfstufigen Likertskala mit den Werten: 1= gar nicht; 2= kaum; 3= teilweise; 4= überwiegend; 5= voll und ganz

Die Lage- und Streuungsparameter zeigen, dass die Zusammenarbeit zwischen Übergeber und Nachfolger positiv bewertet wird (vgl. Tabelle 45). Die Normalverteilungsannahme ist nur marginal verletzt. Die Beurteilung der Messmodellgüte ist nachfolgend dargestellt:

[733] Vgl. Lechler, Gemünden 2003, S. 148.

Tabelle 46: Gütekriterien des Messmodells der Unterstützung durch den Übergeber

Item	Cronbachs Alpha ≥ 0,7 bzw. ≥ 0,4	Indikator-reliabilität ≥ 0,4	Faktor-ladungen ≥ 0,7	Faktor-reliabilität ≥ 0,6	DEV ≥ 0,5
Gespräche	0,934	0,902	0,950	0,961	0,890
Respekt		0,911	0,954		
Besprechung		0,858	0,926		

Das Messmodell erfüllt die Anforderung an Reliabilität und interne Konsistenz in allen Bereichen (vgl. Tabelle 46). Die Indikatoren laden signifikant auf das latente Konstrukt und erklären dessen Streuung zu 89 Prozent. Die Skala ist somit sehr gut zur Beurteilung der latenten Variablen Unterstützung geeignet.

6.2.2.6 Test der Diskriminanzvalidität

Nach der erfolgten Einzelbetrachtung der mehrfaktoriellen Variablen können abschließend die Bewertungen auf Konstruktebene vorgenommen werden. Die Prüfung der Diskriminanzvalidität ist für die reflektiven Erfolgsgrößen durchzuführen und wird zur Beurteilung der Inhaltsvalidität herangezogen. In Tabelle 47 sind die Ergebnisse des Tests aufgeführt.

Tabelle 47: Fornell-Lackner-Kriterium – Test auf Diskriminanzvalididität

Konstrukt	Mitar-beiter-akzep-tanz	Untern. Orien-tierung	Pull-Moti-vation	Push-Motiva-tion	Unter-stüt-zung	Über-geber-motiva-tion	DEV	er-füllt
Mitarbeiter-akzeptanz	1,00000	0,00293	0,00160	0,00071	0,05833	0,00298	0,74998	ja
Unternehme-rische Orien-tierung	-0,05412	1,00000	0,10634	0,00771	0,00016	0,00161	0,54977	ja
Pull-Motivation	0,04005	0,32610	1,00000	0,02585	0,00417	0,00012	0,60662	ja
Push-Motivation	-0,02670	0,08778	0,16077	1,00000	0,00097	0,00359	0,76391	ja
Unterstützung	0,24151	0,01252	0,06458	0,03101	1,00000	0,10001	0,89037	ja
Übergeber-motivation	0,05455	-0,04009	0,01114	-0,05992	0,31625	1,00000	0,70269	ja

In den Zeilen über der Hauptdiagonalen sind die quadrierten Faktorkorrelationen angegeben.

Das Fornell-Lackner-Kriterium ist für alle Konstrukte erfüllt. Damit liegt Diskriminanzvalidität für die reflektiven Faktoren vor.

6.2.3 Prüfung der einfaktoriellen Variablen

Im Unterschied zu den mehrfaktoriellen Konstrukten werden nachfolgend betrachtete Variablen nur durch ein Item gemessen. Dabei wurde ebenfalls – soweit möglich – auf Indikatoren aus veröffentlichten Studien zurückgegriffen. Ein Nachteil der einfaktoriellen Darstellung ist, dass keine Aussagen zur Reliabilität getroffen werden können. Eine Beurteilung ist ausschließlich über deskriptive Ergebnisse bzw. Häufigkeitsverteilungen möglich. Die Auswertungen für die Variablen sind in nachfolgenden Punkten aufgeführt.

6.2.3.1 Ausgangssituation der Praxis

Die wirtschaftliche Ausgangssituation eines übernommenen Unternehmens berücksichtigte Spelsberg in seiner Studie.[734] Als Indikator nutzte er die Umsatzrentabilität zum Übernahmezeitpunkt, die der Nachfolger im Vergleich zur Branche bewertete. Der durchgeführte Pretest für die eigene Erhebung ergab, dass die Frage nach der Umsatzrentabilität der Hausarztpraxis vor Übergabe von den Nachfolgern nicht ohne Weiteres beantwortet werden kann. Für die eigene Erhebung bot es sich an, den Gewinn zum Übernahmezeitpunkt als Indikator für die wirtschaftliche Ausgangssituation zu nutzen. Diese Größe ist den übernehmenden Hausärzten i. d. R. bekannt. Zudem basiert die Kenngröße auf dem Umsatz abzüglich der Kosten und weist so Parallelen zur Umsatzrentabilität auf.

Bei quantitativen Erfolgsmaßen handelt es sich um sensible Daten. Um das Antwortverhalten positiv zu beeinflussen, empfiehlt es sich, den Befragten Klassen vorzugeben. Anhand dieser kann der Gewinn beurteilt werden, ohne dass der Proband die tatsächliche Größe preisgeben muss. In Frage 4 wurde der Hausarzt gebeten, den Gewinn vor der Übernahme in Kategorien von < 30 T€ bis > 210 T€ anzugeben.[735] Um die Verwendbarkeit als quasi-metrische Skala zu ermöglichen, wurden die Abstände zwischen den einzelnen

[734] Vgl.Spelsberg 2011, S. 172ff.

[735] Die Nutzung von Klassifikationen für sensible Daten – insbesondere Einkommensdaten – ist üblich (vgl. bspw. ALLBUS 2010). Für die eigene Kategorisierung wurden die Branchenkennzahlen für Hausärzte als Orientierung verwendet (vgl. Deutscher Sparkassen- und Giroverband e.V. 2009, S. 34). Bei der erfragten Größe handelt es sich um den Jahresgewinn vor Steuern, da in der Einnahmenüberschussrechnung i. d. R. nur dieser ausgewiesen wird und als Vergleichsgröße geeignet ist.

Bewertungsstufen jeweils in gleichen Stufen von 30 T€ erhöht. 249 Ärzte legten sich auf eine Klasse fest. Die Häufigkeitsverteilung der Antworten ist in Abbildung 22 dargestellt.

Abbildung 22: Jahresgewinn der Hausarztpraxen vor der Übernahme

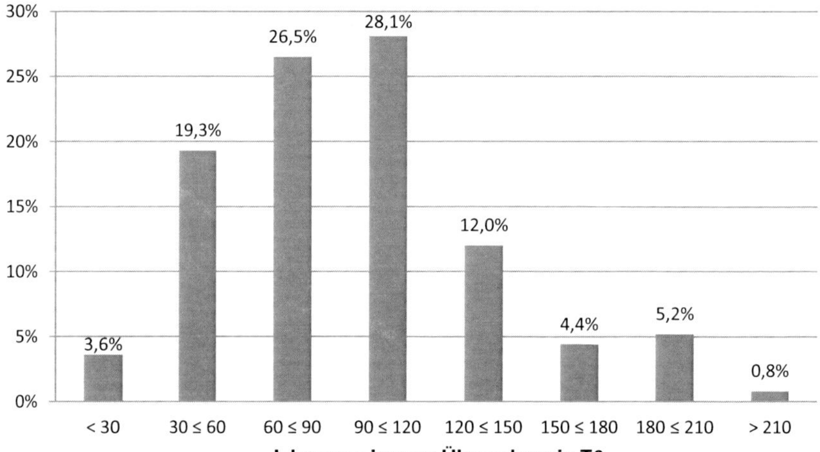

Die Grafik zeigt, dass der Großteil der Hausärzte zum Zeitpunkt der Übernahme Gewinne zwischen 90 T€ und 120 T€ realisierte. 49,4 Prozent der übernommen Praxen erwirtschafteten ein niedrigeres Ergebnis. Lediglich 22,5 Prozent lagen darüber. Dieses Ergebnis deckt sich mit dem Branchenkennzahlen, die für die Jahre 2004 bis 2008 durchschnittliche Gewinne von 94,9 T€ bis 117,2 T€ auswiesen.[736] Der Indikator spiegelt somit die realen Bedingungen wider und eignet sich daher gut zur Beurteilung der wirtschaftlichen Ausgangssituation. Mit einer Schiefe von 0,638 und einer Kurtosis von 0,247 ist die Normalverteilungsannahme nicht substantiell verletzt.

6.2.3.2 Patientenzuwachs

Der Patientenzuwachs ist ein Wachstumsmaß und vergleicht die Patientenzahl der Praxis vor der Übernahme mit der aktuellen Zahl. Dies ist über die Behandlungsscheine pro Quartal berechenbar. Für die Kaufpreisbewertung dient diese Kennziffer häufig als praxis-

[736] Vgl. Deutscher Sparkassen- und Giroverband e.V. 2009, S. 34.

nahe Benchmark.[737] Daher ist sie den übernehmenden Ärzten für den Zeitpunkt der Übernahme i. d. R. bekannt. Die Befragungen im Rahmen des Pretestverfahrens bestätigten dies. Jeweils 290 Ärzte gaben in der Hauptuntersuchung die Zahl der Behandlungsscheine an. Die Differenz zwischen den Betrachtungszeiträumen – vor der Übernahme und der aktuellen Situation – lässt Rückschlüsse auf das Patientenwachstum zu. Um auch hier eine ad-hoc-Beantwortung durch die Befragten zu ermöglichen und die Weitergabe dieser sensiblen Daten positiv zu beeinflussen, erfolgte die Bildung von Antwortkategorien. Die Abstände zwischen den fünf Klassen sind gleich gewählt, um die Anwendbarkeit als quasi-metrische Skala sicherzustellen. Die Kategorie beginnt mit < 400 und endet mit einer Fallzahl > 1.600.

Aus der Abbildung 23 ist ein Anstieg der Patientenzahlen nach der Übernahme ersichtlich. Dies könnte eine Auswirkung des beginnenden Ärztemangels sein, der vor allem für Hausärzte in den neuen Bundesländern prognostiziert wird.[738] In der Vorstudie wurde von den befragten Mediziner angegeben, dass eine durchschnittliche Arztpraxis 800 bis 1.200

Abbildung 23: Entwicklung der Patientenzahlen

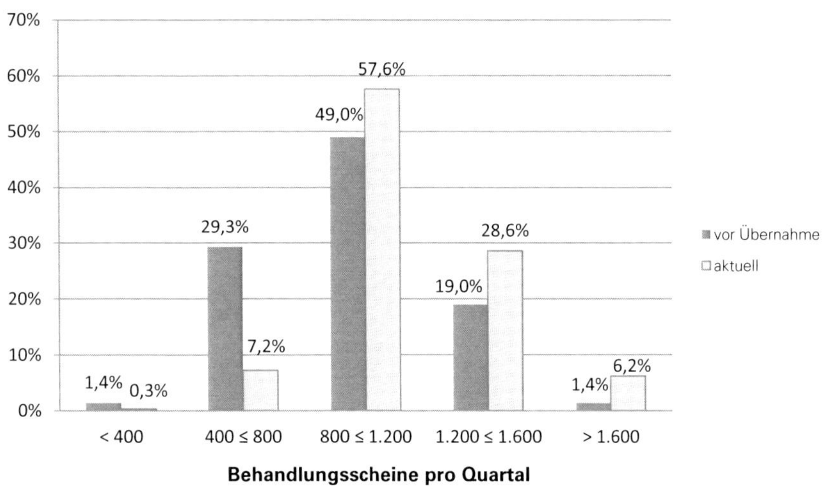

[737] Vgl. Nußbaum et al. 2006, S. 16 – Auch in Branchenberichten wird diese Kennziffer aufgegriffen (vgl. Deutscher Sparkassen- und Giroverband e.V. 2009, S. 35).

[738] Vgl. die Ausführungen dazu in Kapitel 4.1.2 bzw. 4.1.3.

Behandlungsscheine pro Quartal generiert. In der Hauptuntersuchung bestätigte sich diese Vorgabe. 49 Prozent der abgebenden und 57,6 Prozent der übernehmenden Hausärzte ordnen sich in diese Kategorie ein. Aus der Differenz beider Werte lässt sich die Entwicklung der Patientenzahl ableiten. 10,5 Prozent der Hausärzte behandeln aktuell weniger Patienten als der abgebende Arzt, während sich für 43 Prozent keine Änderungen ergaben. Knapp 40 Prozent steigerten die Behandlungsscheine pro Quartal um mindestens 400 Stück. 6,5 Prozent erreichen heute einen Zuwachs von mehr als 800 Scheinen. Mit einer Schiefe von 0,293 und einer Kurtosis von 0,411 liegt nahezu eine Normalverteilung dieses Indikators vor.

6.2.3.3 Beschäftigungsdauer der Mitarbeiter

Die Erfahrung des Praxispersonals soll über die Beschäftigungsdauer der Mitarbeiter zum Zeitpunkt der Übernahme gemessen werden. Ackermann nutzte diese Kennziffer in ihrer Studie.[739] Nach der inhaltlichen Validierung im Rahmen der Pretests wurde für die Hauptuntersuchung die Beschäftigungsdauer der übernommen Mitarbeiter in den Fragebogen übernommen. In Frage 8 wurde direkt und offen um Angabe der durchschnittlichen Jahreszahl gebeten. Die deskriptiven Ergebnisse sind in Tabelle 48 aufgeführt:

Tabelle 48: Deskriptive Analyse der durchschnittlichen Beschäftigungsdauer der übernommenen Mitarbeiter in Jahren

Item	Stichprobe	Mittelwert	Median	Standardabweichung	Minimum	Maximum	Schiefe	Kurtosis
Jahresanzahl	286	10,26	10,00	6,431	0,00	30,00	1,001	1,456

Die Auswertung zeigt, dass die übernommenen Mitarbeiter zum Übernahmezeitpunkt durchschnittlich zehn Jahre in der Praxis beschäftigt waren. Dabei schwanken die Angaben von 0 bis 30 Jahren mit einer Standartabweichung von 6,431. Dies deutet auf starke Unterschiede innerhalb der Stichprobe hin. Die Normalverteilung ist mit einer Schiefe von 1,001 und der Kurtosis in Höhe von 1,456 nicht substantiell verletzt.

[739] Vgl. Ackermann 2006, S. 344.

6.2.3.4 *Patientenerhalt*

Zur Beurteilung des Patientenerhalts lagen keine Items vor. Daher wurde ein eigener Indikator entwickelt, der im Rahmen des Pretests evaluiert wurde. In Frage 26 wurde der Hausarzt gebeten anzugeben, wie hoch der Prozentsatz der übernommen Patienten ist.

Tabelle 49: Deskriptive Auswertung des Patientenerhalts nach der Übernahme

Item	Stichprobe	Mittelwert	Median	Standardabweichung	Minimum	Maximum	Schiefe	Kurtosis
Patientenerhalt *	290	84,01	90,00	18,115	0,00	100,00	-1,782	3,746

* Prozentsatz der Patienten des Vorgängers

Im Schnitt wurden 84 Prozent der Patienten des abgebenden Arztes vom Nachfolger übernommen (vgl. Tabelle 49). Dies zeigt, dass es den Hausärzten i. d. R. gelingt, einen Großteil des Patientenstammes zu behalten. Schiefe und Kurtosis der 290 Beobachtungen umfassenden Stichprobe liegen im akzeptablen Rahmen, was für keine substantielle Verletzung der Normalverteilungsannahme spricht.

6.2.3.5 *Erfolgsmaße*

Neben den Erfolgsfaktoren wurde auch die Erfolgsmaße einfaktoriell gemessen. Für diese Vorgehensweise wurde eine Begründung in den Kapiteln 3.3 und 4.2.1 gegeben. Zur quantitativen Leistungsbeurteilung wird der aktuelle Gewinn der Hausarztpraxis herangezogen. Der Nachfolger wird in Frage 31 um die Angabe dieser Kennziffer gebeten. Dabei wird ebenfalls auf die in Punkt 6.2.3.1 vorgestellte Klassifizierung zurückgegriffen. 265 Studienteilnehmer waren bereit, ihr aktuelles Jahresergebnis preiszugeben (vgl. Abbildung 24).

29,4 Prozent der Hausärzte erwirtschaften ein Jahresergebnis zwischen 90 T€ bis 120 T€. Diese Zahl stimmt nahezu mit den Gewinnen der Praxen vor der Übernahme überein.[740] Ein niedrigeres Ergebnis erzielen nur 22,7 Prozent der Umfrageteilnehmer. Dieser Wert weicht deutlich von der Ausgangssituation ab. Vor Übernahme lag der Gewinn bei 49,4 Prozent der Ärzte unter dem Durchschnitt. Dem gegenüber stieg der Anteil der Mediziner,

[740] Vgl. Punkt 6.2.3.1.

Abbildung 24: Aktueller Jahresgewinn der Hausarztpraxen

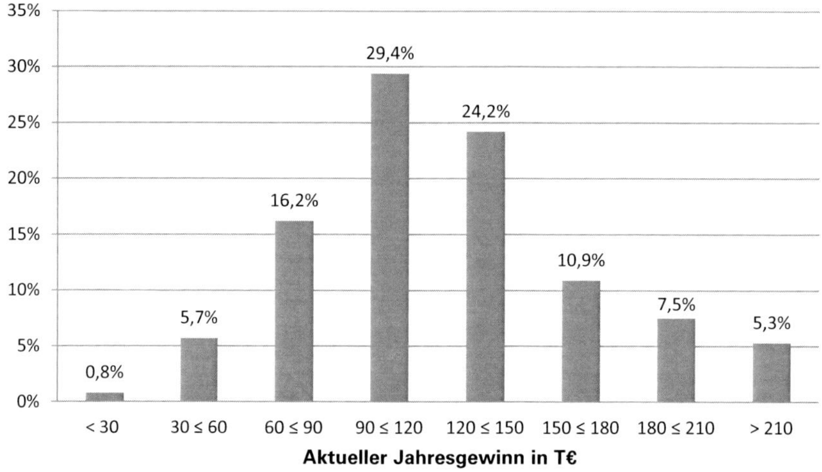

die ein überdurchschnittliches Ergebnis erzielen, von 22,5 Prozent auf 47,9 Prozent. Gemäß den Anforderungen an unternehmerisches Handeln gelingt es scheinbar den Nachfolgern, die übernommene Praxis wirtschaftlich auszurichten und höhere Einnahmen zu generieren.

Zusätzlich zur Gewinnkennziffer wurde der aktuelle Jahresumsatz erfragt. Frage 30 gibt zur Bewertung durch den Hausarzt acht Klassen von < 50 T€ bis > 350 T€ vor. Die Einteilung der Antwortkategorien erfolgt in Anlehnung an die Branchenkennziffern, die einen Durchschnittsumsatz für die neuen Bundesländer mit 225,1 T€ angeben.[741] Die Abstände zwischen den Antwortvorgaben sind in Schritten von 50 T€ vorgegeben (vgl. Abbildung 25).

32,2 Prozent der Hausärzte erreichen einen Jahresumsatz zwischen 200 T€ und 250 T€ und liegen somit im Branchendurchschnitt. Mehr als ein Drittel der Stichprobe erzielt einen Jahresumsatz von weniger als 200 T€. 32,6 Prozent erwirtschaften dagegen 250 T€ und mehr. Die Verteilungsparameter – Schiefe und Kurtosis – liegen mit 0,309 bzw. -0,184 im akzeptablen Bereich. Die Daten sind weitestgehend normalverteilt.

[741] Vgl. Deutscher Sparkassen- und Giroverband e.V. 2009, S. 34.

Aufgrund der in Kapitel 5.1.2.3 dargestellten Vorstudienergebnisse ist es erforderlich, die Korrelation zwischen dem Jahresumsatz und dem Jahresgewinn zu prüfen. Zur Prüfung eines linearen Zusammenhanges zwischen beiden Erfolgsgrößen wird auf den Korrelationskoeffizient von Bravais-Pearson zurückgegriffen.[742] Die Berechnung setzt die Normalverteilung der Daten voraus. Wie beschrieben liegt diese weitestgehend vor bzw. ist nicht substantiell verletzt.[743] Ein linearer Zusammenhang zwischen beiden Variablen ist über den Korrelationskoeffizienten darstellbar. In Tabelle 50 sind die möglichen Koeffizienten mit der dazugehörigen Interpretation enthalten.

Zur Prüfung der Signifikanz kommt ein t-Test zur Anwendung. Ab einem Signifikanzniveau von $p \leq 0{,}05$ wird von Signifikanz gesprochen.[744] Der Korrelationskoeffizient zwischen dem aktuellen Jahresgewinn und dem aktuellen Jahresumsatz beträgt $r = 0{,}793$ und ist auf einen Niveau von $p < 0{,}001$ signifikant. Es besteht somit ein hoher Zusammenhang zwischen beiden Erfolgsmaßen. Die in Kapitel 4.2.1 bzw. 5.1.2 getroffenen theoretischen Überlegungen sind bestätigt. Der Gewinn ist ein geeignetes Maß zur Beurteilung der wirtschaftlichen Situation der Hausarztpraxis.

Abbildung 25: Aktueller Jahresumsatz der Hausarztpraxen

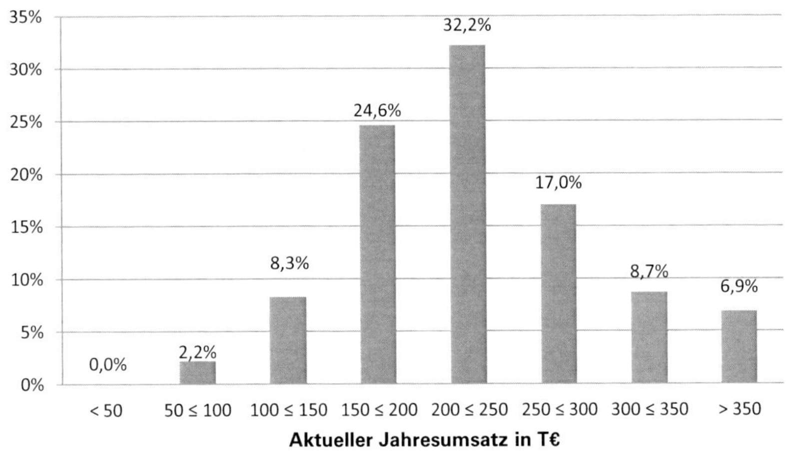

742 Vgl. Weiber, Mühlhaus 2010, S. 11f.; Backhaus et al. 2011, S. 269ff.

743 Eine nicht substantielle Verletzung der Normalverteilungsannahme liegt vor, wenn die Schiefe Werte < |2| und die Kurtosis Werte < |7| annimmt (vgl. Weiber, Mühlhaus 2010, S. 146).

744 Vgl. Weiber, Mühlhaus 2010, S. 12 bzw. der Interpretationsvorgabe in Tabelle 36.

Tabelle 50: Interpretation des Korrelationskoeffizienten nach Bravais-Pearson

Korrelationskoeffizient nach Bravais-Pearson (r)	Interpretation
$r = 0$	keine Korrelation
$0{,}0 < r \leq 0{,}2$	sehr geringe Korrelation
$0{,}2 < r \leq 0{,}5$	geringe Korrelation
$0{,}5 < r \leq 0{,}7$	mittlere Korrelation
$0{,}7 < r \leq 0{,}9$	hohe Korrelation
$0{,}9 < r \leq 1{,}0$	sehr hohe Korrelation

Quelle: Weiber/Mühlhaus (2010), S. 11

Die qualitative Erfolgsmessung erfolgt über drei Items:

- Die Zufriedenheit mit der wirtschaftlichen Entwicklung der Arztpraxis (wirtschaftliche Zufriedenheit).
- Die Zufriedenheit mit dem Praxisübernahmeprozess (Prozesszufriedenheit).
- Die Absicht, mit dem jetzigen Erfahrungshorizont wieder eine Praxis zu übernehmen (Wiederholungsabsicht).

Weber nutzte in seiner Studie die Prozesszufriedenheit als Erfolgsmaß.[745] Die von ihm gestellte Frage wurde in die eigene Erhebung übernommen. Der Indikator der Zufriedenheit mit der wirtschaftlichen Entwicklung orientierte sich ebenfalls an der Fragenformulierung von Weber.[746] Für die Wiederholungsabsicht konnte dagegen nicht auf bestehende Skalen zurückgegriffen werden. Daher wurden dem Hausarzt in Frage 36 verschiedene Szenarien zur Bewertung vorgelegt. Die Frage, ob er mit seinem jetzigen Wissensstand erneut bereit wäre, eine Praxis zu übernehmen, stellt eines dieser Kriterien dar. Der Pretest bestätigte die Anwendbarkeit der Indikatoren.

Die qualitativen Erfolgsmaße wurden über eine fünfstufige Likertskala entsprechend den in Punkt 6.2.2.2 erläuterten Auswahlalternativen abgefragt. Die deskriptive Auswertung zeigt folgende Ergebnisse (vgl. Tabelle 51):

[745] Vgl. Weber 2009, S. 116.

[746] Ebenda.

Tabelle 51: Deskriptive Analyse der qualitativen Erfolgsmaße

Item	Stich-probe	Mittel-wert	Median	Standard-abwei-chung	Mini-mum	Maxi-mum	Schiefe	Kur-tosis
Wirtschaftliche Zufriedenheit*	290	4,50	5,00	0,741	1,00	5,00	-1,712	3,621
Prozesszufriedenheit*	290	4,32	5,00	0,910	1,00	5,00	-1,463	1,775
Wiederholungsabsicht*	290	4,42	5,00	0,931	1,00	5,00	-1,837	3,108

* Messung anhand einer fünfstufigen Likertskala mit den Werten: 1= gar nicht; 2= kaum; 3= teilweise; 4= überwiegend; 5= voll und ganz

Die qualitativen Erfolgsmaße zeigen eine hohe Ausprägung. Dies ist ein erstes Indiz dafür, dass die Nachfolger mit ihrer Entscheidung zur Praxisübernahme, der wirtschaftlichen Entwicklung ihrer Praxis und dem Übernahmeprozess zufrieden sind. Die Werte von Schiefe und Kurtosis weisen eine nicht substantielle Verletzung der Normalverteilungsannahme aus.

Zur Beurteilung des Zusammenhanges zwischen den gewählten quantitativen und qualitativen Erfolgsmaßen wird eine Korrelationsanalyse nach Bravais-Pearson durchgeführt. Die Hypothesen zu den Beziehungen zwischen den Erfolgsindikatoren lassen sich so einer ersten Prüfung unterziehen. Eine Übersicht ist in Tabelle 52 enthalten.

Tabelle 52: Korrelationen der quantitativen und qualitativen Erfolgsmaße

Korrelationskoeffizient (r) nach Bravais-Pearson				
	Aktueller Jahresgewinn	Wirtschaftliche Zufriedenheit	Prozess-zufriedenheit	Wiederholungs-absicht
Aktueller Jahresgewinn	1,00	0,259 ***	0,163 **	0,137*
Wirtschaftliche Zufriedenheit		1,00	0,551 ***	0,473 ***
Prozess-zufriedenheit			1,00	0,422 ***
Wiederholungs-absicht				1,00

Signifikanzniveaus entsprechend Tabelle 36: + p ≤ 0,1; * p ≤ 0,05; ** p ≤ 0,01; *** p ≤ 0,001

In Kapitel 4.3.1 wurden die vermuteten Zusammenhänge zwischen den Erfolgsmaßen zusammengefasst. Die Wiederholungsabsicht entspricht einem übergeordneten Leistungsindikator, das sowohl vom Jahresgewinn, als auch von der Prozesszufriedenheit und der Zufriedenheit mit der wirtschaftlichen Entwicklung positiv beeinflusst wird (H_{E1}, H_{E2} und H_{E3}). Die ermittelten positiven Korrelationskoeffizienten bestätigen in erster Instanz die getroffenen Annahmen. Der Zusammenhang zu den qualitativen Erfolgsmaßen ist hoch signifikant, nimmt jedoch nur geringe Werte an. Zwischen dem aktuellem Jahresgewinn und der Wiederholungsabsicht lässt sich dagegen nur eine sehr geringe, schwach signifikante Korrelation ableiten. Dies spricht eher gegen den vermuteten Zusammenhang. Eine abschließende Beurteilung zur Annahme oder Ablehnung der Hypothesen wird jedoch erst nach Berechnung des Strukturmodells in Abschnitt 6.3 erfolgen.

Die Korrelationen zwischen dem Jahresgewinn, der Zufriedenheit mit der wirtschaftlichen Entwicklung und der Prozesszufriedenheit sind explorativer Natur, da konkrete Aussagen zu den Beziehungen zwischen diesen Leistungsmaßen aufgrund fehlender theoretischer bzw. empirischer Ergebnisse nicht getroffen werden können.

Der aktuelle Jahresgewinn und die Zufriedenheit mit der wirtschaftlichen Entwicklung korrelieren hoch signifikant, jedoch auf geringem Korrelationsniveau miteinander. Mediziner, die einen hohen Gewinn erzielen, sind demzufolge zufriedener mit der wirtschaftlichen Entwicklung. Dieser Zusammenhang ist nachvollziehbar, jedoch verwundert die geringe Höhe des Korrelationskoeffizienten. Die Beurteilung der wirtschaftlichen Gegebenheiten einer Praxis scheint daher von weiteren Komponenten beeinflusst zu werden.

Dagegen besteht zwischen dem quantitativen Erfolgsmaß und der Prozesszufriedenheit nur ein sehr geringer, jedoch hoch signifikanter Zusammenhang. Dies deutet darauf hin, dass Hausärzte mit einem hohen Gewinn den Übernahmeprozess rückblickend positiver beurteilen.

Die qualitativen Leistungsindikatoren Prozesszufriedenheit und Zufriedenheit mit der wirtschaftlichen Entwicklung korrelieren hoch signifikant auf mittlerem Niveau miteinander. Beide Erfolgsmaße beeinflussen einander. Hausärzte, die mit der wirtschaftlichen Entwicklung ihrer Praxis zufrieden sind, sehen auch die Abwicklung der Unternehmensnachfolge rückblickend als gelungen an.

6.2.4 Zusammenfassung der Ergebnisse der Messmodelle

Für die Hauptuntersuchung erfolgte – soweit möglich – ein Rückgriff auf validierte Skalen früherer Studien. Die Inhaltsvalidität wurde über die durchgeführten Pretestverfahren sichergestellt. Anschließend wurde die Güte der mehrfaktoriellen Messmodelle getestet, was ggf. zur Anpassung der latenten Konstruke führte. Diskriminanzvalidität der verwendeten reflektiven Items ist vorhanden. Ein Teil der Variablen ist einfaktoriell operationalisiert. Eine Reliabiltätsprüfung für diese Faktoren ist nicht möglich. Die Ausprägung dieser Items wurde ausschließlich über deskriptive Analysen dargestellt. Die gewählten Operationalisierungen sind als valide und reliabel zu bewerten. Damit ist die Voraussetzung für die Berechnung des Strukturmodells geschaffen, die nachfolgend betrachtet wird.

6.3 Analyse des Strukturmodells

Nach Prüfung der Messmodelle exogener und endogener Variablen kann das Strukturmodell geschätzt und so der Kausalzusammenhang dargestellt werden. Die Berechnungen ermöglichen den Hypothesentest. Zur Beurteilung der Modellgüte sind statistische Kriterien heranzuziehen. Die entsprechenden Merkmale werden in Punkt 6.3.1 erläutert. Darauf aufbauend sind in Kapitel 6.3.2 die Ergebnisse der Modellschätzung dargelegt und in Abschnitt 6.3.3 zusammengefasst.

6.3.1 Methodische Vorüberlegungen

Auf Ebene des Strukturmodells sind zunächst die Pfadkoeffizienten β zu ermitteln. Diese stellen den Zusammenhang zwischen den Konstrukten dar und werden nach Stärke und Signifikanz beurteilt. In einem zweiten Schritt wird die Prognoserelevanz und Erklärungskraft des Gesamtmodells beurteilt sowie die Einflussstärke einzelner Variablen auf die zu erklärenden Größen gemessen.

Zur Prüfung der Hypothesen sind die standardisierten Pfadkoeffizienten zwischen den exogenen bzw. endogenen Variablen zu ermitteln.[747] Nehmen diese Werte $\geq 0{,}1$ an, so besteht ein relevanter Zusammenhang.[748] Ab dem Schwellenwert $\geq 0{,}2$ ist von einer bedeutsamen Beziehung zu sprechen.[749] Über die Errechnung von t-Werten kann die Signifi-

[747] Vgl. Götz, Liehr-Gobbers 2004, S. 730f.; Weiber, Mühlhaus 2010, S. 255ff.; Ringle et al. 2012, S. xf.

[748] Vgl. Lohmöller 1989, S. 60f.

[749] Vgl. Chin 1998a, S. 11.

kanz des Pfadkoeffizienten bestimmt werden. Die Berechnungsmethodik und die damit korrespondierenden Signifikanzniveaus wurden bereits in Kapitel 6.2.1 bzw. Tabelle 36 erläutert und finden hier ebenfalls Anwendung.

Im zweiten Schritt werden die Robustheit und die Erklärungskraft des Strukturmodells getestet. Die Prüfung erfolgt über das Bestimmtheitsmaß R^2.[750] Dieses Kriterium gibt an, wie viel Prozent der Varianz der abhängigen Variable über die unabhängigen Faktoren erklärbar ist. Ab einem Wert $\geq 0{,}19$ wird von einer schwachen Erklärungskraft gesprochen, ab $\geq 0{,}33$ ist die Erklärungskraft als moderat einzuschätzen und bei einem $R^2 \geq 0{,}66$ gilt diese als substantiell.[751]

Die Bedeutung der unabhängigen Variablen für den endogenen Faktor wird über die Effektstärke f^2 geprüft. Dabei ist zu untersuchen, wie stark sich R^2 verändert, wenn jeweils eine der exogenen Variablen von der Schätzung ausgeschlossen wird. Verringert sich das Bestimmtheitsmaß der abhängigen Variablen bzw. weist f^2 einen hohen Wert auf, so deutet dies darauf hin, dass die unabhängige Variable hohe Relevanz für die Erklärung der abhängigen Variable besitzt.[752] Es kommen folgende Schwellenwerte zur Anwendung:

- $f^2 \geq 0{,}02$ deutet auf eine geringe Relevanz hin
- $f^2 \geq 0{,}15$ entspricht einer mittleren Relevanz
- $f^2 \geq 0{,}35$ zeigte eine hohe Einflussstärke der exogenen Variablen.[753]

Die Prognoserelevanz der reflektiven Konstrukte wird über das Stone-Geisser-Kriterium Q^2 geprüft.[754] Die Ermittlung dieses Merkmales erfolgt über die Blindfolding-Prozedur.[755] Nimmt Q^2 Werte > 0 an, so verfügt das Modell über Prognoserelvanz. Wert = 0 deutet

750 Vgl. Ringle et al. 2012, S. xf.

751 Vgl. Chin 1998b, S. 323.

752 Vgl. Götz, Liehr-Gobbers 2004, S. 731.

753 Zu den angegebenen Schwellenwerten siehe Chin 1998b, S. 317.

754 Vgl. Götz, Liehr-Gobbers 2004, S. 731; Herrmann et al. 2006, S. 58ff.

755 Die Blindfolding-Prozedur beinhaltet eine mehrmalige Wiederholung der Parameterschätzungen des Modells. Dabei wird jeweils ein Teil der Daten von der Ermittlung ausgeschlossen. Die mit den verbleibenden Daten ermittelten Parameter werden anschließend zur Schätzung der ausgelassenen Daten herangezogen. Repräsentieren die errechneten Parameter die empirischen Daten besser, als eine Schätzung über die Mittelwerte, so besitzt das Modell Prognosegüte.

darauf hin, dass das Modell keine bessere Schätzung ermöglicht, als eine Prognose über die Mittelwerte. $Q^2 < 0$ steht für eine fehlende Prognoserelevanz.[756]

Abschließend werden die Pfadkoeffizienten auf deren Relevanz getestet. Analog der Prüfung der Effektstärke einzelner Variablen werden einzelne exogene Faktoren von der Schätzung ausgeschlossen.[757] Der errechnete Wert wird als pfadbezogenes Stone-Geisser-Kriterium q^2 bezeichnet. Je höher der Wert ist, den das q^2 annimmt, umso höher ist die Prognoserelevanz der entfernten Pfadbeziehung.[758]

In der Abbildung 26 sind die durchzuführenden statistischen Tests zusammengefasst.

Abbildung 26: Vorgehen für die Analyse des Strukturmodells

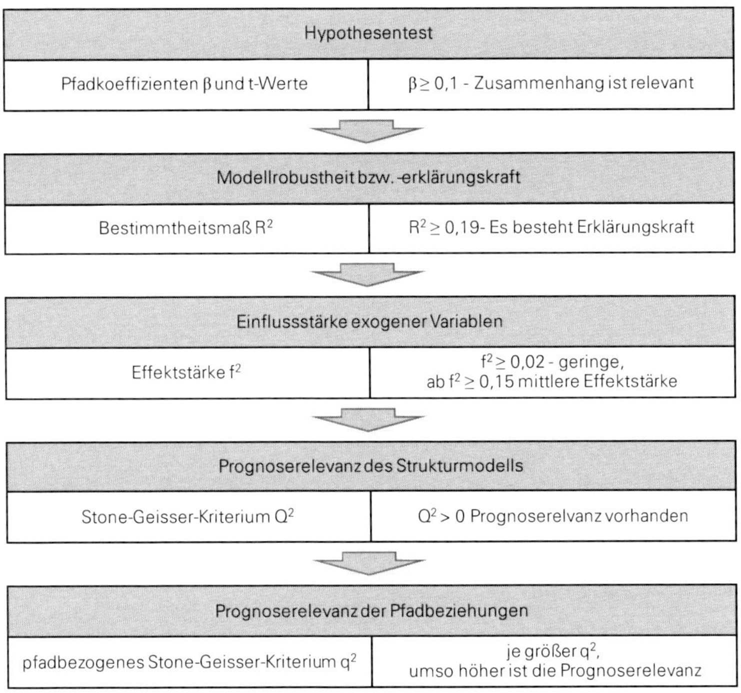

[756] Vgl. Herrmann et al. 2006, S. 58.

[757] Vgl. u. a. Herrmann et al. 2006, S. 58ff.; Ringle et al. 2012, S. xf.

[758] Vgl. Chin 1998b, S. 318.

Die vorgestellten Gütekriterien werden nachfolgend für das Strukturmodell dargestellt und interpretiert. Für die Berechnungen wird die Software SmartPLS 2.0 verwendet und soweit erforderlich durch eigene Berechnungen ergänzt.

6.3.2 Strukturmodell für den Erfolg einer Praxisübernahme

Abbildung 27 entspricht dem Strukturmodell. Die Pfadkoeffizienten mit dem dazugehörigen Signifikanzniveau sind angegeben und ermöglichen den Hypothesentest. Das Bestimmtheitsmaß R^2 für die endogenen Variablen kann ebenfalls der Grafik entnommen werden. Die Details zur Berechnung von f^2 und q^2 sind im Anhang dargestellt.[759]

In Kapitel 6.2.3.5 zeigte die Korrelation zwischen den Erfolgsmaßen bereits, dass der Gewinn auf sehr geringem Niveau mit der Wiederholungsabsicht korreliert. Dieses Ergebnis wird durch die Strukturgleichungsmodellierung bestätigt (vgl. Tabelle 53). Auch die Effektstärke nimmt lediglich einen geringen Wert an und deutet darauf hin, dass der Gewinn für die Erklärung der Wiederholungsabsicht nicht relevant ist. Die Hypothese H_{E1} ist somit abzulehnen. Hohe Einflüsse bestehen dagegen sowohl für die Zufriedenheit mit der wirtschaftlichen Entwicklung, als auch für die Prozesszufriedenheit. Beide Beziehungen sind zudem signifikant. Die Hypothesen H_{E2} und H_{E3} werden bestätigt. Der Erklärungsgehalt der empfundenen Zufriedenheit mit der wirtschaftlichen Entwicklung in Bezug auf die Wiederholungsabsicht liegt deutlich über dem der Prozesszufriedenheit. Das q^2 liegt nahe 0, was für eine mäßige Prognoserelevanz beider Variablen spricht. Insgesamt lassen sich 26,1 Prozent der Varianz der Wiederholungsabsicht durch die Variablen – Gewinn, Zufriedenheit mit der wirtschaftlichen Entwicklung und Prozesszufriedenheit – erklären. $Q^2 > 0$ deutet auf Prognoserelevanz hin, jedoch liegt der Wert nur knapp oberhalb des Schwellenwertes. Berechnungsdetails zur Effektstärke und Prognoserelevanz sind im Anhang in Tabelle 79 dargestellt.

[759] Vgl. Tabelle 77 bis Tabelle 81 im Anhang F der Arbeit.

Abbildung 27: Strukturmodell – Erfolgsfaktoren der Übernahme einer Hausarztpraxis

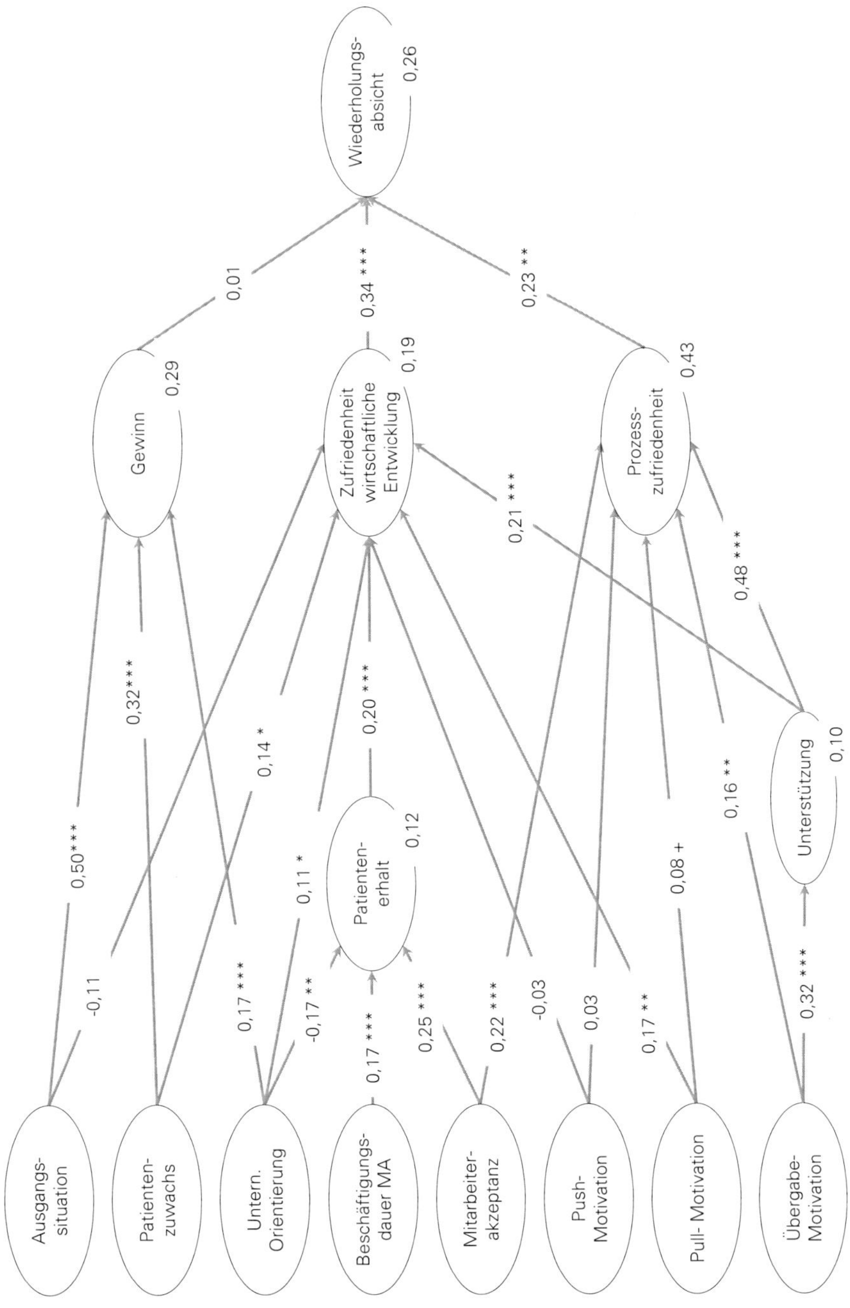

Tabelle 53: Ergebnisse zu den Zusammenhängen zwischen den Erfolgsmaßen

	Pfad	β	t-Wert	f^2	q^2	Beurteilung
H_{E1}	Gewinn -> Wiederholungsabsicht	0,01	0,245	0,000	-0,140	abgelehnt
H_{E2}	Zufriedenheit mit der wirtschaftlichen Entwicklung -> Wiederholungsabsicht	0,34***	4,884	0,106	-0,012	angenommen
H_{E3}	Prozesszufriedenheit -> Wiederholungsabsicht	0,23**	3,239	0,051	-0,001	angenommen
	Modellrobustheit/Prognoserelvanz					
	R^2	0,261				
	Q^2	0,003				

Signifikanzniveaus entsprechend Tabelle 36: + p ≤ 0,1; * p ≤ 0,05; ** p ≤ 0,01; *** p ≤ 0,001

Tabelle 54: Ergebnisse zu dem Gewinn der Hausarztpraxis

	Pfad	β	t-Wert	f^2	q^2	Beurteilung
H_{U1}	Wirtschaftliche Ausgangssituation -> Gewinn	0,50***	8,539	0,311	0,114	angenommen
H_{U5}	Patientenzuwachs -> Gewinn	0,32***	5,306	0,124	-0,013	angenommen
H_{P1}	Unternehmerische Orientierung -> Gewinn	0,17***	3,531	0,041	0,001	angenommen
	Modellrobustheit/Prognoserelvanz					
	R^2	0,289				
	Q^2	0,140				

Signifikanzniveaus entsprechend Tabelle 36: + p ≤ 0,1; * p ≤ 0,05; ** p ≤ 0,01; *** p ≤ 0,001

Die Varianz des Gewinns einer Hausarztpraxis ist zu 28,9 Prozent über die wirtschaftliche Ausgangssituation, den Patientenzuwachs und die unternehmerische Orientierung des Hausarztes erklärbar (vgl. Tabelle 54). Damit liegt der Wert oberhalb des Schwellenwertes von ≥ 0,19. Q^2 nimmt einen Wert deutlich über 0 an. Dies spricht für eine gute Prognoserelevanz. Den höchsten Einfluss auf das quantitative Erfolgsmaß nimmt die wirtschaftliche Ausgangssituation. Jedoch weisen auch die anderen exogenen Variablen hohe Pfadkoeffizienten aus. Die Beziehungen sind signifikant auf ein 1%-igem Niveau. Damit sind die Hypothesen H_{U1}, H_{U5} und H_{P1} anzunehmen. Die höchste Erklärungsrelevanz für die abhängige Variable hat die wirtschaftliche Ausgangssituation mit einem f^2 von

0,311 (vgl. für Berechnungsdetails Anhang Tabelle 78). Der Patientenzuwachs leistet ebenfalls einen relevanten Erklärungsbeitrag, während der Effekt der unternehmerischen Orientierung auf den Gewinn als gering einzustufen ist. Dies bestätigt sich auch in den Werten von q^2 (vgl. für Berechnungsdetails Anhang Tabelle 78).

Knapp ein Fünftel der Varianz der Zufriedenheit mit der wirtschaftlichen Entwicklung ist durch die sieben einbezogenen Variablen erklärbar (vgl. Tabelle 55). Der geforderte Schwellenwert ist somit erreicht. Die Prognoserelevanz ist ebenfalls knapp gegeben. Den höchsten Einfluss auf die endogene Variable hat die Unterstützung des Nachfolgers durch

Tabelle 55: Ergebnisse zur Zufriedenheit mit der wirtschaftlichen Entwicklung

	Pfad	**β**	**t-Wert**	**f^2**	**q^2**	**Beurteilung**
H_{U2}	wirtschaftliche Ausgangssituation -> Zufriedenheit mit der wirt. Entwicklung	-0,11	1,546	0,012	-0,009	abgelehnt
H_{U4}	Patientenerhalt -> Zufriedenheit mit der wirts. Entwicklung	0,20***	3,305	0,042	0,004	angenommen
H_{U6}	Patientenzuwachs -> Zufriedenheit mit der wirt. Entwicklung	0,14*	2,309	0,021	0,000	angenommen
H_{P2}	Unternehmerische Orientierung -> Zufriedenheit mit der wirt. Entwicklung	0,11*	2,234	0,014	0,000	angenommen
H_{P6}	Pull-Motivation -> Zufriedenheit mit der wirt. Entwicklung	0,17**	2,985	0,032	0,000	angenommen
H_{P7}	Push-Motivation -> Zufriedenheit mit der wirt. Entwicklung	-0,03	0,457	0,001	0,000	abgelehnt
H_{Pr6}	Unterstützung -> Zufriedenheit mit der wirt. Entwicklung	0,21***	4,024	0,012	-0,009	angenommen
	Modellrobustheit/Prognoserelvanz					
	R^2	0,194				
	Q^2	0,015				

Signifikanzniveaus entsprechend Tabelle 36: + p ≤ 0,1; * p ≤ 0,05; ** p ≤ 0,01; *** p ≤ 0,001

den abgebenden Arzt. Auch der Patientenerhalt wirkt stark auf die Zufriedenheit mit der Entwicklung der Praxis. Beide Beziehungen sind hochsignifikant und führen zur Annahme der Hypothesen H_{U4} bzw. H_{Pr6}. Die Effektstärke beider Größen ist jedoch als gering einzuschätzen (vgl. für Berechnungsdetails Anhang Tabelle 80). Der Patientenerhalt erreicht dabei höhere Werte. Gleiche Ergebnisse werden hinsichtlich der Betrachtung der pfadbezogenen Prognoserelevanz erzielt. Ebenfalls einen signifikanten Einfluss nehmen die unternehmerische Orientierung des Hausarztes, der Patientenzuwachs und die Pull-Motivation. Die beiden letztbenannten Faktoren üben einen geringen Effekt auf die abhängige Variable aus, während die unternehmerische Orientierung nur auf einen marginalen Einfluss verweisen kann. Die pfadbezogene Prognoserelevanz ist für alle drei Konstrukte niedrig. Dennoch können aufgrund der signifikanten Pfadkoeffizienten die Hypothesen H_{U6}, H_{P2} und H_{P6} angenommen werden. Die wirtschaftliche Ausgangssituation und die Push-Motivation wirken entgegen den Erwartungen nicht signifikant auf das Leistungsmaß. Dementsprechend sind H_{U2} und H_{P7} abzulehnen. Für H_{U2} wurde ein positiver Zusammenhang vermutet. Es zeigte sich jedoch ein sehr schwacher, nicht signifikanter, negativer Einfluss.

Bis auf die Push-Motivation – manifestiert in Hypothese H_{P5} – bestätigten sich die vermuteten Einflüsse auf die Prozesszufriedenheit (vgl. Tabelle 56). Besonders die Unterstützung durch den abgebenden Arzt führt zu einer hohen Prozesszufriedenheit. Ebenfalls hochsignifikant positiv ist die Wirkung der Mitarbeiterakzeptanz auf die abhängige Variable. Beide Faktoren zeigen zudem eine geringe bis mittlere Effektstärke (vgl. für Berechnungsdetails Anhang Tabelle 81). Pfadabhängige Prognoserelevanz besteht vor allem für den Respekt des Praxispersonals. Alle anderen Variablen zeigen kaum Einfluss auf die Vorhersagequalität des Modells. Insgesamt können knapp 43 Prozent der Varianz der Prozesszufriedenheit durch die unabhängigen Einflussgrößen erklärt werden. Q^2 bestätigt eine hohe Vorhersagequalität.

Neben den Einflüssen auf die Erfolgsindikatoren, kristallisierten sich Zusammenhänge zwischen den Einflussgrößen heraus. Die Resultate sind in Tabelle 57 und 58 dargestellt.

Tabelle 56: Ergebnisse zur Prozesszufriedenheit

	Pfad	β	t-Wert	f^2	q^2	Beurteilung
H_{P4}	Pull-Motivation -> Prozesszufriedenheit	0,08+	1,791	0,011	-0,001	angenommen
H_{P5}	Push-Motivation -> Prozesszufriedenheit	0,03	0,550	0,002	0,000	abgelehnt
H_{Pr1}	Mitarbeiterakzeptanz -> Prozesszufriedenheit	0,22***	3,781	0,077	0,098	angenommen
H_{Pr4}	Übergebermotivation -> Prozesszufriedenheit	0,16**	2,825	0,040	0,001	angenommen
H_{Pr5}	Unterstützung -> Prozesszufriedenheit	0,48***	9,320	0,344	-0,012	angenommen
	Modellrobustheit/Prognoserelvanz					
	R^2	0,425				
	Q^2	0,102				

Signifikanzniveaus entsprechend Tabelle 36: + $p \leq 0{,}1$; * $p \leq 0{,}05$; ** $p \leq 0{,}01$; *** $p \leq 0{,}001$

Tabelle 57: Ergebnisse zu den Einflüssen auf den Patientenerhalt

	Pfad	β	t-Wert	f^2	q^2	Beurteilung
H_{P3}	Unternehmerische Orientierung -> Patientenerhalt	-0,17**	2,762	0,031	0,000	angenommen
H_{U3}	Beschäftigungsdauer d. Mitarbeiter -> Patientenerhalt	0,17**	3,384	0,032	0,000	angenommen
H_{Pr2}	Mitarbeiterakzeptanz -> Patientenerhalt	0,25***	3,576	0,069	0,042	angenommen
	Modellrobustheit/Prognoserelvanz					
	R^2	0,122				
	Q^2	0,069				

Signifikanzniveaus entsprechend Tabelle 36: + $p \leq 0{,}1$; * $p \leq 0{,}05$; ** $p \leq 0{,}01$; *** $p \leq 0{,}001$

Die getroffenen Annahmen sollen nicht dazu dienen, die Variable Patientenerhalt in ihrer Gesamtheit zu erklären. Vielmehr sollen die Einflüsse der unabhängigen Größen auf diesen Erfolgsfaktor geprüft werden. Somit hat der vergleichsweise geringe Anteil der über die exogenen Variablen erklärbaren Varianz des Patientenerhalts keine Auswirkungen auf die Modellgüte. Es zeigt sich jedoch, dass dies für das Konstrukt Prognoserelevanz gegeben ist (vgl. für Berechnungsdetails Anhang Tabelle 77). Die dazugehörigen Hypothesen können aufgrund der Signifikanz und Höhe der Pfadkoeffizienten bestätigt werden. Die Effektstärken der Einflussfaktoren sind als gering zu bewerten. Für die Mitarbeiterakzeptanz konnte darüber hinaus pfadbezogene Prognoserelevanz nachgewiesen werden.

Ein weiterer Zusammenhang zwischen Erfolgsfaktoren wurde in der Hypothese H_{Pr3} postuliert.

Tabelle 58: Einfluss der Übergebermotivation auf die Unterstützung des Nachfolgers

	Pfad	β	t-Wert	f^2	q^2	Beurteilung
H_{Pr3}	Übergebermotivation -> Unterstützung	0,32***	5,741	nicht möglich	nicht möglich	angenommen
	Modellrobustheit/Prognoserelvanz					
	R^2	0,100				
	Q^2	0,089				

Signifikanzniveaus entsprechend Tabelle 36: + $p \leq 0,1$; * $p \leq 0,05$; ** $p \leq 0,01$; *** $p \leq 0,001$

Die Prüfung dieses Einflusses ist ebenfalls nicht darauf ausgerichtet, die Unterstützung des Nachfolgers durch den Alteigentümer in der Gesamtheit zu erklären (vgl. Tabelle 58). Vielmehr geht es darum zu zeigen, dass die Übergebermotivation einen starken Einfluss auf die Beziehungsqualität zwischen Nachfolger und Alteigentümer nimmt. Diese Vermutung konnte bestätigt werden. Die Varianz der Unterstützung ist zu 10 Prozent über die Übergebermotivation erklärbar und verfügt über Prognoserelevanz.

6.3.3 Zusammenfassung und Interpretation der Ergebnisse des Strukturmodells

Lediglich vier der insgesamt 22 vermuteten Zusammenhänge zwischen den Erfolgsindikatoren bzw. den Erfolgsfaktoren und -maßen mussten verworfen werden. Damit kann das erstellte Erfolgsmodell der Übernahme einer Hausarztpraxis grundsätzlich bestätigt werden. Die Ergebnisse sind in Tabelle 59 zusammengefasst:

Tabelle 59: Übersicht über die Ergebnisse auf Strukturmodellebene

	Zusammenhang zwischen den Erfolgsindikatoren	
H_{E1}	Ein hoher aktueller Gewinn der Hausarztpraxis beeinflusst die Wiederholungsabsicht des Hausarztes positiv.	abgelehnt
H_{E2}	Eine hohe Zufriedenheit mit der wirtschaftlichen Entwicklung beeinflusst die Wiederholungsabsicht des Hausarztes positiv.	angenommen
H_{E3}	Eine hohe Zufriedenheit mit dem Übernahmeprozess beeinflusst die Wiederholungsabsicht des Hausarztes positiv.	angenommen
	Hausarzt als Nachfolger	
H_{P1}	Eine hohe unternehmerische Orientierung des Hausarztes beeinflusst den Gewinn der Praxis positiv.	angenommen
H_{P2}	Eine hohe unternehmerische Orientierung des Hausarztes beeinflusst die Zufriedenheit mit der wirtschaftlichen Entwicklung positiv.	angenommen
H_{P3}	Eine hohe unternehmerische Orientierung des Hausarztes beeinflusst den Erhalt des Patientenstammes nach erfolgter Praxisübertragung negativ.	angenommen
H_{P4}	Eine hohe Pull-Motivation des Hausarztes beeinflusst seine Zufriedenheit mit dem Prozess der Praxisübernahme positiv.	angenommen
H_{P5}	Eine hohe Push-Motivation des Hausarztes beeinflusst seine Zufriedenheit mit dem Prozess der Praxisübernahme negativ.	abgelehnt
H_{P6}	Eine hohe Pull-Motivation des Hausarztes beeinflusst seine Zufriedenheit mit der wirtschaftlichen Entwicklung der Praxis positiv.	angenommen
H_{P7}	Eine hohe Push-Motivation des Hausarztes beeinflusst seine Zufriedenheit mit der wirtschaftlichen Entwicklung der Praxis negativ.	abgelehnt
	Hausarztpraxis als übernommenes Unternehmen	
H_{U1}	Eine gute wirtschaftliche Ausgangssituation der übernommenen Praxis beeinflusst den Gewinn nach Übernahme positiv.	angenommen
H_{U2}	Eine gute wirtschaftliche Ausgangssituation der übernommenen Praxis beeinflusst die Zufriedenheit mit der wirtschaftlichen Entwicklung positiv.	abgelehnt
H_{U3}	Eine langjährige Betriebszugehörigkeit der Mitarbeiter beeinflusst den Erhalt des Patientenstammes positiv.	angenommen
H_{U4}	Der Erhalt des Patientenstammes beeinflusst die Zufriedenheit mit der wirtschaftlichen Entwicklung positiv.	angenommen
H_{U5}	Die Ausweitung des Patientenstammes beeinflusst den Gewinn nach der Übernahme positiv.	angenommen
H_{U6}	Die Ausweitung des Patientenstammes beeinflusst die Zufriedenheit mit der wirtschaftlichen Entwicklung positiv.	angenommen

	Prozess einer Praxisübernahme	
H_{Pr1}	Eine hohe Akzeptanz des Nachfolgers durch die Mitarbeiter beeinflusst die Zufriedenheit mit dem Übernahmeprozess positiv.	angenommen
H_{Pr2}	Eine hohe Akzeptanz des Nachfolgers durch die Mitarbeiter beeinflusst die Übernahme der Patientenbeziehungen positiv.	angenommen
H_{Pr3}	Eine hohe Übergabemotivation des abgebenden Arztes nimmt einen positiven Einfluss auf die Unterstützung des Nachfolgers durch den Übergeber.	angenommen
H_{Pr4}	Eine hohe Übergabemotivation des abgebenden Arztes nimmt einen positiven Einfluss auf die Zufriedenheit des Nachfolgers mit dem Übernahmeprozess.	angenommen
H_{Pr5}	Eine gute Unterstützung des Nachfolgers durch den abgebenden Arzt beeinflusst die Zufriedenheit des Nachfolgers mit dem Übernahmeprozess positiv.	angenommen
H_{Pr6}	Eine gute Unterstützung des Nachfolgers durch den abgebenden Arzt beeinflusst die Zufriedenheit des Nachfolgers mit der wirtschaftlichen Entwicklung der Praxis positiv.	angenommen

Wiederholungsabsicht

Die Zusammenhänge zwischen den Erfolgsfaktoren ließen sich teilweise bestätigen. Den höchsten Einfluss auf die Wiederholungsabsicht hat die Zufriedenheit mit der wirtschaftlichen Entwicklung (β = 0,34 ***). Diese Beziehung zeigt, die Bedeutung der subjektiven Bewertung der wirtschaftlichen Finanzkraft der Praxis. Empfindet ein Hausarzt den Lohn für seine Arbeit als fair und angemessen, so sieht er die Entscheidung für die Praxisübernahme positiv. Die tatsächliche Gewinnhöhe hat dagegen keine Auswirkung auf seine Wiederholungsabsicht (β = 0,01). Diese Tatsache überrascht und deutet darauf hin, dass niedergelassene Mediziner ihren Erfolg weniger an finanzwirtschaftlichen Kenngrößen messen. Auch die Prozesszufriedenheit beeinflusst die Bewertung der Entscheidung für eine Praxisübernahme (β = 0,23**). Die Wirkung fällt dabei etwas geringer aus. Dies ist erklärbar, da die Beurteilung des Übernahmeprozesses sich auf einen kurzen Zeitraum bezieht, während die Zufriedenheit mit der wirtschaftlichen Entwicklung eine deutlich längere Zeitspanne berücksichtigt. Dennoch ließ sich zeigen, dass Schwierigkeiten während des Übernahmeprozesses längerfristige Auswirkungen auf die generelle Zufriedenheit des Mediziners haben. Diese Tatsache unterstreicht die Bedeutung einer gut funktionierenden Übernahme.

Etwas über ein Viertel der Varianz der Wiederholungsabsicht lassen sich durch die Prozesszufriedenheit und die Zufriedenheit mit der wirtschaftlichen Entwicklung erklären.

Beide Einflussfaktoren sind somit wichtig, um die generelle Zufriedenheit der Hausärzte positiv zu beeinflussen. Gleichzeitig wird jedoch deutlich, dass weitere 74 Prozent über andere Faktoren erklärt werden müssen.

Gewinn

Der Gewinn der Hausarztpraxis wird zu großen Teilen über die wirtschaftliche Ausgangssituation der übernommenen Praxis erklärt (β = 0,50***). Dies zeigt, dass es den Hausärzten in der Regel nicht schwer fällt, den finanziellen Erfolg des übernommenen Unternehmens auch künftig zu realisieren. Die staatlichen Regulierungen des Niederlassungsmarktes wirken dabei vermutlich unterstützend. Übernimmt der Mediziner eine Praxis mit geringem Patientenstamm, so kann er seinen Gewinn signifikant durch die Behandlung zusätzlicher Patienten erhöhen (β = 0,32***). Einen weiteren Einfluss hat die unternehmerische Orientierung des Hausarztes. Handelt der Mediziner kostenbewusst, richtet seine Praxis nach den neuen Anforderungen aus und ist bereit, finanzielle Risiken einzugehen, so beeinflusst er sein Einkommen aus selbstständiger Tätigkeit positiv (β = 0,17***). Diese Tatsache unterstreicht den Trend im Gesundheitswesen: Ärzte sind immer stärker darauf angewiesen, unternehmerisch zu denken und zu handeln.[760]

Zufriedenheit mit der wirtschaftlichen Entwicklung

Wie erläutert, spielt die Wahrnehmung der wirtschaftlichen Entwicklung der Praxis durch den Hausarzt eine wichtige Rolle für dessen Zufriedenheit bzw. Wiederholungsabsicht. Die wirtschaftliche Ausgangssituation wirkt dabei – entgegen den Erwartungen – schwach negativ auf die Praxisbeurteilung (β = -0,11). Diese Wirkbeziehung weist keine Signifikanz auf. Sie deutete daher lediglich einen Trend an. Vermutlich berücksichtigen Mediziner den Gewinn des Alteigentümers nicht, wenn sie die Zufriedenheit mit der wirtschaftlichen Entwicklung ihrer Praxis einschätzen. Oder aber, sie sehen die Ausgangssituation als Benchmark für den eigenen Erfolg. Ihre Zielstellung wäre in diesem Fall, die übernommene Praxis wirtschaftlich erfolgreicher zu führen. Da der Gewinn jedoch nur zu geringen Teilen durch sein eigenes Handeln beeinflussbar ist, ist die Steigerung der wirtschaftlichen Leistungen begrenzt. Dies könnte wiederum zu einem negativen Einfluss auf die Zufriedenheit führen.

[760] Vgl. Kapitel 4.1.2 und 4.1.3.

Patientenerhalt (β = 0,20***) und Patientenzuwachs (β = 0,14*) sind relevante Bewertungskriterien für eine positive Wahrnehmung der Wirtschaftskraft der Praxis. Dabei überwiegt die Zielstellung des Patientenerhalts. Die Bedeutung dieses Faktors kristallisierte sich bereits in den Resultaten der Vorstudie heraus.[761] Hausärzten ist es demnach wichtig, die Patienten des Vorgängers zu halten. Dabei wäre es kein Problem, Fluktuationen durch Neuaufnahme von Patienten auszugleichen. Jedoch stellen die Anerkennung und das Vertrauen durch den übernommen Patientenstamm für den Mediziner wichtige Größen zur Bewertung seiner Tätigkeit dar.

Die unternehmerische Orientierung trägt nur in geringem Umfang zur Zufriedenheit mit der wirtschaftlichen Entwicklung bei (β = 0,11*). Eine Erklärung liegt in der Begrenzung unternehmerischer Freiheiten durch staatliche Vorgaben. Der Hausarzt kann nur bedingt die Wirtschaftskraft seiner Praxis beeinflussen, was wiederum zu einer geringen Bedeutung seiner unternehmerischen Prägung für die Zufriedenheit mit der wirtschaftlichen Entwicklung führt.

Gründet der Hausarzt, um sich selbst zu verwirklichen, so hat dies einen positiven Einfluss auf dessen Wahrnehmung der Wirtschaftskraft der Arztpraxis (β = 0,17**). Dagegen hat die Push-Motivation keine Bedeutung. Diese Tatsache deutet sich bereits bei der deskriptiven Analyse der entsprechenden Messskala an.[762] Demnach spielen Perspektivlosigkeit und fehlende Karrierechancen keine Rolle für die Entscheidung eines Hausarztes zur Selbstständigkeit.

Die Vorstudienresultate zeigten ebenfalls eine geringe Relevanz der Unterstützung des Mediziners durch den abgebenden Arzt für dessen Erfolg.[763] Dies wurde durch die Hauptstudie widerlegt. So ist die Unterstützung durch den Alteigentümer wichtig für die positive Bewertung der wirtschaftlichen Entwicklung der Praxis (β = 0,21***). Oftmals verfügt der übernehmende Hausarzt nicht über das Wissen zur Leitung einer Arztpraxis. Neben seiner ärztlichen Tätigkeit hat er Personal zu führen und auf die Wirtschaftlichkeit seiner Entscheidungen zu achten. Kann er dabei auf das Wissen und die Hilfe des abgebenden

[761] Vgl. Kapitel 5.1.2.

[762] Vgl. Punkt 6.2.2.1.

[763] Ebenda.

Arztes zurückgreifen, erleichtert ihm dies den Start und wirkt sich positiv auf seine Praxisbeurteilung aus.

Prozesszufriedenheit

Die Prozesszufriedenheit bewertet die Praxisübernahme an sich. Dabei wird ein kurzer Zeitraum betrachtet, der jedoch Auswirkungen auf die Wiederholungsabsicht nimmt. Die Motivation des Nachfolgers spielt entgegen den Erwartungen eine untergeordnete Rolle (β = 0,03 für die Push-Motivation bzw. β = 0,08 für die Pull-Motivation). Dieses Ergebnis deutet darauf hin, dass der Hausarzt bei der Bewertung der Prozesszufriedenheit seine Übernahmemotive nicht einbezieht. Dagegen wirkt die Unterstützung des Praxispersonals – gemessen durch die Mitarbeiterakzeptanz – stark positiv auf seine Beurteilung (β = 0,22***). Auch die Unterstützung durch den Übergeber (β = 0,48***) und die Übergabemotivation des Alteigentümers (β = 0,16**) spielen eine wesentliche Rolle für den reibungslosen Ablauf des Übergabeprozesses. Die Bedeutung des abgebenden Arztes wird häufig unterschätzt – wie die Vorstudienergebnisse belegen. Tatsächlich tragen sein Know-how und die Bereitschaft, dieses weiterzugeben, entscheidend zum Gelingen der Praxisübertragung bei.

Patientenerhalt

Neben der Erfolgswirkung des Patientenerhalts wurde der Einfluss weiterer Faktoren auf diese Variable untersucht. Es zeigt sich, dass wie vermutet eine hohe unternehmerische Orientierung des übernehmenden Hausarztes negativ auf den Patientenerhalt wirkt (β = -017**). Der zunehmenden unternehmerischen Ausrichtung niedergelassener Mediziner stehen die Patienten skeptisch gegenüber. Das Vertrauen in die ärztliche Versorgungsleistung sinkt demnach durch kostenbewusstes Handeln. Das Ergebnis zeigt auch, dass die Öffentlichkeit eine konsequente Unterordnung der Eigeninteressen und damit die Verpflichtung zum Gemeinwohl fordert. Diese Prämisse steht jedoch dem steigenden Kostendruck im Gesundheitswesen konträr gegenüber. Ein niedergelassener Mediziner unterliegt heute dem Zwang, seine Praxis wirtschaftlich sinnvoll auszurichten.[764]

[764] Vgl. dazu auch die Ausführungen in Kapitel 4.1 und 4.2.

Wie erwartet, beeinflussen die Mitarbeiter die Patientenübernahme. Arbeiten sie nach der Praxisübergabe eng mit dem neuen Hausarzt zusammen und akzeptieren ihn, so bewerten dies die Patienten positiv (β = 0,25***). Sind die Mitarbeiter bereits längere Zeit für den abgebenden Arzt tätig gewesen, so verstärkt sich der Effekt (β = 0,17***). Die Patienten finden die gewohnten Ansprechpartner wieder. Die positive Einstellung und das Vertrauen des Praxispersonals in den übernehmenden Arzt übertragen sich auf die Patienten.

Bevor die theoretischen und praktischen Implikationen aus der Modellprüfung in Kapitel 7 erörtert werden, sind das Modell und die Modellkonstrukte in Punkt 6.4 auf Gruppenunterschiede zu testen.

6.4 Gruppenanalysen

Abschließend sollen die moderierenden Effekte der Gruppenvariablen getestet werden. In Kapitel 4.3.3 sind die vermuteten Einflüsse dargestellt. Die für die Gruppenanalyse gewählte Vorgehensweise wird in Punkt 6.4.1 erläutert. Anschließend erfolgt die Ergebnisdarstellung und in Abschnitt 6.4.6 deren Zusammenfassung und Interpretation.

6.4.1 Methodische Vorüberlegungen

Für die Gruppenanalyse empfiehlt sich ein dreistufiges Vorgehen. Zunächst werden die Daten deskriptiv ausgewertet. Mit Hilfe einer einfaktoriellen Varianzanalyse lässt sich der Einfluss der Gruppenvariablen auf einzelne Erfolgsfaktoren bzw. -maße untersuchen. Im dritten Schritt werden eventuelle Gruppenunterschiede für das Erfolgsmodell berechnet.

Die deskriptive Auswertung ermöglicht Aussagen über die Beschaffenheit der Stichprobe und liefert Informationen für die Interpretation der Ergebnisse. Die Daten werden dafür bezüglich ihrer Häufigkeitsverteilung analysiert.

Die Gruppenvariablen sind nominal skaliert. Ziel ist es, deren Einfluss auf die metrischen Erfolgsfaktoren und Erfolgsindikatoren aufzuzeigen. Als Methodik bietet sich die einfaktorielle Varianzanalyse an. Sie ermöglicht, den Einfluss nominal-skalierter unabhängiger Variablen auf metrisch-skalierte abhängige Variablen rechnerisch darzustellen und auf Signifikanz zu testen.[765] Da es sich um ein strukturprüfendes Verfahren handelt, müs-

[765] Vgl. Backhaus et al. 2011, S. 117ff.

sen Hypothesen bezüglich der Wirkzusammenhänge existieren. Diese Voraussetzung ist erfüllt. Die Varianzanalyse erfordert zudem die Normalverteilung der einbezogenen Daten. Eine moderate Verletzung der Verteilungsannahme wird jedoch toleriert.[766] Im Rahmen der deskriptiven Analyse der Erfolgsfaktoren und Erfolgsmaße wurde die Verteilungsannahme geprüft. Mit Ausnahme der Übergebermotivation konnte für alle Daten eine nicht-substantielle Verletzung der Normalverteilung nachgewiesen werden. Die Übergebermotivation wird daher aus der weiteren Betrachtung ausgeschlossen. Bei einem Teil der Erfolgsfaktoren handelt es sich um mehrfaktorielle Variablen. Diese wurden innerhalb der zu bildenden Subgruppe hinsichtlich ihrer Güte beurteilt bzw. bestätigt.[767] Für die weiterführende Analyse sind die Erfolgsfaktoren als Linearregression der zugeordneten Items dargestellt. Zur Datenauswertung wird die Software IBM SPSS Statistics, Version 19 genutzt.

Um die Auswirkungen der moderierenden Effekte auf die Pfadbeziehungen herauszuarbeiten, wird abschließend das Erfolgsmodell einem Gruppenvergleich unterzogen. Dazu werden für beide Gruppen eine varianzbasierte Strukturgleichungsanalyse durchgeführt und die Ergebnisse auf signifikante Abweichungen untersucht. Die Berechnung der gruppenspezifischen Strukturgleichungen erfolgt mit Hilfe der Software SmartPLS 2.0. Für die Ermittlung der Signifikanz eventueller Unterschiede bietet dieses Programm derzeit keine Lösung. Daher wird dies mit Hilfe der von Chin vorgeschlagenen Formel errechnet:[768]

$$t = \frac{\beta 1 - \beta 2}{\left[\sqrt{\frac{(m-1)^2}{(m+n-2)} * se1^2 + \frac{(n-1)^2}{(m+n-2)} * se2^2}\right] * \sqrt{\frac{1}{m} + \frac{1}{n}}}$$

β1 = Pfadkoeffizient der Gruppe 1
β2 = Pfadkoeffizient der Gruppe 2
se1 = Standardfehler des Pfadkoeffizienten der Gruppe 1
se2 = Standardfehler des Pfadkoeffizienten der Gruppe 2
m = Umfang der Stichprobe der Gruppe 1
n = Umfang der Stichprobe der Gruppe 2

766 Vgl. die Ausführungen zur Normalverteilung in Kapitel 6.2.1 bzw. siehe Weiber, Mühlhaus 2010, S. 146ff.

767 Zur Erklärung, Berechnung und Prüfung Güte von Konstukten siehe die Ausführungen in Punkt 6.2.1.

768 Siehe Chin 2004 o. S.

Dargestellt werden in nachfolgenden Punkten Abweichungen zwischen Teilstichproben, die mindestens auf einem fünfprozentigen Niveau Signifikanz aufweisen.

Voraussetzung für die Berechnung gruppenspezifischer Strukturgleichungen ist die Einhaltung einer Mindeststichprobengröße von $n \geq 100$.[769] Weitere Anforderungen sind nicht zu beachten.

6.4.2 Humankapital des Praxisübernehmers

Aus theoretischer Sicht spielt das Humankapital des Praxisübernehmers eine untergeordnete Rolle für den Erfolg der Übernahme.[770] Dies stellt einen grundlegenden Unterschied zur Übertragung gewerblicher Unternehmen dar. Daher sollen sowohl die Vermutungen bezüglich des allgemeinen Humankapitals – hier repräsentiert durch die Berufserfahrung des Nachfolgers als Facharzt – und des speziellen Humankapitals – gemessen durch die betriebswirtschaftlichen Kenntnisse zum Zeitpunkt der Übernahme – geprüft werden. Die vermuteten Einflüsse sind in Tabelle 60 zusammengestellt.

Die Berufserfahrung als Facharzt des Praxisübernehmers wird offen abgefragt. Der Hausarzt wurde gebeten, die Anzahl der Jahre anzugeben, in denen er vor der Praxisübernahme als Facharzt tätig war. Es wurden zwei Gruppen gebildet:

- Hausärzte, die maximal über eine vierjährige Berufserfahrung als Facharzt verfügen
- Hausärzte, die fünf Jahre und länger als Facharzt tätig waren, bevor sie eine Praxis übernahmen

Von 293 Ärzten arbeiteten 126 Mediziner fünf Jahre und mehr als Facharzt, bevor sie eine Praxis übernahmen (vgl. Tabelle 61). Der Großteil entschied sich nach maximal vier Jahren für die Selbstständigkeit.

Die durchgeführte Varianzanalyse zeigte keine signifikanten Gruppenunterschiede. Damit sind die Hypothesen H_{G1}, H_{G2}, H_{G3}, H_{G4} und H_{G6} anzunehmen.

[769] Vgl. dazu die Ausführungen in Punkt 6.1.

[770] Vgl. Kapitel 4.2.2.

Tabelle 60: Hypothesen zu den moderierenden Effekten des Humankapitals

Berufserfahrung als Facharztes zum Zeitpunkt der Übernahme	
H_{G1}	Die Berufserfahrung des Nachfolgers als Facharzt zum Zeitpunkt der Übernahme hat keinen Einfluss auf den Gewinn der Praxis.
H_{G2}	Die Berufserfahrung des Nachfolgers als Facharzt zum Zeitpunkt der Übernahme hat keinen Einfluss auf seine Zufriedenheit mit der wirtschaftlichen Entwicklung.
H_{G3}	Die Berufserfahrung des Nachfolgers als Facharzt zum Zeitpunkt der Übernahme hat keinen Einfluss auf seine Zufriedenheit mit dem Übernahmeprozess.
H_{G4}	Die Berufserfahrung des Nachfolgers als Facharzt zum Zeitpunkt der Übernahme hat keinen Einfluss auf seine Wiederholungsabsicht.
H_{G5}	Die Berufserfahrung des Nachfolgers als Facharzt zum Zeitpunkt der Übernahme hat keinen Einfluss auf die Wirkbeziehungen zwischen Erfolgsfaktoren und -indikatoren.
H_{G6}	Die Berufserfahrung des Nachfolgers als Facharzt zum Zeitpunkt der Übernahme hat keinen Einfluss auf die Ausprägung der Erfolgsfaktoren.
Betriebswirtschaftliche Vorkenntnisse zum Zeitpunkt der Übernahme	
H_{G7}	Die betriebswirtschaftlichen Kenntnisse des Nachfolgers zum Zeitpunkt der Übernahme haben keinen Einfluss auf den Gewinn der Praxis.
H_{G8}	Die betriebswirtschaftlichen Kenntnisse des Nachfolgers zum Zeitpunkt der Übernahme haben keinen Einfluss auf seine Zufriedenheit mit der wirtschaftlichen Entwicklung.
H_{G9}	Die betriebswirtschaftlichen Kenntnisse des Nachfolgers zum Zeitpunkt der Übernahme haben keinen Einfluss auf seine Zufriedenheit mit dem Übernahmeprozess.
H_{G10}	Die betriebswirtschaftlichen Kenntnisse des Nachfolgers zum Zeitpunkt der Übernahme haben keinen Einfluss auf seine Wiederholungsabsicht.
H_{G11}	Die betriebswirtschaftlichen Kenntnisse des Nachfolgers zum Zeitpunkt der Übernahme haben keinen Einfluss auf die Wirkbeziehungen zwischen Erfolgsfaktoren und -indikatoren.
H_{G12}	Die betriebswirtschaftlichen Kenntnisse des Nachfolgers zum Zeitpunkt der Übernahme haben keinen Einfluss auf die Ausprägung der Erfolgsfaktoren.

Tabelle 61: Berufserfahrung als Facharzt vor Praxisübernahme

	absolut	**relativ**
Gesamtstichprobe	293	100 %
Berufserfahrung ≤ 4 Jahre	167	57 %
Berufserfahrung > 4 Jahre	126	43 %

Die Hypothese H_{G5} wird über den Gruppenvergleich der Strukturmodelle geprüft. Die Berufserfahrung als Facharzt hat Einfluss auf die in Tabelle 62 dargestellten Pfadbeziehungen.

Tabelle 62: Gruppenvergleich Strukturmodell – Berufserfahrung als Facharzt

Pfad	Berufserfahrung ≤ 4 Jahre (m = 167)			Berufserfahrung > 4 Jahre (n = 126)			Gruppenvergleich
	β1	se1	t-Wert1	β2	se2	t-Wert2	t-Wert
Prozesszufriedenheit -> Wiederholungsabsicht	0,085+	0,073	1,163	0,370***	0,103	3,575	2,317*
Zufriedenheit mit wirtschaftlichen Entwicklung -> Wiederholungsabsicht	0,492***	0,090	5,456	0,215*	0,098	2,181	2,056*

Signifikanzniveaus entsprechend Tabelle 36: + p ≤ 0,1; * p ≤ 0,05; ** p ≤ 0,01; *** p ≤ 0,001

Bei Medizinern mit höherer Berufserfahrung nimmt die Zufriedenheit mit dem Übernahmeprozess einen höheren Einfluss auf die Wiederholungsabsicht. Dagegen sinkt für die gleiche Gruppe die Bedeutung der Zufriedenheit mit der wirtschaftlichen Entwicklung für die Absicht, erneut eine Praxis zu übernehmen, mit wachsender Berufserfahrung. Es zeigen sich somit signifikante Gruppenunterschiede auf der Modellebene, was zur Ablehnung von H_{G5} führt. Das Bestimmtheitsmaß R^2 beider Gruppen entspricht nahezu dem der Gesamtstichprobe und zeigt, dass die abhängigen Variablen in beiden Stichproben gleich gut durch die zugeordneten Faktoren erklärbar sind.

Zur Prüfung des Einflusses des speziellen Humankapitals wurde der Hausarzt gebeten zu bewerten, ob nachfolgende Aussage zum Übernahmezeitpunkt auf ihn zutraf: „Ich hatte betriebswirtschaftliche Vorkenntnisse". Seine Beurteilung erfolgte auf einer fünfstufigen Likertskala von 1= „trifft gar nicht zu" bis 5 = „trifft voll und ganz zu" ein. Das Ergebnis der Häufigkeitsverteilung zeigt die in Abbildung 28 dargestellten Ausprägungen.

Abbildung 28: Betriebswirtschaftliche Vorkenntnisse des Praxisnachfolgers zum Übernahmezeitpunkt

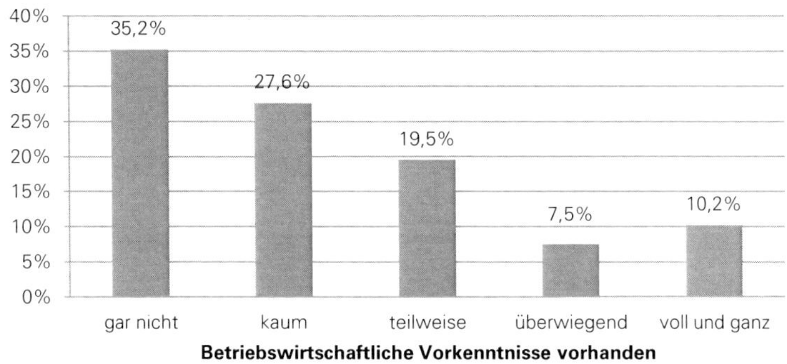

184 Hausärzte bzw. 62,8 Prozent verfügten zum Übernahmezeitpunkt über keine oder nur geringe betriebswirtschaftliche Kenntnisse. Diese Studienteilnehmer wurden zur Gruppe „keine Kenntnisse" zusammengefasst. Die zweite Stichprobe umfasst 109 Mediziner, die zumindest über wirtschaftliche Teilkenntnisse verfügen.

Die Varianzanalyse ergab signifikante Unterschiede in Bezug auf die unternehmerische Orientierung und die Push-Motivation (vgl. Tabelle 63). Die unternehmerische Orientierung der Studienteilnehmer mit wirtschaftlichen Kenntnissen liegt hochsignifikant über der Vergleichsgruppe. Dagegen verfügen diese Befragten über eine schwach signifikant geringere Push-Motivation. Die Hypothese H_{G12} ist somit abzulehnen. H_{G7}, H_{G8}, H_{G9} und H_{G10} ließen sich dagegen bestätigten.

Tabelle 63: Varianzanalyse – Betriebswirtschaftliche Kenntnisse des Übernehmers

Gruppe	Stichprobengröße (n)	Mittelwert	Wahrscheinlichkeit (p)
Unternehmerische Orientierung			
Keine Kenntnisse	184	-0,1559	0,000
Kenntnisse vorhanden	109	0,2632	
Push-Motivation			
Keine Kenntnisse	184	0,0925	0,039
Kenntnisse vorhanden	109	-0,1562	

* Bildung der Faktorwerte aus den Einzelitems: Wert < 0 entspricht unterdurchschnittlicher Ausprägung; Wert = 0 entspricht durchschnittlicher Ausprägung; Wert > 0 entspricht überdurchschnittliche Ausprägung (vgl. Backhaus et al. 2011, S. 320ff.)

Der Vergleich der Strukturmodelle zeigte signifikante Unterschiede für folgende Pfadbeziehung (vgl. Tabelle 64).

Tabelle 64: Gruppenvergleich Strukturmodell – Betriebswirtschaftliche Kenntnisse zum Übernahmezeitpunkt

Pfad	Wirtschaftliche Kenntnisse vorhanden (m = 109)			keine Wirtschaftlichen Kenntnisse (n = 184)			Gruppenvergleich
	β1	se1	t-Wert1	β2	se2	t-Wert2	t-Wert
Patientenzuwachs -> Zufriedenheit mit der wirtschaftlichen Entwicklung	-0,009	0,101	0,091	0,343***	0,061	5,665	3,201**

Signifikanzniveaus entsprechend Tabelle 36: + $p \leq 0{,}1$; * $p \leq 0{,}05$; ** $p \leq 0{,}01$; *** $p \leq 0{,}001$

Für Mediziner ohne betriebswirtschaftliche Kenntnisse beeinflusst der Patientenzuwachs hoch signifikant deren Zufriedenheit mit der wirtschaftlichen Entwicklung der Praxis. Die Vergleichsgruppe sieht dem gegenüber keinen Zusammenhang zwischen dem Anstieg der Behandlungsscheine pro Quartal und der wirtschaftlichen Entwicklung ihrer Unternehmung. Diese Abweichung zeigt sich auch im Bestimmtheitsmaß R^2 für das Konstrukt Zufriedenheit mit der wirtschaftlichen Entwicklung. Für die Gruppe mit betriebswirtschaftlichen Vorkenntnissen beträgt das Bestimmtheitsmaß 0,142, während die Vergleichsgruppe einen Wert von 0,357 erreicht. Somit ergeben sich hohe Unterschiede in Bezug auf die Erklärbarkeit der Varianz dieses Erfolgsindikators durch die zugeordneten Variablen. Das Ergebnis führt zur Ablehnung von H_{G11}.

6.4.3 Alter und Geschlecht des Praxisübernehmers

Die Hypothesen H_{G13} bis H_{G18} beziehen sich auf den Einfluss des Alters des Praxisnachfolgers zum Zeitpunkt der Übernahme (vgl. Tabelle 11). In bisherigen theoretischen und empirischen Arbeiten für Freiberufler bzw. die Berufsgruppe der Ärzte wurde das Alter nicht als moderierende Größe betrachtet. Daher wurde ein Einfluss zunächst negiert. Über einen Gruppenvergleiches lässt sich prüfen, ob diese Vermutung richtig ist. Die vermuteten Zusammenhänge sind in Tabelle 65 enthalten:

Tabelle 65: Hypothesen zu den moderierenden Effekten des Alters des Praxisnachfolgers zum Übernahmezeitpunkt

	Alter des Nachfolgers zum Zeitpunkt der Übernahme
H_{G13}	Das Alter des Nachfolgers zum Zeitpunkt der Übernahme hat keinen Einfluss auf den Gewinn der Praxis.
H_{G14}	Das Alter des Nachfolgers zum Zeitpunkt der Übernahme hat keinen Einfluss auf seine Zufriedenheit mit der wirtschaftlichen Entwicklung.
H_{G15}	Das Alter des Nachfolgers zum Zeitpunkt der Übernahme hat keinen Einfluss auf seine Zufriedenheit mit dem Übernahmeprozess.
H_{G16}	Das Alter des Nachfolgers zum Zeitpunkt der Übernahme hat keinen Einfluss auf seine Wiederholungsabsicht.
H_{G17}	Das Alter des Nachfolgers zum Zeitpunkt der Übernahme hat keinen Einfluss auf die Wirkbeziehungen zwischen Erfolgsfaktoren und -indikatoren.
H_{G18}	Das Alter des Nachfolgers zum Zeitpunkt der Übernahme hat keinen Einfluss auf die Ausprägung der Erfolgsfaktoren.

In Punkt 1 des Fragebogens gaben die Hausärzte das Übernahmejahr und in Frage 41 ihr Geburtsjahr an. Aus diesen Jahreszahlen ließ sich das Alter zum Übernahmezeitpunkt errechnen. In Abbildung 29 ist die Häufigkeitsverteilung dargestellt.

Mehr als die Hälfte der Hausärzte hat bis zum 40. Lebensjahr die Entscheidung für eine Praxisübernahme getroffen. Zur Prüfung möglicher Gruppenunterschiede wurden die Studienteilnehmer in zwei Teilstichproben unterteilt. In der ersten Gruppe sind die Mediziner zusammengefasst, die zum Zeitpunkt der Übernahme 39 und jünger waren. Die zweite Stichprobe umfasst die Hausärzte, die mindestens 40 Jahre und älter waren.

Abbildung 29: Alter der Nachfolger zum Zeitpunkt der Praxisübernahme

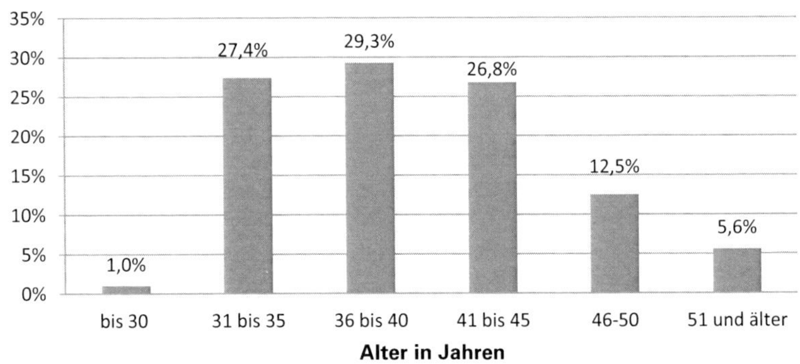

Die durchgeführte Varianzanalyse zeigt keinerlei signifikante Unterschiede zwischen den beiden Stichproben. Die Hypothesen H_{G13}, H_{G14}, H_{G15}, H_{G16} und H_{G18} können somit angenommen werden.

Im Gruppenvergleich der Strukturmodelle konnte ein signifikantes Ergebnis für eine Pfadbeziehung errechnet werden. Das Resultat ist in Tabelle 66 zusammengestellt. Die Hypothese H_{G17} ist somit abzulehnen.

Tabelle 66: Gruppenvergleich Strukturmodell – Alter des Nachfolgers zum Übernahmezeitpunkt

Pfad	bis 39 Jahre (m = 147)			40 Jahre und älter (n = 146)			Gruppenvergleich
	β1	se1	t-Wert1	β2	se2	t-Wert2	t-Wert
Wirtschaftl. Ausgangssituation -> Zufriedenheit mit der wirtschaftl. Entwicklung	-0,237*	0,108	2,198	0,019	0,070	0,265	1,990*

Signifikanzniveaus entsprechend Tabelle 36: + $p \leq 0{,}1$; * $p \leq 0{,}05$; ** $p \leq 0{,}01$; *** $p \leq 0{,}001$

Bei Ärzten, die bis zum 39. Lebensjahr die Praxis übernahmen, hat die wirtschaftliche Ausgangssituation eine negativen Einfluss auf deren Zufriedenheit mit der wirtschaftlichen Entwicklung ihrer Praxis. Bei älteren übernehmenden Ärzten fällt die Beurteilung dagegen neutral aus. Die Bestimmtheitsmaße der Gruppenstrukturmodelle entsprechen denen der Gesamtstichprobe.

Die Geschlechterverteilung innerhalb der Stichprobe wurde bereits in Kapitel 5.2.1 dargestellt. Aus der Auswertung bisheriger Studienergebnisse ließ sich ein geschlechterspezifischer Unterschied in Bezug auf die Gründungsmotivation ableiten.[771] Die Hypothesen sind in Tabelle 67 aufgeführt.

[771] Vgl. Kapitel 4.2.2.

Tabelle 67: Hypothesen zu den moderierenden Effekten des Geschlechts des Praxisnachfolgers

Geschlecht des Nachfolgers	
H_{G19}	Das Geschlecht des Nachfolgers hat keinen Einfluss auf den Gewinn der Praxis.
H_{G20}	Das Geschlecht des Nachfolgers hat keinen Einfluss auf seine Zufriedenheit mit der wirtschaftlichen Entwicklung.
H_{G21}	Das Geschlecht des Nachfolgers hat keinen Einfluss auf seine Zufriedenheit mit dem Übernahmeprozess.
H_{G22}	Das Geschlecht des Nachfolgers hat keinen Einfluss auf seine Wiederholungsabsicht.
H_{G23}	Weibliche Nachfolger verfügen über eine höhere Push-Motivation.
H_{G24}	Männliche Nachfolger verfügen über eine höhere Pull-Motivation.
H_{G25}	Das Geschlecht des Nachfolgers hat keinen Einfluss auf die Wirkbeziehungen zwischen Erfolgsfaktoren und -indikatoren.
H_{G26}	Das Geschlecht des Nachfolgers hat keinen Einfluss auf die Ausprägung der weiteren Erfolgsfaktoren.

Ob diese Vermutungen auch für die vorliegende Stichprobe Relevanz zeigen, wurde über die Varianzanalyse geprüft. Es zeigten sich keine Unterschiede in Bezug auf die Gründungsmotivation H_{G23} und H_{G24} müssen daher verworfen werden. Signifikante Abweichungen ergaben sich in Bezug auf den aktuellen Jahresgewinn, die Wiederholungsabsicht und die unternehmerische Orientierung. Die Ergebnisse sind in Tabelle 68 dargestellt.

Männer erwirtschaften demnach einen höheren Jahresgewinn und verfügen über eine schwach signifikant höhere unternehmerische Orientierung. Dagegen würden mehr Frauen erneut die Entscheidung zur Übernahme einer Hausarztpraxis treffen. H_{G19}, H_{G22} und H_{G26} sind ebenfalls abzulehnen.

Tabelle 68: Varianzanalyse – Geschlecht des Praxisübernehmers

Gruppe	Stichprobengröße (n)	Mittelwert	Wahrscheinlichkeit (p)
Aktueller Jahresgewinn der Praxis*			
Männliche Studienteilnehmer	153	4,84	0,005
Weibliche Studienteilnehmer	137	4,36	
Wiederholungsabsicht**			
Männliche Studienteilnehmer	153	4,30	0,022
Weibliche Studienteilnehmer	137	4,55	
Unternehmerische Orientierung***			
Männliche Studienteilnehmer	153	0,1202	0,029
Weibliche Studienteilnehmer	137	-0,1326	

* Messung anhand sechs vorgegebener Klassen : (1) unter 30 T€: (2) 30 T€ ≤ 60 T€; (3) 60 T€ ≤ 90 T€; (4) 90 T€ ≤ 120 T€; (5) 120 T€ ≤ 150 T€; (6) 150 T€ ≤ 180 T€; (7) 180 T€ ≤ 210 T€; (6) < 210 T€

** Messung anhand einer fünfstufigen Likertskala mit den Werten: 1= gar nicht; 2= kaum; 3= teilweise; 4= überwiegend; 5= voll und ganz

*** Bildung der Faktorwerte aus den Einzelitems: Wert < 0 entspricht unterdurchschnittlicher Ausprägung; Wert = 0 entspricht durchschnittlicher Ausprägung; Wert > 0 entspricht überdurchschnittliche Ausprägung (vgl. Backhaus et al. 2011, S. 320ff.)

Auf Ebene des Strukturmodells zeigte sich, dass die wirtschaftliche Ausgangssituation der Praxis bei weiblichen Gründern weniger relevant für den Gewinn ist, als bei ihren männlichen Kollegen, was dazu führt, dass die Hypothese H_{G25} falsch ist (vgl. Tabelle 69).

Tabelle 69: Gruppenvergleich Strukturmodell – Geschlecht des Nachfolgers

Pfad	Frauen (m = 137)			Männer (n = 153)			Gruppenvergleich
	β1	se1	t-Wert1	β2	se2	t-Wert2	t-Wert
wirt. Ausgangssituation -> Gewinn	0,325***	0,103	3,155	0,584***	0,065	8,952	2,178*

Signifikanzniveaus entsprechend Tabelle 36: + p ≤ 0,1; * p ≤ 0,05; ** p ≤ 0,01; *** p ≤ 0,001

In beiden Teilstichproben hat die wirtschaftliche Ausgangssituation der Praxis einen stark positiven Einfluss auf den aktuellen Jahresgewinn. Für die männlichen Mediziner fällt dieser Effekt signifikant stärker aus. Dieses Ergebnis spiegelt sich ebenfalls im Bestimmtheitsmaß der Strukturmodelle wider. R^2 des Modells der Studienteilnehmerinnen beträgt für den Gewinn 0,16 und für die männlichen Umfrageteilnehmer 0,41. In der männlichen Gruppe ist somit der Gewinn zu deutlich höheren Teilen über die unabhängigen Variablen – wirtschaftliche Ausgangssituation, Patientenzuwachs und unternehmerische Orientierung – erklärbar.

6.4.4 Zeitpunkt der Praxisübernahme

Der Ärztemangel entwickelte sich in den letzten fünf Jahren zu einem breit diskutierten Thema. In den Jahren zuvor spielte es dagegen eine untergeordnete Rolle bzw. es war noch von einer Ärzteschwemme die Rede.[772] Dies könnte daher sowohl für die Ausprägung der Erfolgsfaktoren bzw. -maße sowie für deren Zusammenhang ausschlaggebend sein, in welchem Jahr der Hausarzt die Praxis übernommen hat. Aus bisherigen Publikationen ließen sich keine Unterschiede ableiten. Dementsprechend wurden nachfolgende Hypothesen formuliert (vgl. Tabelle 70).

Der Übernahmezeitpunkt wurde in Punkt 1 des Erhebungsinstrumentes als offene Frage formuliert. Die Verteilung nach dem Übernahmejahr ist für die vorliegende Stichprobe in Kapitel 5.2.3 dargestellt. Zur weiterführenden Analyse erfolgte die Unterscheidung in zwei Teilstichproben: der Zeitpunkt der Übernahme liegt länger als fünf Jahre zurück bzw. ist maximal fünf Jahre her. 104 Mediziner sind der ersten Gruppe zuzuordnen. 189 Hausärzte übernahmen in den letzten fünf Jahren die Arztpraxis.

Die durchgeführte Varianzanalyse zeigt Unterschiede in Bezug auf den Gewinn der übernommenen Praxis und die Anzahl der übernommenen Patienten (vgl. Tabelle 71). Beide Abweichungen sind hochsignifikant. Hausärzte, die in den letzten fünf Jahren den Schritt in die Selbstständigkeit gingen, übernahmen Praxen mit einem höheren Jahresgewinn. Es gelang ihnen auch weitestgehend die Patienten zu halten. Nur durchschnittlich 13 Prozent wechselten zu einem anderen Hausarzt. Die Vergleichsgruppe hatte dagegen im Schnitt eine Fluktuation von 22 Prozent zu verzeichnen. Die Hypothese H_{G32} ist somit abzulehnen, während H_{G27}, H_{G28}, H_{G29} und H_{G30} bestätigt wurden.

[772] Vgl. dazu die Erläuterungen in Kapitel 4.1.2 und 4.2.4.

Tabelle 70: Hypothesen zu den moderierenden Effekten des Zeitpunktes der Praxisübernahme

Übernahmezeitpunkt	
H_{G27}	Der Übernahmezeitpunkt hat keinen Einfluss auf den Gewinn der Praxis.
H_{G28}	Der Übernahmezeitpunkt hat keinen Einfluss auf die Zufriedenheit des Nachfolgers mit der wirtschaftlichen Entwicklung.
H_{G29}	Der Übernahmezeitpunkt hat keinen Einfluss auf die Zufriedenheit des Nachfolgers mit dem Übernahmeprozess.
H_{G30}	Der Übernahmezeitpunkt hat keinen Einfluss auf die Wiederholungsabsicht.
H_{G31}	Der Übernahmezeitpunkt hat keinen Einfluss auf die Wirkbeziehungen zwischen Erfolgsfaktoren und -indikatoren.
H_{G32}	Der Übernahmezeitpunkt hat keinen Einfluss auf die Ausprägung der Erfolgsfaktoren.

Tabelle 71: Varianzanalyse – Zeitpunkt der Praxisübernahme

Gruppe	Stichprobengröße (n)	Mittelwert	Wahrscheinlichkeit (p)
Aktueller Jahresgewinn der Praxis*			
bis vor fünf Jahren	189	3,83	0,001
fünf Jahre und mehr	104	3,29	
Anzahl übernommener Patienten**			
bis vor fünf Jahren	189	87,15	0,000
fünf Jahre und mehr	104	78,32	

* Messung anhand sechs vorgegebener Klassen : (1) unter 30 T€: (2) 30 T€ ≤ 60 T€; (3) 60 T€ ≤ 90 T€; (4) 90 T€ ≤ 120 T€; (5) 120 T€ ≤ 150 T€; (6) 150 T€ ≤ 180 T€; (7) 180 T€ ≤ 210 T€; (6) < 210 T€

** Prozentuale Angabe der Patientenzahl, die vom Vorgänger übernommen wurden.

Der Test auf Abweichungen in den Strukturmodellen beider Stichproben zeigt die in Tabelle 72 dargestellten Resultate.

Tabelle 72: Gruppenvergleich Strukturmodell – Jahr der Übernahme

Pfad	bis fünf Jahre (m = 189)			mehr als fünf Jahre (n = 104)			Gruppenvergleich
	β1	se1	t-Wert1	β2	se2	t-Wert2	t-Wert
Beschäftigungsdauer der Mitarbeiter -> Patientenerhalt	0,062	0,076	0,812	0,288***	0,064	4,484	2,007*
Pull-Motivation -> Prozesszufriedenheit	-0,006	0,091	0,067	0,260***	0,074	3,523	1,986*

Signifikanzniveaus entsprechend Tabelle 36: + $p \leq 0{,}1$; * $p \leq 0{,}05$; ** $p \leq 0{,}01$; *** $p \leq 0{,}001$

Liegt die Übernahme länger als fünf Jahre zurück, so wirkte sich die Beschäftigungsdauer der Mitarbeiter deutlich stärker auf den Patientenerhalt aus. Für die Vergleichsgruppe ist das Ergebnis als neutral zu bewerten. Gleiches gilt für den Zusammenhang zwischen der Pull-Motivation des übernehmenden Hausarztes und seine Prozesszufriedenheit. Sind seit der Übernahme maximal fünf Jahre vergangen, so besteht keine Wirkbeziehung. In dem Zeitraum davor, zeigt der Wunsch nach Selbstverwirklichung einen hochsignifikant positiven Einfluss auf die Beurteilung des Übernahmeprozesses. Hinsichtlich der Bestimmtheitsmaße ergeben sich Unterschiede in Bezug auf die Erklärung zum Erhalt des Patientenstammes. Für Hausärzte, die die Übernahme erst in den letzten fünf Jahren realisierten, können lediglich 7 Prozent der Varianz des Patientenerhalts über die zugeordneten Variablen – unternehmerische Orientierung, Beschäftigungsdauer der Mitarbeiter und Mitarbeiterakzeptanz – erklärt werden. Für die Vergleichsgruppe sind dem gegenüber 25 Prozent der Varianz dieses Konstrukts über diese Faktoren erklärbar. Alle anderen Bestimmtheitsmaße weichen nur geringfügig ab bzw. stimmen mit der Gesamtstichprobe weitestgehend überein. Die Hypothese H_{G31} ist somit abzulehnen.

6.4.5 Art der Praxisübernahme

Die Hypothesen H_{G33} bis H_{G39} beziehen sich auf die Art der Praxisübernahme durch familienin- und externe Übernehmer (vgl. Tabelle 73).

Tabelle 73: Hypothesen zu den moderierenden Effekten der Art der Praxisübernahme

Art der Übernahme	
H_{G33}	Die Art der Übernahme hat keinen Einfluss auf den Gewinn der Praxis.
H_{G34}	Die Art der Übernahme hat keinen Einfluss auf die Zufriedenheit des Nachfolgers mit der wirtschaftlichen Entwicklung.
H_{G35}	Die Art der Übernahme hat keinen Einfluss auf die Zufriedenheit des Nachfolgers mit dem Übernahmeprozess.
H_{G36}	Die Art der Übernahme hat keinen Einfluss auf die Wiederholungsabsicht.
H_{G37}	Die Unterstützung durch den Übergeber ist für familieninterne Nachfolger höher, als für familienexterne Nachfolger.
H_{G38}	Die Art der Übernahme hat keinen Einfluss auf die Wirkbeziehungen zwischen Erfolgsfaktoren und -indikatoren.
H_{G39}	Die Art der Übernahme hat keinen Einfluss auf die Ausprägung der Erfolgsfaktoren.

In Frage 10 wurde das Verhältnis des übernehmenden Hausarztes zum Übergeber erfragt. Dabei erfolgte die Unterscheidung in verwandt, bekannt und unbekannt. Es ergab sich folgende Verteilung (vgl. Abbildung 30):

Abbildung 30: Verteilung familieninterner und -externer Übernahmen innerhalb der Stichprobe

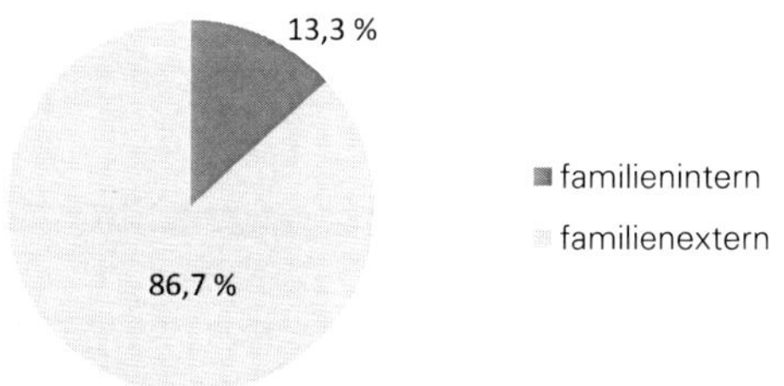

Nur 39 Hausärzte der Stichprobe haben die Praxis von einem Verwandten übernommen. Der Großteil der Praxisübernahmen – 254 Studienteilnehmer – wurde außerhalb der Familie realisiert. In bisherigen wissenschaftlichen Arbeiten findet sich kein Vergleich der beiden Übertragungsarten. Unterschiede zwischen beiden Gruppen in Bezug auf einzelne Erfolgsfaktoren und -indikatoren bzw. auf deren Wirkzusammenhänge sind somit nicht ableitbar. Daher ist zunächst von keinen Abweichungen auszugehen. Lediglich in Bezug auf die Unterstützung des Nachfolgers seitens des Übergebers lassen sich Unterschiede vermuten, wie Hypothese H_{G37} zeigt.

Diese Vermutungen wurden mittels der Varianzanalyse getestet (vgl. Tabelle 74). Die Hypothese H_{G37} konnte dabei bestätigt werden. Wird die Praxis an ein Familienmitglied übergeben, ist die Unterstützung des Übergebers höher. Das Ergebnis ist signifikant. Signifikante Abweichungen ergaben sich auch in Bezug auf die Push-Motivation und die übernommene Patientenzahl. Familienintern werden durchschnittlich 94,5 Prozent der Patienten übernommen. Einem externen Übernehmer bleiben dagegen nur durchschnittlich 82,4 Prozent der Patienten erhalten. Familieninterne Übernehmer verfügen über eine geringere Push-Motivation. Sie übernehmen daher seltener mangels Alternativen. Stammt der Nachfolger nicht aus der Familie, so ist die Push-Motivation leicht überdurchschnittlich. Die Hypothese H_{G39} muss aus diesem Grund abgelehnt werden. H_{G33}, H_{G34}, H_{G35} und H_{G36} können bestätigt werden.

Aufgrund der geringen Stichprobengröße der familieninternen Übernehmer ist die Durchführung eines Vergleiches der Strukturmodelle nicht möglich. Die Hypothese H_{G38} kann somit nicht getestet werden.

Tabelle 74: Varianzanalyse – Art der Übernahme

Gruppe	Stichprobengröße (n)	Mittelwert	Wahrscheinlichkeit (p)
Unterstützung durch den Übergeber*			
Familieninterne Übergabe	39	0,4575	0,002
Familienexterne Übergabe	254	-0,0703	
Push-Motivation*			
Familieninterne Übergabe	39	-0,4365	0,022
Familienexterne Übergabe	254	0,0670	
Anzahl übernommener Patienten**			
Familieninterne Übergabe	39	94,54	0,029
Familienexterne Übergabe	254	82,40	

* Bildung der Faktorwerte aus den Einzelitems: Wert < 0 entspricht unterdurchschnittlicher Ausprägung; Wert = 0 entspricht durchschnittlicher Ausprägung; Wert > 0 entspricht überdurchschnittliche Ausprägung (vgl. Backhaus et al. 2011, S. 320ff.)

** Prozentuale Angabe der Patientenzahl, die vom Vorgänger übernommen wurden.

6.4.6 *Zusammenfassung und Interpretation der Ergebnisse der Gruppenanalysen Humankapital*

Für das allgemeine und spezielle Humankapital wurden keine Unterschiede bezüglich der Erfolgsfaktoren und -indikatoren bzw. für die Pfadbeziehungen im Strukturmodell vermutet. Grundlage dieser Hypothesen bildeten die bisherigen theoretischen und empirischen Ergebnisse.[773] Entgegen den Erwartungen nimmt jedoch die Berufserfahrung als Facharzt vor Praxisübernahme Einfluss auf die Wirkbeziehung zwischen der Prozesszufriedenheit bzw. der Zufriedenheit mit der wirtschaftlichen Entwicklung auf die Wiederholungsabsicht. Bei Hausärzten, die vor der eignen Selbstständigkeit fünf Jahre und länger als angestellter Facharzt tätig waren, hat die Prozesszufriedenheit eine wesentlich höheren Einfluss auf die Wiederholungsabsicht, als bei der Vergleichsgruppe. Dagegen wirkt die Zufriedenheit mit der wirtschaftlichen Entwicklung weniger stark auf eine erneute Entscheidung für eine Praxisübernahme. Demnach sind für Ärzte, die länger in einer abhängigen Beschäftigung tätig waren, die finanziellen Gegebenheiten weniger relevant für den Schritt in die Selbstständigkeit. Ein reibungsloser Verlauf der Übernahme ist ihnen wichtiger. Eine Begründung dafür könnte im Anspruch an den eigenen Beruf liegen. Demnach scheinen Ärzte mit längerer Praxiserfahrung die Freiheiten einer Selbstständigkeit höher zu bewerten als monetäre Leistungen.

Das spezielle Humankapital wurde über die betriebswirtschaftlichen Vorkenntnisse des Hausarztes zum Übernahmezeitpunkt in die Untersuchung integriert. Entgegen den Erwartungen ergaben sich Gruppenunterschiede zwischen den Studienteilnehmern mit Vorkenntnissen und denen ohne. Mediziner, die zum Übernahmezeitpunkt bereits über wirtschaftliches Wissen verfügten, zeigten eine signifikant höhere unternehmerische Orientierung und eine geringere Push-Motivation. Ärzte, die Wert auf unternehmerisches Handeln legen, beschäftigen sich demnach bereits vor der eigenen Selbstständigkeit mit wirtschaftlichen Themen. Die Entscheidung zur Gründung treffen sie mit dem Bewusstsein, sich unternehmerisch zu betätigen. Alternativ- und Perspektivlosigkeit nimmt seltener einen Einfluss auf ihren Schritt in die Selbstständigkeit. Bezüglich der Erfolgsindikatoren ergeben sich jedoch keine Unterschiede. So wirtschaftet der Hausarzt ohne betriebswirtschaftliche Vorbildung ebenso erfolgreich, wie sein Kollege mit entsprechen-

[773] Vgl. die Ausführungen in Kapitel 4.2.1.

dem Wissen. Diese Tatsache stützt die in Kapitel 4.2.1 erläuterte Begründung, das spezielle Humankapital aus der Betrachtung auszuschließen.

Im Vergleich der Strukturmodelle beider Stichproben zeigte sich ein Unterschied in der Wirkung des Patientenzuwachses auf die Zufriedenheit mit der wirtschaftlichen Entwicklung der Praxis. Für Hausärzte ohne wirtschaftliche Vorkenntnisse führt der Anstieg der Patientenzahl zu einer höheren Zufriedenheit mit den finanziellen Rückflüssen. Eine Erklärung dafür könnte sein, dass diese Studienteilnehmer eine hohe Anzahl von Behandlungsscheinen pro Quartal mit einer florierenden Praxis gleichsetzen, während ihre Kollegen andere Größen zur Bewertung ihres wirtschaftlichen Erfolges nutzen. Dieses Ergebnis bestätigt sich in den abweichenden Bestimmtheitsmaßen für die Zufriedenheit mit dem wirtschaftlichen Erfolg. Für Ärzte ohne betriebswirtschaftliche Vorprägung können knapp 36 Prozent der Varianz dieses Erfolgsmaßes über die zugeordneten Faktoren erklärt werden. Für die Vergleichsgruppe ist dies nur zu 14,2 Prozent möglich.

Alter und Geschlecht

Das Alter des Nachfolgers zum Übernahmezeitpunkt wurde in bisherigen Untersuchungen nicht berücksichtigt. Ebenso wenig ließen sich aus der Theorie Aussagen zum Einfluss des Alters auf mögliche Erfolgsfaktoren und -maße ableiten. Es war davon auszugehen, dass keine Abweichungen existieren. Die empirische Prüfung bestätigte diese Vermutung. Unterschiede ergaben sich jedoch im Vergleich der Kausalzusammenhänge zwischen den Einflussgrößen und Erfolgsindikatoren. So zeigte sich für Ärzte, die vor dem Erreichen des 40. Lebensjahres den Schritt in die Selbstständigkeit gegangen sind, ein negativer Wirkzusammenhang zwischen der wirtschaftlichen Ausgangssituation der Arztpraxis und deren Zufriedenheit mit der wirtschaftlichen Entwicklung. Für die Vergleichsgruppe – Hausärzte, die zum Übernahmezeitpunkt 40 und älter waren – spielt die wirtschaftliche Ausgangssituation dagegen eine untergeordnete Rolle für die wahrgenommene Praxisentwicklung. Die Begründung dieses Ergebnisses ist schwierig. Beispielsweise könnten jüngere Ärzte eher den Vergleich zum Alteigentümer suchen. Dementsprechend wäre es ihnen wichtiger, sich wirtschaftlich erfolgreicher am Markt zu behaupten, als der Vorgänger. Eine genaue Interpretation ist jedoch mit den vorliegenden Daten nicht möglich.

Geschlechtsspezifische Unterschiede wurden in Bezug auf die Motivation vermutet. Empirisch ließen sich die entsprechenden Hypothesen jedoch nicht bestätigen. Männer und Frauen gründen demnach aus den gleichen Motiven heraus. Dagegen zeigten sich Abweichungen in Bezug auf die Eigenschaften und Erfolgsmaße. Männer verfügen demnach über eine stärkere unternehmerische Orientierung. Dies führt in der vorliegenden Stichprobe zu einem höheren Jahresgewinn. Die Erklärung dafür liegt vermutlich in dem mit der unternehmerischen Orientierung einhergehenden höherem Risiko- und Kostenbewusstsein der männlichen Studienteilnehmer. Frauen sind eher geneigt, sich erneut für die Übernahme einer Hausarztpraxis zu entscheiden. Sie scheinen rückblickend zufriedener mit ihrer Entscheidung zur Selbstständigkeit. Ähnliche Ergebnisse zeigte eine Studie von Cooper et al. zu Stressoren und Arbeitszufriedenheit niedergelassener Hausärzte in Großbritannien – Frauen sind demnach generell zufriedener mit ihren Entscheidungen.[774]

Der Vergleich der Strukturmodelle beider Teilstichproben ergab Unterschiede in der Pfadbeziehung der wirtschaftlichen Ausgangssituation der Arztpraxis auf den aktuellen Jahresgewinn. Für beide Gruppen ist der Zusammenhang signifikant positiv. Die Ausprägung der männlichen Teilnehmer ist jedoch deutlich höher. Damit einhergehend lässt sich für diese Stichprobe die Varianz des aktuellen Jahresgewinns zu 41 Prozent über die Variablen unternehmerische Orientierung, Patientenzuwachs und wirtschaftliche Ausgangssituation erklären. Für Frauen sind dagegen nur knapp 16 Prozent der Gewinnvarianz über diese Faktoren erklärbar. Dieses Ergebnis lässt sich ebenfalls auf die höhere unternehmerische Orientierung der männlichen Hausärzte zurückführen. Demnach gelingt es ihnen besser, eine gut gehende Praxis wirtschaftlich erfolgreich weiterzuführen.

Übernahmezeitpunkt

Der Übernahmezeitpunkt ermöglicht einen Rückschluss bezüglich des Einflusses der konjunkturellen Gegebenheiten auf den Übernahmeerfolg. Aus theoretischer Sicht ist davon auszugehen, dass der Gründungszeitpunkt keine Auswirkungen auf die Erfolgsfaktoren, -maße und Zusammenhänge nimmt. In der durchgeführten Varianzanalyse zeigte sich jedoch, dass Hausärzte, die in den letzten fünf Jahren eine Unternehmensnachfolge realisierten, Praxen mit höheren Jahresgewinnen übernahmen. Gleichzeitig gelang es ihnen, signifikant mehr Patienten an sich zu binden, als die entsprechende Vergleichsgruppe.

[774] Vgl. Cooper et al. 1989, S. 366.

Der seit dem gleichen Zeitraum zunehmende Ärztemangel scheint sich in diesem Ergebnis wiederzufinden. Die Gewinne der Praxen steigen an. Patienten fällt es schwerer, einen neuen Hausarzt zu finden. Die Wechselbereitschaft nimmt dementsprechend ab. Die niedrigere Zahl der übernommen Patienten bei Praxisübertragungen, die bereits sechs Jahre und länger zurückliegen, könnte jedoch auch ein Indiz dafür sein, dass die Patientenfluktuation nur zeitverzögert wahrzunehmen ist. Eine abschließende Interpretation ist mit dem vorliegenden Datenmaterial nicht möglich.

Die Ergebnisse des Vergleiches der Strukturmodelle beider Gruppen bestätigen, dass der beginnende Ärztemangel Einfluss auf die Praxisnachfolgen nimmt. Entgegen den Vermutungen, konnten Unterschiede in den Wirkbeziehungen beider Stichproben festgestellt werden. Bei Ärzten, die vor mehr als fünf Jahren eine Praxis übernommen haben, spielen die Rahmenbedingungen eine größere Rolle. So war es zum Beispiel vor 2006 wichtig, dass der Patientenstamm von den bisherigen Mitarbeitern des Alteigentümers weiter betreut wird. Das setzte ebenso voraus, dass das Praxispersonal den Übernehmer akzeptiert. Die erklärte Varianz des Patientenerhalts liegt daher mit 25 Prozent deutlich über der Vergleichsgruppe mit 7 Prozent. Heute scheinen andere Aspekte den Erhalt des Patientenstammes zu bestimmen. Auch diese Tatsache ist auf den aufkommenden Ärztemangel zurückführbar.

Der Gruppenunterschied in Bezug auf die Motivationslagen ist dagegen schwerer zu erklären. Bei Medizinern, die in den letzten fünf Jahren den Schritt in die Selbstständigkeit wählten, hat der Wunsch nach Selbstverwirklichung keinen Einfluss auf deren Zufriedenheit mit dem Übernahmeprozess. Liegt die Unternehmensnachfolge dagegen bereits länger zurück, so zeigt sich ein starker Einfluss der Pull-Motivation auf die Prozesszufriedenheit. Ein möglicher Erklärungsansatz ist, dass die Beurteilung des Übernahmeprozesses im Nachhinein von dem Motiv „sein eigener Herr zu sein" positiv beeinflusst wird. Auch hier ist eine abschließende Interpretation nicht möglich.

Art der Praxisübernahme

Familieninterne Übernehmer werden besser durch den abgebenden Arzt unterstützt. Dieser Zusammenhang wurde vermutet und bewiesen. Nicht erwartungsgemäß sind dagegen die extrahierten Unterschiede bezüglich der Push-Motivation des übernehmenden

Hausarztes und der Patientenfluktuation. Stammt der Nachfolger aus der Familie des Alteigentümers, kann dieser signifikant mehr Patienten übernehmen. Die Patienten scheinen demnach ihr Vertrauen in den abgebenden Arzt auf den Nachfolger zu übertragen, wenn dieser aus der Familie stammt. Warum familienexterne Nachfolger öfter mangels Alternativen eine Praxis übernehmen, bleibt an dieser Stelle ungeklärt. Aufgrund der geringen Stichprobe familieninterner Übernahmen (39 Rückläufe), können keine validen Ergebnisse aus dieser Analyse abgeleitet werden. Der angestrebte Gruppenvergleich der Strukturmodelle ist aufgrund der geringen Stichprobengröße ebenfalls nicht durchführbar.

7 Schlussbetrachtungen

Die Studienresultate werden nachfolgend zusammengefasst und es erfolgt ein Abgleich mit den Kapitel 1.2 formulierten Forschungsfragen (vgl. Punkt 7.1). In einem zweiten Schritt werden die Ergebnisse kritisch gewürdigt und die Limitationen der Untersuchung abgeleitet (vgl. Punkt 7.2). Die vorliegende Studie bildet eine Ergänzung zu den bisherigen wissenschaftlichen Arbeiten auf diesem Gebiet. Sie dient gleichzeitig als Basis für weiterführende Analysen und die Ableitung von Handlungsempfehlungen. Daher werden abschließend sowohl Implikationen für die Forschung (vgl. Punkt 7.3) als auch für die Praxis (vgl. Punkt 7.4) diskutiert.

7.1 Zusammenfassung der Ergebnisse

Das Dissertationsvorhaben verfolgte das Ziel, ein Erfolgsmodell für die Übernahme einer Hausarztpraxis zu erarbeiten und empirisch zu prüfen. Die Beantwortung der in Kapitel 1.2 herausgearbeiteten Forschungsfragen bildete dafür die Grundlage. Die theoretische Auseinandersetzung mit einer Praxisübertragung und die Analyse der erhobenen Daten kommt zu folgenden Ergebnissen:

Es wurde ein Erfolgsmodell für die Übernahme einer Hausarztpraxis erarbeitet und empirisch bestätigt.

Das erarbeitete Erfolgsmodell einer Praxisübernahme fand durch die Analyse der erhobenen Daten eine grundsätzliche Bestätigung. Lediglich vier der insgesamt 22 Hypothesen zu den Wirkbeziehungen zwischen Erfolgsfaktoren und -indikatoren mussten abgelehnt werden.[775] Alle weiteren Zusammenhänge wurden angenommen. Es gelang somit, die Erfolgsfaktoren der Unternehmensnachfolge in der Hausarztpraxis aus den bisherigen theoretischen und empirischen Erkenntnissen abzuleiten, auf die Zielgruppe zu übertragen und empirisch zu bestätigen. Das Ziel der Arbeit ist erreicht.

Für eine Unternehmensnachfolge in der Arztpraxis spielen vier Dimensionen – Person, Unternehmen, Prozess und Umfeld – eine entscheidende Rolle.

[775] Alle Ergebnisse wurden in Kapitel 6.3.3 und 6.4.6 zusammengefasst und interpretiert - Es zeigte sich, dass der Gewinn der Hausarztpraxis keinen Einfluss auf die Wiederholungsabsicht des Hausarztes nimmt. Darüber hinaus spielt die Push-Motivation – eine Gründung mangels Perspektiven oder Karrierealternativen – für Hausärzte keine Rolle. Ebenso ist die wirtschaftliche Ausgangssituation für die Bewertung der Zufriedenheit mit der wirtschaftlichen Entwicklung der Praxis nach Übergabe irrelevant.

Werden die Erkenntnisse der Gründungs- und Nachfolgeforschung gegenübergestellt, so kristallisieren sich gemeinsame Aspekte heraus. Für Existenzgründungen fasste Gartner bereits 1985 vier Dimensionen von Erfolgsfaktoren zu einem Analyserahmen zusammen.[776] Dieser besitzt bis heute Gültigkeit. Ihm gelang es, die Ergebnisse bisheriger Studien zu systematisieren und die Einflussgrößen auf den Gründungserfolg in die Bereiche Person, Unternehmen, Umfeld und Prozess zu gliedern. Cooper entwickelte 1993 auf Basis dieser Arbeit ein erstes allgemeines Modell zur Erklärung des Gründungserfolges.[777] Die Resultate bisheriger Nachfolgestudien lassen sich analog strukturieren und bestätigen die grundlegenden Dimensionen einer Unternehmensnachfolge.

Zur Erklärung der Einflussgrößen auf den Übernahmeerfolg sind die Theorien und Ergebnisse der Gründungsforschung heranzuziehen und durch die Ergebnisse der Nachfolgeforschung zu ergänzen.

Die Grundlage bisheriger Studien zur Erforschung von Einflussgrößen auf den Erfolg einer Unternehmensnachfolge bildeten die empirischen Ergebnisse und theoretischen Erklärungsansätze aus dem Bereich der Familienunternehmensforschung.[778] Dabei handelt es sich um ein vergleichsweise junges Forschungsfeld, dessen theoretische Aufarbeitung bisher unzureichend ist. Dem gegenüber werden in einigen Untersuchungen der Gründungsforschung neben originären auch derivative Existenzgründungen einbezogen. Deren Integration und Analyse erfolgt jedoch eher zufällig. Dennoch verfügt die Gründungsforschung über einen entscheidenden Vorteil. Die lange Forschungstradition, die diesen Bereich kennzeichnet, führte zur Entwicklung einer soliden theoretischen Basis. Werden die Gründungs- und Nachfolgeforschung miteinander verglichen, so zeigen sich Übereinstimmungen in Bezug auf die Erfolgsfaktoren. Die Theorien und empirischen Ergebnisse der Gründungsforschung liefern wichtige Impulse für die Erforschung von Unternehmensnachfolgen und gleichen die fehlende Theoriebasis bisheriger Nachfolgestudien aus.

Aus den theoretischen und empirischen Ergebnissen kann ein allgemeines Erfolgsmodell für Unternehmensnachfolgen abgeleitet werden, das jedoch vor der empirischen Testung auf die Spezifika der Zielgruppe anzupassen ist.

---

[776] Vgl. Gartner 1985, S. 702 bzw. die Ausführungen in Kapitel 3.2.1.

[777] Vgl. Cooper 1993, S. 243 bzw. die Erläuterungen dazu in Kapitel 3.4.1.

[778] Vgl. Kapitel 3.1.3.

Die erläuterten Grundlagen ermöglichten die Erstellung eines allgemeinen Erfolgsmodells einer Unternehmensnachfolge.[779] Die vier Aspekte einer Existenzgründung – Person, Unternehmen, Umfeld und Prozess – finden Berücksichtigung. Für die Definition des Übernahmeerfolges wurden ebenfalls Indikatoren herausgearbeitet. Ein Teil der Einflussgrößen ist jedoch von der gewählten Untersuchungseinheit abhängig.[780] Branchenübergreifende Studien lassen darüber hinaus kaum die Ableitung generalisierbarer Aussagen zu, die jedoch die Voraussetzung für die Erarbeitung praktischer Implikationen sind. Daher ist eine Anpassung des Erfolgsmodells an zielgruppenspezifische Besonderheiten vor der empirischen Prüfung erforderlich.

Staatliche Regularien und die besondere Bedeutung von Hausärzten für das Gemeinwohl der Bevölkerung beeinflussen die Struktur des Erfolgsmodells einer Praxisübertragung. Die Ergebnisse der Gründungs- und Nachfolgeforschung zu KMU sind grundsätzlich auf die Gruppe der Freien Berufe im Allgemeinen bzw. der Hausärzte im Besonderen übertragbar.

Die Besonderheiten der Zielgruppe Hausärzte als freiberufliche Unternehmer manifestieren sich in einer Reihe von staatlichen Eingriffen. Dazu zählt bspw. die Zulassungsbegrenzung ebenso, wie die Festlegung medizinischer Qualifikationen für den Erhalt eines Kassenarztsitzes. Weitere Marktregularien existieren und beeinflussen die ärztliche Tätigkeit. Ursache dieser Eingriffe ist der Schutz der Allgemeinheit bzw. die Verantwortung der Ärzte für die Gesundheit der Bevölkerung.[781] Diese Besonderheiten grenzen die Ärzte von den Gewerbetreibenden und damit von dem Untersuchungsobjekt bisheriger Nachfolgestudien ab. Eine Anpassung des Erfolgsmodells ist zwingend erforderlich. So spielen bspw. Aspekte des Humankapitals des übernehmenden Hausarztes – wie die betriebswirtschaftliche Vorbildung oder auch die Berufserfahrung als Facharzt – eine untergeordnete Rolle. Die staatliche Bedarfszulassung verhindert, dass Konkurrenz entsteht. Die Zahl der Wettbewerber findet daher keine Berücksichtigung im Erfolgsmodell.[782] Einflüsse staatlicher Regularien auf die Erfolgsfaktoren einer Unternehmensnachfolge konnten so nachgewiesen werden. Die ethischen Anforderungen an die Berufsgruppe führen dage-

---

779 Vgl. Kapitel 3.4.

780 Vgl. bspw. die Darstellung der Gruppenvariablen in Kapitel 3.4.2.

781 Ein Überblick über das Umfeld der Tätigkeit in ärztlicher Niederlassung findet sich in Kapitel 4.1.

782 Weitere Anpassungen werden in Kapitel 4.2 diskutiert.

gen kaum zu veränderten Einflussgrößen. Ein möglicher Hinweis auf die Abweichungen zu Unternehmensnachfolgen anderer Branchen stellt die Tatsache dar, dass die unternehmerische Orientierung des übernehmenden Arztes negativ auf den Erhalt des Patientenstammes wirkt. Patienten scheinen demnach unternehmerisches Handeln von niedergelassenen Hausärzten nur bedingt zu tolerieren. Für weiterführende Betrachtungen fehlen jedoch empirische Vergleichsergebnisse. Abschließend kann jedoch konstatiert werden, dass der im Rahmen der Arbeit durchgeführte Vergleich von Gewerbetreibenden und Freiberuflern die grundsätzliche Übertragbarkeit der Theorien und Ergebnisse der Gründungs- und Nachfolgeforschung auf die Gruppe der Freiberufler bestätigt.

Die Definition des Übernahmeerfolges einer Hausarztpraxis muss vor allem qualitativen Aspekten Rechnung tragen.

Eine besondere Herausforderung stellte die Ableitung geeigneter Erfolgsmaße für die Erforschung des Praxisübernahmeerfolges dar. Bisherige Studien ergaben, dass etablierte Leistungsindikatoren für niedergelassene Mediziner nur begrenzt Gültigkeit besitzen.[783] Der Gewinn einer Hausarztpraxis ist nur zum Teil durch den Arzt beeinflussbar. Darüber hinaus haben für ihn vor allem qualitative Erfolgsmaße eine wesentliche Bedeutung. In der durchgeführten Vorstudie bestätigten sich diese Annahmen. Für die Hauptuntersuchung wurden daher die Prozesszufriedenheit, die Zufriedenheit mit der wirtschaftlichen Entwicklung und die Wiederholungsabsicht des Hausarztes als Erfolgsmaße integriert. Der Gewinn wurde als quantitative Kenngröße ebenfalls getestet. Die Ergebnisse manifestierten die Relevanz subjektiver Leistungsbeurteilungen. So wirken die Zufriedenheit des Hausarztes mit der wirtschaftlichen Entwicklung seiner Arztpraxis und die Zufriedenheit mit dem Übernahmeprozess signifikant auf deren Wiederholungsabsicht, während der Gewinn keinen Einfluss nimmt. Das Ergebnis zeigt die herausragende Stellung qualitativer Maße für die Bewertung des Praxisübertragungserfolges.

Die Zahl und Wirkstärke der Einflussfaktoren differiert je nach Definition des Übernahmeerfolges.

Der Erfolg der Übernahme einer Hausarztpraxis wurde durch vier Erfolgsindikatoren bewertet: den aktuellen Jahresgewinn, die Zufriedenheit mit der wirtschaftlichen Entwick-

[783] Vgl. dazu u. a. Ackermann 2006, S. 193; Merz, Paic 2006b bzw. die Darstellungen in Kapitel 4.2.1.

lung der Arztpraxis, der Prozesszufriedenheit und der Wiederholungsabicht. Letztbenanntes Kriterium ist als übergeordnetes Maß zu verstehen, das alle Motive und Erwartungen des Hausarztes an sein künftiges Tätigkeitsfeld sowie deren Realisierung berücksichtigt.[784] Dementsprechend wurde der Einfluss der drei weiteren Erfolgskriterien auf diese Größe untersucht. Die Ergebnisse sind in Kapitel 6.3.3 dargestellt und diskutiert. Die Zahl der Einflussfaktoren differiert auch in Bezug auf die weiteren Erfolgsmaße. So nehmen bspw. auf die Prozesszufriedenheit – die die Bewertung des begrenzten Übernahmezeitraumes beinhaltet – lediglich fünf der herausgearbeiteten Erfolgsfaktoren Einfluss. Dem gegenüber sind in die Beurteilung der Zufriedenheit mit der wirtschaftlichen Entwicklung sieben Kriterien einzubeziehen.[785] Für die Erklärung des Gewinns einer Hausarztpraxis ließen sich aus der Literatur lediglich drei Erfolgsfaktoren extrahieren, deren Relevanz empirisch bestätigt wurde. Die Erarbeitung eines Erfolgsmodells für Praxisnachfolgen wird zu großen Teilen von der Definition des Übernahmeerfolges bestimmt.

Es existieren Gruppenunterschiede.

Aus den bisherigen theoretischen und empirischen Arbeiten zum Erfolg von Hausarztpraxen ließen sich nur wenig relevante Gruppenunterschiede ableiten. So wurde bspw. ein Einfluss des Geschlechtes des Praxisübernehmers auf dessen Gründungsmotivation vermutet. Weitere Gruppenunterschiede ließen sich für die Übertragung der Arztpraxis an ein Familienmitglied herausfiltern. Praxisübergaben innerhalb der Familie des Alteigentümers führen zu einer besseren Unterstützung des Nachfolgers durch den Übergeber. Weitere Hypothesen zu moderierenden Effekten waren nicht ableitbar. Die durchgeführten Analysen ermöglichten eine erste Prüfung der Zusammenhänge.[786] Der angenommene Zusammenhang zwischen der Art der Praxisnachfolge – unterteilt in familienintern und -extern – bestätigte sich. Geschlechterspezifische Motivationslagen existieren dagegen nicht. Weitere Gruppenunterschiede – zum Teil entgegen den getroffenen Annahmen – lassen die Existenz weiterer moderierender Effekte vermuten und sollten in künftige Untersuchungen einfließen.[787]

[784] Vgl. dazu Kapitel 3.3.2 bzw. 4.2.1.

[785] Vgl. Kapitel 4.3.3 und die Ergebnisdarstellung in Kapitel 6.3.2.

[786] Vgl. Darstellung und Auswertung in Kapitel 6.4.

[787] Vgl. Kapitel 6.4.

Um wissenschaftliche und praktische Implikationen abzuleiten, sind der Aufbau der Arbeit und die Umsetzung der Forschungsthematik einer kritischen Würdigung zu unterziehen. Die entsprechenden Überlegungen sind Inhalte des nachfolgenden Punktes.

7.2 Kritische Würdigung

Der Aufbau der Arbeit orientierte sich an den Anforderungen für die Erforschung von Erfolgsfaktoren.[788] Eine erste wesentliche Voraussetzung bestand in der Herausarbeitung einer soliden theoretischen Basis. Bisherige empirische Ergebnisse wurden in einer Literaturrecherche systematisiert und flossen in die Erstellung eines allgemeinen Nachfolgemodells ein. Die darauf aufbauende Empirie wurde zweitstufig durchgeführt. Diese Vorgehensweise soll kritisch betrachtet werden.

Theoretische Grundlagen

Nur wenige Erfolgsfaktorenstudien ziehen geeignete Theorien zur Erklärung der realen Phänomene heran. Dies stellt eine Hauptkritik des Forschungsbereiches dar und ist zugleich eine Grundanforderung an die gewählte konfirmatorische Vorgehensweise. Für die eigene Forschungsarbeit wurden drei Forschungsstränge zusammengeführt: die Gründungsforschung, die Nachfolgeforschung und Teilbereiche der Gesundheitsökonomie. Kausalzusammenhänge zwischen Erfolgsfaktoren und -indikatoren ließen sich so ableiten und theoretisch begründen.

Die Gegenüberstellung und gemeinsame Betrachtung der Gründungs- und Nachfolgeforschung sowie die Integration empirischer Ergebnisse beider Bereiche können als neue Herangehensweise an diese Thematik verstanden werden. Es konnte ein allgemeines Erfolgsmodell für Unternehmensnachfolgen erarbeitet werden, dessen Wirkzusammenhänge durch etablierte Theorien erklärbar sind und alle Dimensionen einer Existenzgründung – Person, Unternehmen, Umfeld und Prozess – integriert. Für die Modellanpassung auf die Zielgruppe der Hausärzte wurden die Ergebnisse gesundheitsökonomischer Studien einbezogen. Nur wenige Untersuchungen setzten sich bisher mit dem niedergelassenen Hausarzt und dessen Praxiserfolg auseinander. Dennoch bildeten diese Erkenntnisse eine wichtige Grundlage. Kritisch kann gesehen werden, dass es im Ergebnis der Arbeit nicht möglich war, eine einheitliche Theorie zur Firmenübertragung abzuleiten. Die

[788] Vgl. Ausführungen in Kapitel 2.2.3 bis 2.2.5.

Darstellung der komplexen Wirkzusammenhänge konnte nur unter Bezug auf verschiedene etablierte Erklärungsansätze erfolgen.

Erfolgsfaktoren

In die Untersuchung wurden hauptsächlich latente Erfolgsfaktoren einbezogen. Die abstrakten Konstrukte wurden – soweit möglich – über validierte Skalen operationalisiert.[789] Aufgrund der geringen Anzahl bisheriger Studien in diesem Bereich, erfolgte die Übernahme von Operationalisierungen aus der Gründungs- und Nachfolgeforschung. Die durchgeführten Vorstudien bzw. die Pretests sollten die Inhaltsvalidität sicherstellen. Dem anschließenden Gütetest der gewählten Messmodelle hielten nicht alle Items stand. So wurden aus den Variablen Push-Motivation, Übergebermotivation und unternehmerische Orientierung einzelne Indikatoren entfernt, um ausreichende Messgüte zu erhalten. Dies gilt als ein entscheidender Kritikpunkt der empirischen Testung. Die benannten Motivationskonstrukte werden im Strukturmodell lediglich durch zwei Items dargestellt. Künftige Studien sollten diesen Nachteil durch den Einsatz anderer Skalen ausgleichen.

Per Definition sollen kritische Erfolgsfaktoren sowohl Signifikanz als auch Nachhaltigkeit aufweisen.[790] Von einer strategischen Ausrichtung kann aufgrund der Resultate und der Ableitung der Einflussgrößen aus wissenschaftlichen Arbeiten ausgegangen werden. Die Signifikanz wurde im Rahmen der Analyse des Strukturmodells berechnet.[791] Der Einflussfaktor Push-Motivation lässt sich nicht als kritischer Erfolgsfaktor bezeichnen und ist aus dem Erfolgsmodell einer Praxisübernahme zu eliminieren.

Die erklärte Varianz der Erfolgsgrößen liegt zwischen 0,19 und 0,43.[792] Die Werte sind insgesamt akzeptabel. Es zeigt sich jedoch, dass insbesondere die Zufriedenheit des Hausarztes mit der wirtschaftlichen Entwicklung seiner Arztpraxis durch weitere, nicht in das Modell integrierte, Erfolgsgrößen bestimmt wird. Diesem Manko steht entgegen, dass eine Praxisübertragung als reales Phänomen viele Facetten hat. Die Abbildung der Wirklichkeit über Modelle verlangt jedoch eine Systematisierung und Vereinfachung. Die in bisherigen Studien zur Unternehmensnachfolge erreichten Werte für die erklärten Va-

[789] Vgl. dazu Kapitel 6.2.

[790] Vgl. Ausführungen in Kapitel 2.2.2.2.

[791] Vgl. Kapitel 6.3.

[792] Vgl. Kapitel 6.3.2.

rianzen liegen daher in ähnlicher Höhe oder unterschreiten diese.[793] Das entwickelte Gesamtmodell besitzt ausreichend Aussagekraft, die durch die Erforschung weiterer Erfolgsmaße künftig noch verbessert werden kann.

Erfolgsindikatoren

Das Ableiten und Prüfen geeigneter Leistungsmaße zur Beurteilung des Erfolges einer Hausarztpraxis war ein wesentlicher Bestandteil der vorliegenden Arbeit. Aus bisherigen Studien wurden unter Berücksichtigung der theoretischen Voraussetzungen sowohl quantitative als auch qualitative Indikatoren ausgewählt. In den durchgeführten Vorstudien und Pretests erfolgte deren Validierung und anschließend in der Hauptuntersuchung die empirische Prüfung. Der aktuelle Jahresgewinn als objektivierte Leistungsgröße zeigte eine geringe Korrelation mit den qualitativen Maßen. Die subjektiven Kennzahlen wiesen dagegen hohe Zusammenhänge aus.[794] Diese Unterschiede sind vor allem unter Betrachtung der Zielgruppe erklärbar und stellen eine Besonderheit dar. Grundsätzlich bestätigt sich, dass die gewählten Erfolgsindikatoren gut geeignet sind, um die Facetten einer Unternehmensnachfolge abzubilden. Sie sind sowohl für die Freien Berufe als auch für Gewerbetreibende anwendbar. Unternehmer können ad-hoc die gewählten Größen benennen, was zur Verbesserung der Rücklaufquoten beiträgt. Interpretationsspielräume sind kaum gegeben. Die herausgearbeiteten Maße können künftig genutzt werden, um vergleichbare Studienergebnisse – auch branchenübergreifend – zu erzielen.

Gruppenvariablen

Der Test moderierender Effekte hatte explorativen Charakter, da die theoretisch-empirische Fundierung für die untersuchten Zusammenhängen bisher fehlte. Die Ergebnisse zeigen jedoch, dass die betrachteten Wirkzusammenhänge zum Teil Gruppenunterschiede aufweisen. Dieser Tatsache wurde im Rahmen der vorliegenden Erhebung kaum Rechnung getragen.

---

793 Weber erreicht bspw. mit seinem Gesamtmodell eine DEV von 29,6 % (vgl. Weber 2009, S. 243). Spelsberg kann dagegen lediglich auf Werte ≤ 0,19 verweisen (vgl. Spelsberg 2011, S. 194ff.).

794 Vgl. Kapitel 6.2.3.5.

Gewählte Stichprobe

Die Untersuchung war auf Hausärzte in Einzelpraxen begrenzt. In der Studie fanden ausschließlich Ärzte, die eine Praxisübernahme vor mindestens einem und maximal zehn Jahren in den Bundesländern Sachsen, Thüringen, Sachsen-Anhalt und Brandenburg realisierten, Berücksichtigung. Die Einschränkungen der Zielgruppe stellt gleichzeitig eine Hauptlimitation der Studie dar. Die Stichprobe enthält ausschließlich Daten der neuen Bundesländer. Ob eine Übertragbarkeit der Ergebnisse auf die verbleibenden Gebiete möglich ist, kann nicht geprüft werden. Die Bewertung der Repräsentativität der verwendeten Daten konnte aufgrund der vorliegenden Informationen nur begrenzt durchgeführt werden. Die Rücklaufquoten wurden pro Bundesland angegeben. Eine Gewichtung der Stichprobe entsprechend der Grundgesamtheit konnte jedoch aufgrund fehlender Daten nicht vorgenommen werden.[795]

Die Untersuchung wurde als Querschnittstudie durchgeführt. Einflüsse veränderter Umfeld- und Rahmenbedingungen können ebenso wenig untersucht werden, wie mögliche Verhaltensanpassungen der Untersuchungsteilnehmer aufgrund von Misserfolgen in der Vorperiode.[796] Die Ergebnisse unterliegen u. U. einer zeitlichen Instabilität.

Störgrößen bzw. nicht beachtete Drittvariablen, die die Wirkbeziehungen zwischen Erfolgsfaktoren und -indikatoren beeinflussen, werden durch eine umfassende Literaturrecherche zu den Themen Gründung, Unternehmensnachfolge und Hausarztpraxis begrenzt. Eine komplette Eliminierung dieser Effekte konnte jedoch nicht erreicht werden.

Aus Kapitel 2.2.4 und 2.2.5 lässt sich ableiten, dass die Generalisierung von Studienergebnissen eine homogene Untersuchungsgruppe voraussetzt. Dieser Forderung wurde nachgekommen. Knapp ein Drittel der Grundgesamtheit beteiligte sich an der Studie. Die Grundlagen für die Übertragbarkeit der Ergebnisse für diese Zielgruppe scheinen somit gegeben. Die Ableitung praktischer Handlungsempfehlungen ist möglich.

---

795 Vgl. dazu die Ausführungen in Kapitel 5.1.3.5.

796 Vgl. Kapitel 2.2.3 bis 2.2.5.

7.3 Implikationen für die Forschung

Die dargestellten Kritikpunkte der vorliegenden Untersuchung in Punkt 7.2 ermöglichen Empfehlungen für künftige wissenschaftliche Arbeiten dieses Gebietes. Die Implikationen lassen sich nach inhaltlichen und methodischen Kriterien strukturieren. Die inhaltlichen Anmerkungen beziehen sich auf die theoretisch-empirische Grundlage künftiger Studien. Darüber hinaus werden bestehende Forschungslücken aufgezeigt. Die methodischen Ansatzpunkte für künftige Studien basieren auf der eigenen Vorgehensweise. Sie wurde kritisch hinterfragt und ermöglicht so die Ableitung von Handlungsempfehlungen. Beide Bereiche sind in Tabelle 75 aufgeführt und anschließend beschrieben.

Tabelle 75: Implikationen für die Forschung

Inhaltliche Implikationen	Methodische Implikationen
- Theoretische Basis - Weiterführende Forschung	- Datengrundlage - Messmodelle - Auswertungsmethodik - Studiendesign

Für die theoretische Basis künftiger Studien sind sowohl die Ergebnisse der Gründungs- als auch Nachfolgeforschung wesentlich. Der in der Arbeit durchgeführte Vergleich beider Forschungsgebiete zeigte, dass deutliche Überschneidungen existieren. Die lange Tradition der Gründungsforschung kann zudem auf ein etabliertes Theoriegerüst verweisen. Dieses liefert wertvolle Ansätze für die Nachfolgeforschung und kann gleichzeitig die Kritik einer fehlenden Theoriebasis ausgleichen.

Grundlage für die eigene Untersuchung bildet das in Kapitel 3 erarbeitete allgemeine Erfolgsmodell einer Unternehmensnachfolge. Es besitzt branchenübergreifende Gültigkeit und beinhaltet alle vier Dimensionen der Existenzgründung.[797] Eine fehlende theoretische Untermauerung bisheriger Nachfolgestudien und der Einbezug der Erkenntnisse der Gründungsforschung erforderten diesen Zwischenschritt. Für die eigene Empirie wurde das Modell zielgruppenspezifisch überarbeitet. Ob das Modell – wie vorgesehen – Gültigkeit für andere Branchen besitzt, sollte in künftigen Studien geprüft werden.

[797] Vgl. Kapitel 3.4.

In Abschnitt 7.2 wurde diskutiert, dass die im Modell berücksichtigten Erfolgsfaktoren die Varianz der Erfolgsmaße nur begrenzt erklären. Hieraus ergibt sich eine inhaltliche Implikation für die weiteren Forschungen zu dieser Thematik. Unberücksichtigte Drittvariablen beeinflussen die Wirkbeziehungen zusätzlich. Das zeigt die Analyse des Modells hinsichtlich der Gruppenunterschiede. Bisherige wissenschaftliche Publikationen können dem Anspruch auf Erklärung des Erfolges einer Unternehmensnachfolge nur begrenzt genügen. Die Erforschung weiterer Einflussgrößen sollte daher künftig stärker Beachtung finden.

Die gemeinsame Betrachtung von familieninternen und -externen Unternehmensnachfolgen ist ein Novum. Die Vorgehensweise wurde unter Berücksichtigung der Zielgruppe gewählt. Gruppenvergleiche zeigen Unterschiede in der Unterstützung und Akzeptanz des übernehmenden Hausarztes. Dies bezieht sich auf den Praxisübergeber, das Praxispersonal, aber auch auf die Patienten. Abschließende Aussagen sind aufgrund der geringen Stichprobengröße nicht möglich. Um entsprechende Unterschiede nachzuweisen, sollten künftige Studien breiter angelegt sein. Lässt sich in den Untersuchungen ein entsprechender Unterschied nachweisen, so sind die Unterstützungsangebote je nach Art der Unternehmensnachfolge zu variieren.

Die vorliegende Arbeit beschäftigt sich mit der rückblickenden Bewertung der Unternehmensnachfolge durch den übernehmenden Arzt. Die Sichtweisen des abgebenden Mediziners blieben ebenso unberücksichtigt, wie die des Praxispersonals oder auch der Patienten. Die gewählte Betrachtungsebene rechtfertigt diese Vorgehensweise. In der Vorstudie zeigte sich ein starker Fokus auf die gesellschaftlichen Zielstellungen. Untersuchungen einer Praxisübertragung aus Sicht der benannten Anspruchsgruppen könnten helfen, den Praxisübernehmer noch besser auf seine neue Rolle vorzubereiten.

Die ausgewählten Erfolgsmaße beziehen sich ausschließlich auf die individuell/einzelwirtschaftliche Ebene. Dem steht entgegen, dass an die Tätigkeit des niedergelassenen Hausarztes hohe ethische Anforderungen gestellt werden. Mit seinem Wirken trägt er zum Gemeinwohl bei.[798] Ob es ihm gelingt, trotz der erforderlichen unternehmerischen Ausrichtung seiner Praxis, die an ihn gesetzten Anforderungen zu erfüllen, zeigt das getestete Modell nicht. Die verwendeten Erfolgsindikatoren müssten dafür stärker an

[798] Vgl. Kapitel 4.1.

den gesellschaftlichen Anforderungen ausgerichtet werden und erfordern die Entwicklung neuer Leistungsmaße.

Der Weg der Praxisübernahme stellt in überversorgten Gebieten die einzige Möglichkeit einer Selbstständigkeit dar. In allen anderen Regionen kann der Hausarzt zwischen Praxisneugründung und -übernahme wählen. Vergleichende Studien von Zahnmedizinern ergaben, dass die Übernahme einer bestehenden Praxis zunächst höhere Erträge generiert und die Kosten für eine Neugründung höher liegen.[799] Das unternehmerische Risiko ist somit bei einer originären Gründung größer. Ob dies auch für Hausärzte oder andere Humanmediziner zutrifft, wurde in bisherigen Studien nicht berücksichtigt. Ein Vergleich beider Gründungsformen stellt eine mögliche Erweiterung künftiger Untersuchungen dar.

Methodische Implikationen beziehen sich auf die Datengrundlage, die Messmodelle, die verwendete Auswertungsmethodik und das Studiendesign. Die benannten Punkte werden nachfolgend diskutiert.

In die Befragung wurden Hausärzte mit Einzelpraxis aus den neuen Bundesländern einbezogen. Diese Limitation führt zu einer homogenen Datengrundlage und einer begrenzten Übertragbarkeit der Ergebnisse. Erweiterungen der Stichprobe wären in mehrere Richtungen denkbar. Bspw. könnten neben Einzelpraxen auch Gemeinschaftspraxen und Praxisgemeinschaften integriert werden. Die qualitativen Erfolgsmaße lassen sich auf die beschriebenen Unternehmensformen gut übertragen. Zur Beurteilung der quantitativen Leistungen könnten relative Größen, wie beispielsweise die Umsatzrendite, durch den Wissenschaftler berechnet werden. Diese stellt sicher, dass nach wie vor alle Erfolgsmaße ad-hoc durch den Studienteilnehmer zu beantworten sind und gleichzeitig größenspezifische Verzerrungen eliminiert werden.

Der Vergleich zwischen neuen und alten Bundesländern ist ebenso ein interessantes Untersuchungsziel und ermöglicht es, bundesweite Unterstützungsangebote zu validieren.[800] Auch ein Vergleich zwischen strukturstarken und -schwachen Regionen wäre denkbar und würde weitere Impulse für die Übertragbarkeit der Forschungsergebnisse auf andere Regionen liefern.

799 Vgl. Klingenberger, Becker 2008, S. 34ff.

800 Förderkredite von der Kreditanstalt für Wiederaufbau können bspw. bundesweit abgerufen werden.

Der entwickelte Fragebogen nutzte zum Großteil validierte Skalen. Wie beschrieben wurden durch die Übernahme der Messmodelle die postulierten Gütekriterien nur teilweise erreicht.[801] So konnte bspw. die Übergebermotivation eines Hausarztes durch etablierte Items der Nachfolgeforschung nur unzureichend abgebildet werden. Die Mängel in der Operationalisierung beeinflussen die Güte des Strukturmodells. Künftige Studien sollten dieser Problematik Rechnung tragen. Ggf. sind neue, zielgruppenspezifische Skalen zu entwickeln.

Die Modellierung eines Erfolgsmodells für Praxisübernahmen bezieht sich großteils auf die Betrachtung latenter Einflussgrößen. Mit der Strukturgleichungsmodellierung steht eine geeignete Auswertungsmethodik zur Verfügung.[802] Für die eigene Erhebung wurde das varianzbasierte Verfahren gewählt, das konsistente Schätzungen komplexer Modelle mit kleinen Stichproben ermöglicht. Ein wesentlicher Nachteil ist das Fehlen geeigneter Maße zur Beurteilung der Modellgüte.[803] Eine höhere Stichprobengröße künftiger Untersuchungen könnte dieses Manko ausgleichen und eine kovarianzbasierte Modellschätzung zulassen.

Für die gewählte Zielgruppe spielen die dynamischen Umfeldbedingungen eine große Rolle. Der aufkommende Ärztemangel und die steigenden Kosten im Gesundheitswesen zwingen zu ständigen Systemreformen. Die Gesetzesnovellen beeinflussen die tägliche Arbeit eines niedergelassenen Arztes und gefährden die Planungssicherheit des Unternehmens Arztpraxis. Um die Wirkstärke dieser Änderungen herauszuarbeiten, sollten ergänzend Längsschnittstudien durchgeführt werden. Für niedergelassene Zahnärzte wurde dieser Ansatz bereits umgesetzt. Er ermöglicht die Prognose künftiger Entwicklungen unter Variation der Rahmenbedingungen.[804] Gleichzeitig kann mit diesem Studiendesign der Prozess einer Praxisübertragung begleitet werden. Die Erkenntnisse sind zu nutzen, um bisher unberücksichtigte Einflussgrößen auf den Übernahmeerfolg herauszufiltern.

---

801 Vgl. Kapitel 6.2 bzw. 7.2.

802 Vgl. Ausführungen in Kapitel 5.1.1 und 6.1.

803 Vgl. die Ausführungen in Kapitel 6.1.

804 Vgl. Klingenberger, Becker 2004; Klingenberger, Becker 2007; Klingenberger, Becker 2008.

Die aufgezeigten methodischen und inhaltlichen Implikationen für die künftige Forschung eröffnen die Chance, den Erfolg einer Unternehmensnachfolge allgemein bzw. den Erfolg der Übertragung von Arztpraxen weiter zu untersuchen. Die Breite des bearbeiteten Themenkomplexes wurde dargestellt. Im nächsten Schritt werden die bisherigen theoretischen und empirischen Kenntnisse genutzt, um entsprechende Handlungsempfehlungen für die Praxis abzuleiten.

7.4 Implikationen für die Praxis

Aus den Studienresultaten lassen sich Implikationen für die Praxis ableiten. Die nachfolgend aufgeführten Empfehlungen sollen helfen, die Praxisübertragung von Hausärzten erfolgreich zu gestalten. Die Vorschläge richten sich an die übernehmenden und die abgebenden Ärzte. Darüber hinaus werden Interventionen für Standes- und Berufsvertretungen aufgezeigt.

Die Studie verfolgt das Ziel, die Erfahrungen von Hausärzten – die bereits eine Praxis übernommen haben – zu nutzen, um künftigen Nachfolgern den Weg in die Selbstständigkeit zu erleichtern. Aus den Untersuchungsergebnissen lassen sich Empfehlungen für die Entscheidung zur Vorbereitung der Übernahme für die übernehmenden Hausärzte ableiten.

Die wirtschaftliche Ausgangssituation der zu übernehmenden Arztpraxis spielt eine große Rolle für den künftigen Praxiserfolg und sollte auf die Entscheidung für die Übernahme Einfluss nehmen. Als zentrale Leistungsgröße hat sich der Jahresgewinn der zu übernehmenden Praxis herauskristallisiert. Die Studienergebnisse weisen jedoch auch darauf hin, dass wirtschaftlich schwächere Arztpraxen durch Ausweitung des Patientenstammes oder auch durch kostenbewusste Praxisführung den künftigen Ertrag positiv beeinflussen können.[805]

Wichtig für die Entscheidung zur Übernahme ist neben den rein finanziellen Größen eine vertrauensvolle Zusammenarbeit des Nachfolgers mit dem abgebenden Arzt und dem Praxispersonal. Diese Erfolgsfaktoren wirken direkt oder indirekt sowohl auf die Zufriedenheit mit dem Übernahmeprozess, als auch auf die Zufriedenheit mit der wirtschaftlichen Entwicklung der Praxis und auf die Wiederholungsabsicht des übernehmenden Arz-

805 Vgl. Ergebnisdarstellung in Kapitel 6.3.3.

tes. Der Know-how-Transfer vom Alteigentümer auf den Übernehmer bzw. das Vorhandensein eines eingespielten Praxisteams tragen so entscheidend zum Erfolg der Praxisübergabe bei.

Vor allem die Bedeutung der Rolle des Alteigentümers wurde bisher stark unterschätzt.[806] Eine problemfreie Praxisübergabe, bei der sowohl der Patienten- als auch der Mitarbeiterstamm erhalten bleiben, ist in hohem Maße von der Unterstützung des abgebenden Mediziners abhängig. Für KMU ist diese Tatsache bekannt – für Hausarztpraxen konnte dieser Einfluss mit der Studie erstmalig nachgewiesen werden. Wie viel von seinem Wissen der Übergeber an seinen Nachfolger weitergibt, ist zum einen von seiner Übergabemotivation abhängig. Andererseits kann der junge Hausarzt mit seinem Verhalten und mit Verständnis für die Situation des Alteigentümers positiv auf den Know-how-Transfer einwirken und sich so den Start in die Selbstständigkeit erleichtern.

Die Akzeptanz des neuen Arztes durch das Praxispersonal ist eine weitere wesentliche Einflussgröße, die den künftigen Erfolg des übernommenen Unternehmens sicherstellt. Gerade in der Anfangszeit ist es wichtig, dass der Übernehmer sich auf seine Mitarbeiter verlassen kann und seine Arbeitsweise in der Organisation des Praxisalltags berücksichtigt wird. Für betriebswirtschaftliche Belange – wie bspw. die Abrechnungen mit den Krankenversicherungen – sind die Angestellten wichtige Helfer. Und auch der Patient trifft zuerst auf das Personal. Sind ihm diese bekannt und bleiben erste Ansprechpartner wirkt dies positiv auf den Erhalt des Patientenstammes. I. d. R. fehlt dem jungen Mediziner Führungserfahrung. Entsprechende Schulungen können eine sinnvolle Ergänzung zur Vorbereitung auf die Praxisübernahme sein.

Für die Entscheidung zur Übernahme einer eigenen Niederlassung sollten auch die neuen Anforderungen an die selbstständige Tätigkeit als Hausarzt berücksichtigt werden. Der Hausarzt steht einem dynamischen Umfeld gegenüber. Der Reformbedarf im Gesundheitssystem ist hoch, der Kostendruck auf die niedergelassenen Mediziner steigt. Ein guter Mediziner zu sein, reicht u. U. nicht aus. Typische Managementaufgaben, wie Personalführung und unternehmerisches Handeln, prägen die Tätigkeit eines niedergelassenen Arztes. Die Bereitschaft, finanzielle Risiken einzugehen und dies mit patientenorientiertem Arbeiten zu vereinen, ist eine wesentliche Anforderung an die Tätigkeit. Alternati-

[806] Vgl. Ergebnisse der Vorstudie in Kapitel 5.1.2.

ve Praxisformen, Kooperationen mit Kollegen oder Anstellungen in Medizinischen Versorgungszentren entlasten u. U. von Managementaufgaben und Bürokratie. Eine stärkere Konzentration auf die ärztlichen Aufgaben wäre möglich. Anderseits führen sie zu einem Verlust von Unabhängigkeit und Freiheit. Es ist daher wichtig, Ziele und Vorstellungen bezüglich der Berufsausübung mit deren Möglichkeiten abzugleichen und in die Entscheidung für eine Selbstständigkeit einfließen zu lassen.

Die Qualifikationen für niedergelassene Mediziner sind in erster Linie medizinisch geprägt. Unter Berücksichtigung des beschriebenen Wandels im Gesundheitswesen sollten zusätzlich betriebswirtschaftliche Schulungen genutzt werden, um sich auf die Selbstständigkeit vorzubereiten. In der Studie zeigte sich, dass Hausärzte mit wirtschaftlichen Vorkenntnissen stärker unternehmerisch orientiert waren. Dies hilft ihnen, die Praxis kostenbewusst zu führen. Zu gleichen Ergebnissen kommt Allen in seiner Untersuchung.[807] Er weist nach, dass betriebswirtschaftliche Schulungen dem Arzt helfen, die Praxis als Wirtschaftsunternehmen zu sehen. Er bekommt ein Gefühl für unternehmerische Entscheidungen und kann mit den neuen Anforderungen an seinen Beruf besser umgehen.

Empfehlungen für das Gelingen des Generationswechsels können auch für den abgebenden Hausarzt abgeleitet werden. So ist, wie bereits beschrieben, die Unterstützung durch den abgebenden Hausarzt sehr wichtig für den Übernehmer. Diese beinhaltet die Bereitstellung aller relevanten Daten ebenso, wie Hilfe bei der Einarbeitung in das neue Tätigkeitsfeld. Fachlich ist der Übernehmer gut ausgebildet. Häufig fehlen ihm, Erfahrungen zur Führung einer Arztpraxis und der Mitarbeiter. Darüber hinaus können Informationen über Patienten dem Nachfolger helfen, sich schneller und intensiver auf die neuen Aufgaben einzustellen.

Hat ein Hausarzt sich entschieden, seine Praxis abzugeben, so stellt die Suche nach einem geeigneten Nachfolger eine große Herausforderung dar. Entsprechend den Empfehlungen für den übernehmenden Arzt, sollte auch der Übergeber seine Entscheidung gut abwägen. Sowohl seine Patienten als auch seine Mitarbeiter vertraut er einem anderen Arzt an. Offener und fairer Umgang miteinander sollte dabei selbstverständlich sein. Die Studie bestätigt, dass die Unterstützung des jungen Mediziners einen großen Einfluss auf dessen künftigen Erfolg hat. Der Vergleich zwischen Praxisübertragungen innerhalb der

[807] Vgl. Allen 1995.

Familie und an familienexterne Nachfolger weist darauf hin, dass die Zusammenarbeit zwischen Alteigentümer und Übernehmer innerhalb der Familie problemloser verläuft. Ob dies als besser empfundene Unterstützung eines verwandten Nachfolgers auch mit der signifikant höheren Übernahme von Patienten in Verbindung steht, kann an dieser Stelle nur vermutet werden.[808]

Tatsache ist, dass der abgebende Arzt im Vorfeld der Praxisübertragung die Möglichkeit hat, sowohl seine Mitarbeiter als auch seine Patienten auf die Unternehmensnachfolge vorzubereiten. Nach einer Studie von Balser und Carmin können die Ängste von Mitarbeitern, die durch die Übertragung eines Unternehmens entstehen, durch einen offenen Umgang mit der Thematik abgebaut werden.[809] Gespräche helfen, die Angestellten gezielt auf die neue Situation vorzubereiten.

Die Organisation des Kleinstunternehmens entspricht den Bedürfnissen des Praxisinhabers. In der Ratgeberliteratur wird dem Übergeber daher zum „Hausputz" geraten.[810] Buchhaltung, Abrechnungswesen, Bestellannahme und Praxismarketing sollten auf den aktuellen Stand gebracht werden. In der Anpassung von Praxisabläufen und Straffung des Kostenmanagements kann ein wichtiger Schlüssel zur positiven Darstellung der Arztpraxis liegen. Besonders der Jahresgewinn zum Übernahmezeitpunkt stellt eine entscheidende Ausgangsgröße für den Verkauf der Arztpraxis dar. Sie beeinflusst den künftigen wirtschaftlichen Erfolg des Nachfolgers.[811] Damit stellt der Gewinn eine wichtige Kennziffer zur Festlegung des Praxiskaufpreises dar.

Abschließend sind Interventionsmöglichkeiten für die Standes- und Berufsvertretungen bzw. für die Politik zu diskutieren. Die Studienergebnisse bieten u.a. Anhaltspunkte für weitere Unterstützungsmöglichkeiten. Das bereits bestehende Angebot für Praxisnachfolger sollte beibehalten und ausgebaut werden. Bspw. wurde in Sachsen im Jahr 2009 das Netzwerk „Ärzte für Sachsen" gegründet. Dies ist eine Service- und Informationsplattform, um junge Mediziner für eine Tätigkeit in Sachsen zu begeistern.[812] Ansprech-

808 Vgl. die Ergebnisse und Interpretation des Gruppenvergleiches nach der Art der Praxisübernahme in Kapitel 6.4.5 und 6.4.6.

809 Vgl. Balser, Carmin 2009, S. 185ff.

810 Vgl. Ehlers, Hesral 2009, S. 22.

811 Vgl. Kapitel 6.3.2 und 6.3.3.

812 www.aerzte-fuer-sachsen.de.

partner in den Kassenärztlichen Vereinigungen helfen bei der Suche nach der geeigneten Praxis bzw. dem geeigneten Nachfolger. Sie unterstützen auch bei der Beantragung von Fördermitteln. Je nach Bundesland und Lage der zu übernehmenden Praxis, werden Investitionskostenzuschüsse, Mindestumsatzgarantieren oder auch Förderkredite gewährt.[813]

Die Aufzählung zeigt, dass ein Großteil der Unterstützungsmaßnahmen auf ökonomische Anreize abzielt. Die wirtschaftliche Situation und die Finanzierung der Praxisübernahme stellen zweifelsfrei einen wichtigen Aspekt der Unternehmensnachfolge dar. Die Studie stellte jedoch die Bedeutung außerökonomischer Größen heraus. Der aktuelle Gewinn einer Arztpraxis spielt für die Wiederholungsabsicht des Hausarztes keine Rolle. Dagegen haben die individuelle Zufriedenheit des Mediziners mit der wirtschaftlichen Entwicklung seines Unternehmens und damit auch seine individuelle Bewertung der Einkünfte eine hohe Bedeutung. Gleiches gilt für seine Zufriedenheit mit dem Übergabeprozess.

Finanzielle Anreize stellen somit lediglich eine Grundlage für die ärztliche Tätigkeit dar, führen jedoch nicht zu Zufriedenheit. Es wird von Ärzten erwartet, das Gewinnstreben dem Gemeinwohl unterzuordnen. Unternehmerisches Handeln wird durch staatliche Regularien erschwert. Der Hausarzt übernimmt jedoch mit seiner Niederlassung ein wirtschaftliches Risiko und soll kostenbewusst arbeiten. Daraus ergeben sich Widersprüche, die seine Tätigkeit behindern. Es sollten klare Prioritäten gesetzt werden. Was ist wichtiger? Wirtschaftlichkeit oder Orientierung auf das Gemeinwohl? Entsprechend sollten die Anreize gesetzt werden. Ist es Ziel, das Berufsethos der Ärzte zu stärken, so muss sichergestellt werden, dass selbstständige Mediziner ein gutes wirtschaftliches Auskommen haben. Im internationalen Maßstab gilt der deutsche Hausarzt trotz der genannten Widersprüchlichkeiten als Mediziner mit hoher Patientenbindung, sehr gutem Wissen über aktuelle Entwicklungen aus dem klinischen Bereich und vorbildlicher Versorgung von chronisch Kranken.[814] Diese Ergebnisse wurden trotz steigender Patientenzahl, wachsenden bürokratischen Anforderungen und Kostendruck erzielt. Das Engagement des Hausarztes, Patientenbindung und -orientierung werden bisher nicht finanziell honoriert. Dies

---

[813] Die aktuellen Maßnahmen und Ansprechpartner sind auf den jeweiligen Internetseiten der Kassenärztlichen Vereinigungen abrufbar – für Sachsen siehe bspw. www.kvs-sachsen.de/aktuell/foerderung/foerdermassnahmen-landesausschuss.

[814] Vgl. Schoen et al. 2006, S. w562ff.

sollte künftig Berücksichtigung finden.[815] Ein Ausgleich für die Orientierung auf das Patientenwohl könnte so erfolgen und stärkt das Image des Hausarztes.

Eine Alternative ist auch der Ausbau von Medizinischen Versorgungszentren oder die Anstellung von Ärzten in Praxen, die von Kassenärztlichen Vereinigungen und/oder Kommunen betrieben werden. Mediziner haben so die Möglichkeit, sich vollkommen auf ihre ärztlichen Aufgaben zu konzentrieren und ihre Tätigkeit dem Gemeinwohl unterzuordnen. Allerdings wirkt dies nachteilig auf Ärzte mit einem starken Drang nach Selbstverwirklichung und die Möglichkeit, eigene Ideen umzusetzen, wird beschränkt. Eine abschließende Beurteilung dieser Thematik kann an dieser Stelle nicht erfolgen. Vielmehr liefern die Ausführungen erste Ansätze für weiterführende Diskussionen.

Die im Rahmen der Untersuchung herausgearbeiteten Einflussgrößen auf den Erfolg des Praxisübergabeprozesses zeigen, wie der junge Mediziner auf dem Weg in die eigene Niederlassung unterstützt werden kann. Die Rolle des Alteigentümers wurde bereits mehrfach herausgehoben. Die für gewerbliche Unternehmen selbstverständliche Einarbeitung des Nachfolgers ist in Arztpraxen nicht ohne Weiteres möglich. Eine Lockerung der bestehenden Regularien bezogen auf die Übernahmeprozesse zwischen abgebenden und übernehmenden Arzt wären ebenfalls eine Möglichkeit, die Praxisübergabe zu erleichtern. Die Übernahme einer Arztpraxis ist – besonders in überversorgten Gebieten – staatlich reglementiert.[816] Der Zulassungsausschuss bestimmt maßgeblich die Auswahl des Nachfolgers. Die Mitsprachemöglichkeiten des Übergebers sind begrenzt. Wie die Studienergebnisse zeigen, beeinflusst jedoch die Beziehungsgüte zwischen abgebenden und übernehmenden Arzt den Erfolg des Generationswechsels in hohem Maße. Diese wiederum ist von der Motivation des Übergebers, seine Praxis zu verkaufen, geprägt. Die Abschaffung der Altersgrenze von 68 Jahren für die Tätigkeit von Vertragsärzten durch das Gesetz zur Weiterentwicklung der Organisationsstrukturen in der gesetzlichen Krankenversicherung ist ein Schritt in die richtige Richtung.[817] Ärzte können selbstbestimmt entscheiden, wann sie ihr Unternehmen übergeben möchten. Gleiches sollte für die Auswahl des Nachfolgers möglich sein, da die „Chemie" stimmen muss, um eine ver-

815 Labig fordert bspw. in den USA nach Patientenzufriedenheit zu entlohnen – vgl. Labig 2009, S. 289f.

816 Vgl. Ausführungen in Kapitel 4.1.3.

817 Mit dem Gesetz zur Weiterentwicklung der Organisationsstrukturen in der gesetzlichen Krankenkasse wurde die Pflichtabgabe der Kassenzulassung mit Erreichen des 68. Lebensjahres des Mediziners aufgehoben – vgl. GKV-OrgWG vom 15.12.2008.

trauensvolle Beziehung aufzubauen und damit den Übernehmer auf seinem Weg in die Selbstständigkeit zu unterstützen.

Die Studienergebnisse zeigen, dass vorbereitende und weiterführende Schulungen zur Führung einer Arztpraxis und zur Übernahme von Personalverantwortung die Praxisnachfolge erfolgreich gestalten. Entsprechende Angebote von unabhängiger Stelle sollten erweitert werden. Vermutlich wirkt eine enge Begleitung des Übergabeprozesses – wie bspw. durch die Handwerkskammern üblich – positiv auf die Prozesszufriedenheit von Medizinern und damit auf deren Wiederholungsabsicht.

Anhang A: Interviewpartner der qualitativen Vorstudie

Drei der 16 Interviewpartner wollten anonym bleiben und sind daher nicht namentlich in nachfolgender Tabelle benannt (vgl. Tabelle 76).

Tabelle 76: Partner der Experteninterviews im Rahmen der Vorstudie

Name	Vorname	Titel	Funktion	Unternehmen/Organisation
Baumgart	Carmen		Abteilungsleiterin Sicherstellung	Kassenärztl. Vereinigung Sachsen, Bezirksgeschäftsstelle Chemnitz
Bodendieck	Erik		Vizepräsident/ niedergelassener Hausarzt	Sächsische Landesärztekammer
Hache	Carsten		Übernehmer einer Hausarztpraxis	familieninterne Übernahme
Heinlin	Ingo	Prof. Dr.	Steuerberater, Schwerpunkt Unternehmensnachfolgen	Steuersozietät Heinlin und Heger Dresden
Michel	Knut		Steuerberater und Geschäftsführer, Schwerpunkt Medizin	Schneider + Partner Wirtschaftsprüfungs- und Steuerberatungsgesellschaft, Niederlassung Dresden
Murad	Irmgard	Dr.	Hausärztin vor Übergabe	familienexterne Übergabe
Pecherz	Raimund		Direktor	Deutsche Apotheker- und Ärztebank, Filiale Dresden
Pichler	Jörg		Referatsleiter	Sächsisches Staatsministerium für Soziales und Verbraucherschutz, Referat 31 – Krankenversicherung, Pflegeversicherung, Vertragsarztrecht
Pohl	Carsten		Steuerberater, Schwerpunkt Medizin	Schneider + Partner Wirtschaftsprüfungs- und Steuerberatungsgesellschaft, Niederlassung Dresden
Scholz	Ines		Steuerberater, Schwerpunkt Unternehmensnachfolgen	Steuerkanzlei Ines Scholz, Zwickau
Seidel	Norman		Arzt vor Übernahme einer Praxis	familienexterne Übernahme
Seiter	Babette		Mitarbeiter Referat	Sächsisches Staatsministerium für Soziales u. Verbraucherschutz, Referat 31 – Krankenversicherung, Pflegeversicherung, Vertragsarztrecht
Werner	Franziska	Dr.	Mitglied im Landesvorstand	Sächsischer Hausärzteverband

Anhang B: Leitfaden für das Experteninterview

TECHNISCHE UNIVERSITÄT DRESDEN

Fakultät Wirtschaftswissenschaften Lehrstuhl für Entrepreneurship und Innovation

Interviewleitfaden

Dissertationsvorhaben:

Unternehmensnachfolge in der Arztpraxis

– Eine empirische Analyse der Erfolgsfaktoren –

Ansprechpartner:	Katja Werner
Betreuender Hochschullehrer:	Prof. Dr. Michael Schefczyk

Sehr geehrte/r Frau/Herr,

vielen Dank für Ihre Bereitschaft, mich an Ihren Erfahrungen und Ihrem Wissen in Bezug auf die Unternehmensnachfolge in Arztpraxen teilhaben zu lassen.

Ziel meiner Dissertation ist, die Erfolgsfaktoren der Praxisübertragung aus Sicht des Nachfolgers nach erfolgter Übergabe zu analysieren. Um die Ergebnisse besser vergleichen zu können, fokussiere ich mich auf Hausärzte in Einzelpraxis.

Neben der Betrachtung des Einflusses verschiedener Faktoren auf den Übernahmeerfolg soll gleichzeitig geprüft werden, ob die empirisch bestätigten Erfolgsmodelle aus der Gründungs- und Nachfolgeforschung von kleinen und mittleren Unternehmen (KMU) auf eine Arztpraxis übertragbar sind. Dabei geht es ausdrücklich nicht um das Zusammenführen von Übergeber und Nachfolger, sondern um eine rückwirkende Beurteilung des übernehmenden Arztes. Aus der Erhebung soll somit ableitbar sein, welchen Einfluss die Unternehmerperson - in diesem Fall der Arzt - auf den Erfolg der Praxisübernahme hat.

Um eine spätere Auswertung zu erleichtern, nehme ich das Interview auf. Selbstverständlich erhalten Sie eine Abschrift zur Autorisierung.

Teil 1- Erfolg der Praxisübernahme:

Mir ist es wichtig, Ihre Einschätzung zum Erfolgsbegriff einer Arztpraxis kennen zu lernen. Bitte beantworten Sie die drei folgenden Fragen.

1. Was bedeutet für Sie: „Die Praxisnachfolge ist erfolgreich verlaufen"?
2. Wann schätzen Sie eine Praxisnachfolge als „nicht erfolgreich verlaufen" ein?
3. An welchen Erfolgskennzahlen machen Sie dies fest?

Im Folgenden sind die Erfolgsgrößen zur Beurteilung von Unternehmensnachfolgen in KMU gegeben. Bitte bewerten Sie nun, ob diese Größen auch auf die Unternehmensnachfolge bei Arztpraxen übertragbar sind.

Verwenden Sie dazu eine Skala von 1 bis 5, wobei 1 bedeutet „gar nicht übertragbar" und 5 „völlig übertragbar". Falls Sie keine Aussage treffen können, vergeben Sie bitte die Zahl 9.

1 = gar nicht, 2= wenig, 3= mittelmäßig, 4= überwiegend, 5= völlig (vgl. Rohrmann 1978, S.239)

1. Umsatzanstieg gegenüber Vorgänger
2. Gewinnanstieg gegenüber Vorgänger
3. Umsatzrendite im Vergleich zur Branche
4. Mitarbeiteranstieg im Vergleich zum Vorgänger (VBE)
5. Zufriedenheit des Nachfolgers mit der Nachfolge/ der Selbstständigkeit
6. Wiederholungsabsicht des Nachfolgers

Darüber hinaus werden in der Literatur weitere Erfolgsmaße diskutiert, die zur Bewertung einer Arztpraxis herangezogen werden können.

Bitte beurteilen Sie die nachfolgenden Maße ebenfalls auf einer Skala von 1 bis 5. Die Zahl 9 steht für „keine Aussage möglich".

7. Personalfluktuation nach der Übernahme
8. Hohe Anzahl der Behandlungsscheine pro Quartal
9. Hoher prozentualer Anteil der Privatpatienten an der Gesamtpatientenzahl
10. Hoher prozentualer Anteil der übernommenen Patienten an der Gesamtpatientenzahl
11. Höhe der IGel- Leistungen

Wenn wir hier nochmal alle Erfolgsmaße rekapitulieren, gibt es Erfolgsmaße, die Sie ergänzen würden? *[Vorlage Übersicht der bewerteten Erfolgsmaße]*

Teil 2- Erfolgsfaktoren

Nachdem wir darüber gesprochen haben, wann eine Praxisübernahme als erfolgreich bezeichnet werden kann, bitte ich Sie nun, mögliche Einflussfaktoren auf diesen Erfolg zu beurteilen. Aus der Literatur haben sich nachfolgende Faktoren herauskristallisiert.

Bitte bewerten Sie anhand der bereits bekannten Skala von 1 bis 5 diese Einflussfaktoren nach deren Übertragbarkeit auf den Erfolg einer Praxisnachfolge. Die Zahl 9 nutzen Sie bitte, falls Ihnen keine Aussage möglich ist.

1 = gar nicht, 2= wenig, 3= mittelmäßig, 4= überwiegend, 5= völlig (vgl. Rohrmann 1978, S.239)

1. Motivation des Nachfolgers, die Praxis zu übernehmen
2. Berufserfahrung des Nachfolgers - Mitarbeit in einer Arztpraxis vor Übernahme
3. Betriebswirtschaftlichen Kenntnisse des Nachfolgers
4. Unternehmerisches Denken des Nachfolgers
5. Führungserfahrung des Nachfolgers
6. Medizinische Zusatzqualifikation des Nachfolgers
7. Bereitschaft des Übergebers, die Praxis zu übertragen
8. Beziehung zwischen Übergeber und Nachfolger
9. Einfluss der Familie des Nachfolgers
10. Einfluss der Familie des Übergebers
11. Einarbeitung des Nachfolgers (Konflikte, Offenheit, Vertrauen)
12. Respekt der Mitarbeiter gegenüber dem Nachfolger
13. Finanzierung des Kaufpreises
14. Praxiseigenschaften (Ausstattung, Größe)
15. Gesetzliche Änderungen – durch den Gesetzgeber initiiert
16. Unterstützung durch externe Berater (Kassenärztliche Vereinigung, Verbände, Unternehmensberater)

Welche relevanten Einflussfaktoren fehlen Ihrer Meinung nach?

Wir sind nun am Ende des Interviews angelangt. Ich bedanke mich für Ihre Unterstützung und das sehr informative Gespräch!

Für die Auswertung des Interviews bitte ich Sie zu entscheiden, ob Ihr Name angegeben werden kann oder Ihre Aussagen anonymisiert werden sollen. Ihre Daten werden vertraulich behandelt. Die Auswertung erfolgt ausschließlich zu wissenschaftlichen Zwecken.

Vielen Dank!

Anhang C: Anschreiben für die Hauptuntersuchung

TECHNISCHE UNIVERSITÄT DRESDEN

Fakultät Wirtschaftswissenschaften Lehrstuhl für Entrepreneurship und Innovation

Technische Universität Dresden, 01062 Dresden

Adressfeld

Prof. Dr.
Michael Schefczyk
Lehrstuhlinhaber

Bearbeiter: Katja Werner
Telefon: 0351 463-3 65 60
Telefax: 0351 463-3 68 10
E-Mail: katja.werner@tu-dresden.de

Dresden/Magdeburg, 14. November

Studie „Erfolgsfaktoren der Unternehmensnachfolge einer Arztpraxis"

Sehr geehrte Frau/geehrter Herr ...,

derzeit sind 396 Hausarztstellen in Sachsen-Anhalt unbesetzt. Es droht eine flächendeckende Unterversorgung. Sie sind einer der Mediziner, die erfolgreich eine Praxis übernommen haben. Ihre Erfahrungen bei der Praxisübernahme sind daher sehr wichtig. Mit Ihrem Wissen können Sie jungen Medizinern **die Übernahme der Hausarztpraxis erleichtern** und gleichzeitig zum Funktionieren des Marktes sowie zur **Werterhaltung von Arztpraxen** – irgendwann auch einmal ihrer eigenen Praxis – beitragen. Außerdem sollen Ihre Erfahrungen in die Gestaltung künftiger Förderprogramme einfließen, die auf die **effiziente Unterstützung** übernahmeinteressierter Mediziner abzielen.

Ziel der von der TU Dresden in Kooperation mit der Kassenärztlichen Vereinigung Sachsen-Anhalt durchgeführten Studie ist es dazu, die Erfolgsfaktoren einer Praxisübernahme wissenschaftlich zu analysieren. Der beiliegende Fragebogen richtet sich an alle Hausärzte in Sachsen-Anhalt, die wie Sie in den letzten 3 Jahren eine Praxis übernommen haben. Auf dem Fragbogen wird dargelegt, wie die Vertraulichkeit der Information abgesichert wird. Mit beiliegendem Informationsgutschein können Sie einen Ergebnisbericht und **eine individuelle Auswertung** der Studie anfordern.

Folgende Themen sind Schwerpunkte des Fragebogens:

Aus welchen Gründen haben Sie eine Praxis übernommen?
Wurden Ihre Erwartungen erfüllt?
Wer unterstützte Ihren Schritt in die Selbstständigkeit?
Welche Aspekte führten zu einer positiven wirtschaftlichen Entwicklung?
Wie bewerten Sie ihre Entscheidung rückblickend?
Womit waren sie unzufrieden?

Postadresse (Briefe)
Technische Universität Dresden
01062 Dresden

Postadresse (Pakete u.ä.)
Technische Universität Dresden
Helmholtzstraße 10
01069 Dresden

Besucheradresse Sekretariat
Helmholtzstraße 10
Hülsse-Bau
Raum N 124

Internet
http://www.gruenderlehrstuhl.de

Seite 2 von 2: Studie „Erfolgsfaktoren der Unternehmensnachfolge einer Arztpraxis"

Wir freuen uns über die Rücksendung des Fragebogens in beiliegendem Freiumschlag bis zum **31. Mai 2011** und danken bereits vorab herzlich für Ihre Unterstützung. Für Fragen zur Studiendurchführung und zur Auswertung stehen Ihnen Katja Werner und ich unter oben genannten Kontaktdaten gern zur Verfügung.

Mit freundlichen Grüßen

Prof. Dr. Michael Schefczyk Lehrstuhlinhaber	Dipl. Kffr. Katja Werner Wiss. Mitarbeiterin	Dr. med. Burkhard John KV Sachsen-Anhalt Vorsitzender des Vorstandes

Anhang D: Fragebogen für die Hauptuntersuchung

TECHNISCHE UNIVERSITÄT DRESDEN

SACHSEN ANHALT

Fakultät Wirtschaftswissenschaften Lehrstuhl für Entrepreneurship und Innovation

Fragebogen zu

Erfolgsfaktoren der Übernahme einer Hausarztpraxis in Sachsen-Anhalt

Für die Bearbeitung des Fragebogens benötigen Sie voraussichtlich **nur 20 Minuten**.

Für Rückfragen wenden Sie sich bitte an:

Dipl.-Kffr. Katja Werner

Tel.: 0351 463 - 36860

E-Mail: Katja.Werner@tu-dresden.de

Die Befragung wird mit Unterstützung der Kassenärztlichen Vereinigung Sachsen-Anhalt durchgeführt und aus lehrstuhleigenen Geldern finanziert. Die Ergebnisse dienen **ausschließlich wissenschaftlichen Zwecken** und sind **unabhängig** von jeglichem wirtschaftlichen Interesse.

Ihre Angaben werden selbstverständlich vertraulich behandelt und nur anonym ausgewertet bzw. dargestellt.

A) Dieser Teil bezieht sich auf die Zeit vor der Übernahme:

Fragen zur übernommenen Praxis:

1. In welchem Jahr haben Sie die Praxis übernommen: ________ / ________ (Monat/Jahr)

2. Wie viele Monate dauerte Ihre Praxisnachfolge von den ersten Gesprächen bis zur Übernahme? ______ (in Monaten)

3. Wie hoch war der Jahresumsatz der übernommenen Praxis im Jahr vor der Übernahme? (in T€)

unter 50	50 ≤ 100	100 ≤ 150	150 ≤ 200	200 ≤ 250	250 ≤ 300	300 ≤ 350	> 350
☐	☐	☐	☐	☐	☐	☐	☐

4. Wie hoch war der Jahresgewinn der übernommenen Praxis im Jahr vor der Übernahme? (in T€)

unter 30	30 ≤ 60	60 ≤ 90	90 ≤ 120	120 ≤ 150	150 ≤ 180	180 ≤ 210	> 210
☐	☐	☐	☐	☐	☐	☐	☐

5. Wie hoch war die durchschnittliche Anzahl der Behandlungsscheine pro Quartal der übernommenen Praxis im Jahr vor der Übernahme? (in Stück)

unter 400	400 ≤ 800	800 ≤ 1.200	1.200 ≤ 1.600	> 1.600
☐	☐	☐	☐	☐

6. Wie viele Mitarbeiter haben Sie übernommen? ______ (Anzahl)

7. Wie viele dieser Mitarbeiter arbeiteten in Teilzeit? ______ (Anzahl)

8. Wie lang waren die Mitarbeiter im Durchschnitt in der Praxis beschäftigt? ______ (in Jahren)

9. Wo lag die Praxis?
☐ in einem offenen Gebiet
☐ in einem überversorgtem Gebiet

Fragen zum übergebenden Arzt:

10. In welcher Beziehung standen Sie zum Übergeber der Praxis?

☐ Verwandt ☐ Unbekannt
☐ Bekannt ☐ Sonstiges ____________________

11. Bitte bewerten Sie aus Ihrer Sicht, inwiefern folgende Aussagen auf den Praxisübergeber zutrafen.

	trifft gar nicht zu	trifft kaum zu	trifft teilweise zu	trifft überwiegend zu	trifft voll und ganz zu
Der Übergeber war daran interessiert, die Praxis zu übertragen.	☐	☐	☐	☐	☐
Der Übergeber hätte gern weiter in der Praxis mitgearbeitet.	☐	☐	☐	☐	☐
Der Übergeber musste von der Praxisabgabe überzeugt werden.	☐	☐	☐	☐	☐

12. Welche Ursachen führten damals zur Praxisabgabe durch den Übergeber? (Mehrfachnennungen möglich)

☐ Altersgründe (bspw. Ruhestand)
☐ Gesundheitliche Gründe (bspw. Krankheit)
☐ Sonstige Gründe (bspw. Freizeit)
☐ Ich weiß nicht, aus welchen Gründen die Übergabe stattfand.

Fragen zur Motivation:

13. Bitte denken Sie an Ihre berufliche und private Situation vor der Übernahme zurück. Wie wichtig waren damals nachfolgende Gründe für Ihre Entscheidung, eine Arztpraxis zu übernehmen?

	gar nicht wichtig	kaum wichtig	teilweise wichtig	ziemlich wichtig	sehr wichtig
Höheres Einkommen generieren	☐	☐	☐	☐	☐
Bessere Vereinbarkeit von Familie und Beruf	☐	☐	☐	☐	☐
Unabhängiges/eigenständiges Arbeiten	☐	☐	☐	☐	☐
Eigene Vorstellungen/Ideen umsetzen	☐	☐	☐	☐	☐
Günstiges Angebot nutzen	☐	☐	☐	☐	☐
Ansehen in der Öffentlichkeit steigern	☐	☐	☐	☐	☐
Sich selbst verwirklichen	☐	☐	☐	☐	☐
Mangelnde berufliche Perspektiven in der vorherigen Tätigkeit	☐	☐	☐	☐	☐
Fehlende Karrierechancen in der vorherigen Tätigkeit	☐	☐	☐	☐	☐
Erwartungen der Familie/Eltern erfüllen	☐	☐	☐	☐	☐
Unzufriedenheit mit der damaligen Situation	☐	☐	☐	☐	☐
Sonstiges ______________________	☐	☐	☐	☐	☐

14. Bitte beurteilen Sie, inwieweit die in Frage 13 benannten Gründe realisiert werden konnten.

	gar nicht	kaum	teilweise	überwiegend	voll und ganz
Höheres Einkommen generieren	☐	☐	☐	☐	☐
Bessere Vereinbarkeit von Familie und Beruf	☐	☐	☐	☐	☐
Unabhängiges/eigenständiges Arbeiten	☐	☐	☐	☐	☐
Eigene Vorstellungen/Ideen umsetzen	☐	☐	☐	☐	☐
Günstiges Angebot nutzen	☐	☐	☐	☐	☐
Ansehen in der Öffentlichkeit steigern	☐	☐	☐	☐	☐
Sich selbst verwirklichen	☐	☐	☐	☐	☐
Neue berufliche Perspektiven realisieren	☐	☐	☐	☐	☐
Neue Karrierechance generieren	☐	☐	☐	☐	☐
Erwartungen der Familie/Eltern erfüllen	☐	☐	☐	☐	☐
Zufriedenheit mit der jetzigen Situation	☐	☐	☐	☐	☐
Sonstiges ______________________	☐	☐	☐	☐	☐

Fragen zur Person:

15. Welchen Familienstand hatten Sie zum Zeitpunkt der Übernahme?

☐ verheiratet ☐ in Partnerschaft lebend ☐ verwitwet ☐ geschieden ☐ ledig

16. Hatten Sie zum damaligen Zeitpunkt Kinder? ☐ ja ☐ nein

Wenn ja, wie viele Kinder __________ (Anzahl)

Fragen zu Erfahrungen und zur Vorbereitung auf die Übernahme:

17. Bitte schätzen Sie ein, inwieweit nachfolgende Aussagen zum Übernahmezeitpunkt auf Sie zutrafen.

	trifft gar nicht zu	trifft kaum zu	trifft teilweise zu	trifft überwiegend zu	trifft voll und ganz zu
Ich hatte betriebswirtschaftliche Vorkenntnisse.	☐	☐	☐	☐	☐
Es war mein Wunsch, die Praxis zu übernehmen.	☐	☐	☐	☐	☐
Von meinen Fähigkeiten, die Praxis führen zu können, war ich überzeugt.	☐	☐	☐	☐	☐

Seite 3 von 7

18. Bitte geben Sie an, welche Erfahrungen sie besaßen und ergänzen Sie gegebenenfalls.

Ich hatte Erfahrungen aus einer eigenen Selbstständigkeit.	☐ ja	☐ nein
Wenn ja, wie lange waren Sie vorher selbstständig?	____ (Jahre)	
Ich hatte Erfahrung in der Führung von Mitarbeitern.	☐ ja	☐ nein
Wenn ja, wie lange haben Sie vorher als Führungskraft gearbeitet?	____ (Jahre)	
Ich hatte Erfahrungen in der Führung einer Arztpraxis.	☐ ja	☐ nein
Wenn ja, wie lange haben Sie vorher eine Arztpraxis geleitet?	____ (Jahre)	
Ich habe in der übernommenen Arztpraxis mitgearbeitet/meine Ausbildung absolviert.	☐ ja	☐ nein
Wenn ja, wie viele Monate haben Sie in der Praxis gearbeitet?	____ (Monate)	
Ich habe medizinische Zusatzqualifikationen erworben.	☐ ja	☐ nein
Wenn ja, welche Zusatzqualifikationen haben Sie?	____________	
Wie viele Jahre haben Sie zwischen Approbation und Praxisübernahme eine ärztliche Tätigkeit ausgeübt?	____ (Jahre)	
Wie viele Jahre waren Sie davon als Facharzt tätig?	____ (Jahre)	

B) Dieser Teil bezieht sich auf die Zeit während der Übernahme:

Fragen zur Beziehung zum übergebenden Arzt (Übergeber):

19. Während der Übernahme spielen die Unterstützung durch den Übergeber und die Fähigkeit, Differenzen und Meinungsverschiedenheiten klären zu können, eine wichtige Rolle. Wie verhielt es sich bei Ihnen?

	trifft gar nicht zu	trifft kaum zu	trifft teilweise zu	trifft überwiegend zu	trifft voll und ganz zu
Zwischen mir und dem Übergeber fand intensiver Kontakt statt.	☐	☐	☐	☐	☐
Informationen wurden rechtzeitig an mich weitergegeben.	☐	☐	☐	☐	☐
Mit der Genauigkeit der Informationen seitens des Übergebers war ich zufrieden.	☐	☐	☐	☐	☐
Gespräche zwischen dem Übergeber und mir waren konstruktiv.	☐	☐	☐	☐	☐
Vorschläge und Meinungen wurden gegenseitig respektiert.	☐	☐	☐	☐	☐
Vorschläge wurden besprochen und weiterentwickelt.	☐	☐	☐	☐	☐
Meinungsverschiedenheiten wurden offen angesprochen.	☐	☐	☐	☐	☐
Bei Unstimmigkeiten konnten wir uns leicht einigen.	☐	☐	☐	☐	☐
Differenzen konnten schnell gelöst werden.	☐	☐	☐	☐	☐

Fragen zu den Mitarbeitern der Praxis

20. Bitte bewerten Sie, ob nachfolgende Aussagen zum Zeitpunkt Ihrer Praxisübernahme zutrafen.

Die Mitarbeiter ...	trifft gar nicht zu	trifft kaum zu	trifft teilweise zu	trifft überwiegend zu	trifft voll und ganz zu
... fragten mich von Beginn an nach meiner Meinung.	☐	☐	☐	☐	☐
... akzeptierten mich sofort als neuen Chef.	☐	☐	☐	☐	☐
... setzten Arbeitsabläufe nach meinen Vorstellungen problemlos um.	☐	☐	☐	☐	☐

Fragen zur Finanzierung der Praxisübernahme

21. Wie hoch waren in etwa die Gesamtinvestitionskosten für die Praxisübernahme? ca. ________ Euro
(Summe aus bspw. Kaufpreis, Neuanschaffungen, Umbauten)

22. Falls Kosten anfielen: Wie war Ihre Finanzierung zum Übernahmezeitpunkt strukturiert? (Bitte geben Sie Prozentwerte an)

Eigenkapital	ca.	%	Ihr Eigenkapital
	ca.	%	Öffentliche Zuschüsse
	ca.	%	________
Fremdkapital	ca.	%	Bankdarlehen
	ca.	%	Förderdarlehen
	ca.	%	Darlehen des Übergebers
	ca.	%	________
Investitionskosten	**100**	**%**	**Summe**

Fragen zur Unterstützung der Praxisübernahme

23. Bitte geben Sie an, inwieweit Sie von nachfolgenden Personengruppen während Ihrer Übernahme unterstützt wurden und ergänzen Sie gegebenenfalls die nicht benannten Personen.

	gar nicht	kaum	teilweise	überwiegend	voll und ganz
Meiner Familie/Freunden	☐	☐	☐	☐	☐
Dem übergebenden Arzt	☐	☐	☐	☐	☐
Den Mitarbeitern der Praxis	☐	☐	☐	☐	☐
Der Kassenärztlichen Vereinigung	☐	☐	☐	☐	☐
Den Berufsverbänden	☐	☐	☐	☐	☐
Externen Beratern (bspw. Steuer- oder Unternehmensberater)	☐	☐	☐	☐	☐
Sonstigen ________	☐	☐	☐	☐	☐

C) Dieser Teil bezieht sich auf die aktuelle Situation:

Fragen zur Praxis:

24. Wie viele Mitarbeiter arbeiten in Ihrer Praxis? ____ (Anzahl)
25. Wie viele dieser Mitarbeiter arbeiten in Teilzeit? ____ (Anzahl)
26. Bitte schätzen Sie, wie viele Patienten des Vorgängers Sie übernommen haben. ca. ____ Prozent
27. Haben in den ersten zwei Jahren Mitarbeiter die Praxis verlassen? ☐ ja ☐ nein
    Wenn ja, wie viele Mitarbeiter haben die Praxis verlassen? ____ (Anzahl)
    Wenn ja, wie viele davon gingen in Rente? ____ (Anzahl)
28. Haben Sie weitere Ärzte in Ihrer Praxis angestellt? ☐ ja ☐ nein
    Wenn ja, wie viele Ärzte beschäftigen Sie zusätzlich? ____ (Anzahl)

29. Wo liegt Ihre Praxis?
- ☐ In einer Großstadt (mehr als 100.000 Einwohner)
- ☐ In einem Vorort oder am Rand einer Großstadt
- ☐ In einer Mittel- bis Kleinstadt (unter 100.000 Einwohner)
- ☐ In ländlicher Umgebung

Seite 5 von 7

30. Wie hoch ist der Jahresumsatz Ihrer Praxis? (in T€)

unter 50	50 ≤ 100	100 ≤ 150	150 ≤ 200	200 ≤ 250	250 ≤ 300	300 ≤ 350	> 350
☐	☐	☐	☐	☐	☐	☐	☐

31. Wie hoch ist der Jahresgewinn Ihrer Praxis? (in T€)

unter 30	30 ≤ 60	60 ≤ 90	90 ≤ 120	120 ≤ 150	150 ≤ 180	180 ≤ 210	> 210
☐	☐	☐	☐	☐	☐	☐	☐

32. Wie hoch ist die durchschnittliche Anzahl der Behandlungsscheine pro Quartal in Ihrer Praxis? (in Stück)

unter 400	400 ≤ 800	800 ≤ 1.200	1.200 ≤ 1.600	> 1.600
☐	☐	☐	☐	☐

33. Wie hoch ist in etwa der Anteil der gesetzlichen Krankenversicherung am Gesamtumsatz? ca. ________ Prozent

Fragen zur täglichen Arbeit:

34. Bitte bewerten Sie, inwiefern nachfolgende Aussagen auf Ihre tägliche Arbeit zutreffen.

	trifft gar nicht zu	trifft kaum zu	trifft teilweise zu	trifft überwiegend zu	trifft voll und ganz zu
Unternehmerisches Verhalten hat für mich einen hohen Stellenwert.	☐	☐	☐	☐	☐
Zeitliche Flexibilität spielt eine große Rolle im Rahmen meiner täglichen Arbeit.	☐	☐	☐	☐	☐
Mir ist es wichtig, Innovationen und technische Neuerungen in meiner Praxis umzusetzen.	☐	☐	☐	☐	☐
Ich bin bereit, im Rahmen meiner Selbstständigkeit finanzielle Risiken einzugehen.	☐	☐	☐	☐	☐
Kontinuierliche Neuerungen in meiner Praxis umzusetzen, ist für mich selbstverständlich.	☐	☐	☐	☐	☐
Mir ist es wichtig, Neuerungen als eine/einer der Ersten umzusetzen.	☐	☐	☐	☐	☐

35. Bitte beurteilen Sie, inwiefern nachfolgende Aussagen auf Sie zutreffen.

	trifft gar nicht zu	trifft kaum zu	trifft teilweise zu	trifft überwiegend zu	trifft voll und ganz zu
Die Praxisübernahme ist zufriedenstellend verlaufen.	☐	☐	☐	☐	☐
Die wirtschaftliche Entwicklung der Praxis nach der Übernahme ist zufriedenstellend verlaufen.	☐	☐	☐	☐	☐

36. Wenn Sie mit Ihrem **jetzigen** Erfahrungshorizont **nochmals** in der Situation vor der Praxisübernahme wären, inwiefern würden nachfolgende Aussagen auf Sie zutreffen.

	trifft gar nicht zu	trifft kaum zu	trifft teilweise zu	trifft überwiegend zu	trifft voll und ganz zu
Ich würde wieder eine Praxis übernehmen.	☐	☐	☐	☐	☐
Ich würde eine Praxis neu gründen.	☐	☐	☐	☐	☐
Ich würde in eine Gemeinschaftspraxis eintreten.	☐	☐	☐	☐	☐
Ich würde eine Anstellung im Medizinischen Versorgungszentrum/in einer Praxis wählen.	☐	☐	☐	☐	☐
Ich würde eine Anstellung im Krankenhaus wählen.	☐	☐	☐	☐	☐
Ich würde eine Anstellung in der Wirtschaft wählen.	☐	☐	☐	☐	☐
Sonstiges ________________	☐	☐	☐	☐	☐

Seite 6 von 7

D) Angaben zur Person:

Fragen zur Ausbildung:

37. Welche Facharztausbildungen haben Sie absolviert?

☐ Allgemeinmedizin ☐ Innere Medizin

☐ Kinder- und Jugendmedizin ☐ Sonstiges ____________________

38. In welchem Jahr haben Sie Ihre Approbation erhalten? ______ (Jahreszahl)

39. In welchem Jahr haben Sie Ihre Facharztausbildung abgeschlossen? ______ (Jahreszahl)

40. Haben Sie promoviert? ☐ ja ☐ nein

Wenn ja, in welchem Jahr? ______ (Jahreszahl)

Abschließende Angaben zur Person:

41. Bitte geben Sie Ihr Geburtsjahr an: ________ (Jahreszahl)

42. Bitte geben Sie Ihr Geschlecht an: ☐ weiblich ☐ männlich

Vielen herzlichen Dank für Ihre Unterstützung!

Über konkrete Anregungen und Vorschläge für die Unterstützung von Praxisübernahmen freuen wir uns.

____

____

____

____

____

Gern nehmen wir auch Ihre Anmerkungen zum Fragebogen und zum Thema auf.

____

____

____

____

____

Seite 7 von 7

Anhang E: Erinnerungsschreiben für die Hauptuntersuchung

TECHNISCHE UNIVERSITÄT DRESDEN

Fakultät Wirtschaftswissenschaften Lehrstuhl für Entrepreneurship und Innovation

Technische Universität Dresden, 01062 Dresden

SACHSEN ANHALT

Adressfeld

Prof. Dr.
Michael Schefczyk
Lehrstuhlinhaber

Bearbeiter: Katja Werner
Telefon: 0351 463-3 68 60
Telefax: 0351 463-3 68 10
E-Mail: katja.werner@tu-dresden.de

Dresden/Magdeburg, 14. November

Studie „Erfolgsfaktoren der Unternehmensnachfolge einer Arztpraxis"

Sehr geehrte Frau/geehrter Herr ...,

im Mai 2011 führten wir in Kooperation mit der Kassenärztlichen Vereinigung Sachsen- Anhalt eine Befragung zum Thema „Erfolgsfaktoren der Unternehmensnachfolge einer Arztpraxis" durch.

Wir möchten uns auf diesem Weg ganz herzlich für Ihre Teilnahme bedanken.

Sollten Sie bisher noch keine Zeit zur Teilnahme gefunden haben, bitten wir Sie um nachträgliche Beteiligung bis **zum 24. Juni 2011**. Der Fragebogen und der Informationsgutschein stehen auf unserer Homepage zum Download bereit. Alternativ können Sie den Fragebogen dort auch direkt online ausfüllen.

Die Adresse der Homepage lautet: http://www.gruenderlehrstuhl.de/umfrage

Die Rücksendung des Fragebogens und des Informationsgutscheines kann per Fax an oben stehende Nummer bzw. an die Postanschrift des Lehrstuhls erfolgen.

Für Fragen zur Studiendurchführung und zur Auswertung stehen Ihnen Katja Werner und ich unter oben genannten Kontaktdaten gern zur Verfügung. Herzlichen Dank für Ihre Unterstützung!

Mit freundlichen Grüßen

Prof. Dr. Michael Schefczyk Lehrstuhlinhaber	Dipl. Kffr. Katja Werner Wiss. Mitarbeiterin	Dr. med. Burkhard John KV Sachsen-Anhalt Vorsitzender des Vorstandes

Postadresse (Briefe)
Technische Universität Dresden
01062 Dresden

Postadresse (Pakete u.a.)
Technische Universität Dresden
Helmholtzstraße 10
01069 Dresden

Besucheradresse Sekretariat
Helmholtzstraße 10
Hülsse-Bau
Raum N 124

Internet
http://www.gruenderlehrstuhl.de

Anhang F: Effektstärken (f^2) und pfadbezogenes Stone-Geisser-Kriterium (q^2) des Strukturmodells

Tabelle 77: Patientenerhalt – Effektstärke und Prognoserelevanz

Q^2	0,068698					
R^2	0,122181					
Eliminierung von	R^2	f^2	Erklärungs-relevanz	Q^2	q^2	Prognose-relevanz
Unt. Orientierung	0,094557	0,0314689	schwach	0,068909	-0,00023	geringfügig verbessert
Beschäftigungszeit	0,094015	0,03208634	schwach	0,068880	-0,00020	geringfügig verbessert
Mitarbeiterakzeptanz	0,061668	0,06893562	schwach	0,029615	0,04197	verschlechtert

Tabelle 78: Gewinn – Effektstärke und Prognoserelevanz

Q^2	0,140095					
R^2	0,288866					
Eliminierung von	R^2	f^2	Erklärungs-relevanz	Q^2	q^2	Prognose-relevanz
wirt. Ausgangssit.	0,067699	0,31101	moderat	0,041939	0,11415	verschlechtert
Patientenzuwachs	0,200754	0,12390	schwach	0,151294	-0,01302	geringfügig verbessert
Untern. Orientierung	0,259372	0,04147	schwach	0,139612	0,00056	verschlechtert

Tabelle 79: Wiederholungsabsicht – Effektstärke und Prognoserelevanz

Eliminierung von	R^2	f^2	Erklärungs-relevanz	Q^2	q^2	Prognose-relevanz
Q^2	0,002806					
R^2	0,261014					
Gewinn	0,260908	0,00014	keine	0,142028	-0,13961	verbessert
Zufr. wirt. Entw	0,182883	0,10573	schwach	0,014278	-0,01150	geringfügig verbessert
Prozesszufriedenheit	0,223630	0,05059	schwach	0,004073	-0,00127	geringfügig verbessert

Tabelle 80: Zufriedenheit mit der wirtschaftlichen Entwicklung – Effektstärke und Prognoserelevanz

Eliminierung von	R^2	f^2	Erklärungs-relevanz	Q^2	q^2	Prognose-relevanz
Q^2	0,015267					
R^2	0,194233					
wirt. Ausgangs-situation	0,184946	0,01153	keine	0,023671	-0,00853	geringfügig verbessert
Patientenzuwachs	0,177505	0,02076	schwach	0,014978	0,00029	verschlechtert
Unt. Orientierung	0,183177	0,01372	keine	0,014850	0,00042	verschlechtert
Patientenerhalt	0,160082	0,04238	schwach	0,011543	0,00378	verschlechtert
Push-Motivation	0,193561	0,00083	keine	0,015358	-0,00009	geringfügig verbessert
Pull-Motivation	0,168409	0,03205	schwach	0,015660	-0,00040	geringfügig verbessert
Unterstützung	0,151031	0,01153	keine	0,015168	-0,00853	geringfügig verbessert

Tabelle 81: Prozesszufriedenheit – Effektstärke und Prognoserelevanz

Q^2	0,102423					
R^2	0,425288					
Eliminierung von	R^2	f^2	Erklärungs-relevanz	Q^2	q^2	Prognose-relevanz
Mitarbeiterakzeptanz	0,381224	0,07667	schwach	0,014445	0,09802	verschlechtert
Push-Motivation	0,424344	0,00164	keine	0,102084	0,00038	verschlechtert
Pull-Motivation	0,418694	0,01147	keine	0,103076	-0,00073	geringfügig verbessert
Übergebermotivation	0,402229	0,04012	schwach	0,101374	0,00117	verschlechtert
Unterstützung	0,227718	0,34377	stark	0,118440	-0,01784	geringfügig verbessert

Anhang G: Unternehmensnachfolgestudien

Tabelle 82: Studien zur Erforschung von Einflussfaktoren auf den Erfolg einer Unternehmensnachfolge

Autor(en)	Erscheinungsjahr	Zielgruppe	Erkenntnisinteresse	Auswertungsmethode
Alblach, Freund	1989	Deutsche KMU	Einflussgrößen auf die Unternehmenskontinuität nach einer Unternehmensnachfolge	Clusteranalyse
Balser, Carmin	2009	Familienunternehmen USA	Einfluss des Führungswechsels auf die Mitarbeiter/Kultur	Inhaltsanalyse
Barach, Gantisky	1995	Kanadisches Familienunternehmen	Erfolgsfaktoren einer Unternehmensnachfolge	Inhaltsanalyse
Bechtle	1983	Deutsche KMU	Einflussgrößen auf den Erfolg einer Führungsnachfolge	Inhaltsanalyse
Bocatto et al.	2010	Spanische Unternehmen, börsennotiert	Einflüsse auf die Entscheidung der Auswahl eines familieninternen oder -externen Nachfolgers	Regression
Brun de Pontet et al.	2007	Kanadische Familienunternehmen	Erklärung der Verläufe eines Nachfolgeprozesses in Abhängigkeit von d. Situation des Übergebers u. des Nachfolgers	Regression
Butler et al.	2001	Kleine Unternehmen in Hong-Kong und Thailand	Einfluss der Kultur und des Umfelds auf die Entscheidung des Übergebers für eine familieninterne oder -externe Nachfolge	Regression
Cabrera-Suarez	2005	Spanische Familienunternehmen	Einflussfaktoren auf den Übernahmeerfolg (Vergleich von guten und abgebrochenen Übernahmen)	Inhaltsanalyse
Cater III, Justis	2009	US-amerikanische Familienunternehmen	Vorbereitung des Nachfolgers auf die Firmenübernahme	Inhaltsanalyse
Cadieux	2007	Kanadische KMU	Übergeberemotionen und deren Einfluss auf die Unternehmensnachfolge	Inhaltsanalyse
Chrisman et al.	1998	Kanadische Familienunternehmen	Eigenschaften des Nachfolgers (bspw. Nachfolgewille, Verwandtschaftsgrad) und deren Bedeutung für ein Familienunternehmen	Varianzanalyse
Chua et al.	2003	Kanadische Familienunternehmen	Einfluss der Unternehmensgröße auf die Entscheidung für einen familieninternen oder -externen Nachfolger	Strukturgleichungsmodell PLS
Cucculelli, Micucci	2008	Italienische Familienunternehmen	Entwicklung der Unternehmensperformance nach familieninternen und -externen Unternehmensnachfolgen unter Berücksichtigung der Firmenspezifika	Regression

Autor(en)	Erscheinungsjahr	Zielgruppe	Erkenntnisinteresse	Auswertungsmethode
Davis, Harveston	1998	US-amerikanische Familienunternehmen, Branche: Industrie	Bedeutung von Erfolgsfaktoren einer Übernahme in Abhängigkeit von der Anzahl der Generationen; Einfluss der Familie auf die Planung	Regression
DeNoble, Ehrlich, Singh	2007	US-amerikanische Familienunternehmen	Einfluss des Humankapitals und der familiären Beziehungen auf den Erfolg einer Unternehmensnachfolge	Inhaltsanalyse
Diwisch et al.	2009	Österreichische KMU - produzierendes Gewerbe	Einfluss einer Nachfolge auf das Firmenwachstum	Clusteranalyse
Dreyer, Schlippe	2008	Deutsche Familienunternehmen	Wirkung des Nachfolgeprozesses auf die Mitarbeiter und die Organisation des Unternehmens	Inhaltsanalyse
Fattoum, Fayolle	2009	Tunesische KMU	Einfluss kultureller Werte auf die Erfolgsfaktoren von Unternehmensnachfolgen	Inhaltsanalyse
Freund, W.	2000	Deutsche Familienunternehmen	Erfolgs- und Risikofaktoren des familieninternen Generationswechsels	Inhaltsanalyse, Korrelationsanalysen
Gerke-Holzhäuer	1996	Deutsche Familienunternehmen	Einflussfaktoren auf eine erfolgreiche Unternehmensnachfolge – Fokus auf Psychologische Aspekte	Inhaltsanalyse
Goldberg	1996	US-amerikanische Familienunternehmen	Unterschiede zwischen erfolgreichen und erfolglosen Nachfolgern	Inhaltsanalyse
Halter	2009	Deutsche Familienunternehmen	Erfolgsfaktoren der Unternehmensnachfolge – Dimensionen Nachfolger, Übergeber, Unternehmen, Umfeld und Prozess	Inhaltsanalyse
Handler	1992	US-amerikanische Familienunternehmen	Nachfolgerspezifische und beziehungsspezifische Einflussfaktoren auf die Prozesszufriedeneheit	Inhaltsanalyse
Higginson	2010	US-amerikanische KMU	Vorbereitung der Unternehmensübertragung von der Mutter auf die Tochter – Geschlechtsspezifische Besonderheiten einer Unternehmensnachfolge	Inhaltsanalyse
Howorth et al.	2004	Britische Familienunternehmen	Einfluss von Informationsasymmetrien auf den Übernahmeprozess, Einfluss des Eigentumstransfers und Wissenstransfers auf die Zufriedenheit mit dem Übernahmeprozess	Inhaltsanalyse
Kugler et al.	2008	Deutsche KMU, Südthüringen	Einflussgrößen auf den Nachfolgeprozess	Deskriptiv
Lambrecht	2005	Belgische KMU	Einflussgrößen auf die Übernahme in Familienunternehmen	Inhaltsanalyse

Autor(en)	Erscheinungsjahr	Zielgruppe	Erkenntnisinteresse	Auswertungsmethode
Lang-Wins et al.	2004	Deutsche KMU	Einflussgrößen auf den Erfolg einer Unternehmensnachfolge bzw. auf den Planungsprozess	Deskriptiv
Lansberg, Astrachan	1994	US-amerikanische Familienunternehmen	Einfluss der Familie auf den Prozess der Unternehmensnachfolge von familieninternen Unternehmen	Regression
Malinen	2001	Finnische Kleinstunternehmen	Einflussgrößen auf den Übernahmeerfolg	Inhaltsanalyse
Merwe	2011	Südafrikanische Familienunternehmen	Eignung von Nachfolgern - Befragung vor der Übernahme	Regression
Molly et al.	2010	Belgische Familienunternehmen	Einfluss der Firmenübergabe auf die Performance und die Fremdkapitalquote des Unternehmens	Regression
Morris et al.	1997	US-amerikanische Familienunternehmen	Einfluss von Vorbereitung des Nachfolgers und Planung der Übergabe auf deren Erfolg	Strukturgleichungsmodell LISREL
Pyromalis, Vozikis	2009	Griechische Familienunternehmen	Untersuchung der Erfolgsfaktoren der Unternehmensnachfolge	Varianzanalyse
Royer et al.	2008	Australische Familienunternehmen	Einflussfaktoren auf die Entscheidung für eine Unternehmensübergabe innerhalb bzw. außerhalb der Familie	Varianzanalyse
Schlömer, Kay	2008	Deutsche KMU	Probleme bei familienexternen Unternehmensnachfolgen – Beziehung zwischen Übergeber und Nachfolger	Deskriptiv
Schlömer	2009	Deutsche KMU, Sachsen	Matching von Übergebern und Übernehmern – Eigenschaften der Nachfolgerperson	Deskriptiv
Sharma et al.	2000	Kanadische Familienunternehmen	Einfluss der Übergabeplanung auf den Erfolg der Unternehmensnachfolge	Varianzanalyse
Sharma et al.	2003a	Kanadische Familienunternehmen	Erfolgsfaktoren einer Unternehmensnachfolge	Regression
Sharma et al.	2003b	Kanadische Familienunternehmen	Einfluss der Familie auf die Unternehmensnachfolge	Regression
Sharma, Irving	2005	Kanadische Familienunternehmen	Einfluss der Nachfolgemotivation bzw. des Nachfolgewillens auf den Erfolg einer Unternehmensnachfolge	Inhaltsanalyse
Soo-Hoon et al.	2008	KMU in Singapur	Einfluss von Sozial- und Humankapital auf die Performance nach der Übergabe	Strukturgleichungsmodell PLS
Spelsberg	2011	Deutsche Familienunternehmen	Erfolgsfaktoren interner Unternehmensnachfolgen	Strukturgleichungsmodell LISREL

Autor(en)	Erscheinungsjahr	Zielgruppe	Erkenntnisinteresse	Auswertungsmethode
Stavrou	1999	US-amerikanische Studenten vor der Übernahme des Familienunternehmens	Gründe/Motivation für Übernahme	Clusteranalyse
Stavrou et al.	2005	KMU in Zypern	Unternehmenskultur, Führungspersönlichkeit und Erfolg der Übernahme	Clusteranalyse
Tatoglu, Kula, V.	2008	Türkische Familienunternehmen	Einfluss der Kompetenz des Nachfolgers auf die Unternehmensnachfolge	Varianzanalyse
Treflik	1998	Deutsche Familienunternehmen	Erfolgsfaktoren des Generationswechsels	Inhaltsanalyse
Venter et al.	2003	Südafrikanische Familienunternehmen	Einfluss der zwischenmenschlichen Beziehung auf den Erfolg einer Unternehmensnachfolge	Regression
Venter et al.	2005	Südafrikanische Familienunternehmen	Erfolgsfaktoren der Unternehmensnachfolge	Strukturgleichungsmodell LISREL
Venter, E. et al.	2006	Südafrikanische Familienunternehmen	Einfluss des Übergebers auf den Übergabeprozess	Strukturgleichungsmodell LISREL
Vera, Dean	2005	US-amerikanische Unternehmen	Herausforderungen für Töchter bei einer Firmenübernahme	Inhaltsanalyse
Viehl	2004	Deutsche Familienunternehmen	Einflussgrößen auf die unternehmerischen Entscheidungen des Nachfolgers nach der Übernahme	Inhaltsanalyse
Wang et al.	2004	Britische Familienunternehmen	Einfluss der Unternehmensgröße auf Einflussgrößen für den Erfolg einer Unternehmensnachfolge	Clusteranalyse
Weber	2009	Deutsche Familienunternehmen	Erfolgsfaktoren externer Unternehmensnachfolgen	Strukturgleichungsmodell LISREL

Quelle: Eigene Darstellung

Es erfolgte eine Datenbankrecherche unter dem Stichwort „succession" bzw. „Unternehmensnachfolge". Von den 2.129 Ergebnissen wurden 1.366 Paper näher analysiert. Dieses Vorgehen orientiert sich an der Empfehlung zur Durchführung einer Literaturanalyse gem. Zentner et al. (vgl. Zentner et al., S. e40).

Als Abgrenzungskriterium dienten nachfolgende Merkmale der Studien:

- Definition von Übergaben im engeren Sinne, dass heißt die Übertragung von Führung und Eigentum, und
- Durchführung einer empirischen Studie und
- Untersuchung der Einflussgrößen auf den Übernahmeerfolg.

69 empirische Untersuchungen konnten identifiziert werden. Nach Bereinigung der Dopplungen flossen insgesamt 42 Studien in die weitere Auswertung ein. 12 Hochschulschriften bzw. Studien von Forschungsinstituten ergänzen die Ausführungen.

Literaturverzeichnis

Ackermann, D. (2006): Erfolgsfaktoren für die Existenzgründung und Existenzsicherung freiberuflich tätiger Ärzte. Univ., Diss.–Lüneburg, 2004. Baden-Baden: Nomos-Verl.-Ges. (Schriften des Forschungsinstituts Freie Berufe, 15).

Ackermann, D. (2008): Unternehmensziele. In: Greiner, W.; Schulenburg, J. -M G.; Vauth, C. (Hrsg.): Gesundheitsbetriebslehre. Management von Gesundheitsunternehmen. Bern: Hans Huber, S. 99–118.

Ackermann, D.; Merz, J.; Stolze, H. (2004): Erfolg und Erfolgsfaktoren freiberuflich tätiger Ärzte. Ergebnisse der FFB-Ärzteumfrage für Niedersachsen. Forschungsinstitut Freie Berufe. Lüneburg. (FFB Diskussionspapier, 43).

Ahlert, D.; Evanschitzky, H.; Hesse, J. (2005): Zwischen Relevance und Rigor. Der erfolgreiche Einsatz der Erfolgsfaktorenforschung in Wissenschaft und Praxis. In: Wirtschaftswissenschaftliches Studium, H. 7, S. 362–367.

Alam, S. S.; Jani, M. F. M.; Omar, N. A. (2011): An Empirical Study of Success Factors of Women Entrepreneurs in Southern Region in Malaysia. In: International Journal of Economics and Finance, Jg. 3, H. 2, S. 166–175.

Albach, H.; Freund, W. (1989): Generationswechsel und Unternehmenskontinuität – Chancen, Risiken, Maßnahmen. Eine empirische Untersuchung bei Mittel- und Großunternehmen gefördert von der Bertelsmann-Stiftung. Gütersloh: Verl. Bertelsmann-Stiftung.

Albers, S.; Hildebrandt, L. (2006): Methodische Probleme bei der Erfolgsfaktorenforschung. Messfehler, formative versus reflektive Indikatoren und die Wahl des Strukturgleichungsmodells. In: Zeitschrift für betriebswirtschaftliche Forschung, Jg. 58, H. 1, S. 2–33.

Aldrich, H. E.; Waldinger, R. (1990): Ethnicity and Entrepreneurship. In: Annual Review of Sociology, Jg. 16, H. 1, S. 111–135.

Allen, D. (1995): Doctors in Management or the Revenge of the Conquered. In: Journal of Management in Medicine, Jg. 9, H. 4, S. 44–50.

Amit, R.; Muller, E. (1995): "Push" and "Pull" Entrepreneurship. In: Journal of Small Business and Entrepreneurship, Jg. 12, H. 4, S. 64–80.

Arbaugh, J. B.; Cox, L. W.; Camp, M. s. (2009): Is Entrepreneurial Orientation a Global Construct? A Multi-Country Study of Entrepreneurial Orientation, Growth Strategy and Performance. In: Journal of Business Inquiry, Jg. 8, H. 1, S. 12–25.

Armstrong, J. S.; Overton, T. S. (1977): Estimating Nonresponse Bias in Mail Surveys. In: Journal of Marketing Research, Jg. 14, H. 3, S. 396–402.

Aronoff, C. E.; Ward, J. L. (2011): Preparing Successors for Leadership. Another Kind of Hero. 1. Palgrave Macmillan ed., [Nachdr. d. Ausg.] Marietta, Ga. 1992. New York, NY: Palgrave Macmillan (Family business leadership series).

Ärzte-Zeitung (Hrsg.) (2002): Quo vadis? Die große Ärztebefragung anlässlich 20 Jahre Ärzte-Zeitung. In: Ärzte Zeitung, Jg. 21, H. 197.

Astrachan, J. H.; Klein, S. B.; Smyrnios, K. X. (2002): The F-PEC-Scale of Family Influence: A Proposal for Solving the Family Business Definition Problem. In: Family Business Review, Jg. 15, H. 1, S. 45–58.

Atteslander, P.; Cromm, J. (2010): Methoden der empirischen Sozialforschung. 13., neu bearb. und erw. Aufl. Berlin: Schmidt (ESV basics).

Backhaus, K.; Erichson, B.; Plinke, W.; Weiber, R. (2011): Multivariate Analysemethoden. Eine anwendungsorientierte Einführung. 13. überarb. Aufl. Berlin: Springer (Springer-Lehrbuch).

Bagby, D. R. (2004): Enhancing Succession Research in the Family Firm: A Commentary on "Toward an Integrative Model of Effective FOB Succession". In: Entrepreneurship Theory and Practice, Jg. 28, H. 4, S. 329–333.

Bagozzi, R. P.; Yi, Y. (1988): On the Evaluation of Structural Equation Models. In: Journal of Academy of Marketing Science, Jg. 16, H. 1, S. 74–94.

Balser, D. B.; Carmin, J. (2009): Leadership Succession and the Emergence of an Organizational Identity Threat. In: Nonprofit Management & Leadership, Jg. 20, H. 2, S. 185–201.

Barach, J. A.; Gantisky, J.; Carson, J. A.; Doochin, B. A. (1988): Entry of the Next Generation: Strategic Challenge for Family Business. In: Journal of Small Business Management, Jg. 26, H. 2, S. 49–56.

Barney, J. (1991): Firm Resources and Sustained Competitive Advantage. In: Journal of Management, Jg. 17, H. 1, S. 99–120.

Barney, J. (2001): Is the Resource-based "View" a Useful Perspective for Strategic Management Research? Yes. In: Academy of Management Review, Jg. 26, H. 1, S. 41–56.

Baron, R. A. (2000): Psychological Perspectives of Entrepreneurship: Cognitive and Social Factors in Entrepreneurs' Success. In: Current Directions in Psychological Science, Jg. 9, H. 1, S. 15–18.

Baron, R. A.; Markman, G. D. (1999): Cognitive Mechanisms: Potential Differences between Entrepreneurs and Non-entrepreneurs. In: Reynolds, R. D.; Bygrave, W. D.; Manigart, S.; Mason, C.; Meyer, G.; Sapienza, H. J.; Shaver, K. (Hrsg.): Frontiers of Entrepreneurship Research. Wellesley, M.A.: Babson College (Frontiers of entrepreneurship research), S. 123–137.

Barwise, P. (1995): Good Empirical Generalizations. In: Marketing Science, Jg. 14, H. 3, S. G29-G35.

Bauer, A. W. (2004): Der Patient als Kunde, die Medizin als Ware und der Arzt als Unternehmer. In: Journal für Anästhesie und Intensivbehandlung, Jg. 11, H. 1, S. 19–22.

Baum, A. -G.; Coenenberg, A. G.; Günther, T. (2013): Strategisches Controlling. 5. Aufl.. Stuttgart: Schäffer-Poeschel-Verlag.

Bauer, H. -H; Sauer, N. E. (2004): Die Erfolgsfaktorenforschung als schwarzes Loch? In: Die Betriebswirtschaft, Jg. 64, H. 5, S. 621–623.

Baum, J. R.; Locke, E. A. (2004): The Relationship of Entrepreneurial Traits, Skill, and Motivation to Subsequent Venture Growth. In: Journal of Applied Psychology, Jg. 89, H. 4, S. 587–598.

Bechtle, C. (1983): Die Sicherung der Führungsnachfolge in der Familienunternehmung. Hochsch., Diss.-St. Gallen, 1983. Frankfurt/M.: Barudio & Hess (Dissertation, Nr 886).

Becker, G. S. (1995): Human Capital. A Theoretical and Empirical Analysis, with Special Reference to Education. 3. ed., [reprint]. Chicago, Ill.: The Univ. of Chicago Press.

Begemann, M. (2008): Normative Beschränkungen für unternehmerisches Handeln im Gesundheitswesen. In: Greiner, W.; Schulenburg, J. -M G.; Vauth, C. (Hrsg.): Gesundheitsbetriebslehre. Management von Gesundheitsunternehmen. Bern: Hans Huber, S. 63–78.

Begley, T. M.; Boyd, D. P. (1987): Psychological Characteristics Associated with Performance in Entrepreneurial Firms and Smaller Businesses. In: Journal of Business Venturing, Jg. 2, H. 1, S. 79–93.

Beisecker, A. E.; Beisecker, T. D. (1990): Patient Information-Seeking Behaviors when Communicating with Doctors. In: Medical Care, Jg. 28, H. 1, S. 19–28.

Bejean, S.; Peyron, C.; Urbinelli, R. (2007): Variations in Activity and Practice Patterns: a French Study for GPs. In: European Journal of Health Economics, Jg. 8, H. 3, S. 225–236.

Benston, G. J. (1985): The Validity of Studies with Line of Business Data: Reply. In: American Economic Review, Jg. 77, H. 1, S. 218–233.

Benzing, C.; Chu, H. M.; Callanan, G. (2005): A Regional Comparison of the Motivation and Problems of Vietnamese Entrepreneurs. In: Journal of Developmental Entrepreneurship, Jg. 10, H. 1, S. 3–27.

Benzing, C.; Chu, H. M.; Kara, O. (2009): Entrepreneurs in Turkey: A Factor Analysis of Motivations, Success Factors and Problems. In: Journal of Small Business Management, Jg. 47, H. 1, S. 58–91.

Berning, D.; Novak, A. (2010): Erfolgsfaktoren der Kanzleinachfolge. Jenseits von Recht und Steuern. Wiesbaden: Gabler.

Berthold, N.; Neumann, M. (2008): The Motivation of Entrepreneurs: Are Employed Managers and Self-employed Owners Different? In: Intereconomics, Jg. 43, H. 4, S. 236–244.

Bhave, M. P. (1994): A Process Model of Entrepreneurial Venture Creation. In: Journal of Business Venturing, Jg. 9, H. 3, S. 223–242.

Bicanski, V. (2006): Die Finanzierung der Arztpraxis. 14. überarb. Aufl.. Köln: Dt. Ärzte-Verl. (Beratungsservice für Ärzte, 4).

Bieler, S. (2005): Psychologische Hürden der Unternehmensnachfolge aus Sicht des Senior-Unternehmers. In: Brost, H.; Faust, M.; Thedens, C. (Hrsg.): Unternehmensnachfolge im Mittelstand. 2. Auflage. Frankfurt am Main: Frankfurt School Verlag, S. 361–380.

Bierhoff, H. W.; Müller, G. (1993): Kooperationen in Organisationen. In: Zeitschrift für Arbeits- und Organisationspsychologie, Jg. 37, H. 2, S. 42–51.

Bindewald, A. (2004): Was können gescheiterte von erfolgreichen Unternehmen lernen: Ergebnisse einer explorativen Datenanalyse von DtA-finanzierten Unternehmen. In: Was erfolgreiche Unternehmen ausmacht. Erkenntnisse aus Wissenschaft und Praxis ; mit 37 Tabellen. Heidelberg: Physica-Verl. (KfW-Publikationen zu Gründung und Mittelstand), S. 49–87.

Bjuggren, P.; Sund, L. (2001): Strategic Decision Making in Intergenerational Successions of Small- and Medium-Sized Family-Owned Business. In: Family Business Review, Jg. 14, H. 1, S. 11–24.

Blackburn, R.; Kovalainen, A. (2009): Researching Small Firms and Entrepreneurship: Past, Present and Future. In: International Journal of Management Reviews, Jg. 11, H. 2, S. 127–148.

Block, J.; Koellinger, P. (2009): I Can't Get No Satisfaction - Necessity Entrepreneurship and Procedural Utility. In: Kyklos – Internationale Zeitschrift für Sozialwissenschaften, Jg. 62, H. 2, S. 191–209.

Block, J.; Sandner, P. (2009): Necessity and Opportunity Entrepreneurs and Their Duration in Self-employment: Evidence form German Micro Data. In: Journal of Industry, Competition and Trade, Jg. 9, H. 2, S. 117–137.

Blumenbach-Ostermann, K. (2004): Medizinische Versorgungszentren – Konkurrenz oder Chance für Vertragsärzte? Die Ausgestaltungsmöglichkeiten sind derzeit nur ansatzweise zu erkennen. In: Deutsches Ärzteblatt online, H. 4, S. 1–8.

Bocatto, E.; Gispert; C.; Rialp, J. (2010): Family-Owned Business Succession: The Influence of Pre-performance in the Nomination of Family and Nonfamily Members: Evidence from Spanish Firms. In: Journal of Small Business Management, Jg. 48, H. 4, S. 497–523.

Boezeman, E. J.; Ellemers, N. (2007): Volunteering for Charity: Pride, Respect, and the Commitment of Volunteers. In: Journal of Applied Psychology, Jg. 92, H. 3, S. 771–785.

Bögenhold, D.; Fink, M.; Kraus, S. (2009): Integrative Entrepreneurship-Forschung – Identifikation von Schnittstellen zwischen soziologischer und ökonomischer Perspektive. In: Österreichische Zeitschrift für Soziologie, Jg. 34, H. 2, S. 22–42.

Bogner, A.; Menz, W. (2009): Das theoriegenerierende Experteninterview. Erkenntnisse, Wissensformen, Interaktion. In: Bogner, A.; Littig, B.; Menz, W. (Hrsg.): Experteninterviews. Theorien, Methoden, Anwendungsfelder. 3. grundl. überarb. Aufl. Wiesbaden: VS Verlag für Sozialwissenschaften, S. 61–98.

Bollen, K. A. (2011): Evaluating Effect, Composite, and Causal Indicators in Structural Equation Models. In: MIS Quarterly, Jg. 35, H. 2, S. 359–372.

Bonnet, C.; Furnham, A. (1991): Who Wants to Be an Entrepreneur? A Study of Adolescents Interested in a Young Enterprise Scheme. In: Journal of Economic Psychology, Jg. 12, H. 3, S. 465–478.

Borsboom, D. (2008): Latent Variable Theory. In: Measurement, Jg. 6, H. 1/2, S. 25–53.

Bracci, E.; Vagnoni, E. (2011): Understanding Small Family Business Succession in a Knowledge Management Perspective. In: Journal of Knowledge Management, Jg. 9, H. 1, S. 7–36.

Brandstätter, H. (1997): Becoming an Entrepreneur - A Question of Personality Structure? In: Journal of Economic Psychology, Jg. 18, H. 2-3, S. 157–177.

Brixy, U. (2011): Global Entrepreneurship Monitor (GEM). Länderbericht Deutschland. Unter Mitarbeit von C. Hundt, R. Sternberg und A. Vorderwühlbecke. Institut für Arbeitsmarkt- und Berufsforschung (IAB); Leibnitz Universität Hannover, Institut für Wirtschafts- und Kulturgeographie. Hannover/Nürnberg.

Brockhaus, R. H. (1980): Psychological and Environmental Factors Which Distinguish the Successful from the Unsuccessful Entrepreneur: A Longitudinal Study. In: Academy of Management Proceedings, Jg. 11, S. 368–372.

Brockhaus, R. H. (2004): Family Business Succession: Suggestions for Future Research. In: Family Business Review, Jg. 17, H. 2, S. 165–177.

Brockhaus, R. H.; Horwitz, P. S. (1986): The Psychology of the Entrepreneur. In: Sexton, D. L.; Smilor, R. W. (Hrsg.): The Art and Science of Entrepreneurship. Cambridge, Mass.: Ballinger, S. 25–48.

Bromberg, D. (2009): Performance Measurement: A System with a Purpose or al Purposeless System? In: Public Performance & Management Review, Jg. 33, H. 2, S. 214–221.

Bruce, D.; Picard, D. (2006): Making Succession a Success: Perspectives from Canadian Small and Medium-Sized Enterprises. In: Journal of Small Business Management, Jg. 44, H. 2, S. 306–309.

Brucks, U. (2003): Die Gestaltung der Arzt-Patient-Beziehung als ärztliche Aufgabe. In: Ulich, E. (Hrsg.): Arbeitspsychologie in Krankenhaus und Arztpraxis. Arbeitsbedingungen, Belastungen, Ressourcen. Bern: Hans Huber (Schriften zur Arbeitspsychologie, 61), S. 59–73.

Brüderl, J.; Preisendörfer, P. (1998): Network Support and the Success of Newly Founded Businesses. In: Small Business Economics, Jg. 10, H. 3, S. 213–225.

Brüderl, J.; Preisendörfer, P.; Ziegler, R. (2009): Der Erfolg neugegründeter Betriebe. Eine empirische Studie zu den Chancen und Risiken von Unternehmensgründungen. 3. erw. Aufl. Berlin: Duncker & Humblot (Betriebswirtschaftliche Schriften, 140).

Brühl, R.; Horch, N.; Orth, M. (2008): Der Resource-based View als Theorie des strategischen Managements – Empirische Befunde und methodologische Anmerkungen. Herausgegeben von ESCP-EAP Europäische Wirtschaftshochschule Berlin. Berlin. (ESCP-EAP Working Paper, 44).

Brun Pontet, S. Wrosch C. de; Gagne, M. (2007): An Exploration of the Generational Differences in Levels of Control Held among Family Business Approaching Succession. In: Family Business Review, Jg. 20, H. 4, S. 337–354.

Brunner, F. J. (2010): Qualität im Service. Wege zur besseren Dienstleistung. München: Hanser (Praxisreihe Qualitätswissen).

Brush, C. G.; Manolova, T. S.; Edelman, L. F. (2008): Separated by a Common Language? Research across the Atlantic. In: Entrepreneurship Theory and Practice, Jg. 32, H. 2, S. 249–266.

Bruyat, C.; Julien, P. (2001): Defining the Field of Research in Entrepreneurship. In: Journal of Business Venturing, Jg. 16, H. 2, S. 165–180.

Bundesärztekammer und Kassenärztliche Bundesvereinigung (2011): Ergebnisse der Ärztestatistik zum 31.12.2010. Berlin. Online verfügbar unter http://www.bundesaerztekammer.de/specialdownloads/Stat10Abbildungsteil.pdf.

Burkert, M. (2008): Qualität von Kennzahlen und Erfolg von Managern. Direkte, indirekte und moderierende Effekte. Wiesbaden: Gabler | GWV Fachverlage GmbH Wiesbaden.

Busenitz, L. W.; West III, G. P.; Shepherd, D.; Nelson, T.; Chandler, G. N.; Zacharakis, A. (2003): Entrepreneurship Research in Emergence: Past Trends and Future Directions. In: International Journal of Management, Jg. 29, H. 3, S. 285–308.

Butler, J. E.; Greene, P. G. (1997): Ethnic Entrepreneurship: The Continuous Rebirth of American Enterprise. In: Sexton, D. L.; Smilor, R. W. (Hrsg.): Entrepreneurship 2000. Chicago, Ill.: Upstart Publishing.

Butler, J. E.; Phan, P. H.; Saxberg, B. O.; Lee, S. H. (2001): Entrepreneurial Succession, Firm Growth and Performance. In: Journal of Enterprising Culture, Jg. 9, H. 4, S. 407–436.

Buttner, H. E.; Gryskiewicz, N. (1993): Entrepreneurs' Problem-Solving Styles: An Empirical Study Using the Kirton Adaption/Innovation Theory. In: Journal of Small Business Management, Jg. 31, H. 1, S. 22–31.

Buttner, H. E.; Moore, D. P. (1997): Women's Organizational Exodus to Entrepreneurship: Self-Reported Motivations and Correlates with Success. In: Journal of Small Business Management, Jg. 35, H. 1, S. 34–46.

Buzzell, R. D. (2004): The PIMS Program of Strategy Research. A Retrospective Appraisal. In: Journal of Business Research, Jg. 57, H. 5, S. 478–483.

Buzzell, R. D.; Gale, B. T. (1987): The PIMS Principles. Linking Strategy to Performance. New York, NY: The Free Press.

Byrne, B. M. (2010): Structural Equation Modeling with AMOS. Basic Concepts, Applications, and Programming. 2. ed. New York, NY: Routledge (Multivariate applications series).

Cabrera-Suarez, K. (2005): Leadership Transfer and the Successor's Development in the Family Firm. In: The Leadership Quarterly, Jg. 16, H. 1, S. 71–96.

Cabrera-Suarez, K.; Saa-Perez, P. D.; Garcia-Almeida, D. (2001): The Succession Process from a Resource- and Knowledge-Based View of the Family Firm. In: Family Business Review, Jg. 14, H. 1, S. 37–47.

Cadieux, L. (2007): Succession in Small and Medium-Sized Family Businesses: Toward a Typology of Predecessor Roles During and After Instatement of the Successor. In: Family Business Review, Jg. 20, H. 2, S. 95–109.

Caliendo, M.; Kritikos, A. (2008): Is Entrepreneurial Success Predictable? An Ex-Ante Analysis of the Character-Based Approach. In: Kyklos – Internationale Zeitschrift für Sozialwissenschaften, Jg. 61, H. 2, S. 189–214.

Cantillon, R. (1987): Essai sur la Nature du Commerce en Général: traduit de l´angelois. Klassiker der Nationalökonomie. Nachdr. der Ausg. London Gyles 1755. Frankfurt am Main/Düsseldorf: Verl. Wirtschaft und Finanzen.

Capon, N.; Farley, J.; Hoenig, S. (1990): Determinants of Financial Performance: A Meta-Analysis. In: Management Science, Jg. 36, H. 10, S. 1143–1159.

Carland, J. W.; Hoy, F.; Boulton, W. R.; Carland, J. C. (1984): Differentiating Entrepreneurs From Small Business Owners: A Conceptualization. In: Academy of Management Review, Jg. 9, H. 2, S. 354–359.

Carsud, A.; Brännback, M. (2011): Entrepreneurial Motivations: What Do We Still Need to Know? In: Journal of Small Business Management, Jg. 49, H. 1, S. 9–26.

Carter, N. M.; Gartner, W. B.; Shaver, K. G.; Gatewood, E. J. (2003): The Career Reasons of Nascent Entrepreneurs. In: Journal of Business Venturing, Jg. 18, H. 1, S. 13–39.

Cassar, G. (2007): Money, Money, Money? A Longitudinal Investigation of Entrepreneur Career Reasons, Growth Preferences and Achieved Growth. In: Entrepreneurship and Regional Development, Jg. 19, H. 1, S. 89–107.

Cater, T.; Cater, B. (2009): (In)tangible Resources as Antecedents of a Company's Competitive Advantage and Performance. In: Journal for East European Management Studies, Jg. 14, H. 2, S. 183–209.

Cater III, J. J.; Justis, R. T. (2009): The Development of Successors From Followers to Leaders in Small Family Firms: An Exploratory Study. In: Family Business Review, Jg. 22, H. 2, S. 1.

Chambers, N.; Colin-Thomé, D. (2009): Doctors Managing in Primary Care: An International Focus. In: Journal of Management and Marketing in Healthcare, Jg. 2, H. 1, S. 28–43.

Chandler, G. N.; Hanks, S. H (1998): An Examination of the Substitutability of Founders Human and Financial Capital in Emerging Business Ventures. In: Journal of Business Venturing, Jg. 13, H. 5, S. 353–369.

Chang, S. -J; Wittelosstuijn, A. v.; Eden, L. (2010): From Editors: Common Method Variance in International Business Research. In: Journal for International Business Studies, Jg. 41, H. 2, S. 178–184.

Chell, E.; Harworth, J.; Brearley, S. (1991): The Search for Entrepreneurial Traits. In: Chell, E.; Harworth, J.; Brearley, S. A. (Hrsg.): The Entrepreneurial Personality. Concepts, Cases and Categories. London: Routledge (Routledge small business series), S. 29–53.

Cheng, T. C.; Scott, A.; Jeon, S. -H; Kalb, G.; Humphreys, J.; Joyce, C. (2011): What Factors Influence the Earnings of General Practitioners and Medical Specialists? Evidence From the Medicine in Australia: Balancing Employment and Live Survey. In: Health Economics, H. online first 15.09.11, S. 1–18.

Chin, W. W. (1998a): Issues and Opinion on Structural Equation Modeling. In: Management Information System Quarterly, Jg. 22, H. 1, S. 7–16.

Chin, W. W. (1998b): The Partial Least Squares Approach for Structural Equation Modeling. In: Marcoulides, G. A. (Hrsg.): Modern Methods for Business Research. Mahwah N.J. u. a.: Erlbaum (Quantitative methodology series), S. 295–336.

Chin, W. W. (2004): Frequently Asked Questions – Partial Least Squares & PLS-Graph. Multi-group Analysis with PLS. Online verfügbar unter http://disc-nt.cba.uh.edu/chin/plsfaq.htm.

Chin, W. W.; Newsted, P. R. (1999): Structural Equation Modeling Analysis With Small Samples Using Partial Least Squares. In: Hoyle, R. H. (Hrsg.): Statistical Strategies for Small Sample Research. [2. Dr.]. Thousand Oaks, Calif.: Sage Publ., S. 307–341.

Chittoor, R.; Das, R. (2007): Professionalization of Management and Succession Performance - A Vital Linkage. In: Family Business Review, Jg. 20, H. 1, S. 65–79.

Cholotta, K.; Drobnic, S. (2009): Wann ist eine Gründung erfolgreich? Facetten und Faktoren objektiven Erfolgs in kleinen Unternehmen. In: Zeitschrift für KMU und Entrepreneurship, Jg. 57, H. 3-4, S. 239–258.

Chrisman, J. J.; Chua, J. H.; Sharma, P. (2003a): Current Trends and Future Directions in Family Business Management Studies: Toward a Theory of the Family Firm. Hrsg.: United States Association for Small Business and Entrepreneurship. (Coleman White Papers series). Online verfügbar unter www.usasbe.org.

Chrisman, J. J.; Chua, J. H.; Sharma, P. (1998): Important Attributes of Successors in Family Business: An Exploratory Study. In: Family Business Review, Jg. 11, H. 1, S. 19–34.

Chrisman, J. J.; Chua, J. H.; Steier, L. P. (2003b): An Introduction to Theories of Family Business. In: Journal of Business Venturing, Jg. 18, H. 4, S. 441–448.

Christensen, C. R. (1953): Management Succession in Small and Growing Enterprises. Boston, MA: Havard University.

Chu, H. M.; Benzing, C.; McGee, C. (2007): Ghanaian and Kenyan Entrepreneurs: A Comparative Analysis of their Motivations, Success Characteristics and Problems. In: Journal of Developmental Entrepreneurship, Jg. 12, H. 3, S. 295–322.

Chu, H. M.; Kara, O.; Fiorentino, C. (2011): Bulgarian Entrepreneurship: An Exploratory Study. In: International Journal of Business & Public Administration, Jg. 8, H. 1, S. 89–105.

Chua, J. H.; Chrisman, J. J.; Sharma, P. (1999): Defining the Family Business by Behavior. In: Entrepreneurship Theory and Practice, Jg. 23, H. 4, S. 19–39.

Chua, J. H.; Chrisman, J. J.; Sharma, P. (2003a): Succession and Nonsuccession Concerns of Family Firms and Agency Relationship with Nonfamily Managers. In: Family Business Review, Jg. 16, H. 2, S. 89–108.

Chua, J. H.; Chrisman, J. J.; Steier, L. P. (2003b): Extending the Theoretical Horizons of Family Business Research. In: Entrepreneurship Theory and Practice, Jg. 27, H. 4, S. 331–338.

Colombo, M. G.; Delmastro, M.; Grilli, L. (2004): Entrepreneurs' Human Capital and the Start-Up Size of New Technology-Based Firms. In: International Journal of Industrial Organization, Jg. 22, H. 8/9, S. 1183–1211.

Conbere, J. P.; Heorhiadi, A.; Campion, B.; Brown, J. (2010): Preparing Physician Leaders: A Model for the Learned Professions. In: Revue Sciences de Gestion, Jg. 75, H. 12, S. 63–82.

Conrad, W.; Müller, G.; Wagener, D.; Wilhelm, O. (1998): Psychologische Beiträge zur Bestimmung unternehmerischer Potenziale bei Existenzgründern. Herausgegeben von Institut für Mittelstandsforschung. Universität Mannheim. Mannheim. (Veröffentlichungen des ifm: Grüne Reihe, 36).

Cooper, A.; Dunkelberg, W. C. (1987): Entrepreneurial Research: Old Questions, New Answers and Methodological Issues. In: American Journal of Small Business, Jg. 11, H. 3, S. 11–23.

Cooper, A.; Dunkelberg, W. C.; Woo, C. Y. (1988a): Entrepreneurs' Perceived Chances for Success. In: Journal of Business Venturing, Jg. 3, H. 2, S. 97–108.

Cooper, A.; Dunkelberg, W. C.; Woo, C. Y. (1988b): Survival and Failure: A Longitudinal Study. In: Kirchhoff B. et al. (Hrsg.): Frontiers of Entrepreneurship Research. Wellesley, M.A. (Frontiers of entrepreneurship research), S. 225–237.

Cooper, A.; Gimeno-Gascon, F. J.; Woo, C. Y. (1991): A Resource-Based Prediction of New Venture Survival and Growth. In: Academy of Management Best-Papers Proceedings, S. 68–72.

Cooper, A.; Gimeno-Gascon, F. J.; Woo, C. Y. (1994): Initial Human and Financial Capital as Predictors of New Venture Performance. In: Journal of Business Venturing, Jg. 9, H. 5, S. 371–395.

Cooper, A.; Metha, S. (2006): Preparation for Entrepreneurship: Does it Matter? In: Journal of Private Equity, Jg. 9, H. 4, S. 6–15.

Cooper, A. C. (1993): Challenges in Predicting New Firm Performance. In: Journal of Business Venturing, Jg. 8, H. 3, S. 241–253.

Cooper, A. C.; Dunkelberg, W. C.; Woo, C. Y. (1986): Optimists and Pessimists: 2294 Entrepreneurs and Their Perceived Chances for Success. Hrsg.: National Federation of Independent Business. September 1986. Purdue University. San Mateo. (907).

Cooper, C. L.; Rout, U.; Faragher, B. (1989): Mental Health, Job Satisfaction, and Job Stress Among General Practitioners. In: British Medical Journal, Jg. 298, H. 6670, S. 366–370.

Corsten, H. (2002): Determinanten der Gründungsentscheidung. Ein empirischer Befund. In: Corsten, H.; Bausch, A. (Hrsg.): Dimensionen der Unternehmungsgründung. Erfolgsaspekte der Selbständigkeit. Berlin: E. Schmidt (Grundlagen und Praxis der Betriebswirtschaft, 71), S. 1–41.

Covin, J. G. (1991): Entrepreneurial versus Conservative: A Comparison of Strategies and Performance. In: Journal of Management Studies, Jg. 28, H. 5, S. 439–462.

Covin, J. G.; Green, R.; Slevin, D. P. (2006): Strategic Process Effects on the Entrepreneurial Orientation - Sales Growth Rate Relationships. In: Entrepreneurship Theory and Practice, Jg. 30, H. 1, S. 57–81.

Covin, J. G.; Slevin, D. P. (1989): Strategic Management of Small Firms in Hostile and Benign Environments. In: Strategic Management Journal, Jg. 10, H. 1, S. 75–87.

Covin, J. G.; Slevin, D. P. (1991): A Conceptual Model of Entrepreneurship as Firm Behavior. In: Entrepreneurship Theory and Practice, Jg. 16, H. 1, S. 7–25.

Cragg, P. B.; King, M. (1988): Organizational Characteristics and Small Firms' Performance Revisited. In: Entrepreneurship Theory and Practice, Jg. 13, H. 2, S. 49–64.

Craig, C. S.; McCann, J. M. (1978): Item Nonresponse in Mail Surveys: Extent and Correlates. In: Journal of Marketing Research, Jg. 15, H. 2, S. 285–289.

Cramer, U. H.; Maier, B. (2002a): Praxisübergabe und Praxiswert (I). Erfahrungsbericht unter Zulassungssperre – Fortschreibung des Beitrages aus MedR 1992, 312. Teil 1: Praxisübergabe und Bedarfsplanung. In: Medizinrecht, H. 11, S. 549–560.

Cramer, U. H.; Maier, B. (2002b): Praxisübergabe und Praxiswert (II). Teil 2: Neues zur Methodik der Praxisbewertung. In: Medizinrecht, H. 12, S. 616–625.

Cronbach, L. (1951): Coefficient Alpha and the Internal Structure of Tests. In: Psychometrika, Jg. 16, H. 3, S. 297–334.

Cucculelli, M.; Micucci, G. (2008): Family Succession and Firm Performance: Evidence from Italian Family Firms. In: Journal of Corporate Finance, Jg. 14, H. 1, S. 17–31.

Cudia, C. P. (2010): Dermatologist and Woman Entrepreneur. In: International Journal of Entrepreneurship, Jg. 14, H. Special Issue, S. 17–22.

Daniel, R. (1961): Management Information Crisis. In: Harvard Business Review, Jg. 39, H. 5, S. 111–121.

Daschmann, H. -A (1994): Erfolgsfaktoren mittelständischer Unternehmen. Ein Beitrag zur Erfolgsfaktorenforschung. Diss-München. Stuttgart: Schäffer-Poeschel (Controlling-Entwicklungen).

Davidsson, P. (1989): Entrepreneurship - And After? A Study of Growth Willingness in Smaller Firms. In: Journal of Business Venturing, Jg. 4, H. 3, S. 211–226.

Davidsson, P. (2008): The Entrepreneurship Research Challenge. Cheltenham: Elgar.

Davidsson, P.; Low, M. B.; Wright, M. (2001): Editor's Introduction: Low and MacMillian Ten Years on: Achievements and Future Directions for Entrepreneurship Research. In: Entrepreneurship Theory and Practice, Jg. 25, H. 4, S. 5–15.

Davis, P. S.; Harveston, P. D. (1998): The Influence of Family on the Family Business Succession Process: a Multi-Generational Perspective. In: Entrepreneurship Theory and Practice, Jg. 22, H. 2, S. 31–49.

Davis, S. M. (1968): Entrepreneurial Succession. In: Administrative Science Quarterly, Jg. 13, H. 3, S. 402–416.

Dean, M. A.; Shook, C. L.; Payne, G. T. (2007): The Past, Present, and Future of Entrepreneurship Research: Data Analytic Trends and Training. In: Entrepreneurship Theory and Practice, Jg. 31, H. 4, S. 601–618.

Delmar, F.; Davidsson, P. (2000): Where Do They Come From? Prevalence Characteristics of Nascent Entrepreneurs. In: Entrepreneurship and Regional Development, Jg. 12, H. 1, S. 1–23.

Denison, D. R.; Alexander, J. M. (1986): Patterns and Profiles of Entrepreneurs: Data From Entrepreneurship Forums. In: Ronstadt, R.; Hornaday, J. A.; Peterson, R.; Vesper, K. H (Hrsg.): Frontiers of Entrepreneurship Research. Wellesley, M.A. (Frontiers of entrepreneurship research), S. 578–593.

Dennis, W. J. (1996): Self-Employment: When Nothing is Available? In: Journal of Labor Research, Jg. 17, H. 4, S. 645–661.

DeNoble, A.; Ehrlich, S.; Singh, G. (2007): Toward the Development of a Family Business Self-Efficacy Scale: A Resource-Based Perspective. In: Family Business Review, Jg. 20, H. 2, S. 127–140.

Dess, G. G.; Lumpkin, G. T.; Covin, J. G. (1997): Entrepreneurial Strategy Making and Firm Performance: Tests of Contingency and Configuration Models. In: Strategic Management Journal, Jg. 18, H. 9, S. 677–695.

Deutscher Ärztetag (2012): (Muster-) Berufsordnung für die deutschen Ärztinnen und Ärzte. MBO-Ä, Stand 2011. Online verfügbar unter: http://www.bundesaerztekammer.de/page.asp?his=1.100.1143.

Deutscher Sparkassen- und Giroverband e.V. (Hrsg.) (2009): BranchenReport 2009 für Allgemeinmediziner. Stuttgart.

Devine, E. A. (1980): ROI For Investment Decisions And Performance Evaluation. In: American Journal of Small Business, Jg. 5, H. 2, S. 40–47.

Diekmann, A. (2010): Empirische Sozialforschung. Grundlagen, Methoden, Anwendungen. Orig.-Ausg., vollst. überarb. und erw. Neuausg. 2007, 4. Aufl., [21. Aufl. der Gesamtausg.]. Reinbek bei Hamburg: Rowohlt-Taschenbuch-Verl. (Rororo Rowohlts Enzyklopädie, 55678).

Dijkstra, T. (1983): Some Comments on Maximum Likelihood and Partial Least Squares Methods. In: Journal of Econometrics, Jg. 22, H. 1-2, S. 67–90.

Diochon, M.; Menzies, T. V.; Gasse, Y. (2005): Canandian Nascent Entrepreneurs' Start-Up Efforts: Outcomes and Individual Influences on Sustainability. In: Journal of Small Business and Entrepreneurship, Jg. 18, H. 1, S. 53–74.

Diochon, M.; Menzies, T. V.; Gasse, Y. (2008): Exploring the Nature and Impact of Gestation-Specific Human Capital among Nascent Entrepreneurs. In: Journal of Developmental Entrepreneurship, Jg. 13, H. 2, S. 151–165.

Diwisch, D. S.; Voithofer, P.; Weiss, C. R. (2009): Succession and firm growth: results from a non-parametric matching approach. In: Small Business Economics, Jg. 32, H. 1, S. 45–56.

Dubini, P. (1989): The Influence of Motivations and Environment on Business Start-Ups: Some Hints for Public Policies. In: Journal of Business Venturing, Jg. 4, H. 1, S. 11–26.

Dumas, C. (1992): Integrating the Daughter into Family Business Management. In: Entrepreneurship Theory and Practice, Jg. 16, H. 4, S. 41–55.

Durst, S.; Gueldenberg, S. (2010): The Influence of Intangible Assets on External Succession Decisions in Small and Medium-Sized Enterprises. In: International Journal of Entrepreneurial Venturing, Jg. 1, H. 4, S. 367–381.

Dyer, W. G. Jr; Handler, W. C. (1994): Entrepreneurship and Family Business: Exploring the Connections. In: Entrepreneurship Theory and Practice, Jg. 19, H. 1, S. 71–84.

Ebers, M.; Gotsch, W. (2006): Institutionenökonomische Theorien der Organisation. In: Kieser, A.; Ebers, M. (Hrsg.): Organisationstheorien. 6. erw. Aufl. Stuttgart: Kohlhammer, S. 247–308.

Edelman, L. F.; Brush, C. G.; Manolova, T. S.; Greene, P. G. (2010): Start-Up Motivations and Growth Intentions of Minority Nascent Entrepreneurs. In: Journal of Small Business Management, Jg. 48, H. 2, S. 174–196.

Ehlers, A. P. F.; Hesral, H. (2009): Fortführung von Arztpraxen. 3. Aufl. München: Beck (Praxis des Medizinrechts).

Elo, S.; Kyngäs, H. (2008): The Qualitative Content Analysis Process. In: Journal of Advanced Nursing, Jg. 62, H. 1, S. 107–115.

Engelmann, S.; Leßmann, C.; Schmalholz, H. (2006): Unternehmensnachfolge im Mittelstand. Mittelstandsbericht 2005/2006. Unter Mitarbeit von H. Spelsberg und H. Weber. Herausgegeben von Sächsisches Ministerium für Wirtschaft und Arbeit, ifo Institut für Wirtschaftsforschung. Dresden.

Etter, C. (2004): Nachgründungsdynamik neugegründeter Unternehmen in Berlin im interregionalen Vergleich. Betreut von H. Sarabis. Berlin. FU Berlin. Online verfügbar unter http://www.diss.fu-berlin.de/diss/receive/FUDISS_thesis_000000001314.

Europäische Union (28.02.2004): Anhang der Verordnung (EG) Nr. 364/2004 der Kommission zur Änderung der Verordnung (EG) Nr. 70/2001 im Hinblick auf die Erstreckung ihres Anwendungsbereichs auf Forschungs- und Entwicklungsbeihilfen, vom 25.02.2004. In: Amtsblatt der Europäischen Union. Online verfügbar unter http://eur-lex.europa.eu/LexUriServ/LexUriServ.do?uri=OJ:L:2004:063:0022:0029:DE:PDF.

Fallgatter, M. (2004): Entrepreneurship: Konturen einer jungen Disziplin. In: Schmalenbachs Zeitschrift für betriebswirtschaftliche Forschung, Jg. 56, H. 2, S. 23–44.

Fallgatter, M. (2005): Zur Erforschung der Erfolgsfaktoren junger Unternehmen: Determinanten oder Impulse des unternehmerischen Handelns? In: Achleitner, A. K.; Klandt, H.; Lambert, T.; Voigt, K. -I (Hrsg.): Jahrbuch Entrepreneurship 2004/05. Gründungsforschung und Gründungsmanagement. Berlin, Heidelberg: Springer, S. 61–76.

Faltin, G. (1998): Das Netz weiter werfen – Für eine Kultur unternehmerischen Handelns. In: Faltin, G.; Ripsas, S.; Zimmer, J. (Hrsg.): Entrepreneurship. Wie aus Ideen Unternehmen werden. München: C.H. Beck Verlag, S. 3–20.

Fassott, G. (2006): Operationalisierung latenter Variablen in Strukturgleichungsmodellen: Eine Standortbestimmung. In: Zeitschrift für betriebswirtschaftliche Forschung, Jg. 58, H. 2, S. 67–88.

Fattoum, S.; Fayolle, A. (2009): Generational Succession: Examples from Tunesian Family Firms. In: Journal of Enterprising Culture, Jg. 17, H. 2, S. 127–145.

Feeser, H. R.; Dugane, K. W. (1989): Entrepreneurial Motivation: A Comparison of High and Low Growth High Tech Founders. Herausgegeben von R. H. Brockhaus, N. C. Churchill und J. A. Katz. Babson College. Wellesley, M.A. (Frontiers of entrepreneurship research).

Fitzsimmons, P.; White, T. (1997): Medicine and Management: A Conflict Facing General Practice? In: Journal of Management in Medicine, Jg. 11, H. 3, S. 124–131.

Fornell, C.; Larcker, D. F. (1981): Evaluation of Structural Equation Models with Unobservable Variables and Measurement Error. In: Journal of Marketing Research, Jg. 18, H. 1, S. 39–50.

Fortunato, A.; Eggert, K. (2009): Die Freien Berufe in Deutschland im Zahlenbild 2009. Herausgegeben von Institut für Freie Berufe (IFB). Nürnberg. (IFB-Informationen, 07/2009).

Fozouni, B.; Osten, A. v. d. (2007a): Vertragsarztrechtsänderungsgesetz (I) Mehr Freiheiten = mehr Risiken. In: PRAXiS Deutsches Ärzteblatt, 30.03.2007, S. 16–18. Online verfügbar unter http://www.aerzteblatt.de/v4/archiv/praxishome.asp.

Fozouni, B.; Osten, A. v. d. (2007b): Vertragsarztrechstsänderungsgesetz (II) Neu Freiheiten erfordern Visionen. In: PRAXiS Deutsches Ärzteblatt, 11.05.2007, S. 26–28. Online verfügbar unter http://www.aerzteblatt.de/v4/archiv/praxishome.asp.

Frank, H.; Lueger, M.; Korunka, C. (2007): The Significance of Personality in Business Start-Up Intentions, Start-Up Realization and Business Success. In: Entrepreneurship and Regional Development, Jg. 19, H. 3, S. 227–251.

Freund, W. (2000): Familieninterne Unternehmensnachfolge. Erfolgs- und Risikofaktoren. Wiss. Hochsch. für Unternehmensführung, Diss.-Koblenz, 1999. Wiesbaden: DUV (Gabler-Edition Wissenschaft).

Frey, M.; Wick, M. (2001): Kauf und Verkauf einer Arztpraxis. Ein Ratgeber. Zürich: Schulthess Juristische Medien AG.

Frielingsdorf, G. v. (2006): Der Wert einer Praxis besteht aus mehr als nur dem Umsatz. In: Ärzte Zeitung, Jg. 2006, 24.03.2006, S. 20.

Fritz, W. (1989): Marketing – ein Schlüsselfaktor des Unternehmenserfolges? Eine kritische Analyse vor dem Hintergrund der empirischen Erfolgsfaktorenforschung. Mannheim: Inst. für Marketing (ArbeitspapierInstitut für Marketing, Universität Mannheim, 72).

Fritz, W. (2004): Die Erfolgsfaktorenforschung – ein Misserfolg? In: Die Betriebswirtschaft, Jg. 64, H. 5, S. 623–625.

Fuchs, A. (2011): Methodische Aspekte linearer Strukturgleichungsmodelle. Ein Vergleich von kovarianz- und varianzbasierten Kausalanalyseverfahren. Working Paper. Herausgegeben von M. Meyer. Lehrstuhl für BWL und Marketing; Julius-Maximilians-Universität Würzburg. Würzburg. (Research Papers on Marketing Strategy, 2/2011).

Furnham, A. (1986): Economic Locus of Control. In: Human Relations, Jg. 39, H. 1, S. 29–43.

Gälweiler, A. (1974): Unternehmensplanung: Grundlagen und Praxis. Frankfurt/Main: Herder & Herder.

Gälweiler, A.; Schwaninger, M. (2005): Strategische Unternehmensführung. 3. Aufl. Frankfurt/Main: Campus-Verlag.

Gap Gemini Ernst & Young (2001): Patient Relationship Management. Die Rolle des Patienten in der Life-Sciences-Industrie. Studie Februar 2001. Bad Homburg.

Gartner, W. B. (2001): Is there an Elephant in Entrepreneurship? Blind Assumptions in Theory Development. In: Entrepreneurship Theory and Practice, Jg. 25, H. 4, S. 27–39.

Gartner, W. B. (1985): A Conceptual Framework for Describing the Phenomenon of New Venture Creation. In: Academy of Management Review, Jg. 10, H. 4, S. 696–706.

Gartner, W. B. (1988): Who is an Entrepreneur? Is the Wrong Question. In: American Journal of Small Business, Jg. 12, H. 4, S. 11–32.

Gartner, W. B. (1989): Some Suggestions for Research on Entrepreneurial Traits and Characteristics. In: Entrepreneurship Theory and Practice, Jg. 14, H. 1, S. 27–38.

Gatewood, R. D.; Shaver, K.; Gartner, W. B. (1995): A Longitudinal Study of Cognitive Factors Influencing Start-Up Behaviors and Success at New Venture Creation. In: Journal of Business Venturing, Jg. 10, H. 5, S. 371–391.

Gerke-Holzhäuer, F. (1996): Generationswechsel in Familienunternehmen. Psychologische Aspekte des Führungswechsels. Techn. Univ. Diplomarbeit-Berlin, 1995. Wiesbaden: Dt. Univ.-Verl. (Gabler Edition Wissenschaft).

Gesellensetter, C. (2007): Die Annäherung des freien Arztberufes an das Gewerbe. Eine verfassungs-, sozial- und berufsrechtliche Untersuchung. Freie Univ. Diss.-Berlin, 2005. Berlin: Duncker & Humblot (Schriften zum Gesundheitsrecht, 8).

Gimeno, J.; Folta, T. B.; Cooper, A.; Woo, C. Y. (1997): Survival of the Fittest? Entrepreneurial Human Capital and the Persistence of Underperforming Firms. In: Administrative Science Quarterly, Jg. 42, H. 4, S. 750–783.

Gladen, W. (2008): Performance Measurement. Controlling mit Kennzahlen. 4., überarb. Aufl. Wiesbaden: Gabler (Gabler-Lehrbuch).

Gläser, J.; Laudel, G. (2009): Experteninterviews und qualitative Inhaltsanalyse als Instrumente rekonstruierender Untersuchungen. 3. überarb. Aufl. Wiesbaden: VS Verlag für Sozialwissenschaften (Lehrbuch).

Gmür, M.; Schwerdt, B. (2005): Der Beitrag des Personalmanagements zum Unternehmenserfolg. Eine Metaanalyse nach 20 Jahren Erfolgsfaktorenforschung. In: Zeitschrift für Personalforschung, Jg. 19, H. 3, S. 221–251.

Goebel, S.; Freese, E. (1999): Persönlichkeit, Strategie und Erfolg bei Kleinunternehmern. In: Moser, K.; Batinic, B.; Zempel, J. (Hrsg.): Unternehmerisch erfolgreiches Handeln. Göttingen: Verl. für Angewandte Psychologie (Schriftenreihe Wirtschaftspsychologie).

Goetzke, W. (2004): ABC der betriebswirtschaftlichen Praxisführung. Lehrbuch und Nachschlagewerk für Zahnärzte und Ärzte. 2. völlig neu überarb. u. erw. Aufl. Bergisch Gladbach: IDL Informationsdienstleistungen.

Goffee, R. (1996): Understanding Family Business: Issues for Further Research. In: International Journal of Entrepreneurial Behavior & Research, Jg. 2, H. 1, S. 36–48.

Goldberg, S. D. (1996): Research Note: Effective Successors in Family-Owned Business: Significant Elements. In: Family Business Review, Jg. 9, H. 2, S. 185–197.

Goldberg, S. D.; Wooldridge, B. (1993): Self-Confidence and Managerial Autonomy: Successor Characteristics Critical to Succession in Family Firms. In: Family Business Review, Jg. 6, H. 1, S. 60–65.

Goodhue, D.; Lewis, W.; Thompson, R. (2007): Statistical Power in Analyzing Interaction Effects: Questioning the Advantage of PLS with Product Indicators. In: Information Systems Research, Jg. 18, H. 2, S. 211–227.

Gothe, H.; Köster, A. -D; Storz, P.; Nolting, H. -D; Häussler, B. (2007): Arbeits- und Berufszufriedenheit von Ärzten: Eine Übersicht der internationalen Literatur. In: Deutsches Ärzteblatt, Jg. 104, H. 20, S. A1394 -1399.

Gottschalk, S.; Müller, K.; Niefert, M. (2009): Founder's Human Capital, Entry Strategies and Start-Up Size. Zentrum für Europäische Wirtschaftsforschung GmbH. Mannheim. (ZEW Discussion Papers, 09-030).

Götz, O.; Liehr-Gobbers, K. (2004): Analyse von Strukturgleichungsmodellen mit Hilfe der Partial-Least-Squares (PLS)-Methode. In: Die Betriebswirtschaft, Jg. 64, H. 6, S. 714–738.

Green, R.; David, R.; Dent, M. (1996): The Russian Entrepreneur: Study of Psychological Characteristics. In: International Journal of Entrepreneurial Behaviour & Research, Jg. 2, H. 1, S. 49–58.

Grichnik, D. (2006): Die Opportunity Map der internationalen Entrepreneurshipforschung: Zum Kern des interdisziplinären Forschungsprogramms. In: Zeitschrift für Betriebs wirtschaft, Jg. 76, H. 12, S. 1303–1333.

Griffeth, R. W.; Allen, D. G.; Barrett, R. (2006): Integration of Family-Owned Business Succession with Turnover and Life Cycle Models: Development of a Successor Retention Process Model. In: Human Resource Management Review, Jg. 16, H. 4, S. 490–507.

Günther, O. H.; Kürstein, B.; Riedel-Heller, S.; König, H. -H (2009): Analyse von Anreizen für die Niederlassung von Ärzten, mit besonderer Berücksichtigung der Versorgung in strukturschwachen Regionen Ostdeutschlands (Förderprojekt-Nr. 06-16). Universität Leipzig.

Günther, O. H.; Kürstein, B.; Riedel-Heller, S.; König, H. -H (2010): The Role of Monetary and Nonmonetary Incentives on the Choice of Practice Establishment: A Stated Preference Study of Young Physicians in Germany. In: Health Service Research, Jg. 45, H. 1, S. 212–229.

Gurtner, S.; Werner, K. (2012): Studienbeihilfe in Sachsen – Eine Erfolgsgeschichte? In: Das Gesundheitswesen, Jg. 74, H. 3, S. 141–144.

Häder, M. (2006): Empirische Sozialforschung. Eine Einführung. Wiesbaden: VS Verlag für Sozialwissenschaften | GWV Fachverlage GmbH Wiesbaden.

Haenecke, H. (2002): Methodenorientierte Systematisierung der Kritik an der Erfolgsfaktorenforschung. In: Zeitschrift für betriebswirtschaftliche Forschung, Jg. 72, H. 2, S. 165–183.

Halter, F. A. (2009): Familienunternehmen im Nachfolgeprozess. Die Emotionen des Unternehmers. Europ. Business School (EBS), Diss.-Oestrich-Winkel, 2009. Lohmar: Eul (Reihe, 18).

Handler, W. C. (1992): The Succession Experience of the Next Generation. In: Family Business Review, Jg. 5, H. 3, S. 283–307.

Handler, W. C. (1994): Succession in Family Business: A Review of the Research. In: Family Business Review, Jg. 7, H. 2, S. 133–157.

Hannan, M. T.; Freeman, J. (1977): The Population Ecology of Organizations. In: American Journal of Sociology, Jg. 82, H. 5, S. 929–964.

Hannan, M. T.; Freeman, J. (1984): Structural Inertia and Organizational Change. In: American Sociological Review, Jg. 49, H. 2, S. 149–164.

Hanusch, H.; Heertje, A. (1991): Zur Bedeutung Schumpeters als Ökonom des 20. Jahrhunderts. Vademecum zu einem genialen Klassiker der ökonomischen Wissenschaft. Düsseldorf: Verl. Wirtschaft und Finanzen.

Harvey, M.; Evans, R. (1994a): Family Business and Multiple Levels of Conflict. In: Family Business Review, Jg. 7, H. 4, S. 331–348.

Harvey, M.; Evans, R. (1994b): The Impact of Timing and Mode of Entry on Successor Development and Successful Succession. In: Family Business Review, Jg. 7, H. 3, S. 221–236.

Harvey, M.; Evans, R. (1995): Life After Succession in the Family Business: Is It Really the End of Problems? In: Family Business Review, Jg. 8, H. 1, S. 3–16.

Harwood, T. G.; Garry, T. (2003): An Overview of Content Analysis. In: The Marketing Review, Jg. 3, H. 4, S. 479–498.

Heck, R. K. Z.; Hoy, F.; Poutziouris, P. Z.; Steier, L. P. (2008): Emerging Paths of Family Entrepreneurship Research. In: Journal of Small Business Management, Jg. 46, H. 3, S. 317–330.

Herr, C. (2007): Nicht-lineare Wirkungsbeziehungen von Erfolgsfaktoren der Unternehmensgründung. Diss.-Duisburg-Essen, 2006. Wiesbaden: Dt. Univ.-Verl. (Gabler Edition WissenschaftEntrepreneurship).

Herrmann, A.; Huber, F.; Kressmann, F. (2006): Varianz- und kovarianzbasierte Strukturgleichungsmodelle – Ein Leitfaden zu deren Spezifikation, Schätzung und Beurteilung. In: Zeitschrift für betriebswirtschaftliche Forschung, Jg. 58, H. 01, S. 34–66.

Hieke, H. (1999): Erfolgsbegriffe. lexikalische Zusammenstellung. 2. durchgesehene Aufl. Freiberg: Technische Universität Bergakademie Freiberg.

Higginson, N. (2010): Preparing the Next Generation for the Family Business: Relational Factors and Knowledge Transfer in Mother-to-Daughter Succession. In: Journal of Management & Marketing Research, Jg. 4, S. 1–18.

Highhouse, S.; Broadfoot, A.; Yugo, J. E. (2009): Examining Corporate Reputation Judgments With Generalizability Theory. In: Journal of Applied Psychology, Jg. 94, H. 3, S. 782–789.

Hildebrandt, L. (2003): Die Erfolgsfaktorenforschung – Entwicklungsrichtlinien aus Sicht des Marketings. In: Rese, M. (Hrsg.): Relationship Marketing. Standortbestimmung und Perspektiven. Berlin: Springer, S. 201–223.

Hirsisch, R.; Brush, C. G. (1984): The Women Entrepreneur: Management Skills and Business Problems. In: Journal of Small Business Management, Jg. 22, H. 1, S. 30–37.

Hirsisch, R.; Brush, C. G. (1987): Women Entrepreneurs: A Longitudinal Study. In: Churchill, J. A. (Hrsg.): Frontiers of Entrepreneurship Research. Wellesley, M.A. (Frontiers of entrepreneurship research), S. 187–199.

Hirsisch, R.; Langan-Fox, J.; Crant, S. (2007): Entrepreneurship Research and Practice. A Call to Action for Psychology. In: American Psychologist, Jg. 62, H. 6, S. 575–589.

Hitt, M. A.; Bierman, L.; Shimizu, K.; Kochhar R. (2001): Direct and Moderating Effects of Human Capital on Strategy and Performance in Professional Service Firms: A Resource-Based Perspective. In: Academy of Management Journal, Jg. 44, H. 1, S. 13–28.

Hofer, C. W.; Schendel, D. (1982): Strategy Formulation. Analytical Concepts. St. Paul: West Publ. Co. (The West series in business policy and planning).

Hoffmann, S. (2009): Boykottpartizipation. Entwicklung und Validierung eines Erklärungsmodells durch ein vollständig integriertes Forschungsdesign. Techn. Univ. Diss.-Dresden, 2008. Wiesbaden: Gabler|GWV Fachverlage GmbH Wiesbaden (Gabler Edition Wissenschaft).

Hohner, H. -U (1994): Inhaberzentrierte Kleinunternehmen in organisationspsychologischer Perspektive – Das Beispiel Arztpraxis. Herausgegeben von M. Hildebrand-Nilshon, E. H. Hoff und H. -U Hohner. Psychologisches Institut der FU Berlin. (Berichte aus dem Bereich "Arbeit und Entwicklung", 5).

Hohner, H. -U (1999): Ärzte als Unternehmer. In: Moser, K.; Batinic, B.; Zempel, J. (Hrsg.): Unternehmerisch erfolgreiches Handeln. Göttingen: Verl. für Angewandte Psychologie (Schriftenreihe Wirtschaftspsychologie), S. 285–297.

Hohner, H. -U (2003): Anforderungen an den Arztberuf im 21. Jahrhundert. Herausforderungen für Qualifizierung und Kompetenzentwicklung. In: Ulich, E. (Hrsg.): Arbeitspsychologie in Krankenhaus und Arztpraxis. Arbeitsbedingungen, Belastungen, Ressourcen. Bern: Hans Huber (Schriften zur Arbeitspsychologie, 61), S. 15–35.

Hohner, H. -U; Grote, S.; Hoff, E. H. (2003): Geschlechterspezifische Berufsverläufe – Unterschiede auf dem Weg nach oben. In: Ärztliche Mitteilungen, Jg. 100, H. 4, S. A-166-169.

Homburg, C.; Baumgartner, H. (1995): Die Kausalanalyse als Instrument der Marketingforschung. In: Zeitschrift für Betriebswirtschaft, Jg. 65, H. 10, S. 1091–1108.

Homburg, C.; Giering, A. (1996): Konzeptualisierung und Operationalisierung komplexer Konstrukte. Ein Leitfaden für die Marketingforschung. In: Marketing: Zeitschrift für Forschung und Praxis, Jg. 18, H. 1, S. 5–24.

Homburg, C.; Krohmer, H. (2004): Die Fliegenpatsche als Instrument des wissenschaftlichen Dialogs. Replik zum Beitrag "Trotz eklatanter Erfolglosigkeit: Die Erfolgsfaktorenforschung weiter auf Erfolgskurs" von Alexander Nikolai und Alfred Kieser. Herausgegeben von Institut für Marktorientierte Unternehmensführung. Universität Mannheim. Mannheim. (Wissenschaftliche Arbeitspapiere, W74).

Honig, B.; Davidsson, P. (2003): The Role of Social and Human Capital among Nascent Entrepreneurs. In: Journal of Business Venturing, Jg. 18, H. 3, S. 301–331.

Honjo, Y. (2004): Growth of New Start-Up Firms: Evidence from the Japanese Manufacturing Industry. In: Applied Economics, Jg. 36, H. 4, S. 343–355.

Hooper, D.; Couglan, J.; Mullen, M. R. (2008): Structural Equation Modeling: Guidelines for Determining Model Fit. In: Electronic Journal of Business Research Methods, Jg. 6, H. 1, S. 53–60.

Horn, D.; Schneider, J. (2004): Rechtsprobleme der derivativen Gründung. In: Fritsch, M.; Niese, M. (Hrsg.): Gründungsprozess und Gründungserfolg. Interdisziplinäre Beiträge zum Entrepreneurship Research. Heidelberg: Physica-Verl., S. 219–250.

Horváth, P. (2009): Controlling. 11. vollst. überarb. Aufl. München: Vahlen (Vahlens Handbücher der Wirtschafts- und Sozialwissenschaften).

Howorth, C.; Westhead, P.; Wright, M. (2004): Buyouts, Information Asymmetry and the Family Management Dyad. In: Journal of Business Venturing, Jg. 19, H. 4, S. 509–534.

Hsieh, P. -F; Shannon, S. E. (2005): Three Approaches to Qualitative Content Analysis. In: Qualitative Health Research, Jg. 15, H. 5, S. 1277–1288.

Huber, E. (2007): Gesundheitsreform als Gesundheitssystementwicklung. In: Zeitschrift für ärztliche Fortbildung und Qualität im Gesundheitswesen (ZaeFQ), Jg. 101, H. 6, S. 397–406.

Huber, F.; Herrmann, A.; Meyer, F.; Vogel, J.; Vollhardt, K. (2007): Kausalmodellierung mit Partial Least Squares. Eine anwendungsorientierte Einführung. Wiesbaden: Gabler | GWV Fachverlage GmbH Wiesbaden.

Hughes, K. D. (2006): Exploring Motivation and Success Among Canadian Women Entrepreneurs. In: Journal of Small Business and Entrepreneurship, Jg. 19, H. 2, S. 107–120.

Hurrle, B.; Kieser, A. (2005): Sind Key Informants verlässliche Datenlieferanten? In: Die Betriebswirtschaft, Jg. 65, H. 6, S. 584–602.

Huuskonen, V. (1997): The Process of Becoming an Entrepreneur: A Theoretical Framework of Factors Influencing Entrepreneurs' Start-Up Decision. In: Klandt, H. (Hrsg.): Entrepreneurship and Business Development. Repr. Aldershot: Avebury (Avebury business school library, 3), S. 43–53.

Institut für Mittelstandsforschung Bonn (2012): Freie Berufe. Bonn. Online verfügbar unter www.ifm-bonn.org/index.php?id=606.

Ittner, C. D.; Larcker, D. F.; Randall, T. (2003): Performance Implications of Strategic Performance Measurement in Financial Services Firms. In: Accounting, Organizations and Society, Jg. 28, H. 7-8, S. 715–741.

Jack, S.; Anderson, A. (2002): The Effects of Embeddedness on the Entrepreneurial Process. In: Journal of Business Venturing, Jg. 17, H. 5, S. 467–488.

Jacobs, K. (2005): Hybridization or Polarization: Doctors and Accounting in the UK, Germany and Italy. In: Financial Accountability & Management, Jg. 21, H. 2, S. 135–162.

Jacobs, K.; Kip, C. (2009): Die ambulante ärztliche Profession – ein Beruf im Wandel. In: G + G Wissenschaft (GGW), Jg. 9, H. 4, S. 7–15.

Jacobsen, L. K. (2006): Erfolgsfaktoren bei der Unternehmensgründung. Entrepreneurship in Theorie und Praxis. Wiesbaden: Deutscher Universitäts-Verlag | GWV Fachverlage GmbH Wiesbaden.

Jacobson, R. (1988): Distinguishing among Competing Theories of the Market Share Effect. In: Journal of Marketing, Jg. 52, H. 4, S. 68–80.

Jacobson, R. (1990): Unobservable Effects and Business Performance. In: Marketing Science, Jg. 9, H. 1, S. 74–85.

Jacobson, R.; Aaker, D. (1985): Is Market Share All That It's Cracked Up to Be? In: Journal of Marketing, Jg. 49, H. 4, S. 31–44.

Jahn, S. (2007): Strukturgleichungsmodellierung mit LISREL, AMOS und PLS. Eine Einführung. Herausgegeben vom Dekan der Fakultät Wirtschaftswissenschaften der TU Chemnitz. Chemnitz (86).

Janus, K.; Amelung, V. E.; Gaitanides, M.; Schwartz, F. M. (2007): German Physicians on "Strike" – Shedding Light on the Roots of Physician Dissatisfaction. In: Health Policy, Jg. 82, H. 3, S. 357–365.

Jensen, M. C.; Weckling, W. H. (1976): Theory of the Firm: Managerial Behavior, Agency Costs and Ownership Structure. In: Journal of Financial Economics, Jg. 3, H. 4, S. 305–360.

Jochheim, N. (2010): Erfolgsfaktoren von medizinischen Versorgungszentren. Theoretische Diskussion und empirische Befunde: Handlungsempfehlungen für das Management. European Business School, Diss.-Oestrich-Winkel, 2009. Frankfurt am Main: Lang (Strategisches Marketingmanagement, 16).

Johnson, B. (1990): Toward a Multidimensional Model of Entrepreneurship: The Case of Achievement Motivation and the Entrepreneur. In: Entrepreneurship Theory and Practice, Jg. 14, H. 3, S. 39–54.

Jordt, M.; Girr, T.; Weiland, I. -K (2006): Erfolgreich IGeLn. Heidelberg: Springer.

Jöreskog, K. G. (1970): A General Method for Analysis of Covariance Structures. In: Biometrika, Jg. 57, H. 2, S. 239–251.

Jost, P. -J; Backes-Gellner, U. (2001): Die Prinzipal-Agenten-Theorie in der Betriebswirtschaftslehre. Stuttgart: Schäffer-Poeschel.

Kahneman, D.; Knetsch, J. L.; Thaler, R. H. (1991): The Endowment Effect, Loss Aversion, and Status Quo Bias. In: Journal of Economic Perspectives, Jg. 5, H. 1, S. 193–206.

Kassenärztliche Vereinigung Brandenburg (01.01.2012): Vereinbarung zur Honorarverteilung im 1. Quartal 2012. Honorarverteilungsvertrag, vom 20.12.2011. Online verfügbar unter:
http://www.kvbb.de/fileadmin/kvbb/dam/Praxis/Honorar/HVV_I_2012_Fassung_Internet.pdf.

Kay, R.; Schlömer, N. (2009): Können potentielle Neugründer die so genannte Nachfolgerlücke bei Unternehmensübernahmen schließen? Eine empirische Analyse. In: Wallau, F. (Hrsg.): Jahrbuch zur Mittelstandsforschung 2008. Wiesbaden: Gabler | GWV Fachverlage GmbH Wiesbaden (Schriften zur Mittelstandsforschung, 116 N.F.), S. 53–70.

Kellermanns, F. W.; Eddleston, K. A. (2006): Corporate Entrepreneurship in Family Firms: A Family Perspective. In: Entrepreneurship Theory and Practice, Jg. 30, H. 6, S. 809–830.

Kelley, D. J.; Bosma, N.; Amoros, J. E. (2011): Global Entrepreneurship Monitor 2010. Global Report. Herausgegeben von Babson College und Universidad del Desarrollo. Wellesley, M.A.

Kesting, P. (1997): Zwischen Neoklassik und Historismus. Das ökonomische Werk Joseph A. Schumpeters aus methodologischer und theoriegeschichtlicher Perspektive. Marburg: Metropolis-Verl.

Khaleelee, O. (2008): Succession and Survival in Psychotherapy Organizations. In: Journal of Analytical Psychology, Jg. 53, H. 5, S. 633–652.

Kieser, A. (2006): Wie Erfolgsfaktoren Ihnen Erfolg bringen. In: Zeitschrift für Führung und Organisation, Jg. 76, H. 4, S. 241–242.

Kieser, A.; Woywode, M. (2006): Evolutionstheoretische Ansätze. In: Kieser, A.; Ebers, M. (Hrsg.): Organisationstheorien. 6. erw. Aufl. Stuttgart: Kohlhammer, S. 309–352.

Kimhi, A. (2009): Pension Wealth and Intergenerational Succession in Family Business. In: Portuguese Journal of Management Studies, Jg. 12, H. 2, S. 177–190.

Kirschbaum, G. (1990): Gründungsmotivation. In: Szyperski, N. (Hrsg.): Entrepreneurship. Innovative Unternehmensgründung als Aufgabe. Stuttgart: Poeschel (Berichte aus der Arbeit der Schmalenbach-Gesellschaft, Deutsche Gesellschaft für Betriebswirtschaft e. V., Köln und Berlin), S. 79–87.

Klaas, A. (2004): Die "Fortführungsfähigkeit" von Vertragsarztpraxen. Zu rechtlichen Problemen bei der Anfechtung der Nachfolgezulassung durch den bisherigen Inhaber. In: Medizinrecht, Jg. 22, H. 5, S. 248–252.

Klandt, H. (1984): Aktivität und Erfolg des Unternehmungsgründers. Eine empirische Analyse unter Einbeziehung des mikrosozialen Umfeldes. Univ., Diss.-Köln, 1983. Bergisch Gladbach: Eul (Reihe Gründung, Innovation und Beratung, 1).

Klandt, H. (1990): Leistungsmotiv und verwandte Konzepte als Einflussfaktoren der unternehmerischen Aktivität. In: Szyperski, N. (Hrsg.): Entrepreneurship. Innovative Unternehmensgründung als Aufgabe. Stuttgart: Poeschel (Berichte aus der Arbeit der Schmalenbach-Gesellschaft, Deutsche Gesellschaft für Betriebswirtschaft e. V., Köln und Berlin), S. 88–96.

Klandt, H. (2004): Entrepreneurship Education and Research in German-Speaking Europe. In: Academy of Management, Learning & Education, Jg. 3, H. 3, S. 293–301.

Klandt, H.; Koch, L. T.; Schmude, J.; Knaup, U. (April 2008): Entrepreneurship-Professuren an deutschsprachigen Hochschulen: Ausrichtung, Organisation, Vernetzung. FGF-Report 2008. FGF Förderkreis Gründungs-Forschung e.V. Bonn.

Klandt, H.; Münch, G. (1990): Gründungsforschung im deutschsprachigem Raum – Ergebnisse einer empirischen Untersuchung. In: Szyperski, N. (Hrsg.): Entrepreneurship. Innovative Unternehmensgründung als Aufgabe. Stuttgart: Poeschel (Berichte aus der Arbeit der Schmalenbach-Gesellschaft, Deutsche Gesellschaft für Betriebswirtschaft e. V., Köln und Berlin), S. 171–186.

Klapp, E. (2006): Abgabe und Übernahme einer Arztpraxis. 3. Aufl. Berlin, Heidelberg, New York: Springer.

Klarmann, M. (2008): Methodische Problemfelder der Erfolgsfaktorenforschung. Bestandsaufnahme und empirische Analysen. Diss.-Mannheim, 2008. Wiesbaden: Gabler (Gabler Edition WissenschaftSchriftenreihe des Instituts für Marktorientierte Unternehmensführung (IMU), Universität Mannheim).

Klein, S. (1999): Erben lassen – Psychologische Aspekte der Unternehmensnachfolge. In: Rosenstiel, L. v.; Lang-Wins, T. v. (Hrsg.): Existenzgründung und Unternehmertum. Stuttgart: Schaeffer- Poeschel Verlag, S. 208–230.

Klein, S. B. (2005): Beiräte in Familienunternehmen – Zwischen Beratung und Kontrolle. In: Zeitschrift für KMU und Entrepreneurship, Jg. 52, H. 3, S. 185–207.

Klein, S. B.; Astrachan, J. H.; Smyrnios, K. X. (2005): The F-PEC Scale of Family Influence: Construction, Validation and Further Implication for Theory. In: Entrepreneurship Theory and Practice, Jg. 29, H. 3, S. 321–339.

Klemperer, D. (2006): Vom Paternalismus zur Partnerschaft: Der Arztberuf im Wandel. In: Pundt, J. (Hrsg.): Professionalisierung im Gesundheitswesen. Positionen, Potenziale, Perspektiven. 1. Aufl. Bern: Hans Huber (Programmbereich Gesundheit), S. 61–75.

Klingenberger, D.; Becker, W. (2004): Ökonomische Analyse der Ausgangsbedingungen, Verlaufsmuster und Erfolgsfaktoren von zahnärztlichen Existenzgründungen (AVE-Z-1). Ergebnisse der ersten Befragungswelle. In: Informationsdienst des Institutes der deutschen Zahnärzte IDZ- Information, H. 1, S. 3–33.

Klingenberger, D.; Becker, W. (2007): Ökonomische Analyse der Ausgangsbedingungen, Verlaufsmuster und Erfolgsfaktoren von zahnärztlichen Existenzgründungen (AVE-Z-2). Ergebnisse der zweiten Befragungswelle. In: Informationsdienst des Institutes der deutschen Zahnärzte IDZ, H. 2, S. 1–40.

Klingenberger, D.; Becker, W. (2008): Ökonomische Analyse der Ausgangsbedingungen, Verlaufsmuster und Erfolgsfaktoren von zahnärztlichen Existenzgründungen (AVE-Z-3). Ergebnisse der dritten Befragungswelle. In: Informationsdienst des Institutes der deutschen Zahnärzte IDZ- Information, H. 3, S. 1–40.

Klose, J.; Uhlemann, T.; Gutschmidt, S. (2003): Ärztemangel – Ärzteschwemme? Auswirkungen der Altersstruktur von Ärzten auf die vertragsärztliche Versorgung. Herausgegeben von Wissenschaftliches Institut der AOK. Bonn. (Beitrag des Wissenschaftlichen Institutes der AOK, 48).

Knight, G. A. (1997): Cross-Cultural Reliability and Validity of a Scale to Measure Firm Entrepreneurial Orientation. In: Journal of Business Venturing, Jg. 12, H. 3, S. 213–225.

Kommission der Europäischen Union (Mai 2003): Empfehlung der Kommission vom 6. Mai 2003 betreffend die Definition der Kleinstunternehmen sowie der kleinen und mittleren Unternehmen. 2003/361/EG. Online verfügbar unter http://eur-lex.europa.eu/LexUriServ/LexUriServ.do?uri=OJ:L:2003:124:0036:0041:DE:PDF.

Kopetsch, T. (2002): Überaltert und zu wenig Nachwuchs. KBV-Studie zu Arztzahlen. In: Deutsches Ärzteblatt, Jg. 99, H. 9, S. 544–547.

Kopetsch, T. (2010): Dem deutschen Gesundheitssystem gehen die Ärzte aus. Studie zur Altersstruktur und Arztzahlenentwicklung. 5. aktualisiert und überarbeitet. Herausgegeben von Bundesärztekammer und Kassenärztliche Bundesvereinigung. Berlin.

Kornmeider, K. (2009): Determinanten der Endkundenakzeptanz mobilkommunikationsbasierter Zahlungssysteme. Eine theoretische und empirische Analyse. Diss-Duisburg-Essen. Universität Duisburg-Essen, Fachbereich Betriebswirtschaft.

Kranzusch, P.; Suprinovic, O.; Haunschild, L. (2012): Freiberufliche Gründungen in Deutschland – Ergebnisse einer erstmaligen Auswertung von Daten der Finanzverwaltung. Herausgegeben von Institut für Mittelstandsforschung. Bonn. (IfM-Materialien, 213).

Kube, C. (1991): Erfolgsfaktoren in Filialsystemen. Diagnose und Umsetzung im strategischen Controlling. Techn. Univ., Diss.-Berlin, 1991. Wiesbaden: Gabler.

Kugler, F.; Mäder, A.; Möller, J. (2008): Unternehmensnachfolge – Eine empirische Analyse aus Südthüringen. Fachhochschule Schmalkalden. Schmalkalden. (fhs-prints).

Kuhlmann, E. (2006): Professionalism, Trust and Knowledge. In: Current Sociology, Jg. 54, H. 4, S. 607–620.

Kuhlmann, E.; Allsop, J.; Saks, M. (2007): Professional Governance and Public Control. A Comparison of Healthcare in the United Kingdom and Germany. In: Current Sociology, Jg. 57, H. 4, S. 511–528.

Kumar, N.; Stern, L.; Anderson, J. C. (1993): Conducting Interorganizational Research Using Key Informants. In: Academy of Management Journal, Jg. 36, H. 6, S. 1633–1651.

Kuratko, D. F.; Hornsby, J. S.; Montagno, R. (1993): Family Business Succession in Korean and U.S. Firms. In: Journal of Small Business Management, Jg. 31, H. 2, S. 132–136.

Kurzke, U. (2008): Das Elend der Hausärzte. In: Zeitschrift für Allgemeinmedizin, Jg. 84, H. 10, S. 422–427.

Labig, C. E. (2009): Bad Measures Don't Make Good Medicine: The Ethical Implications of Unreliable and Invalid Physician Performance Measures. In: Journal of Business Ethics, Jg. 88, H. 2, S. 287–295.

Lambrecht, J. (2005): Multigenerational Transition in Family Business: A New Explanatory Model. In: Family Business Review, Jg. 18, H. 4, S. 267–282.

Landström, H. (2005): Pioneers in Entrepreneurship and Small Business Research. Boston, MA: Springer Science + Business Media Inc.

Lang, H. (1997): Erfolgsfaktoren privater Krankenanstalten. Theoretische Formulierung und kausalanalytische Überprüfung eines marktorientierten Erfolgsfaktorenmodells. Lohmar: Eul.

Lang-Wins, T. v.; Leiner, R.; Schmude, J.; Rosenstiel, L. v. (2004): Nachfolgeplanung: Eine interdisziplinäre Perspektive. In: Fritsch, M.; Niese, M. (Hrsg.): Gründungsprozess und Gründungserfolg. Interdisziplinäre Beiträge zum Entrepreneurship Research. Heidelberg: Physica-Verl., S. 185–218.

Lansberg, I.; Astrachan, J. H. (1994): Influence of Family Relationships on Succession Planning and Training: The Importance of Mediating Factors. In: Family Business Review, Jg. 7, H. 1, S. 39–59.

Latham, G. P.; Locke, E. A. (1991): Self-Regulation through Goal Setting. In: Organizational Behavior and Human Decision Processes, Jg. 50, H. 2, S. 212–247.

Le Breton-Miller, E.; Miller, D.; Steier, L. P. (2004): Toward an Integrative Model of Effective FOB Succession. In: Entrepreneurship Theory and Practice, Jg. 28, H. 4, S. 305–328.

Lechler, T.; Gemünden, H. G. (2003): Gründerteams. Chancen und Risiken für den Unternehmenserfolg. Heidelberg: Physica-Verl.

Leidecker, J. K.; Bruno, A. V. (1984): Identifying and Using Critical Success Factors. In: Long Range Planning, Jg. 17, H. 1, S. 23–32.

Lenz, K. (2007): Dresdner Absolventenstudie. Die Absolvent/innen der Medizinischen Fakultät der Abschlussjahrgänge 2000/01 - 2004/05. Abschlussbericht. Herausgegeben von Der Kanzler Technische Universität Dresden. Sächsisches Kompetenzzentrum für Bildungs- und Hochschulplanung. Dresden. (26).

Letmathe, P.; Hill, M. (2006): Strukturbrüche in der Unternehmensnachfolge. In: Zeitschrift für Betriebswirtschaft, Jg. 76, H. 11, S. 1113–1138.

Liebold, R.; Trinczek, R. (2009): Experteninterview. In: Kühl, S.; Strodtholz, P.; Taffertshofer, A. (Hrsg.): Handbuch Methoden der Organisationsforschung. Quantitative und Qualitative Methoden. Wiesbaden: VS Verlag für Sozialwissenschaften | GWV Fachverlage GmbH Wiesbaden, S. 32–56.

Likierman, A. (2009): The Five Traps of Performance Management. In: Harvard Business Review, Jg. 87, H. 10, S. 96–101.

Lindenau, L.; Piltz, M. (2009): Modelle für einen gleitenden Praxisübergang. In: Praxis Freiberufler-Beratung, H. 9, S. 240–245.

Litz, R. A. (1995): The Family Business: Toward Definitional Clarity. In: Family Business Review, Jg. 8, H. 2, S. 71–81.

Lohmöller, J. -B (1989): Latent Variable Path Modeling with Partial Least Squares. Freie Univ., Diss-Berlin. Heidelberg: Physica-Verl.

Low, M. B.; MacMillian, I. C. (1988): Entrepreneurship: Past Research and Future Challenges. In: Journal of Management, Jg. 14, H. 2, S. 139–161.

Lüders, J. (2008): Existenzgründung durch Unternehmensnachfolge. Eine Analyse der Finanzierungsmöglichkeiten im Lichte der modernen Finanzierungstheorie. Marburg: Tectum (Edition Gründungsforschung, 2).

Lumpkin, G. T.; Dess, G. G. (1996): Clarifying the Entrepreneurial Orientation Construct and Linking it to Performance. In: Academy of Management Review, Jg. 21, H. 1, S. 135–172.

Lussier, R. N. (1995): A Nonfinancial Business Success Versus Failure Prediction Model for Young Firms. In: Journal of Small Business Management, Jg. 33, H. 1, S. 8–20.

Lussier, R. N.; Halabi, C. E. (2010): A Three-Country Comparison of the Business Success versus Failure Prediction Model. In: Journal of Small Business Management, Jg. 48, H. 3, S. 360–377.

Lussier, R. N.; Pfeifer, S. (2000): A Comparison of Business Success versus Failure Variables between U.S. and Central Eastern Europe Croatian Entrepreneurs. In: Entrepreneurship Theory and Practice, Jg. 24, H. 4, S. 59–67.

Lussier, R. N.; Sonfield, M. C. (2010): A Six-Country Study of First-, Second-, and Third-Generation Family Business. In: International Journal of Entrepreneurial Behaviour & Research, Jg. 16, H. 5, S. 414–436.

Lyon, D. W.; Lumpkin, G. T.; Dess, G. G. (2000): Enhancing Entrepreneurial Orientation Research: Operationalizing and Measuring a Key Strategic Decision Making Process. In: Journal of Management, Jg. 26, H. 5, S. 1055–1085.

Majumdar, M. (2004): Soziotechnische Systemanalyse und -bewertung in Arztpraxen. Diss-Freiburg i.Br., Albert-Ludwigs-Universität, Philologische, Philosophische und Wirtschafts- und Verhaltenswissenschaftliche Fakultät.

Malinen, P. (2001): Like Father Like Son? Small Family Businesses' Succession Problems in Finland. In: Enterprise & Innovation Management Studies, Jg. 2, H. 3, S. 195–204.

Manolova, T. S.; Brush, C. G.; Edelman, L. F. (2008): What do Women Entrepreneurs Want? In: Strategic Change Journal, Jg. 17, H. 3/4, S. 69–82.

March, J. G.; Sutton, R. I. (1997): Organizational Performance as a Dependent Variable. In: Organization Science, Jg. 8, H. 6, S. 698–706.

Marcoulides, G. A.; Saunders, C. (2006): PLS: A Silver Bullet? Editor's Comments. In: MIS Quarterly, Jg. 30, H. 2, S. iii–ix.

Massis, A. de; Chua, J. H.; Chrisman, J. J. (2008): Factors Preventing Intra-Family Succession. In: Family Business Review, Jg. 21, H. 2, S. 183–199.

Mateos-Aparicio, G. (2011): Partial Least Squares (PLS) Methods: Origins, Evolution, and Application to Social Sciences. In: Communications in Statistics – Theory and Methods, Jg. 40, H. 13, S. 2308–2317.

Mathissen, M. (2009): Die Principal-Agent-Theorie – positive und normative Aspekte für die Praxis. Hamburg: Igel Verl. (Recht - Wirtschaft - Steuern).

Maus, J.; Gieseke, S. (2007): Neue Freiheiten mit Einschränkungen. Vertragsarztrechtsänderungsgesetz. In: Deutsches Ärzteblatt, Jg. 104, H. 10, S. 616–622.

McClelland, D. C. (1965): N-Achievement and Entrepreneurship: A Longitudinal Study. In: Journal of Personality and Social Psychology, Jg. 1, H. 4, S. 389–392.

McClelland, D. C. (1976): The Achievement Motive in Economic Growth. New York: Halsted Pr. (The Century Psychology Series, 51).

McClelland, D. C. (1987): Characteristics of Successful Entrepreneurs. In: Journal of Creative Behavior, Jg. 3, S. 219–233.

Menzies, T. V.; Diochon, M.; Gasse, Y.; Elgie, S. (2006): A Longitudinal Study of the Characteristics, Business Creation Process and Outcome Differences of Canadian Female vs. Male Nascent Entrepreneurs. In: The International Entrepreneurship and Management Journal, Jg. 2, H. 4, S. 441–453.

Merz, J. (1997): Privatisierung, Deregulierung und Freie und staatlich gebundene Freie Berufe – Einige ökonomische Aspekte. Forschungsinstitut Freie Berufe (FFB). Lüneburg. (FFB Diskussionspapier, 22).

Merz, J.; Paic, P. (2004): Existenzgründungen von Freiberuflern und Unternehmern – Eine Mikroanalyse mit dem Sozio-ökonomischen Panel. FFB-Diskussionspapier Nr.46. Forschungsinstitut für Freie Berufe.

Merz, J.; Paic, P. (2005): Die FFB-Onlineumfrage Freie Berufe. Beschreibung und Hochrechnung. Herausgegeben von Forschungsinstitut Freie Berufe. Lüneburg. (FFB- Dokumentationen, 12).

Merz, J.; Paic, P. (2006a): Erfolgsfaktoren freiberuflicher Existenzgründungen – Neue mikroökonometrische Ergebnisse mit Daten des Sozio-ökonomischen Panels. FFB-Diskussionspapier Nr. 55. Forschungsinstitut für Freie Berufe.

Merz, J.; Paic, P. (2006b): Start-Up Success of Freelancers. New Microeconometric Evidence from the German Socio-Economic Panel. Forschungsinstitut Freie Berufe (FFB). Lüneburg. (FFB Diskussionspapier, 56).

Messner, J. (1997): Der Arzt als Unternehmer. Ein praktischer Ratgeber für das 2. Standbein. Heidelberg: Verl. für Medizin und Gesundheit.

Meuser, M.; Nagel, U. (1991): Das ExpertInneninterview – Wissenssoziologische Grundlagen und methodische Durchführung. In: Garz, D.; Kraimer, K. (Hrsg.): Qualitativ-empirische Sozialforschung. Konzepte, Methoden, Analysen. Opladen: Westdt. Verl., S. 441–447.

Meuser, M.; Nagel, U. (2009): Experteninterview und der Wandel der Wissensproduktion. In: Bogner, A.; Littig, B.; Menz, W. (Hrsg.): Experteninterviews. Theorien, Methoden, Anwendungsfelder. 3. grundl. überarb. Aufl. Wiesbaden: VS Verlag für Sozialwissenschaften, S. 35–60.

Mielck, A.; Helmert, U. (2007): Das Arzt-Patienten-Verhältnis in der ambulanten Versorgung: Unterschiede zwischen GKV- und PKV-Versicherten. In: Böcken, J.; Braun, B.; Amhof, R. (Hrsg.): Gesundheitsmonitor 2007. Gesundheitsversorgung und Gestaltungsperspektiven aus Sicht der Bevölkerung und Ärzteschaft. Gütersloh: Verlag Bertelsmann Stiftung, S. 114–132.

Miller, D. (1983): The Correlates of Entrepreneurship in Three Types of Firms. In: Management Science, Jg. 29, H. 7, S. 770–791.

Mincer, J. (1984): Human Capital and Economic Growth. In: Economics of Education Review, Jg. 3, H. 3, S. 195–205.

Mitchell, R. J.; Hart, D. A.; Valcea, S.; Townsend, D. M. (2009): Becoming the Boss: Discretion and Postsuccession Success in Family Firms. In: Entrepreneurship Theory and Practice, Jg. 33, H. 6, S. 1201–1218.

Mittendorf, T. (2008): Gesundheitsgüter und deren Besonderheiten. In: Greiner, W.; Schulenburg, J. -M G.; Vauth, C. (Hrsg.): Gesundheitsbetriebslehre. Management von Gesundheitsunternehmen. Bern: Hans Huber, S. 15–26.

Mole, K. F.; Mole, M. (2010): Entrepreneurship as the Structuration of Individual and Opportunity: A Response using a Critical Realist Perspective. Comment on Sarason, Dean and Dillard. In: Journal of Business Venturing, Jg. 25, H. 2, S. 230–237.

Moog, P. (2004): Humankapital des Gründers und Erfolg der Unternehmensgründung. Wiesbaden: Dt. Univ.-Verl (Gabler Edition WissenschaftEntrepreneurship).

Moran, P. (1998): Personality Characteristics and Growth-Orientation of the Small Business Owner-Manager. In: International Small Business Journal, Jg. 16, H. 3, S. 17–38.

Morris, M. H.; Williams, R. O.; Allen, J. A.; Avila, R. A. (1997): Correlates of Success in Family Business Transitions. In: Journal of Business Venturing, Jg. 12, H. 5, S. 385–401.

Morris, S.; Goudie, R.; Sutton, M.; Gravelle, H.; Elliott, R.; Hole, A. R. et al. (2011): Determinants of General Practitioners' Wages in England. In: Health Economics, Jg. 20, H. 2, S. 147–160.

Mosey, S.; Wright, M. (2007): From Human Capital to Social Capital: A Longitudinal Study of Technology-Based Academic Entrepreneurs. In: Entrepreneurship Theory and Practice, Jg. 31, H. 6, S. 909–935.

Mugler, J.; Fink, M. (2008): Kritik und Perspektiven der Entrepreneurshipforschung – Ein Irrgarten mit Auswegen? In: Fueglistaller, U.; Volery, T.; Weber, W. (Hrsg.): Innovation, Competitiveness, Growth and Tradition in SMEs. Rencontres de St. Gall 2008. St. Gallen: KMU-Verl. HSG, S. 1–14.

Müller, G. (1999): Personality and Entrepreneurship - Measurement and Analysis of Dispositional Influences. In: Wirtschaftspsychologie, Jg. 6, S. 2–12.

Müller, G.; Gappisch, C. (2002): Existenzgründung – Persönlichkeit als Startkapital. In: Wirtschaftspsychologie, H. 2, S. 28–33.

Müller, G.; Gappisch, C. (2005): Personality Types of Entrepreneurs. In: Psychological Reports, Jg. 96, S. 737–746.

Müller, G. F.; Kohls, N. (2001): Persönlichkeit und Praxiserfolg: Der Arzt als Unternehmer. In: Deutsches Ärzteblatt, Jg. 98, H. 14, S. 895–896.

Müller-Böling, D.; Klandt, H. (1990): Bezugsrahmen für die Gründungsforschung mit einigen empirischen Ergebnissen. In: Szyperski, N. (Hrsg.): Entrepreneurship. Innovative Unternehmensgründung als Aufgabe. Stuttgart: Poeschel (Berichte aus der Arbeit der Schmalenbach-Gesellschaft, Deutsche Gesellschaft für Betriebswirtschaft e. V., Köln und Berlin), S. 143–170.

Murdock, J.; Brammer, C. (2011): A Successful Model of Leadership Development for Community Practice Physicians. In: Physician Executive, Jg. 37, H. 2, S. 52–56.

Naffziger, Douglas W.; Hornsby, Jeffrey S.; Kuratko, Donald F. (1994): A Proposed Research Model of Entrepreneurial Motivation. In: Entrepreneurship Theory and Practice, Jg. 18, H. 3, S. 29–42.

Nikolai, A. (2004): Der "trade-off" zwischen "rigour" und "relevance" und seine Konsequenzen für die Managementwissenschaften. In: Zeitschrift für Betriebswirtschaft, Jg. 77, H. 2, S. 99–118.

Nikolai, A.; Kieser, A. (2002): Trotz eklatanter Erfolglosigkeit: Die Erfolgsfaktorenforschung weiter auf Erfolgskurs. In: Die Betriebswirtschaft, H. 6, S. 579–596.

Nordqvist, M. (2008): Entrepreneurial Orientation in Family Firms. In: Zeitschrift für KMU und Entrepreneurship, Jg. 56, H. 2, S. 1–14.

Nunnally, J. C. (1978): Psychometric Theory. 2. Aufl. New York: McGraw-Hill.

Nußbaum, M.; Böttges-Papendorf, D.; Schneider, W. (2006): Unternehmensnachfolge in der Arztpraxis. Ein Leitfaden für die Abgabe einer Kassenarztpraxis unter Berücksichtigung der aktuellen Nachfolgealternativen ; Fortführung als Einzelpraxis, Einbringung in eine Gemeinschaftspraxis oder Einbringung in ein Medizinisches Versorgungszentrum (MVZ). Köln: Deubner (Steuern & Praxis).

Obermann, K.; Müller, P. (2011): Ärzte im Zukunftsmarkt Gesundheit 2011. Eine deutschlandweite Befragung niedergelassener Ärztinnen und Ärzte. Kurzfassung. Herausgegeben von Stiftung Gesundheit. GGMA Gesellschaft für Gesundheitsmarktanalyse mbH. Berlin.

Obermann, K.; Rauert, R.; Görlitz, A.; Müller, P. (2007): Umfrage: Nur noch zwei Drittel des Praxisumsatzes aus der GKV. In: Deutsches Ärzteblatt online, S. 1–13. Online verfügbar unter www.aerzteblatt.de/aufsaetze/0401.

Olbrich, M. (2003): Unternehmensnachfolge und Unternehmensgründung – eine terminologische Abgrenzung. In: Walterscheid, K.; Anderseck, K. (Hrsg.): Entrepreneurship in Forschung und Lehre. Festschrift für Klaus Anderseck. Frankfurt am Main: Lang, S. 133–145.

Oliver, D. G.; Servovich, J. M.; Mason, T. L. (2005): Constraints and Opportunities with Interview Transcription: Towards Reflection in Qualitative Research. In: Social Forces, Jg. 84, H. 2, S. 1273–1289.

Paic, P. (2006): Existenzgründung und Einkommen freier Berufe – Ergebnisse aus dem Sozio-ökonomischen Panel. Forschungsinstitut Freie Berufe (FFB). Lüneburg. (FFB Diskussionspapier, 61).

Parlamentarischer Rat der Bundesrepublik Deutschland (23.05.1949): Grundgesetz für die Bundesrepublik Deutschland. GG, vom 23.07.2010. Online verfügbar unter: http://www.gesetze-im-internet.de/gg/BJNR000010949.html.

Pellegrino, E. (2005): Ärztliches Berufsethos. Grundlinien einer Philosophie der Medizin. In: Thomas, H.; Hillgruber, C. (Hrsg.): Ärztliche Freiheit und Berufsethos. Dettelbach: Röll, S. 17–60.

Penrose, E. T. (1997): The Theory of the Growth of the Firm. 3. ed., paperback ed. reprinted. Oxford: Oxford Univ. Press.

Peters, T. J.; Waterman, R. H. (1982): In Search of Excellence. Lessons from America´s Best-Rum Companies. New York: Harper & Row.

Phan, P. H. (2004): Entrepreneurship Theory: Possibilities and Future Directions. In: Journal of Business Venturing, Jg. 19, H. 5, S. 617–620.

Pinkwart, A.; Welter, F.; Kolb, S.; Heinemann, D. (2006): Unternehmensnachfolge als Spezialproblem der Entrepreneurshipforschung. In: Brost, Heike (Hrsg.): Unternehmensnachfolge im Mittelstand. 2. Aufl. Frankfurt am Main: Bankakademie-Verl., S. 3–23.

Plaschka, G. (1986): Unternehmenserfolg. Eine vergleichende empirische Untersuchung von erfolgreichen und nicht erfolgreichen Unternehmensgründungen. Wien: Service Fachverlag an der Wirtschaftsuniversität Wien (Schriftenreihe der Abteilung für Gewerbe-, Klein- und Mittelbetriebe an der Wirtschaftsuniversität Wien, 7).

Pleitner, J. (2001): Entrepreneurship – Mode oder Motor? In: Zeitschrift für Betriebswirtschaft, Jg. 71, H. 10, S. 1145–1159.

Podsakoff, P. M.; MacKenzie, S. B.; Lee, J. -Y (2003): Common Method Biases in Behavioral Research: A Critical Review of the Literature and Recommended Remedies. In: Journal of Applied Psychology, Jg. 88, H. 5, S. 879–903.

Podsakoff, P. M.; Organ, D. W. (1986): Self-Reports in Organizational Research: Problems and Prospects. In: Journal of Management, Jg. 12, H. 4, S. 531–544.

Preis, U. (2010): Der Arzt zwischen grundrechtlicher Freiheit und staatlicher Regulierung. Analyse und rechtspolitische Perspektiven. In: Medizinrecht, Jg. 28, H. 3, S. 139–149.

Preisendörfer, P. (2002): Erfolgsfaktoren von Unternehmensgründungen. Theorieansätze und empirische Ergebnisse. In: Corsten, H.; Bausch, A. (Hrsg.): Dimensionen der Unternehmungsgründung. Erfolgsaspekte der Selbständigkeit. Berlin: E. Schmidt (Grundlagen und Praxis der Betriebswirtschaft, 71), S. 43–70.

Prenzler, A.; Friedrich, M. (2008): Unternehmensgründung. In: Greiner, W.; Schulenburg, J. -M G.; Vauth, C. (Hrsg.): Gesundheitsbetriebslehre. Management von Gesundheitsunternehmen. Bern: Hans Huber, S. 91–98.

Prüfer, P.; Rexroth, M. (1999): Zwei-Phasen-Pretesting. In: Mohler, P. P.; Lüttinger, P. (Hrsg.): Querschnitt. Festschrift für Max Kaase. Mannheim: ZUMA, S. 203–219.

Punch, K. F. (1998): Introduction to Social Research. Quantitative and Qualitative Approaches. London: Sage Publ.

Pyromalis, V. D.; Vozikis, G. S. (2009): Mapping the Successful Succession Process in Family Firms: Evidence from Greece. In: International entrepreneurship and management journal, Jg. 5, H. 4, S. 439–460.

Qureshi, I.; Compeau, D. (2009): Assessing Between-Group Differences in Information Systems Research: A Comparison of Covariance- and Component-Based SEM. In: MIS Quarterly, Jg. 33, H. 1, S. 197–214.

Rahim, A. (1996): Stress, Strain and their Moderators: An Empirical Comparison of Entrepreneurs and Managers. In: Journal of Small Business Management, Jg. 34, H. 1, S. 46–58.

Rahman, K. M.; Rahman, S. F. (2011): Entrepreneurship Needs and Achievement Motivations of Descendant Latin-Japanese Entrepreneurs in Japan. In: International Journal of Entrepreneurship, Jg. 15, H. 3, S. 99–119.

Ransom, S. (2003): Succession Planning is Vital. New Skill for Physician Executives. In: The Physician Executive, Jg. 29, H. 2, S. 59–60.

Rauch, A.; Frese, M. (2000): Psychological Approaches to Entrepreneurial Success: A General Model and an Overview of Findings. In: Cooper, C. L.; Robertson, I. T. (Hrsg.): International Review of Industrial and Organizational. Chichester: Wiley, S. 101–142.

Rauch, A.; Wiklund, J.; Lumpkin, G. T.; Frese, M. (2009): Entrepreneurial Orientation and Business Performance: An Assessment of Past Research and Suggestions for the Future. In: Entrepreneurship Theory and Practice, Jg. 33, H. 3, S. 761–787.

Rehkugler, H. (1989): Erfolgsfaktoren mittelständischer Unternehmen. In: Wirtschaftswissenschaftliches Studium, Jg. 18, H. 11, S. 626–632.

Reichmann, T.; Richter, H. J. (2006): Controlling mit Kennzahlen und Management-Tools. Die systemgestützte Controlling-Konzeption. 7. überarb. und erw. Aufl. München: Vahlen.

Reynolds, P. D. (1997): Who Starts New Firms? Preliminary Explorations of Firms-In-Gestation. In: Small Business Economics, Jg. 9, H. 5, S. 449–462.

Reynolds, P. D.; Cartner, N.; Gartner, W. B.; Greene, P. G. (2004): The Prevalence of Nascent Entrepreneurs in the United States. In: Small Business Economics, Jg. 23, H. 4, S. 263–284.

Reynolds, P. D.; White, S. B. (1997): The Entrepreneurial Process. Economic Growth, Men, Women, and Minorities. Westport, Conn.: Quorum Books.

Richter-Kuhlmann, E. (2007): Mehr als eine Rechenaufgabe. Arztzahlenentwicklung. In: Deutsches Ärzteblatt, Jg. 104, H. 42, S. 2842.

Rieger, H-J (1998): Rechtsfragen beim Verkauf und Erwerb einer ärztlichen Praxis. 3. überarb. Aufl. Köln: Dt. Ärzte-Verl. (Beratungsservice für Ärzte, 5).

Riegl, G. F. (1990): Marketing für die Arztpraxis. Großes Handbuch der Praxis-Führung und -Kommunikation ; mit Arbeitsheft zur Selbstanwendung in der Arztpraxis. 3. Aufl. Augsburg: Verlag Prof. Riegl & Partber GmbH.

Ringle, C. M.; Sarstedt, M.; Straub, D. W. (2012): A Critical Look at the Use of PLS-SEM in MIS Quarterly. Editor's Comment. In: MIS Quarterly, Jg. 36, H. 1, S. iii-8.

Ripsas, S. (1997): Entrepreneurship als ökonomischer Prozeß. Perspektiven zur Förderung unternehmerischen Handelns. Wiesbaden: Dt. Univ.-Verl. (Gabler-Edition Wissenschaft).

Robert Koch-Institut (Hrsg.) (Juli 2006): Gesundheit in Deutschland. Zusammenfassung. (Gesundheitsberichtserstattung des Bundes).

Robert-Bosch-Stiftung (1995): Das Arztbild der Zukunft. Analysen künftiger Anforderungen an den Arzt, Konsequenzen für die Ausbildung und Wege zu ihrer Reform. 3. vollst. überarb. Aufl. (1995). Gerlingen: Bleicher (Schriftenreihe der Robert-Bosch-Stiftung, 26).

Robichaud, Y.; McGraw, E.; Roger, A. (2001): Toward the Development of a Measuring Instrument for Entrepreneurial Motivation. In: Journal of Developmental Entrepreneurship, Jg. 6, H. 2, S. 189–202.

Robinson, W. T. (1990): Product Innovation and Start-Up Business Market Share Performance. In: Management Science, Jg. 36, H. 10, S. 1279–1289.

Rockart, J. F. (1979): Chief Executives Define their Own Data Needs. In: Harvard Business Review, Jg. 57, H. 2, S. 81–93.

Rohrmann, B. (1978): Empirische Studien zur Entwicklung von Antwortskalen für die sozialwissenschaftliche Forschung. In: Zeitschrift für Sozialpsychologie, Jg. 9, H. 4, S. 222–245.

Rothgang, H.; Staber, J. (2009): Ethik versus Ökonomie in der Public Health?: Zur Integration ökonomischer Rationalität in einen Public-Health-Ethik-Diskurs. In: Bundesgesundheitsblatt – Gesundheitsforschung – Gesundheitsschutz, Jg. 52, H. 5, S. 494–501.

Rotter, J. B. (1966): Generalized Expectancies for Internal Versus External Control of Reinforcement. In: Psychological Monographs: General and Applied, Jg. 80, H. 1, S. 1–28.

Royer, S.; Simons, R.; Boyd, B.; Rafferty, A. (2008): Promoting Family: A Contingency Model of Family Business Succession. In: Family Business Review, Jg. 21, H. 1, S. 15–30.

Rundle-Thiele, S.; Russell-Bennett, R. (2010): Patient Influences on Satisfaction and Loyalty for GP Services. In: Health Marketing Quarterly, Jg. 27, H. 2, S. 195–214.

Sächsische Landesärztekammer- Körperschaft des öffentlichen Rechts (24.06.1998): Berufsordnung der Sächsischen Landesärztekammer (Berufsordnung- BO). BO, vom 23.11.2011. Online verfügbar unter: http://www.slaek.de/10ordnung/20berufsrecht/10berufsordnung/.

Salvato, C. (2003): Predictors of Entrepreneurship in Family Firms. In: Journal of Private Equity, Jg. 7, H. 3, S. 68–76.

Sandner, P.; Block, J.; Lutz, A. (2008): Determinanten des Erfolgs staatlich geförderter Existenzgründungen – eine empirische Untersuchung. In: Zeitschrift für Betriebswirtschaft, Jg. 78, H. 7/8, S. 753–777.

Say, J. B. (1999): Abhandlung über die National-Ökonomie oder einfache Darstellung der Art und Weise, wie Reichtümer entstehen, verteilt und verzehrt werden. Originaltitel: Traité d'économie politique (1803). Repr. d. Ausg. Halle 1807. Dillenburg: Gruber.

Schafer, J. L.; Graham, J. W. (2002): Missing Data: Our View of the State of the Art. In: Psychological Methods, Jg. 7, H. 2, S. 147–177.

Schefczyk, M. (1994): Kritische Erfolgsfaktoren in schrumpfenden Branchen dargestellt am Beispiel der Gießerei-Industrie. Stuttgart: M & P Verl. für Wiss. und Forschung.

Schick, H. (2007): Unternehmensgründung und Nachhaltigkeit. Eine Untersuchung zu Möglichkeiten und Grenzen der Integration von Nachhaltigkeitsaspekten in Unternehmensgründungsprozessen. München: Hampp (Schriften zur nachhaltigen Unternehmensentwicklung, 6).

Schlippe, A. v.; Kellermanns, F. W. (2008): Emotionale Konflikte in Familienunternehmen. In: Zeitschrift für KMU und Entrepreneurship, Jg. 56, H. 1/2, S. 40–58.

Schlömer, N. (2009): Familienexterne Nachfolge im Freistaat Sachsen: Das Zusammenfinden von Übergebern und Übernehmern. Institut für Mittelstandsforschung Bonn. Bonn. (IfM-Materialien, 187).

Schmude, J.; Welter, F.; Heumann, S. (2008): Entrepreneurship Research in Germany. In: Entrepreneurship Theory and Practice, Jg. 32, H. 2, S. 289–311.

Schnell, R.; Hill, P. B.; Esser, E. (2005): Methoden der empirischen Sozialforschung. 7. völlig überarb. u. erw. Aufl. s.l.: Oldenbourg: Wissenschaftsverlag mbH.

Schoen, C.; Osborn, R.; Huynh, P. T.; Doty, M. Peugh J.; Zapert, K. (2006): On the Front Lines of Care: Primary Care Doctors' Office Systems, Experiences, And Views in Seven Countries. In: Health Affairs - Web Exclusive, Jg. 57, H. 2, S. w555-w571.

Schröder, H. (1994): Erfolgsfaktorenforschung im Handel. Stand der Forschung und kritische Würdigung der Ergebnisse. In: Marketing: Zeitschrift für Forschung und Praxis, Jg. 16, H. 2, S. 89–105.

Schulte, R. (2004): Was ist "Gründungserfolg"? – Überlegungen zur Operationalisierung eines folkloristischen Begriffs. In: Merz, J. Wagner J. (Hrsg.): Perspektiven der Mittelstandsforschung. Ökonomische Analysen zu Selbständigkeit, freien Berufen und KMU ; Münster: Lit (Entrepreneurship, Profession, Small Business Economics, 1), S. 203–228.

Schulte, R. (2006): Gibt es eine Theorie der Unternehmensgründung? Überlegungen zum Theorieapparat eines jungen Forschungsfeldes. In: Fueglistaller, U. (Hrsg.): Understanding the Regulatory Climate for Entrepreneurship and SMEs. Beiträge zu den Rencontres de St-Gallen 2006. St. Gallen: KMU-Verl. HSG, S. 1–12.

Schultz, T. W. (1975): The Value of the Ability to Deal with Disequilibria. In: Journal of Economic Literature, Jg. 13, H. 3, S. 827–846.

Schumpeter, J. A.; Röpke, J. (2006): Theorie der wirtschaftlichen Entwicklung. Nachdruck der ersten Auflage von 1912. Herausgegeben und ergänzt um eine Einführung von Jochen Röpke und Olaf Stiller. Berlin: Duncker & Humblot.

Schumpeter, J. A.; Seifert, E. K. (2005): Kapitalismus, Sozialismus und Demokratie. 8. unveränd. Aufl. Tübingen: Francke.

Schüpbach, H.; Majumdar, M. (2003): Psychologische Organisationsdiagnose in der Arztpraxis. In: Ulich, E. (Hrsg.): Arbeitspsychologie in Krankenhaus und Arztpraxis. Arbeitsbedingungen, Belastungen, Ressourcen. Bern: Hans Huber (Schriften zur Arbeitspsychologie, 61), S. 381–397.

Schurr, M.; Dumont, M.; Kunhardt, H. (2009): Unternehmen Arztpraxis – Ihr Erfolgsmanagement. Aufbau, Existenzsicherung, Altersvorsorge. Berlin, Heidelberg: Springer.

Schutjens, V. A. J. M.; Wever, E. (2000): Determinants of New Firm Success. In: Papers in Regional Science, Jg. 79, H. 2, S. 135–159.

Scott, A.; Gravelle, H.; Simonens, S.; Bojke, C.; Sibbald, B. (2006): Job Satisfaction and Quitting Intentions: A Structural Model of British General Practitioners. In: British Journal of Industrial Relations, Jg. 44, H. 3, S. 519–540.

Scott, A.; Vick, S. (1999): Patients, Doctors and Contracts: An Application of Principal-Agent Theory to the Doctor-Patient-Relationship. In: Scottish Journal of Political Economy, Jg. 46, H. 2, S. 111–134.

Seelos, H. -J (2010): Management von Medizinbetrieben. Medizinmanagement in Theorie und Praxis. Wiesbaden: Gabler.

Sexton, D. L.; Bowman-Upton, N. B. (1991): Entrepreneurship. Creativity and Growth. New York: Macmillan (Macmillan series in entrepreneurship).

Sexton, E. A.; Ronbinson, P. B. (1989): The Economic and Demographic Determinants of Self-Employment. In: Brockhaus, R. H.; et al. (Hrsg.): Frontiers of Entrepreneurship Research. Wellesley, M.A. (Frontiers of entrepreneurship research), S. 28–42.

Shane, S.; Kolvereid, L.; Weshead, P. (1991): An Exploratory Examination of the Reasons Leading to New Firm Formation Across Country and Gender. In: Journal of Business Venturing, Jg. 6, H. 6, S. 431–446.

Shane, S.; Locke, E. A.; Collins, C. J (2003): Entrepreneurial Motivation. In: Human Resource Management Review, Jg. 13, H. 2, S. 257–279.

Shane, S.; Venkataraman, S. (2000): The Promise of Entrepreneurship as a Field of Research. In: Academy of Management Review, Jg. 25, H. 1, S. 217–226.

Shanker, M. C.; Astrachan, J. H. (1996): Myths and Realities: Family Business Contribution to the US Economy - A Framework for Assessing Family Business Statistics. In: Family Business Review, Jg. 9, H. 2, S. 107–123.

Shapero, A. (1975): The Displaced, Uncomfortable Entrepreneur. In: Psychology Today, Jg. 9, H. 6, S. 83–88.

Sharma, P. (2004): An Overview of the Field of Family Business Studies: Current Status and Directions for the Future. In: Family Business Review, Jg. 17, H. 1, S. 1–36.

Sharma, P.; Chrisman, J. J.; Chua, J. H. (2003a): Predictors of Satisfaction with the Succession Process in Family Firms. In: Journal of Business Venturing, Jg. 18, H. 5, S. 667–687.

Sharma, P.; Chrisman, J. J.; Chua, J. H. (2003b): Succession Planning als Planned Behavior: Some Empirical Results. In: Family Business Review, Jg. 16, H. 1, S. 1–15.

Sharma, P.; Chrisman, J. J.; Chua, J. H. (2008): Managing the Family Firm: Introduction and Implications. In: Zeitschrift für KMU und Entrepreneurship, Jg. 56, H. Online Issue 1/2, S. 1–17.

Sharma, P.; Chrisman, J. J.; Pablo, A. L.; Chua, J. H. (2001): Determinants of Initial Satisfaction with the Succession Process in Family Firms: A Conceptual Model. In: Entrepreneurship Theory and Practice, Jg. 25, H. 3, S. 17–35.

Sharma, P.; Chua, J. H.; Chrisman, J. J. (2000): Perceptions About the Extent of Succession Planning in Canadian Family Firms. In: Canadian Journal of Administrative Sciences, Jg. 17, H. 3, S. 233–244.

Sharma, P.; Irving, G. (2005): The Four Bases of Family Business Successor Commitment: Antecedents and Consequences. In: Entrepreneurship Theory and Practice, Jg. 29, H. 1, S. 13–33.

Singh, R. (2009): Does My Structural Model Represent the Real Phenomenon?: A Review of the Appropriate Use of Structural Equation Modelling (SME) Model Fit Indices. In: The Marketing Review, Jg. 9, H. 3, S. 199–212.

Singh, R. P.; Grump, M. (2007): Educational Attainment: A Key Factor for Improving the Lagging Rate of Black Entrepreneurship. In: Review of Black Political Economy, Jg. 34, H. 3/4, S. 217–229.

Singh, R. P.; Knox, E. L.; Crump, M. E. S. (2008): Opportunity Recognition Differences between Black and White Nascent Entrepreneurs: A Test of Bhave's Model. In: Journal of Developmental Entrepreneurship, Jg. 13, H. 1, S. 59–75.

Sixma, H. J.; Spreeuwenberg, M. M.; van der Pasch, A. A. (1998): Patient Satisfaction with the General Practitioner: A Two-Level Analysis. In: Medical Care, Jg. 36, H. 2, S. 212–229.

Smith, A. (2009): Der Wohlstand der Nationen. Eine Untersuchung seiner Natur und seiner Ursachen. 12. Aufl. Unter Mitarbeit von H. C. (Herausgeber und Übersetzer) Recktenwaldt. München: Dt. Taschenbuch-Verl. (Dtv, 30149).

Solymossy, E. (1997): Push/Pull Motivations: Does it Matter in Venture Performance? Hrsg.: Babson College. Wellesley, M.A. (Frontiers of entrepreneurship research).

Soo-Hoon, L.; Phan, P. H.; Yoshikawa, T. (2008): The Role of the Board and Its Interaction with the Successor's Human Capital in the Asian Family Enterprise. In: Multinational Business Review, Jg. 16, H. 2, S. 65–88.

Spelsberg, H. (2011): Die Erfolgsfaktoren familieninterner Unternehmensnachfolgen: Eine empirische Untersuchung anhand deutscher Familienunternehmen. Wiesbaden: Gabler Verlag.

Spengler, J. J. (1977): The Invisible Hand and Other Matters. Adam Smith on Human Capital. In: The American Economic Review, Jg. 67, H. 1, S. 32–36.

Stavrou, E. T. (1998): A Four Factor Model: A Guide to Planning Next Generation Involvement in the Family Firm. Theory Note. In: Family Business Review, Jg. 11, H. 2, S. 135–141.

Stavrou, E. T. (1999): Succession in Family Business: Exploring the Effects of Demographic Factors on Offspring Intentions to Join and Take Over the Business. In: Journal of Small Business Management, Jg. 37, H. 3, S. 43–61.

Stavrou, E. T.; Kleanthous, T.; Anastasiou, T. (2005): Leadership Personality and Firm Culture during Hereditary Transitions in Family Firms: Model Development and Empirical Investigation. In: Journal of Small Business Management, Jg. 43, H. 2, S. 187–206.

Steegmann, J. (2006): Funktionen der Hausbank bei der Unterstützung von Unternehmensgründungen. Lohmar: Eul (Venture Capital und Investment Banking, N.F., 6).

Steinbrück, R. R. (2006): Praxisabgabe und Praxisnachfolge. Ratgeber für eine erfolgreiche Praxisübertragung. Heidelberg: C. F. Müller (Gesundheitsrecht in der Praxis).

Steiner, G. A. (1969): Strategic Factors in Business Success. New York: Financial Executive Research Foundation.

Steinle, C. (1996): Erfolgsfaktoren und ihre Gestaltung in der betrieblichen Praxis: empirische Ergebnisse und Handlungsempfehlungen. In: Aus Politik und Zeitgeschichte, Jg. 46, H. 23, S. 14–23.

Stemmermann, W. (1993): Der Arzt und sein Team. Erfolgreiche Mitarbeiterführung in der Praxis. Berlin: Springer.

Stern, K. (1996): Ende eines Traumberufs? Lebensqualität und Belastungen bei Ärztinnen und Ärzten. Münster: Waxmann.

Stetz, P. E.; Howell, R.; Stewart, A.; Blair, J. D.; Fottler, M. D. (2000): Multidimensionality of Entrepreneurial Firm-Level Processes: Do the Dimensions Covary? In: Reynolds, R. D.; Autio, E.; Brush, C. G.; Bygrave, W. D.; Manigart, S.; Sapienza, H. J.; Sexton, D. L. (Hrsg.): Frontiers of Entrepreneurship Research. Wellesley, M.A. (Frontiers of entrepreneurship research), S. 459–469.

Stinchcombe, A. L. (1965): Social Structure and Organizations. In: March, J. G. (Hrsg.): Handbook of Organizations. Chicago: Rand-McNally, S. 142–193.

Stolze, H. (2004): Zur Repräsentativität der FFB-Ärzteumfrage. Neue Hochrechnungen für Niedersachsen, Nordrhein und Deutschland. Herausgegeben von Forschungsinstitut Freie Berufe. Lüneburg. (FFB- Dokumentationen, 10).

Strauß, M. -R (2006): Erfolgsfaktoren von Banken im Firmenkundengeschäft. Empirische Analyse und konzeptionelle Anwendung. Wiesbaden: Deutscher Universitätsverlag-Verlag.

Streich, W. (2002): Qualität in der Ambulanten Versorgung. In: Böcken, J.; Braun, B.; Schnee, M. (Hrsg.): Gesundheitsmonitor 2002. Die ambulante Versorgung aus Sicht von Bevölkerung und Ärzteschafte. Gütersloh: Verlag Bertelsmann Stiftung, S. 12–34.

Streiner, D. L. (2006): Building a Better Model: An Introduction to Structural Equation Modelling. In: Canadian Journal of Psychiatry, Jg. 51, H. 5, S. 317–324.

Stuart, R. W.; Abetti, P. A. (1987): Start-Up Ventures: Towards the Prediction of Initial Success. In: Journal of Business Venturing, Jg. 2, H. 3, S. 215–230.

Szyperski, N.; Nathusius, K. (1999): Probleme der Unternehmensgründung. Eine betriebswirtschaftliche Analyse unternehmerischer Startbedingungen. 2. Aufl. Lohmar/Köln: Schaeffer- Poeschel Verlag.

Tatoglu, E.; Kula, V. (2008): Succession Planning in Family-Owned Businesses: Evidence from Turkey. In: International Small Business Journal, Jg. 26, H. 2, S. 155–180.

Tenenhaus, M. (2008): Component-Based Structural Equation Modelling. In: Total Quality Management & Business Excellence, Jg. 19, H. 7/8, S. 871–886.

Trefelik, R. (1998): Erfolgsfaktoren für den Generationenwechsel. Nachfolgeproblematik in klein- und mittelbetrieblichen Familienbetrieben. Wien: Service-Fachverl. (Forschungsergebnisse der Wirtschaftsuniversität Wien).

Trommsdorf, V. (1993): Erfolgsfaktorenforschung über Produktinnovationen. In: Meyer-Krahmer, F. (Hrsg.): Innovationsökonomie und Technologiepolitik. Forschungsansätze und politische Konsequenzen. Heidelberg: Physica-Verl. (Technik, Wirtschaft und Politik, 1), S. 135–149.

Ucbasaran, D.; Weshead, P.; Wright, M. (2008): Opportunity Identification and Pursuit: Does an Entrepreneur's Human Capital Matter? In: Small Business Economics, Jg. 30, H. 3, S. 153–173.

Ucbasaran, D.; Westhead, P.; Wright, M. (2001): The Focus of Entrepreneurial Research: Contextual and Process Issues. In: Entrepreneurship Theory and Practice, Jg. 25, H. 4, S. 57–80.

Valanciene, L.; Gimzauskiene, E. (2009): Dimensions of Performance Measurement System in Changes Research. In: Engineering Economics, Jg. 64, H. 4, S. 41–48.

Praag, v. C. M. (2003): Business Survival and Success of Young Small Business Owners. In: Small Business Economics, Jg. 21, H. 1, S. 1–17.

Venkatraman, N. (1989): Strategic Orientation of Business Enterprises: The Construct, Dimensionality and Measurement. In: Management Science, Jg. 35, H. 8, S. 942–962.

Venter, E.; Boshoff, C.; Maas, G. (2003): The Influence of Relational Factors on Successful Succession in Family Businesses: A Comparative Study of Owner-Managers and Successors. In: South African Journal of Business Management, Jg. 34, H. 4, S. 1–13.

Venter, E.; Boshoff, C.; Maas, G. (2005): The Influence of Successor-Related Factors on the Succession Process in Small and Medium-Sized Family Businesses. In: Family Business Review, Jg. 18, H. 4, S. 283–303.

Venter, E.; Boshoff, C.; Maas, G. (2006): Influence of Owner-Manager-Related Factors on the Succession Process in Small and Medium-Sized Family Businesses. In: International Journal of Entrepreneurship and Innovation, Jg. 7, H. 1, S. 33–47.

Vera, C. F.; Dean, M. A. (2005): An Examination of the Challenges Daughters Face in Family Business Succession. In: Family Business Review, Jg. 18, H. 4, S. 321–345.

Viehl, P. (2004): Familieninterne Unternehmernachfolge. Eine Ex-post-Analyse aus Nachfolgersicht. Münster: Lit Verlag (Trierer Schriften zur Mittelstandsökonomie, 6).

Wagner, G. (2008): Existenzgründungen in Sachsen. Sächsischer Mittelstandsbericht 2008. Gutachten im Auftrag des Sächsischen Staatsministeriums für Wirtschaft und Arbeit. Herausgegeben von isw. Institut für Strukturpolitik und Wirtschaftsförderung gemeinnützige Gesellschaft mbH. Halle (S.).

Wagner, K.; Ziltener, A. (2007): Die Unternehmerpersönlichkeit und ihre Gründungsentscheidung: Gründungsmotive als Weichensteller. In: Fink, M.; Kraus, S.; Almer-Jarz, D. (Hrsg.): Sozialwissenschaftliche Aspekte der Entrepreneurshipforschung – Die Entstehung und Entwicklung junger Unternehmen im gesellschaftlichen Kontext. Stuttgart: ibidem, S. 192–222.

Walker, E.; Brown, A. (2004): What Success Factors are Important to Small Business Owners? In: International Small Business Journal, Jg. 22, H. 6, S. 577–594.

Walter, A.; Auer, M.; Ritter, T. (2006): The Impact of Network Capabilities and Entrepreneurial Orientation on University Spin-Off Performance. In: Journal of Business Venturing, Jg. 21, H. 4, S. 541–567.

Wang, Y.; Watkins, D.; Harris, N.; Spicer, K. (2004): The Relationship Between Succession Issues and Business Performance. Evidence from UK family SMEs. In: International Journal of Entrepreneurial Behaviour & Research, Jg. 10, H. 1/2, S. 59–84.

Watson, K.; Hogarth-Scott, S. (1998): Small Business Start-Ups: Success Factors and Support Implications. In: International Journal of Entrepreneurial Behaviour & Research, Jg. 4, H. 3, S. 217–238.

Weber, H. (2009): Familienexterne Unternehmensnachfolge: Eine empirische Untersuchung über Akquisition von Familienunternehmen. Wiesbaden: Gabler Verlag.

Weiber, R.; Mühlhaus, D. (2010): Strukturgleichungsmodellierung. Eine anwendungsorientierte Einführung in die Kausalanalyse mit Hilfe von AMOS, SmartPLS und SPSS. Heidelberg: Springer (Springer-Lehrbuch).

Welter, F.; Lasch, F. (2008): Entrepreneurship Research in Europe: Taking Stock and Looking Forward. In: Entrepreneurship Theory and Practice, Jg. 32, H. 2, S. 241–248.

Werner, A.; Faulenbach, N. (2008): Das Gründungsverhalten Älterer: Eine empirische Analyse mit den Daten des Gründerpanels des IfM Bonn. Herausgeben vom Institut für Mittelstandsforschung. Bonn. (IfM-Materialien, 184).

Wernerfelt, B. (1984): A Resource-Based View of the Firm. In: Strategic Management Journal, Jg. 5, H. 2, S. 171–180.

Wernerfelt, B. (1995): The Resource-Based View of the Firm: Ten Years After. In: Strategic Management Journal, Jg. 16, H. 3, S. 171–174.

West, S. G.; Finch, J. F.; Curran, P. J. (2000): Structural Equation Models with Nonnormal Variables: Problems and Remedies. In: Hoyle, R. H. (Hrsg.): Structural Equation Modeling. Concepts, Issues, and Applications. [Nachdr.]. Thousand Oaks: Sage Publ., S. 56–75.

West III, G. P.; Noel, T. W. (2009): The Impact of Knowledge Resources on New Venture Performance. In: Journal of Small Business Management, Jg. 47, H. 1, S. 1–22.

Westland, J. C. (2010): Lower Bounds on Sample Size in Structural Equation Modeling. In: Electronic Commerce Research and Applications, Jg. 9, H. 6, S. 476–487.

White, M. D.; Marsh, E. E. (2006): Content Analysis: A Flexible Methodology. In: Library Trends, Jg. 55, H. 1, S. 22–45.

Whynes, D. K.; Ennew, C. T.; Feighan, T. (1999): Entrepreneurial Attitudes of Primary Health Care Physicians in the United Kingdom. In: Journal of Economic Behavior and Organization, Jg. 38, H. 3, S. 331–347.

Wilde, K. D. (1989): Bewertung von Produkt-Markt-Strategien. Theorien und Methoden. Berlin: Duncker & Humblot.

Williams, C. C. (2007): Entrepreneurs Operating in the Informal Economy: Necessity or Opportunity Driven? In: Journal of Small Business and Entrepreneurship, Jg. 20, H. 3, S. 309–320.

Wold, H. (1982): Soft Modeling: The Basic Design and some Extensions. In: Jöreskog, K. G.; World, H. (Hrsg.): Systems Under Indirect Observation. Causality, Structure, Prediction. Amsterdam, New York: North-Holland Publ. (Contributions to Economic Analysis, 139), S. 1–54.

Wolff, G.; Herrmann, M.; Niggemann, M. (2004): Quo vadis Erfolgsfaktorenforschung? In: Jahrbücher für Nationalökonomie und Statistik. 224 Bände. Stuttgart: Lucius & Lucius Verlagsgesellschaft mbH, S. 263–269.

Wollny, P. (1990): Unternehmens- und Praxisübertragungen. Kauf, Verkauf, Anteilsübertragung in Zivil- und Steuerrecht. 2. überarb. und erw. Aufl. Ludwigshafen: Kiehl.

Wolter, H. -J (2008): Familienexterne Nachfolge - Informationsasymmetrien im Nachfolgeprozess und ihre Überwindung. Working Paper. Herausgegeben von Institut für Mittelstandsforschung. Bonn.

Woopen, C. (2011): Berufsethos als komplementäre Ordnung zum Recht im Bereich der Arzthaftung. In: Medizinrecht, Jg. 29, H. 4, S. 232–235.

Wörz, M.; Busse, R. (2005): Analyzing the Impact of Health-Care System Change in the EU Member States - Germany. In: Health Economics, Jg. 14, H. S1, S. S133-S149.

Woywode, M. (2004): Wege aus der Erfolglosigkeit der Erfolgsfaktorenforschung. In: Was erfolgreiche Unternehmen ausmacht. Erkenntnisse aus Wissenschaft und Praxis. Heidelberg: Physica-Verl. (KfW-Publikationen zu Gründung und Mittelstand), S. 15–48.

Woywode, M.; Struck, J. (2004): Zu den Ursachen des Erfolgs staatlich geförderter Unternehmen: Ergebnisse einer aktuellen empirischen Untersuchung. In: Was erfolgreiche Unternehmen ausmacht. Erkenntnisse aus Wissenschaft und Praxis. Heidelberg: Physica-Verl. (KfW-Publikationen zu Gründung und Mittelstand), S. 89–137.

Xu, H.; Ruef, M. (2004): The Myth of the Risk-Tolerant Entrepreneur. In: Strategic Organization, Jg. 2, H. 4, S. 331–355.

Zaharia, R. M.; Grundey, D.; Stancu, A. (2008): Qualitative Research Methods: A Comparison Between Focus-Group and In-Depth Interview. University of Oradea, Faculty of Economics. In: The Journal of the Faculty of Economics, Jg. 4, H. 1, S. 1279–1283.

Zahra, S. A.; Jennings, D. F.; Kuratko, D. F. (1999): The Antecedents and Consequences of Firm Level Entrepreneurship: the State of Field. In: Entrepreneurship Theory and Practice, Jg. 24, H. 2, S. 45–65.

Zahra, S. A.; Sharma, P. (2004): Family Business Research: A Strategic Reflection. In: Family Business Review, Jg. 17, H. 4, S. 331–346.

Zankel, H. (1997): Verkauf einer Arztpraxis. Diss-Erlangen-Nürnberg. Friedrich-Alexander-Universität, Juristische Fakultät.

Zentner, A.; Garrido, M. V.; Busse, R. (2010): Macht der Hausarzt als Lotse die Gesundheitsversorgung wirklich besser und billiger? Ein systematischer Review zum Konzept Gatekeeping. In: Das Gesundheitswesen, Jg. 72, H. 08/09, S. 38–44.

Zwoll, C. v.; Mai, V.; Eckhardt, B.; Rehborn, M. (2012): Die Arztpraxis in Krise und Insolvenz. 2. neu bearbeitete Aufl. Köln: RWS Verlag.